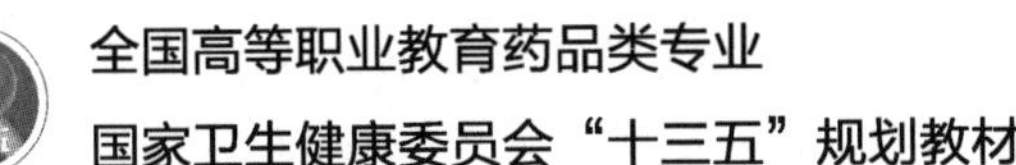

供药学、药物制剂技术、化学制药技术、
生物制药技术、中药制药技术专业用

天然药物化学

第 **3** 版

主　编　吴剑峰

副主编　徐一新　明延波

主　审　谭　珍

编　者（以姓氏笔画为序）

史国玉（山东医学高等专科学校）
白雪洁（长春医学高等专科学校）
李海燕（佛山科学技术学院）
吴剑峰（佛山科学技术学院）
邸利芝（天津医学高等专科学校）
张建海（重庆三峡医药高等专科学校）
陈筱清（首都医科大学）
明延波（辽宁医药职业学院）
徐一新（上海健康医学院）
谭　珍［国药集团冯了性（佛山）药业有限公司］

人民卫生出版社

图书在版编目（CIP）数据

天然药物化学/吴剑峰主编.—3 版.—北京：人民卫生出版社，2018

ISBN 978-7-117-25814-2

Ⅰ.①天… Ⅱ.①吴… Ⅲ.①生物药-药物化学 Ⅳ.①R284

中国版本图书馆 CIP 数据核字(2018)第 059185 号

人卫智网	www.ipmph.com	医学教育、学术、考试、健康，购书智慧智能综合服务平台
人卫官网	www.pmph.com	人卫官方资讯发布平台

天然药物化学

第 3 版

主　　编：吴剑峰
出版发行：人民卫生出版社（中继线 010-59780011）
地　　址：北京市朝阳区潘家园南里 19 号
邮　　编：100021
E - mail：pmph @ pmph.com
购书热线：010-59787592　010-59787584　010-65264830
印　　刷：人卫印务（北京）有限公司
经　　销：新华书店
开　　本：850×1168　1/16　　印张：21
字　　数：494 千字
版　　次：2009 年 1 月第 1 版　2018 年 5 月第 3 版
　　　　　2024 年 6 月第 3 版第 12 次印刷（总第 32 次印刷）
标准书号：ISBN 978-7-117-25814-2/R・25815
定　　价：55.00 元
打击盗版举报电话：010-59787491　E-mail：WQ @ pmph.com
（凡属印装质量问题请与本社市场营销中心联系退换）

全国高等职业教育药品类专业国家卫生健康委员会“十三五”规划教材出版说明

《国务院关于加快发展现代职业教育的决定》《高等职业教育创新发展行动计划(2015-2018年)》《教育部关于深化职业教育教学改革全面提高人才培养质量的若干意见》等一系列重要指导性文件相继出台,明确了职业教育的战略地位、发展方向。为全面贯彻国家教育方针,将现代职教发展理念融入教材建设全过程,人民卫生出版社组建了全国食品药品职业教育教材建设指导委员会。在该指导委员会的直接指导下,经过广泛调研论证,人民卫生出版社启动了全国高等职业教育药品类专业第三轮规划教材的修订出版工作。

本套规划教材首版于2009年,于2013年修订出版了第二轮规划教材,其中部分教材入选了“十二五”职业教育国家规划教材。本轮规划教材主要依据教育部颁布的《普通高等学校高等职业教育(专科)专业目录(2015年)》及2017年增补专业,调整充实了教材品种,涵盖了药品类相关专业的主要课程。全套教材为国家卫生健康委员会“十三五”规划教材,是“十三五”时期人卫社重点教材建设项目。本轮教材继续秉承“五个对接”的职教理念,结合国内药学类专业高等职业教育教学发展趋势,科学合理推进规划教材体系改革,同步进行了数字资源建设,着力打造本领域首套融合教材。

本套教材重点突出如下特点:

1. **适应发展需求,体现高职特色** 本套教材定位于高等职业教育药品类专业,教材的顶层设计既考虑行业创新驱动发展对技术技能型人才的需要,又充分考虑职业人才的全面发展和技术技能型人才的成长规律;既集合了我国职业教育快速发展的实践经验,又充分体现了现代高等职业教育的发展理念,突出高等职业教育特色。

2. **完善课程标准,兼顾接续培养** 本套教材根据各专业对应从业岗位的任职标准优化课程标准,避免重要知识点的遗漏和不必要的交叉重复,以保证教学内容的设计与职业标准精准对接,学校的人才培养与企业的岗位需求精准对接。同时,本套教材顺应接续培养的需要,适当考虑建立各课程的衔接体系,以保证高等职业教育对口招收中职学生的需要和高职学生对口升学至应用型本科专业学习的衔接。

3. **推进产学结合,实现一体化教学** 本套教材的内容编排以技能培养为目标,以技术应用为主线,使学生在逐步了解岗位工作实践,掌握工作技能的过程中获取相应的知识。为此,在编写队伍组建上,特别邀请了一大批具有丰富实践经验的行业专家参加编写工作,与从全国高职院校中遴选出的优秀师资共同合作,确保教材内容贴近一线工作岗位实际,促使一体化教学成为现实。

4. **注重素养教育,打造工匠精神** 在全国“劳动光荣、技能宝贵”的氛围逐渐形成,“工匠精神”在各行各业广为倡导的形势下，医药卫生行业的从业人员更要有崇高的道德和职业素养。教材更加强调要充分体现对学生职业素养的培养，在适当的环节，特别是案例中要体现出药品从业人员的行为准则和道德规范，以及精益求精的工作态度。

5. **培养创新意识，提高创业能力** 为有效地开展大学生创新创业教育，促进学生全面发展和全面成才，本套教材特别注意将创新创业教育融入专业课程中，帮助学生培养创新思维，提高创新能力、实践能力和解决复杂问题的能力，引导学生独立思考、客观判断，以积极的、锲而不舍的精神寻求解决问题的方案。

6. **对接岗位实际，确保课证融通** 按照课程标准与职业标准融通，课程评价方式与职业技能鉴定方式融通，学历教育管理与职业资格管理融通的现代职业教育发展趋势，本套教材中的专业课程，充分考虑学生考取相关职业资格证书的需要，其内容和实训项目的选取尽量涵盖相关的考试内容，使其成为一本既是学历教育的教科书，又是职业岗位证书的培训教材，实现“双证书”培养。

7. **营造真实场景，活化教学模式** 本套教材在继承保持人卫版职业教育教材栏目式编写模式的基础上，进行了进一步系统优化。例如，增加了“导学情景”，借助真实工作情景开启知识内容的学习；“复习导图”以思维导图的模式，为学生梳理本章的知识脉络，帮助学生构建知识框架。进而提高教材的可读性，体现教材的职业教育属性，做到学以致用。

8. **全面“纸数”融合，促进多媒体共享** 为了适应新的教学模式的需要，本套教材同步建设以纸质教材内容为核心的多样化的数字教学资源，从广度、深度上拓展纸质教材内容。通过在纸质教材中增加二维码的方式“无缝隙”地链接视频、动画、图片、PPT、音频、文档等富媒体资源，丰富纸质教材的表现形式，补充拓展性的知识内容，为多元化的人才培养提供更多的信息知识支撑。

本套教材的编写过程中，全体编者以高度负责、严谨认真的态度为教材的编写工作付出了诸多心血，各参编院校对编写工作的顺利开展给予了大力支持，从而使本套教材得以高质量如期出版，在此对有关单位和各位专家表示诚挚的感谢！教材出版后，各位教师、学生在使用过程中，如发现问题请反馈给我们（renweiyaoxue@163.com），以便及时更正和修订完善。

人民卫生出版社

2018年3月

全国高等职业教育药品类专业国家卫生健康委员会 “十三五”规划教材 教材目录

序号	教材名称	主编	适用专业
1	人体解剖生理学(第3版)	贺 伟 吴金英	药学类、药品制造类、食品药品管理类、食品工业类
2	基础化学(第3版)	傅春华 黄月君	药学类、药品制造类、食品药品管理类、食品工业类
3	无机化学(第3版)	牛秀明 林 珍	药学类、药品制造类、食品药品管理类、食品工业类
4	分析化学(第3版)	李维斌 陈哲洪	药学类、药品制造类、食品药品管理类、医学技术类、生物技术类
5	仪器分析	任玉红 闫冬良	药学类、药品制造类、食品药品管理类、食品工业类
6	有机化学(第3版)*	刘 斌 卫月琴	药学类、药品制造类、食品药品管理类、食品工业类
7	生物化学(第3版)	李清秀	药学类、药品制造类、食品药品管理类、食品工业类
8	微生物与免疫学*	凌庆枝 魏仲香	药学类、药品制造类、食品药品管理类、食品工业类
9	药事管理与法规(第3版)	万仁甫	药学类、药品经营与管理、中药学、药品生产技术、药品质量与安全、食品药品监督管理
10	公共关系基础(第3版)	秦东华 惠 春	药学类、药品制造类、食品药品管理类、食品工业类
11	医药数理统计(第3版)	侯丽英	药学、药物制剂技术、化学制药技术、中药制药技术、生物制药技术、药品经营与管理、药品服务与管理
12	药学英语	林速容 赵 旦	药学、药物制剂技术、化学制药技术、中药制药技术、生物制药技术、药品经营与管理、药品服务与管理
13	医药应用文写作(第3版)	张月亮	药学、药物制剂技术、化学制药技术、中药制药技术、生物制药技术、药品经营与管理、药品服务与管理

序号	教材名称	主编	适用专业
14	医药信息检索(第3版)	陈　燕　李现红	药学、药物制剂技术、化学制药技术、中药制药技术、生物制药技术、药品经营与管理、药品服务与管理
15	药理学(第3版)	罗跃娥　樊一桥	药学、药物制剂技术、化学制药技术、中药制药技术、生物制药技术、药品经营与管理、药品服务与管理
16	药物化学(第3版)	葛淑兰　张彦文	药学、药品经营与管理、药品服务与管理、药物制剂技术、化学制药技术
17	药剂学(第3版)*	李忠文	药学、药品经营与管理、药品服务与管理、药品质量与安全
18	药物分析(第3版)	孙　莹　刘　燕	药学、药品质量与安全、药品经营与管理、药品生产技术
19	天然药物学(第3版)	沈　力　张　辛	药学、药物制剂技术、化学制药技术、生物制药技术、药品经营与管理
20	天然药物化学(第3版)	吴剑峰	药学、药物制剂技术、化学制药技术、生物制药技术、中药制药技术
21	医院药学概要(第3版)	张明淑　于　倩	药学、药品经营与管理、药品服务与管理
22	中医药学概论(第3版)	周少林　吴立明	药学、药物制剂技术、化学制药技术、中药制药技术、生物制药技术、药品经营与管理、药品服务与管理
23	药品营销心理学(第3版)	丛　媛	药学、药品经营与管理
24	基础会计(第3版)	周凤莲	药品经营与管理、药品服务与管理
25	临床医学概要(第3版)*	曾　华	药学、药品经营与管理
26	药品市场营销学(第3版)*	张　丽	药学、药品经营与管理、中药学、药物制剂技术、化学制药技术、生物制药技术、中药制剂技术、药品服务与管理
27	临床药物治疗学(第3版)*	曹　红	药学、药品经营与管理、药品服务与管理
28	医药企业管理	戴　宇　徐茂红	药品经营与管理、药学、药品服务与管理
29	药品储存与养护(第3版)	徐世义　宫淑秋	药品经营与管理、药学、中药学、药品生产技术
30	药品经营管理法律实务(第3版)*	李朝霞	药品经营与管理、药品服务与管理
31	医学基础(第3版)	孙志军　李宏伟	药学、药物制剂技术、生物制药技术、化学制药技术、中药制药技术
32	药学服务实务(第2版)	秦红兵　陈俊荣	药学、中药学、药品经营与管理、药品服务与管理

序号	教材名称	主编	适用专业
33	药品生产质量管理(第3版)*	李 洪	药物制剂技术、化学制药技术、中药制药技术、生物制药技术、药品生产技术
34	安全生产知识(第3版)	张之东	药物制剂技术、化学制药技术、中药制药技术、生物制药技术、药学
35	实用药物学基础(第3版)	丁 丰 张 庆	药学、药物制剂技术、生物制药技术、化学制药技术
36	药物制剂技术(第3版)*	张健泓	药学、药物制剂技术、药品生产技术
	药物制剂综合实训教程	胡 英 张健泓	药学、药物制剂技术、化学制药技术、生物制药技术
37	药物检测技术(第3版)	甄会贤	药品质量与安全、药物制剂技术、化学制药技术、药学
38	药物制剂设备(第3版)	王 泽	药品生产技术、药物制剂技术、制药设备应用技术、中药生产与加工
39	药物制剂辅料与包装材料(第3版)*	张亚红	药物制剂技术、化学制药技术、中药制药技术、生物制药技术、药学
40	化工制图(第3版)	孙安荣	化学制药技术、生物制药技术、中药制药技术、药物制剂技术、药品生产技术、食品加工技术、化工生物技术、制药设备应用技术、医疗设备应用技术
41	药物分离与纯化技术(第3版)	马 娟	化学制药技术、药学、生物制药技术
42	药品生物检定技术(第2版)	杨元娟	药学、生物制药技术、药物制剂技术、药品质量与安全、药品生物技术
43	生物药物检测技术(第2版)	兰作平	生物制药技术、药品质量与安全
44	生物制药设备(第3版)*	罗合春 贺 峰	生物制药技术
45	中医基本理论(第3版)*	叶玉枝	中药制药技术、中药学、中药生产与加工、中医养生保健、中医康复技术
46	实用中药(第3版)	马维平 徐智斌	中药制药技术、中药学、中药生产与加工
47	方剂与中成药(第3版)	李建民 马 波	中药制药技术、中药学、药品生产技术、药品经营与管理、药品服务与管理
48	中药鉴定技术(第3版)*	李炳生 易东阳	中药制药技术、药品经营与管理、中药学、中草药栽培技术、中药生产与加工、药品质量与安全、药学
49	药用植物识别技术	宋新丽 彭学著	中药制药技术、中药学、中草药栽培技术、中药生产与加工

序号	教材名称	主编	适用专业
50	中药药理学(第3版)	袁先雄	药学、中药学、药品生产技术、药品经营与管理、药品服务与管理
51	中药化学实用技术(第3版)*	杨　红　郭素华	中药制药技术、中药学、中草药栽培技术、中药生产与加工
52	中药炮制技术(第3版)	张中社　龙全江	中药制药技术、中药学、中药生产与加工
53	中药制药设备(第3版)	魏增余	中药制药技术、中药学、药品生产技术、制药设备应用技术
54	中药制剂技术(第3版)	汪小根　刘德军	中药制药技术、中药学、中药生产与加工、药品质量与安全
55	中药制剂检测技术(第3版)	田友清　张钦德	中药制药技术、中药学、药学、药品生产技术、药品质量与安全
56	药品生产技术	李丽娟	药品生产技术、化学制药技术、生物制药技术、药品质量与安全
57	中药生产与加工	庄义修　付绍智	药学、药品生产技术、药品质量与安全、中药学、中药生产与加工

说明:*为"十二五"职业教育国家规划教材。全套教材均配有数字资源。

全国食品药品职业教育教材建设指导委员会
成员名单

莫国民 上海健康医学院

顾立众 江苏食品药品职业技术学院

倪　峰 福建卫生职业技术学院

徐一新 上海健康医学院

黄丽萍 安徽中医药高等专科学校

黄美娥 湖南食品药品职业学院

晨　阳 江苏医药职业学院

葛　虹 广东食品药品职业学院

蒋长顺 安徽医学高等专科学校

景维斌 江苏省徐州医药高等职业学校

潘志恒 天津现代职业技术学院

前　言

《天然药物化学》（第3版）是由人民卫生出版社组织编写的全国高等职业教育药品类专业国家卫生健康委员会“十三五”规划教材。编者在“十二五”职业教育国家规划教材《天然药物化学》第2版教材（吴剑峰、王宁主编，人民卫生出版社，2013年）基础上，借鉴全国众多院校使用四年的教学实践经验编写修订而成，并配套有丰富的数字资源。

本版教材为更好地适应高等职业教育教学改革创新的发展方向和“互联网+”环境下信息传播的趋势，编写内容立足培养符合国家发展需要的现代化卫生职业人才，体现“五个对接”，着力打造适应时代需求的精品融合教材。

全书按药学职业岗位所需知识和技能组成教材结构，为了突出天然药物化学成分提取、分离与鉴定的方法与技术，本版教材在章节组织和编写内容等方面进行了凝练和修订。这次编写将全书分为了上、下两篇，上篇内容为天然药物化学基本操作技术与研究方法，下篇为天然药物化学成分类型及实例，共十三章。本书将结构测定单独列为一章，在第二章和第三章分别增加了电泳技术和大孔吸附色谱法。除原版正文穿插的知识链接、实例分析、难点释疑、课堂活动、点滴积累五个栏目外，章前增设了“导学情景”，借助真实情景开启课程内容的学习，循序渐进地调动学生学习热情。教材内容编写强调实践操作技术，体现“做中教，做中学”的现代职业教育理念，提高学生分析和解决实际问题的能力，并随章节进行目标检测，加强互动，提高学习效果。

在数字资源方面，重新设计制作了课件（每章一个PPT）、视频（14个实验技术操作视频）、微课（重点难点内容），还有与“目标检测”不重复的习题资源，扫描二维码即可使用数字资源。由此，第3版融合教材拥有更多教学资源，使学习更加多元便捷，更加轻松主动。

实训项目直接编排在相应的章节之后，并附有实训报告和实训测试，项目选择结合天然药物化学研究进展，囊括主要化学成分类型提取、分离和鉴定的基本操作技术，以符合岗位要求。附录中的“天然药物化学实训技能测试与评价”，是本教材的编写特色，涉及天然药物化学提取、分离及鉴定等主要操作技能的测试标准与评价体系，可作为学生基本技能训练的操作指南，规范操作，提高能力，增强岗位竞争力。为了使用和学习方便，书后还附有参考文献、目标检测参考答案和天然药物化学成分英汉对照表。

为结合天然药物化学在生产实践中的应用情况，本次教材修订特别聘请了国药集团冯了性（佛山）药业有限公司的高级工程师谭珍副总经理作为主审对全书进行审核。

本书编写任务由吴剑峰（绪论、第九章），李海燕（第一、二、三章），徐一新（第四、五章），邱利芝（第六、十一章），陈筱清（第七章），张建海（第八章），史国玉（第十章），白雪洁（第十二章），明延波（第十三章）及谭珍共十位教师、工程师合作完成。徐一新副主编主持视频制作工作，明延波副主编在样稿编写中做了大量的示范工作，李海燕老师主要负责微课制作和担任编写组秘书。

在编写过程中，得到了人民卫生出版社和编者所在院校的热情鼓励和大力支持，给予了宝贵的指导和建议，在此一并表示诚挚地谢意。本教材使用了《天然药物化学》(第2版)的部分图表和资料，对未参加本次修订编写工作的原编者致以谢意。特别致谢上海健康医学院药学院的孟祥国、姜智腾、宁若男，感谢三位老师在视频制作中付出的辛勤工作。

本书适用于医药院校高职高专药品类及相关专业学生使用，也可作为成人继续教育和自学用参考教材。

虽然在编写中做了种种不懈地努力，但难免有不当和错漏之处，敬请专家和读者予以指正。

编者

2018年3月

目　录

绪　论

天然药物化学(medicinal chemistry of natural products)是应用现代科学理论、方法与技术,研究天然药物中化学成分的一门学科。其研究内容主要包括天然药物中各类型化学成分的结构特征、理化性质、提取分离与鉴定的方法、操作技术及实际应用。此外,还涉及化学成分的结构测定、生物合成途径和天然药物活性成分研究的方法等内容。

一、概述

天然药物来自植物、动物、矿物和微生物,并以植物来源为主,是药物的重要组成部分,也是创新药物的源泉。自古以来,人类为了求得生存,在与自然界的抗衡中伴随出现了一系列寻医问药的活动,不断地总结和积累了运用天然药物治疗疾病的丰富经验。在我国,天然药物主要是中草药。中草药防病治病已有数千年历史,是人类共同拥有的宝贵财富,对整个人类的繁衍昌盛起着重要作用。

我国的天然药物资源极为丰富,随着国家、地区、民族之间交流日益增强,科学技术与医疗实践不断进步和发展,中草药的品种和数目也在不断变化和扩大。如近年来从海洋生物中发现了多肽类、大环聚酯类、萜类、聚醚类等多种具有生物活性的化合物,其中有一些被开发为疗效明显的抗癌、抗病毒药物,“海洋天然药物化学”也已成为天然药物研究中的一个活跃分支。我国海域辽阔,生物物种丰富,显示出海洋药物利用的广阔前景。我国有数千种苔藓植物,近年来的研究发现,苔藓中具有大量的抗真菌、抑制肿瘤生长等活性的新型化合物。民间药用资源是我国中药的宝库之一,人们在几千年的以身试药中,积累了宝贵的天然药物用药经验,深入研究其活性成分,极有可能发现治疗疑难病症的新药。随着与天然药物发展密切相连的生命科学的进步,许多内源性生物活性物质也陆续被揭示出来,在此基础上,人们运用分子生物学技术等生物活性测试体系进行广泛筛选,还将会发现更多的新的天然药物活性成分。

天然药物防治疾病的物质基础在于所含有的活性成分。一种天然药物往往含有多种有效成分,故可有多种临床用途。如中药麻黄中含有麻黄碱(*l*-ephedrine)、伪麻黄碱(*d*-pseudoephedrine)等多种有机胺类生物碱。其中麻黄碱具有平喘、解痉作用,而伪麻黄碱则有升压、利尿作用,是麻黄中具有不同药理作用的有效成分。又如天然药物阿片中的吗啡(morphine)具有镇痛作用,罂粟碱(papaverine)具有解痉作用,而可待因(codeine)具有止咳作用,阿片中的这三种有效成分,具有不同的临床用途。另外,一种天然药物常常含有多种化学成分,如上述麻黄中除含有麻黄碱等有效成分外,还含有挥发油、淀粉、树脂、叶绿素、纤维素、草酸钙等其他成分。

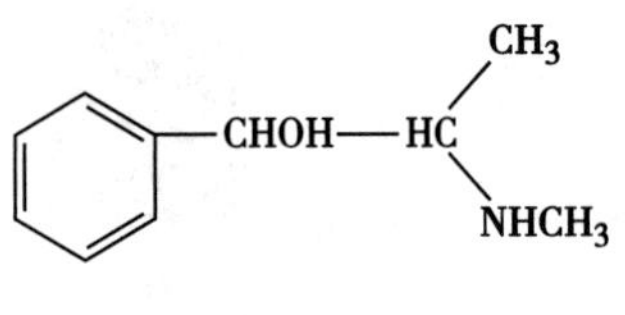

l-麻黄碱(1*R*,2*S*)
d-伪麻黄碱(1*S*,2*S*)

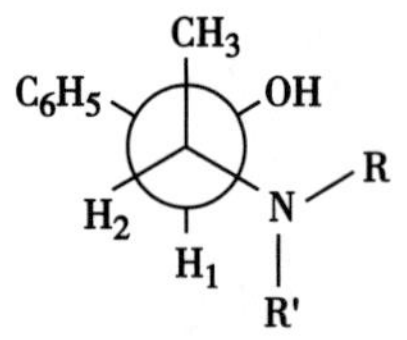

l-麻黄碱

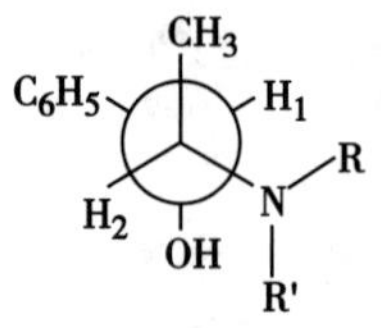

d-伪麻黄碱

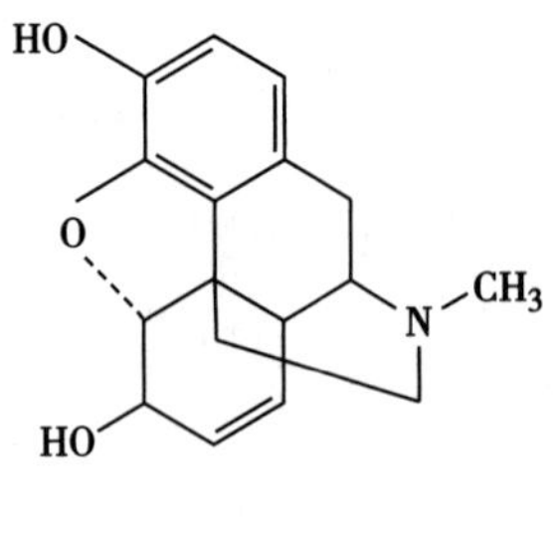

吗啡

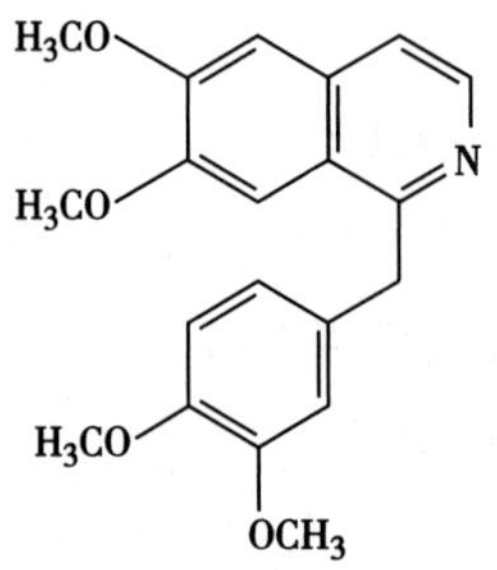

罂粟碱

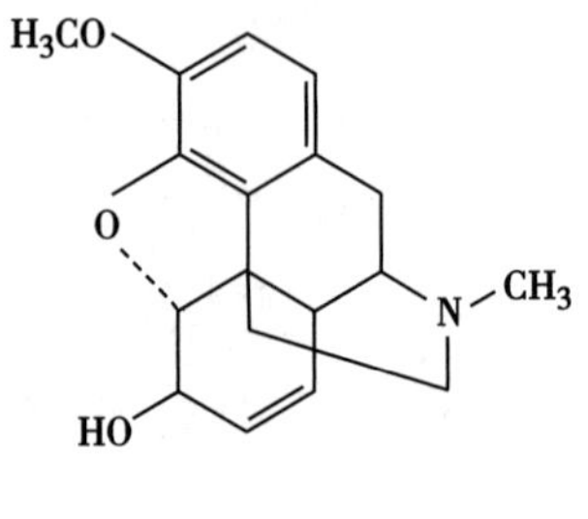

可待因

通常,生物活性成分是天然药物中经药效实验筛选具有生物活性的成分。有效成分是指天然药物中经药效实验筛选具有生物活性并能代表临床疗效的单体化合物,能用结构式表示,具有一定的物理常数。有效部位是指天然药物中具有生物活性并能代表临床疗效的一类或几类化学成分的混合体,如银杏叶中治疗心血管疾病的总黄酮提取物。天然药物中不代表其治疗作用的成分为无效成分。一般认为天然药物中的蛋白质、多糖、淀粉、树脂、叶绿素、纤维素等成分是无效成分或者杂质。

应当指出的是:生物活性成分代表天然药物临床疗效时方称为有效成分。如大黄中的蒽醌苷具有致泻作用,鞣质具有收敛作用,均为大黄中的活性成分。当临床上用于致泻时,蒽醌苷为有效成分;鞣质不具备致泻作用,因此为无效成分,即在加工中作为杂质而被除去。所谓有效成分与无效成分的概念也不是绝对的,随着对天然活性成分的不断开发,无效成分会变为有效成分。以多糖类成分为例,通常在提取分离中被视为无效成分而除去,但猪苓多糖、香菇多糖等多糖类成分已被证明是抗肿瘤的有效成分。因此有效成分和无效成分的划分是相对的。

二、天然药物化学的研究进展

据国外文献记载,瑞典药剂师、化学家舍勒(K.W.Schelle)于 1769 年将酒石(酒石酸氢钾)转化为钙盐,再用硫酸分解制得酒石酸,为从天然药物中分离有机化学成分的始端。而在人类的史前时期,我们的祖先就已经掌握了从天然物质中提取有机化学成分的技术,如明代李挺的《医学入门》(1575 年)中就记载了用发酵法从五倍子中得到没食子酸的过程,比舍勒的发明早了近 200 年,是世界上最早制得的有机酸。从天然药物中提取活性成分始于 19 世纪,第一个天然活性成分是 1805 年由德国药师塞图尔(Sertürner)从阿片中提取的吗啡碱。此后数十年,从天然药物中发掘了大量的活性成分,如吐根碱(emetine)、奎宁(quinine)、马钱子碱(strychnine)、咖啡因(caffeine)、阿托品(atropine)、洋地黄毒苷(digitoxin)、毒毛花苷 K(strophanthoside K)等,其中以生物碱居多,都具有显著的生物活性,多数至今仍作为药物广泛使用。但由于当时分析方法落后,只能利用分馏和重结晶等方法来纯化单体成分,发掘速度缓慢,主要集中于提取分离技术易于处理的酸性或碱性成分。20

世纪青霉素的偶然发现和广泛应用，扩大了天然药物研究范围，并加快了其研究速度。标志性天然药物的发现包括20世纪50年代先后自印度萝芙木中获得的降压成分利血平（reserpine），及从降血糖药长春花中获得的抗癌活性成分长春碱（vinblastine）和长春新碱（vincristine），成为两个很有价值的药物，引起各方重视。60年代从黄花蒿中开发的抗疟疾新药青蒿素（artemisinin）及90年代从红豆杉中发现的抗癌药物紫杉醇（taxol），至今仍然是临床上不可或缺的一线药物。

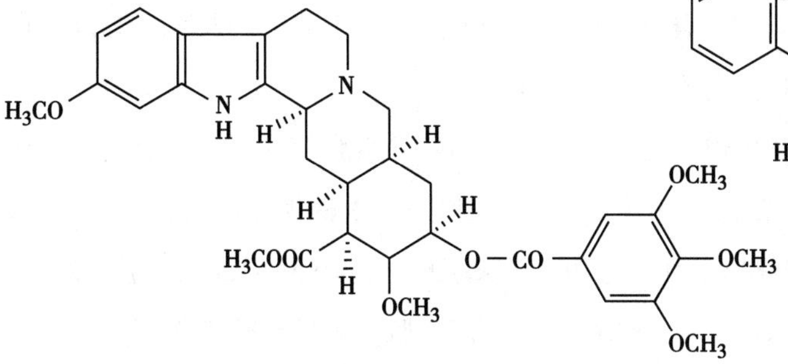

利血平

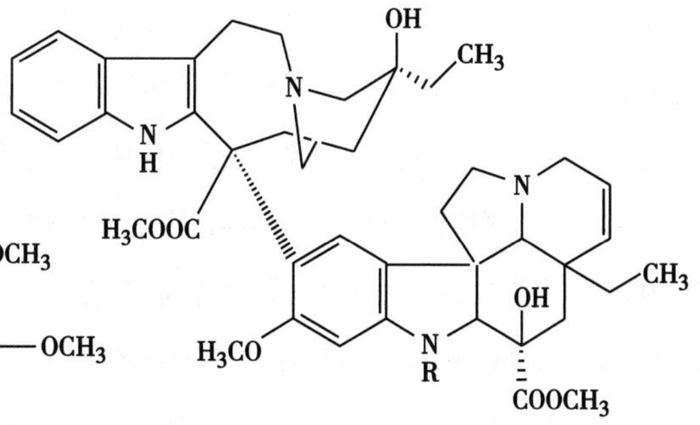

长春碱 R=CH_3
长春新碱 R=CHO

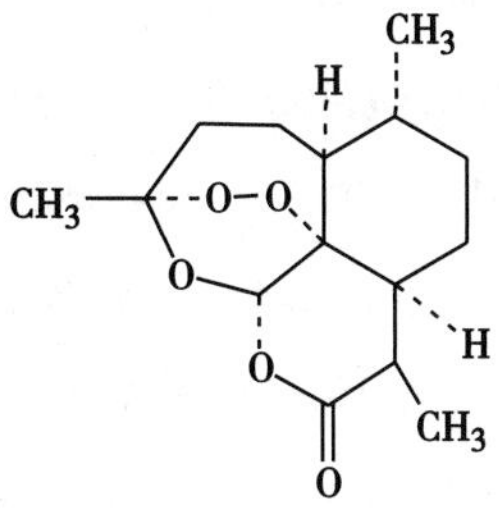

青蒿素

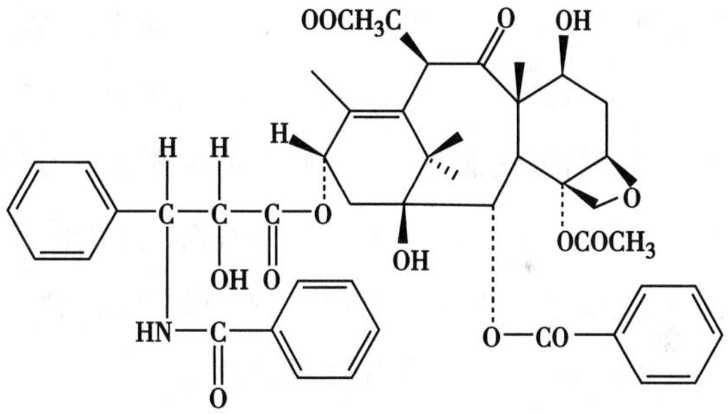

紫杉醇

天然药物化学的发展与现代科学技术的进步息息相关，1930年前后，由于微量元素分析法的导入，试料量降至毫克水平，推进了天然药物成分的分析工作。近30年来，由于各种色谱技术的进步，使微量天然新化合物的分离纯化简便易行。同时，紫外光谱（UV）、红外光谱（IR）、核磁共振（NMR）、质谱（MS）等波谱技术的发展和广泛应用，使结构研究工作趋向微量、快速和准确。新技术的兴起使研究天然药物化学成分的周期大大缩短，以生物碱类成分为例，1900年以前分离出的生物碱仅有100个，1952—1962年的10年间就发现了1107个新生物碱，而1962—1972年的10年间发现的新生物碱数目为3443个，又比前十年超出了两倍之多，20世纪80年代分离得到的生物碱成分总数达到了26 900余个，目前分离鉴定得到的生物碱成分多达13万个，与其他已发现的天然化合物共同构成了蔚为丰富的天然化合物资源库。此外，机体内源性生理活性物质，微量、水溶性及大分子等过去难以提取纯化的物质也日益受到重视。生物活性检测转向分子水平，血清药理学和血清化学的研究方兴未艾。植物组织培养的研究着力解决天然药物活性成分含量偏少的现状，合理地保护了植物资源。构效关系的研究也愈加受到重视，运用了组合化学和高通量筛选等技术，从天然产物中发掘出更多更好的生物活性先导化合物。目前，由于分子生物学、生物技术、信息和现代仪器技术等领域的飞跃发展，使天然药物化学研究工作的深度与广度也得到拓展，研究内容涉及阐明天然活性成分对生命网络系统的调控规律，揭示疾病的发生机制，为人类防病治病提供新方法和新药物。

我国天然药物资源丰富，有着悠久的实践用药经验，是研究和开发天然药物活性成分的瑰丽宝藏。新中国成立后，特别是近30年以来，我国对天然药物化学的研究进展引起了国际医药界的瞩目。陆续进行了麻黄碱、小檗碱(berberine)、芦丁(rutin)、加兰他敏(galantamine)、山道年(santonin)、咖啡因等天然药物的工业生产，对过去依赖进口的去乙酰毛花苷C(deslanoside)、地高辛(digoxin)、阿托品、秋水仙碱(colchicine)等也先后研制投产，薯蓣皂苷元(diosgenin)的工业生产及其资源开发研究更取得了巨大的成就，不仅保证了国内需要，还有大量出口。

迄今为止在对中药进行较系统的化学药理研究中，发现了众多有生物活性的单体化合物，其中有很多天然药物成分已开发成为新药，广泛用于临床。比如，①作用于中枢神经的药物：山莨菪碱(anisodamine)、樟柳碱(anisodine)均为胆碱受体阻断药，山莨菪碱用于抢救各种中毒性休克，樟柳碱用于治疗血管性神经性头痛；罗通定(rotundine)有镇痛、安定、催眠、肌松等神经药理作用。②抗癌药：高三尖杉酯碱(homoharringtonine)对急性粒细胞白血病有较好治疗效果；紫杉醇临床上用于治疗卵巢癌、乳腺癌、食道癌，疗效确切；羟基喜树碱(10-hydroxy-camptothecine)作为治疗消化道癌、肺癌等的新药，已在全世界推广。③心、脑血管药物：蝙蝠葛碱(dauricine)能够抗心律失常；芹菜甲素(apigenin A)对局部脑缺血有明显改善作用；丹参中的水溶性成分丹酚酸A、丹酚酸B、丹酚酸C等有显著的抗脑缺血、抗血栓、脑保护等作用。④作用于肝脏的药物：从北五味子分离得到的五味子丙素(wuweizisu C)有较强的降血清谷丙转氨酶的作用。⑤作用于免疫系统的药物：灵芝多糖能使免疫抑制剂、抗肿瘤药引起的免疫功能抑制和衰老所致的免疫功能障碍明显恢复；临床研究已肯定雷公藤甲素(triptolide)等成分对风湿性关节炎、系统性红斑狼疮等自身免疫性疾病有独特治疗作用。⑥抗生育药：天花粉蛋白用于中期孕妇引产，与前列腺素合用可用于抗早孕；棉酚是治疗男性不育的新型化合物。⑦抗疟疾药：青蒿素及其衍生物作用快、毒性低，尤其对脑型疟效果显著，是国际公认的从中药中发掘出的抗疟疾良药。⑧改善学习、记忆和抗老年痴呆药：人参皂苷(ginsenoside) Rg_1 和 Rb_1 能改善记忆的全过程(即记忆的获得、巩固和再现)，人参皂苷 Rg_1 尚有抗细胞凋亡作用。

近年来，国家经济实力的增强和对外开放政策的贯彻，大大推动了天然药物化学领域与国外同行间学术交流与人员交往，促进了研究队伍的成长和研究水平的提高。天然药物本身具有结构多样化的优势，MS(质谱)、NMR(核磁共振谱)、HPLC(高效液相色谱)-MS、GC(气相色谱)-MS、ORD(旋光谱)、X线-晶体衍射等一系列现代分离分析仪器设备和新技术以及在性能和测试上的大幅改善，结合计算机技术的广泛应用，也为天然药物化学的研究奠定了必要的工作基础，大大提高了从天然药物中开发药物的速度和竞争力，使天然药物化学成分的研究日新月异、蓬勃发展。

实践证明，天然传统药物是创新药物研究开发的重要源泉，新药研究是多学科合作的系统工程，而天然药物化学与药物分析、药物化学、生药学、仪器分析、分子生物学、生物工程、微生物学、药理学、毒理学均有密切的关系，其发展必须充分利用相关学科的理论、方法和技术进行综合研究。未来要更多借鉴不同领域的研究思路，加强学科交叉渗透，形成特色鲜明的天然药物化学研究体系。在中国，结合千百年传统医学的宝贵经验，相信天然药物化学的研究工作一定会取得新的突破。

三、研究天然药物化学的意义

研究天然药物化学的意义具体表现在：

（一）开辟扩大药物资源、促进新药开发

天然药物有效性的物质基础在于它的有效成分。当某一天然药物的疗效肯定，但药物资源缺乏时，我们就可以根据此天然药物中有效成分的化学结构和理化性质，分析和寻找其他动植物中或同一植物的不同部位是否含有此种成分，开辟和扩大药物资源。如最初从毛茛科植物黄连中发现的小檗碱有抗菌消炎作用，并被开发成药物在临床广泛使用，但因黄连生长缓慢而资源有限，供不应求。根据植物亲缘关系及小檗碱理化特性，经寻找发现小檗科的三颗针、防己科的古山龙、芸香科的黄柏等植物中也含有此成分，从而拓展了提取小檗碱的药物资源，目前三颗针、古山龙已成为提取小檗碱的主要原料。又如通过对人参的不同部位进行有效成分测定，发现不仅是人参根中含有效成分人参皂苷，人参茎、叶中也含有丰富的人参皂苷，由此提示对同一植物不同部位的有效成分研究可更合理地使用药材，扩大药物资源。

开发天然药物有效成分的另一途径，就是根据有效成分的结构特点进行人工合成和结构改造，以扩大药物资源和创制高效低毒的新药物。至今，人工合成、生产天然药物有效成分的例子很多，如麻黄中的麻黄碱、洋金花中的阿托品、天麻中的天麻苷（gastrodin）、茶叶中的咖啡因、川芎中的川芎嗪（tetramethylpyrazine）、黄连中的小檗碱、紫杉中的紫杉醇等主要有效成分，都已用人工合成或半合成的方法获得。在改变有效成分部分结构，开发高效低毒新药物方面，也取得一定进展。如香菇中的香菇嘌呤具有降低胆固醇的生物活性，若将香菇嘌呤分子中的羧基转变为酯的结构，其降低胆固醇的活性可提高十倍。又如哌替啶为吗啡镇痛作用的合成代用品，它既保留了吗啡镇痛有效的结构部分，又比吗啡的成瘾性小得多。

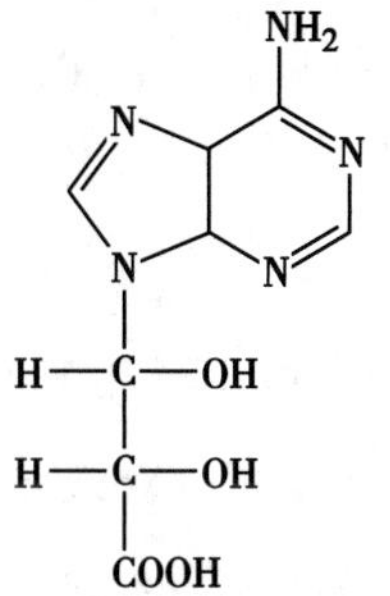

香菇嘌呤

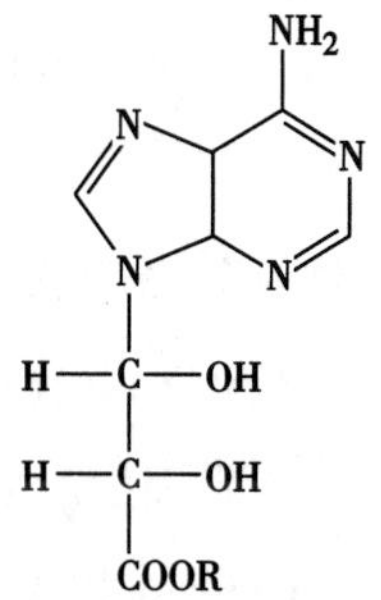

香菇嘌呤酯　$R=CH_3$　$R=C_2H_5$

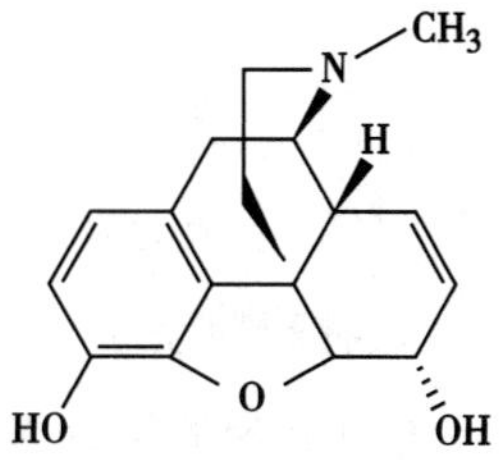

吗啡

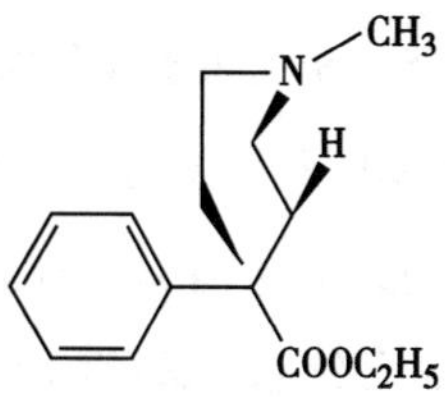

哌替啶

（二）探索中药防治疾病原理

在明确了中药有效成分的基础上，才可运用现代科学技术观察该成分在人体内的吸收、分布和排泄过程，同时进一步研究有效成分化学结构、理化性质与生物活性之间的关系，从而阐明中药防治疾病的作用原理。如常用补气药人参，具有滋补五脏、明目益智的作用。应用人参提取物，给大鼠腹腔注射，能明显促进肝细胞核和胞浆 RNA 及血清蛋白质的生物合成。经药效筛选实验表明，人参总皂苷为其有效成分，具有明显促进血清、肝脏、骨髓及睾丸中核糖核酸、脱氧核糖核酸、蛋白质、脂质和糖的生物合成作用，并能提高机体的免疫能力。

中药主要以复方用药，中药复方制剂是在中医辨证施治的指导下，配伍组合而成。所含有的多种有效成分，是临床上发挥多种疗效的物质基础，如麻黄汤中含麻黄、桂枝、杏仁、甘草。现已知麻黄碱为麻黄平喘的有效成分；桂皮醛（cinnamaldehyde）为桂枝挥发油中的镇痛、解热的有效成分；苦杏仁苷（amygdalin）为杏仁镇咳的有效成分；甘草酸（glycyrrhizic acid）为甘草中解毒有效成分。这些有效成分发挥复合及协同作用，与麻黄汤治疗头项强痛、恶寒、发热、咳嗽等症相符。中药复方的作用机制非常复杂，尚有很多问题需要深入探索，如复方的实验设计、病理模型、药理指标及化学成分之间的变化等。目前，对中药复方的研究正向纵深开展，将会逐渐探明中药防治疾病的作用机制。

（三）控制中药及其制剂的质量

中药防治疾病的作用，与其有效成分的存在和含量的多少有关，而有效成分又受天然药物的品种、产地、采收季节、加工方法、贮存条件的影响而变化。如麻黄中的麻黄碱在春季较低，从夏季到八、九月含量逐渐增高至顶峰，随后含量又逐渐降低。若不研究麻黄碱含量随季节变化的规律，就难以保证麻黄在临床上的合理应用。因此，只有研究了天然药物的有效成分，才能通过含量测定的方法控制天然药物及其制剂的质量。如中药银黄注射液是由金银花、黄芩两味中药中提取的有效成分配制而成。实验证明：绿原酸（chlorogenic acid）为金银花中的主要有效成分之一，黄芩苷（baicalin）为黄芩的主要有效成分，故可用高效液相色谱法测定黄芩苷和绿原酸的含量，以控制银黄注射液的质量。

（四）改进药物剂型，提高临床疗效

制剂的有效性、安全性、合理性，反映了医药水平和用药效果。应用了几千年的中药传统剂型丸、散、膏、丹、汤剂，已不能完全适应现代医学防治疾病的需要。为了提高疗效，降低毒、副作用，就必须在研究有效成分的基础上，从两方面入手研究中药新剂型：一是将中药经过提取分离后，去粗存精，去伪存真，用新技术加工成现代药物剂型。二是深入研究药物剂型在体内的吸收、分布、代谢、排泄规律，创制出遵循中医用药特点，发挥预期疗效的新剂型。

（五）为中药炮制提供现代科学依据

中药炮制是中医药学中的传统制药技术。通过炮制，使中药中的化学成分发生变化，以达到增强疗效、降低毒副作用，便于加工贮存及易于制剂和服用等目的。一种药物经过不同炮制方法可以发挥多方面疗效，如酒制大黄使泻下作用减弱，增强了清热、消炎、活血化瘀的作用；蜜制大黄适用于老年体弱的便秘；大黄炭适用于体内出血；石灰制大黄则适用于外伤出血；醋制大黄活血化瘀的作用

特别突出。因此，历代医家十分重视中药炮制，明代陈嘉谟指出："制药贵在适中，不及则功效难求，太过则气味反失……"。但传统炮制法往往没有客观一致的标准，如炒黄、炒焦等只是根据操作人的眼观经验来判断，所得炮制品难以规范。只有在清楚中药有效成分的基础上，用现代实验技术和方法对其进行定性定量分析，才能有效地控制炮制品的规格质量。

研究中药炮制前后化学成分的变化，有助于阐明炮制原理，改进和完善传统炮制方法和技术。如何首乌生品有润肠、解疮毒作用，而制品则有补肝肾作用。通过对首乌炮制前后的化学成分分析显示：制首乌中具有致泻作用的蒽醌苷水解为几无泻下作用的游离蒽醌衍生物；生首乌的含糖量为5.8%，而制首乌的含糖量为10.8%。成分分析阐明了何首乌的炮制原理。又如传统黄芩炮制有冷浸和蒸煮两种方法，通过对有效成分黄芩苷分析显示：黄芩冷浸炮制时，黄芩苷被共存于同一植物中的酶水解为苷元黄芩素（baicalein），黄芩素具邻位酚羟基易氧化为醌式结构而显绿色，作用下降；黄芩经蒸煮炮制时，可破坏其共存酶的活性，防止黄芩苷酶解，使药材保持黄色，疗效不变。并且成分分析结果与药理实验结果相符。

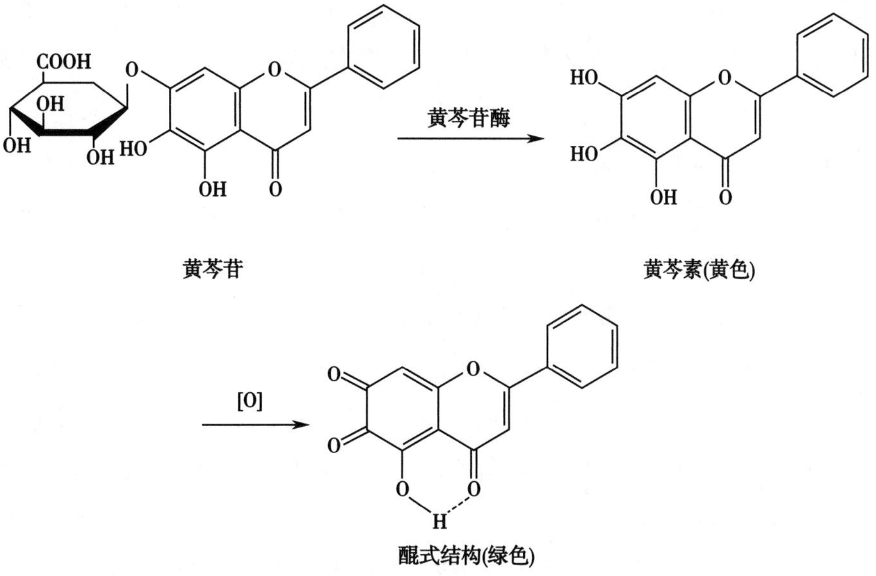

COOH　OH　OH　OH　HO　OH　O　O　O　黄芩苷酶　HO　HO　OH　O　O

黄芩苷　　黄芩素(黄色)

[O]　O　O　O　O　O　H

醌式结构(绿色)

四、天然药物主要化学成分类型简介

天然药物在生长过程中所产生的各种类型的二次代谢产物即天然药物化学成分。现将主要类型的天然药物化学成分基本含义和溶解性能简述如下，详细内容参见本书有关章节。

（一）生物碱

生物碱（alkaloids）是一类存在于生物体内的天然含氮有机化合物，有类似碱的性质，能和酸结合成盐。游离的脂溶性生物碱易溶于卤代烷烃、乙醚和苯等亲脂性有机溶剂中，尤其在三氯甲烷中溶解度较好，亦能溶于甲醇、乙醇、丙酮等亲水性有机溶剂中，大多不溶或难溶于水。水溶性生物碱可溶于水、甲醇、乙醇，难溶于亲脂性有机溶剂。而生物碱盐特别是小分子有机酸盐和无机酸盐易溶于水、甲醇、乙醇，不溶和难溶于常见的有机溶剂。生物碱类具有多样而显著的生物活性，是天然药物化学重要的研究课题之一。

（二）黄酮类化合物

黄酮类（flavonoids）是由 C_6—C_3—C_6 骨架构成的化合物总称，泛指两个具有酚羟基的苯环通过中央三个碳原子相互连接而成的一系列化合物。在植物体中多数与糖类结合成苷而存在，部分以游离状态的苷元存在。因分子中具有酚羟基，故显酸性。黄酮苷元一般难溶或不溶于水，可溶于乙酸乙酯、甲醇、乙醇、乙醚等有机溶剂及稀碱液中。苷元的羟基被糖苷化后，水溶性增加，脂溶性降低，一般黄酮苷易溶于热水和甲醇、乙醇等亲水性有机溶剂中，难溶于苯、乙醚、三氯甲烷等亲脂性有机溶剂中。黄酮类化合物在植物界分布广泛，迄今为止的药效和临床试验显示了黄酮类成分多样的生物活性。

（三）蒽醌类化合物

蒽醌类（anthraquinones）化合物包括蒽醌衍生物及其氧化蒽醌、蒽酚、蒽酮及蒽酮的二聚体等不同程度的还原产物。天然存在的蒽醌类化合物母核上常连有羟基、羟甲基、甲氧基和羧基，显示一定的酸性。在植物体内以游离形式和与糖结合成苷的两种形式存在。蒽醌苷元一般溶于苯、乙醚、三氯甲烷、乙酸乙酯、乙醇、甲醇中，微溶或不溶于水。蒽醌苷类极性较大，易溶于甲醇、乙醇和热水，在冷水中的溶解度较小，几乎不溶于苯、乙醚、三氯甲烷等有机溶剂中。一些常用中药如大黄、何首乌、虎杖中均含有蒽醌类成分。

（四）香豆素和木脂素类

香豆素（coumarins）和木脂素（lignans）均为莽草酸（shikimic acid）通过苯丙氨酸（phenylalanine）和酪氨酸（tyrosine）等芳香氨基酸，经脱氢、羟基化、偶合等一系列反应而形成的产物。

香豆素类是具有苯骈 α-吡喃酮母核的一类化合物的总称，在结构上可看作是邻羟基桂皮酸失水而成的内酯，具有内酯环的性质。环上常常有羟基、烷氧基、苯基和异戊烯基等取代基，其中异戊烯基的活泼双键与苯环上的邻位羟基可形成呋喃环和吡喃环的结构。游离的香豆素难溶或不溶于冷水，易溶于甲醇、乙醇、三氯乙烷、苯和乙醚等有机溶剂。香豆素苷类则可溶于水，也溶于甲醇和乙醇，难溶于三氯乙烷、苯和乙醚等有机溶剂。

木脂素是一类由苯丙素氧化聚合而成的结构多样的天然产物，多数呈游离状态，只有少数与糖结合成苷而存在。由于分子中具有手性碳，木脂素类化合物大多具有光学活性。游离的木脂素亲脂性较强，易溶于乙醚、苯、三氯甲烷、乙酸乙酯等低极性有机溶剂，可溶于甲醇、乙醇，难溶于水。成苷后的木脂素极性增大，水溶性也增加。木脂素类结构类型多样，生物活性显著，研究开发前景瞩目。

（五）萜类和挥发油

萜类（terpenoids）是由甲戊二羟酸（mevalonic acid）衍生、且分子式符合 $(C_5H_8)_n$ 通式的化合物总称，在自然界分布广泛，种类繁多且生物活性多样。根据异戊二烯单位的数目将萜类分为单萜、倍半萜、二萜、二倍半萜、三萜和四萜等类型。萜类化合物难溶于水，易溶于亲脂性有机溶剂和乙醇。挥发油的主要组成是单萜、倍半萜及其衍生物，还包括一些苯丙烷类芳香族化合物和小分子脂肪性化合物等。它是一类在常温下可挥发，能随水蒸气蒸馏并具有芳香气味的油状液体化合物。挥发油不溶于水，可溶于大多数有机溶剂，如石油醚、乙醚、二硫化碳、油脂等，在高浓度的乙醇中能全部溶解，而低浓度的乙醇则不能完全溶解挥发油类成分。

（六）强心苷

强心苷（cardiac glycoside）是存在于植物中具有强心作用的甾体苷类化合物。临床上常用的药物有去乙酰毛花苷（deslanoside）、地高辛（digoxin）等二十余种，主要用于治疗充血性心力衰竭和节律障碍等心脏疾患。强心苷一般可溶于水、甲醇、乙醇等，难溶于三氯甲烷、乙醚、苯等极性小的溶剂。苷易被酸水解成苷元和糖，也常常被共存于植物中的酶水解去一部分糖，成为次生苷。苷元溶于三氯甲烷、乙酸乙酯等有机溶剂中，强心苷常常连有2,6-去氧糖，在极性溶剂中的溶解度主要依据含极性基团的多少。

（七）皂苷

皂苷（saponins）是一类结构比较复杂的苷类化合物，因它的水溶液经振摇产生大量持久的肥皂样泡沫而命名，具有溶血和与胆甾醇形成复合物等特性。按其苷元结构可分为甾体皂苷和三萜皂苷两大类，大多数皂苷极性较大，易溶于热甲醇、乙醇，能溶于水，难溶于丙酮、乙醚。皂苷在含水丁醇和戊醇中溶解度较好，因此常使用正丁醇作为提取和萃取皂苷的溶剂。次级苷在水中溶解度降低，易溶于醇、丙酮、乙酸乙酯中。皂苷元则溶于石油醚、苯、乙醚、三氯乙烷等亲脂性溶剂中，不溶于水。皂苷在中药中存在广泛，如人参、甘草、柴胡、桔梗、远志等均含有皂苷，对皂苷活性成分的研究与开发具有广泛的应用意义。

（八）鞣质

鞣质又称单宁（tannin）或鞣酸（tannic acid），是一类分子较大，结构复杂的多元酚类化合物。鞣质具有较强的极性，可溶于水、甲醇、乙醇、丙酮，也可溶于乙酸乙酯、乙醚和乙醇的混合溶剂，不溶于石油醚、无水乙醚、三氯甲烷等亲脂性溶剂。在提取天然药物有效成分时，常作为杂质而被除去，一般使用明胶溶液和重金属盐沉淀鞣质，此外也可利用聚酰胺对鞣质的强吸附性而除去鞣质。

（九）有机酸

有机酸是指分子结构中具有羧基（不包括氨基酸）的一类酸性有机化合物。具有酸味的中药大多含有有机酸，在植物体内大多与钾、钠、钙、镁离子及生物碱结合成盐而存在，常见的有柠檬酸、苹果酸、琥珀酸等。一般低级脂肪酸易溶于水、乙醇等，难溶于有机溶剂，高级脂肪酸及芳香酸较易溶于有机溶剂而难溶于水，有机酸盐一般溶于水而难溶于有机溶剂。

（十）多糖

多糖通常是由10个以上单糖通过糖苷键聚合而成的高分子化合物，无一般单糖的性质，天然药物中常见的多糖有淀粉、菊糖、果胶、树胶和黏液质等，大多无生物活性，在天然药物化学成分的提取和精制中通常作为杂质而被除去。

（十一）氨基酸、蛋白质和酶

分子中含有氨基和羧酸的化合物称为氨基酸，构成生物有机体蛋白质的氨基酸大多是α-氨基酸。氨基酸一般易溶于水，难溶于有机溶剂。氨基酸因是两性化合物故能成内盐，等电点时，在水中的溶解度最小，因此，可利用调节等电点的方法对氨基酸类化合物进行分离。

蛋白质是由α-氨基酸通过肽链结合而成的一类高分子化合物，由于氨基酸不同和空间构型不同而形成多种蛋白质。蛋白质大多能溶于水成胶体溶液，高温、强酸强碱和浓醇等因素可导致蛋白质变性。

酶是生物体内具有催化能力的蛋白质，它的催化作用具有专一性，通常一种酶只能催化某一种特定的反应。如蛋白酶只能催化蛋白质分解成氨基酸，脂肪酶只能水解脂肪成为脂肪酸和甘油。植物中所含的苷类往往与某种特殊的酶共存于同一组织的不同细胞中，当细胞破裂，酶与苷接触时即可使苷发生水解。

为了便于学习，特将天然药物中主要类型化学成分的溶解性能归纳如下，见表1。

表1 天然药物化学成分的溶解性能

水溶性成分	水、醇共溶成分	醇、脂共溶成分	脂溶性成分
单糖及低聚糖	生物碱盐	游离生物碱	油脂
淀粉	水溶性生物碱	黄酮苷元	蜡
黏液质	黄酮苷	蒽醌苷元	
氨基酸	蒽醌苷	香豆素苷元	
蛋白质	香豆素苷	强心苷元	
无机成分	强心苷	皂苷元	
	皂苷	挥发油	
	鞣质	树脂	
	低级脂肪酸	高级脂肪酸和芳香酸	
		叶绿素	

注：

(1) 表中各类成分的溶解性能是指较纯的成分在较纯的溶剂中的溶解性能。

(2) 水、醇共溶成分指既溶于水又溶于乙醇、甲醇的成分。

(3) 醇、脂共溶成分指既溶于乙醇又溶于有机溶剂的成分。

(4) 醇溶性成分主要指溶于95%乙醇的成分。

(5) 脂溶性成分主要指溶于乙酸乙酯、乙醚、三氯甲烷、苯、石油醚等亲脂性有机溶剂的成分。

(6) 蛋白质在热水中可凝固变性。

(7) 淀粉溶于热水成胶体溶液，不溶于冷水。

(8) 萜类的组成包括挥发油、树脂、皂苷元、植物色素等，属醇、脂共溶成分。

点滴积累

绪论部分是天然药物化学课程学习的开篇语，通过对其含义、内容、方法、技术和应用以及研究方向的了解，明确本门课程在药学专业中的地位和作用，做到有的放矢地学习。

常见各类型天然化学成分的简介对后续章节学习奠定基础。各类成分的溶解性能是要熟记的内容，涉及溶剂提取分离法中各类成分选择适当溶剂的技能环节，对有效实施天然药物化学成分提取和分离至关重要。

目标检测

一、选择题

（一）单项选择题

1. 有效成分是指
   A. 含量高的成分　B. 需要提纯的成分
   C. 具有生物活性并代表临床疗效的单体成分　D. 具有生物活性的成分
   E. 具有生物活性并代表临床疗效的混合成分

2. 下列哪类不属于醇溶性成分
   A. 叶绿素　B. 黄酮苷元　C. 香豆素
   D. 多糖类　E. 皂苷元

3. 可溶于水的成分是
   A. 树脂　B. 挥发油　C. 油脂
   D. 木脂素　E. 鞣质

4. 不属于亲水性成分的是
   A. 蛋白质　B. 黏液质　C. 树脂
   D. 淀粉　E. 酶

5. 提取蒽醌苷和苷元选用的溶剂是
   A. 水　B. 乙醇　C. 乙醚
   D. 石油醚　E. 苯

6. 在水溶液中不能被乙醇沉淀的是
   A. 蛋白质　B. 多糖　C. 鞣质
   D. 酶　E. 氨基酸

7. 下列哪个不属于多糖
   A. 树胶　B. 黏液质　C. 蛋白质
   D. 纤维素　E. 菊糖

8. 对游离型生物碱溶解度较好的溶剂是
   A. 乙醚　B. 甲醇　C. 乙醇
   D. 乙酸乙酯　E. 三氯甲烷

9. 香豆素的基本母核为
   A. 苯骈 α-吡喃酮　B. 对羟基桂皮酸　C. 反式邻羟基桂皮酸
   D. 苯骈 γ-吡喃酮　E. 苯骈 β-吡喃酮

10. 水溶液经振摇产生大量持久的肥皂样泡沫的成分是
   A. 木脂素　B. 皂苷　C. 强心苷
   D. 萜类　E. 挥发油

（二）多项选择题

1. 醇、脂共溶成分为

A. 油脂　　B. 挥发油　　C. 生物碱盐

D. 游离生物碱　　E. 鞣质

2. 下列哪些属于多糖

A. 淀粉　　B. 黏液质　　C. 树胶

D. 果胶　　E. 菊糖

3. 不能用高浓度乙醇作提取溶剂的成分有

A. 苷元　　B. 多糖　　C. 鞣质

D. 生物碱　　E. 蛋白质

4. 下列哪些成分可溶于水

A. 氨基酸　　B. 木脂素　　C. 蛋白质

D. 鞣质　　E. 芳香酸

5. 能溶解香豆素苷的溶剂是

A. 水　　B. 甲醇　　C. 乙醇

D. 苯　　E. 乙醚

二、问答题

1. 天然药物化学研究的内容有哪些？

2. 如何理解有效成分和无效成分？

（吴剑峰）

上 篇

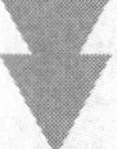

天然药物化学基本操作技术与研究方法

第一章

提取方法

导学情景

情景描述

2015 年 10 月 8 日，中国科学家屠呦呦因发现"拯救数百万人口"的抗疟药——青蒿素而被授予 2015 年诺贝尔生理学或医学奖，成为第一个获此殊荣的中国人。我国对青蒿素的研究始于 20 世纪 60 年代初，当时全球疟疾疫情严重，疟原虫对奎宁及喹诺酮类抗疟药产生了抗药性。中国 1967 年在北京成立全国疟疾防治小组，数十个单位组成攻关协作组，500 多名科研人员把研究重心放在传统的中医药上，其中包括青蒿。传统中药大多使用煎汤的方式服用，在药物筛选实验中，由于青蒿水煎煮提取物对疟疾的抑制率很低而未被重视。屠呦呦在翻阅东晋葛洪的《肘后备急方》时，从书中记载的"青蒿一握，水渍一升，绞取汁服，可治久疟"几句话中获得启发，提出改用沸点较低的乙醚对青蒿进行提取。1971 年 12 月下旬，研究组成员观察到青蒿乙醚提取物对疟原虫的抑制率达到了 100%。1972 年初，研究组成员从青蒿中分离得到抗疟有效单体青蒿素。仅仅是由于改变了提取的溶剂，同一种天然药物竟然出现了截然不同的治疗效果，并促使发现新药物，这不禁让人们对提取的方法引起极大的关注和兴趣，究竟用什么方法才能提取获得天然药物中的有效成分呢?

学前导语

天然药物的活性成分是防治疾病的物质基础。我国传统中草药应用于防病治病已有数千年历史，能否将有效成分从天然药物中提取出来，成为对天然药物进行研究开发的首要工作。本章我们将和同学们一起学习天然药物的各种提取方法和技术。

天然药物中含有的化学成分丰富多样，既有有效成分，也有无效成分。研究开发和利用天然药物中的有效成分，首先需要选择正确的提取方法，使有效成分尽可能多地被提取出来，而无效成分尽可能不被提出。

对天然药物含有的有效成分进行提取，一般从两个方面着手：其一，是目的物为已知的化学成分或化学结构类型，如从植物黄连中提取分离小檗碱或从植物中提取某类成分时，一般宜先查阅有关资料，搜集比较各种有关提取方案，再根据具体条件加以选用；其二，是从天然药物中寻找未知有效成分或有效部位时，情况相对较为复杂，一般应根据预先确定的目标，在适当的活性测试体系指引下，通过逐步提取、分离追踪，以及相应的动物模型筛选，临床验证，反复实践，才能达到目的。然而天然药物品种繁多，有效成分各不相同，伴随的物质也不相同，因此要对具体情况作具体分析，灵活运用各种提取分离方法，不能千篇一律，拘泥一法。

第一节　溶剂提取法

溶剂提取法是指根据天然药物中各种化学成分的溶解性能，选择对有效成分溶解度大而对其他成分溶解度小的溶剂，用适当的方法将所需化学成分尽可能完全地从药材组织中溶解提出的方法。

（一）基本原理

溶剂提取法是在渗透、扩散作用下，溶剂渗入药材组织细胞内部，溶解可溶性物质，造成细胞内外溶质的浓度差，从而带动溶质作不断往返的运动，直至细胞内外溶液中被溶解的化学成分的浓度达到平衡，提出所需化学成分。

（二）提取前的预处理

通常将天然药物的原料粉碎成粗粉；种子类药材常先脱脂后粉碎，可选用压榨法或石油醚来脱去大量油脂；水提取含纤维素、淀粉丰富的根茎类药材时，为避免多糖遇水膨胀难滤过，宜将药材切成小段、薄片或粉碎成粗颗粒；苷类成分的提取，为防止酶的水解，可用乙醇或沸水处理，抑制或杀灭酶的活性。但苷元或次生苷的提取，则要保留酶的活性，如穿山龙中薯蓣皂苷元的提取。

（三）影响因素

有溶剂的选择、提取的方式、药材的粉碎度、温度、时间、浓度差等。其中，选择合适的溶剂是溶剂提取法的关键。良好溶剂的选择应遵循“相似相溶”的规律，根据溶剂的极性，被提取成分及共存的其他成分的性质来决定，同时兼顾考虑溶剂是否使用安全、易得、价廉、浓缩方便等问题。

（四）溶剂的极性

与介电常数 ε 有关，介电常数越大，极性越大（表 1-1）。

表 1-1　常用溶剂的介电常数

溶剂名称	介电常数（ε）	溶剂名称	介电常数（ε）
石油醚	1.8	正丁醇（*n*-BuOH）	17.5
苯（C_6H_6）	2.3	丙酮（Me_2CO）	21.5
乙醚（无水，Et_2O）	4.3	乙醇（EtOH）	26.0
三氯甲烷（$CHCl_3$）	5.2	甲醇（MeOH）	31.2
乙酸乙酯（EtOAC）	6.1	水（H_2O）	80.0

常用溶剂的极性大小顺序排列如下：

石油醚<苯<无水乙醚<三氯甲烷<乙酸乙酯<正丁醇<丙酮<乙醇<甲醇<水。

按极性大小顺序，可将溶剂分为水、亲水性有机溶剂、亲脂性有机溶剂三类：①水：极性强，穿透力大，天然药物中如糖、蛋白质、氨基酸、鞣质、有机酸盐、生物碱盐、大多数苷类、无机盐等亲水性成分可溶于水，使用水作为提取溶剂有安全、经济、易得等优点，缺点是水提取液（尤其是含糖及蛋白质者）易霉变，难以保存，而且不易浓缩和滤过；②亲水性有机溶剂：指甲醇、乙醇、丙酮等极性较大且能与水相互混溶的有机溶剂，其中乙醇最为常用，能与水以任意比例混溶，溶解极性成分，同时具有较强穿透能力，对一些亲脂性成分也有很好的溶解性能，因此提取范围较广、效率较高、且提取液易于保存、滤过和回收，但易燃、价格较贵、有些溶剂毒性较强；③亲脂性有机溶剂：如石油醚、苯、乙醚、三氯甲烷、乙酸乙酯、正丁醇等，特点是与水不能混溶，具较强选择性。天然药物中亲脂性成分如挥发油、油脂、叶绿素、树脂、内酯、某些游离生物碱及一些苷元等均可被提出，其中乙酸乙酯常用于提取中等极性成分，正丁醇常用于提取中等极性中极性较大的成分，提取液易浓缩回收。但此类溶剂穿透力较弱，常需长时间反复提取，使用有一定局限性，且毒性大、易燃、价格较贵、设备要求高，使用时应注意安全。

依据相似相溶的原理，天然药物中的亲水性成分易溶于极性溶剂，亲脂性成分则易溶于非极性溶剂。因此，在实际工作中可针对某药材中已知成分或某类成分的性质，选择相应的溶剂进行提取，如细辛醚的提取可直接选用石油醚；植物中所含生物碱类的提取，可用碱液浸泡使其游离，再用有机溶剂提取。然而，天然药物中含有的化学成分十分复杂，各成分之间相互影响，存在增溶现象或发生化学作用，使溶解性能有所改变，故选择溶剂时尚需结合共存其他成分的性质加以综合考虑。

一、浸渍法

浸渍法是将药材用适当的溶剂在常温或温热的条件下浸泡一定时间，浸出有效成分的一种方法。

（一）操作技术

根据温度条件的不同，可分为冷浸法与温浸法两种。

1. 冷浸法　取药材粗粉，置适宜容器中，加入一定量的溶剂如水、酸水、碱水或稀醇等，密闭，时时搅拌或振摇，在室温条件下浸渍1~2天或规定时间，使有效成分浸出，滤过，用力压榨残渣，合并滤液，静置滤过即得。

2. 温浸法　具体操作与冷浸法基本相同，但温浸法的浸渍温度一般在40~60℃之间，浸渍时间较短，能浸出较多的有效成分。由于温度较高，浸出液冷却后放置贮存常析出沉淀，为保证质量，需滤去沉淀。

浸渍法

（二）适用范围

适用于有效成分遇热易破坏及含淀粉、果胶、黏液质、树胶等多糖物质较多的天然药物。

（三）特点

此法操作方便，简单易行，但提取时间长，效率低，水浸提液易霉变。

（四）操作提示

若要使药材中有效成分充分浸出，可重复浸提2~3次，第2、3次浸渍的时间可以缩短，合并浸出液，滤过，经浓缩后可得提取物。必要时需加适量防腐剂如甲苯、甲醛或三氯甲烷等。

二、渗漉法

渗漉法是将药材粗粉置渗漉装置中，连续添加溶剂使渗过药粉，自上而下流动，浸出有效成分的一种动态浸提方法。

（一）操作技术

1. 粉碎　将药材粉碎成粗粉。

2. 浸润　根据药粉性质，用规定量的溶剂（一般每 1000g 药粉约用 600～800ml 溶剂）润湿，密闭放置 15 分钟至 6 小时，使药粉充分膨胀。

3. 装筒　取适量用相同溶剂湿润后的脱脂棉垫在渗漉筒底部，分次装入已润湿的药粉，每次装粉后用木槌均匀压平，力求松紧适宜，药粉装量一般以不超过渗漉筒体积的 2/3 为宜，药面上盖滤纸或纱布，再均匀覆盖一层清洁的细石块。

4. 排气　装筒完成后，打开渗漉筒下部的出口，缓缓加入适量溶剂，使药粉间隙中的空气受压由下口排出。

5. 浸渍　待气体排尽后，关闭出口，流出的渗漉液倒回筒内，继续加溶剂使保持高出药面浸渍。

6. 渗漉　浸渍一定时间（常为 24～48 小时）。接着即可打开出口开始渗漉，控制流速，一般以 1000g 药材每分钟流出 1～3ml 为慢漉，3～5ml 为快漉，实验室常控制在每分钟 2～5ml 之间，大量生产时，可调至每小时漉出液约为渗漉器容积的 1/48～1/24。

7. 收集渗漉液　一般收集的渗漉液约为药材重量的 8～10 倍，或以有效成分的鉴别试验决定是否渗漉完全，最后经浓缩后得到提取物。连续渗漉装置见图 1-1。

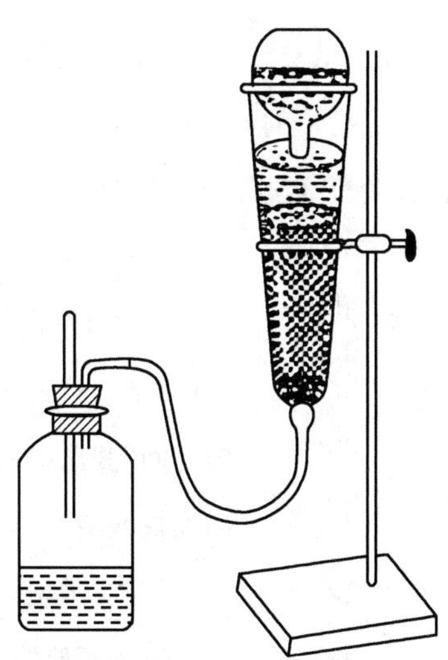

图 1-1　连续渗漉装置

渗漉法

（二）适用范围

适用于提取遇热易破坏的成分。

（三）特点

因能保持良好的浓度差，故提取效率高于浸渍法，存在的不足之处为溶剂消耗多，提取时间长。

（四）操作提示

本法在常温下进行，选用溶剂多为水、酸液、碱液及不同浓度的乙醇等。

三、煎煮法

煎煮法是将药材加水加热煮沸，滤过去渣后取煎煮液的一种传统提取方法。

（一）操作技术

取药材饮片或粗粉，置适当煎器（勿使用铁器）中，加水浸没药材，加热煮沸，保持微沸，煎煮一定时间后，分离煎煮液，药渣可继续依法煎煮数次，合并各次煎煮液，浓缩即得。一般以煎煮 2～3 次为宜，小量提取，第一次煮沸 20～30 分钟；大量生产，第一次约煎煮 1～2 小时，第 2、3 次煎煮时间可酌减。

（二）适用范围

此法适用于有效成分能溶于水且不易被水、热破坏的天然药物的提取。

煎煮法

（三）特点

操作简单，提取效率高于冷浸法。

（四）操作提示

不宜用于提取含挥发油成分及遇热易破坏的天然药物；含多糖类丰富的药材，因煎提液黏稠，难以滤过，同样不宜使用。

四、回流提取法

使用低沸点有机溶剂如乙醇、三氯甲烷等加热提取天然药物中有效成分时，为减少溶剂的挥发损失，保持溶剂与药材持久的接触，通过加热浸出液，使溶剂受热蒸发，经冷凝后变为液体流回浸出器，如此反复至浸出完全的一种热提取方法。

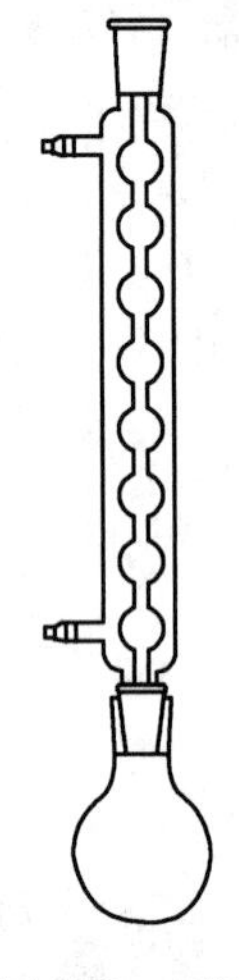
图 1-2　回流提取装置

（一）操作技术

如图 1-2 所示回流提取装置，将药材粗粉装入圆底烧瓶内，添加溶剂至盖过药面（一般至烧瓶容积 1/2~2/3 处），接上冷凝管，通入冷却水，于水浴中加热回流一定时间，滤出提取液，药渣再添加新溶剂回流 2~3 次，合并滤液，回收有机溶剂后得浓缩提取液。

（二）适用范围

适用于脂溶性较强的天然药物化学成分的提取，如甾体、萜类、蒽醌等；若采用甲醇或含水乙醇等溶剂提取，亦可提出水溶性化合物，且杂质较少。

（三）特点

本法提取效率高，但溶剂消耗量仍较大，操作较麻烦。

（四）操作提示

由于受热时间长，故对热不稳定成分的提取不宜采用此法。

回流提取法

五、连续回流提取法

连续回流提取法是在回流提取法的基础上改进的，能用少量溶剂进行连续循环回流提取，充分将有效成分浸出完全的方法。

（一）操作技术

实验室中常用索氏提取器（图 1-3）提取，操作时先在圆底烧瓶内放入几粒沸石，以防暴沸，量取溶剂倒入烧瓶内，然后将装好药材粉末的滤纸袋或筒放入提取器中，药粉高度应低于虹吸管顶部，水浴加热。溶剂受热蒸发，遇冷后变为液体回滴入提取器中，接触药材开始进行浸提，待溶剂液面高于虹吸管上端时，在虹吸作用下，浸出液流入烧瓶，溶剂在烧瓶内因受热继续气化蒸发，如此不断反复循环 4~10 小时，至有效成分充分被浸出，提取液回收有机溶剂即得。

（二）适用范围

适用于脂溶性化合物，药量少时多用该法进行提取。

（三）特点

此法提取效率高，溶剂用量少，但浸出液受热时间长，故不适用于对热不稳定成分的提取。

（四）操作提示

为了防止长时间受热，成分易被破坏，也可在提取1～2小时后更换新溶剂继续提取。大生产所用及其他各种连续回流提取器的原理与索氏提取器相同。

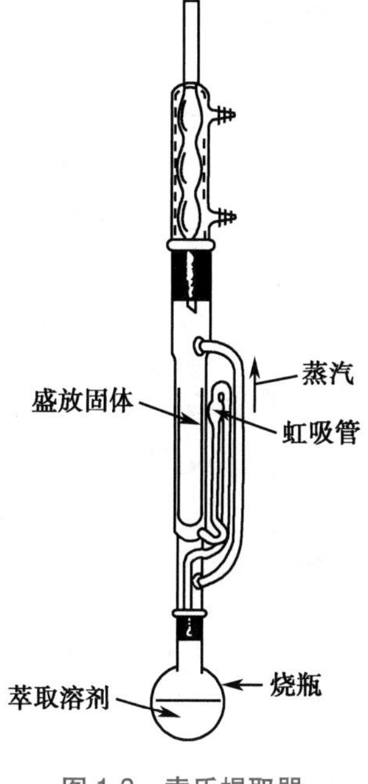

图1-3　索氏提取器

六、超声提取法

超声提取法是一种利用超声波浸提有效成分的方法。其基本原理是利用超声波的空化作用，破坏植物药材的细胞，使溶剂易于渗入细胞内，同时超声波的强烈振动能传递巨大能量给浸提的药材和溶剂，使它们作高速运动，加强了胞内物质的释放、扩散和溶解，加速有效成分的浸出，极大地提高提取效率。

（一）操作技术

将药材粉末置适宜容器内，加入定量溶剂，密闭后置超声提取器内，选择适当超声频率提取一段时间（一般只需要数十分钟）后即得。

连续回流提取法

（二）适用范围

适用于遇热不稳定成分的提取。

（三）特点

超声提取法与常规提取方法相比，具有提取时间短、提取效率高、无需加热等优点，能避免高温高压对目标提取成分的破坏。

超声提取法

（四）操作提示

此法对容器壁的厚薄及放置位置要求较高，过去仅限实验室小规模使用，近年来，逐渐应用于大规模生产。

知识链接

超声波及其应用

超声波是一种高频率的机械振动波，是超出人的听觉阈以外的声波。通常由能够将机械能或电磁能与声能相互转换的超声换能器产生。小功率超声常用于医学中A超、B超、C超等仪器显像诊断或工业中的金属测距、测厚、探伤等仪器检测。在16～60kHz频率范围的超声常被用于过程强化和引发化学反应，由于在媒质中传播产生的热学、力学、光学、电学和化学等系列效应具有机械、空化和热作用，使植物细胞破碎速度加快，化学成分加速扩散释放，极大提高提取率，故应用于天然药物有效成分的提取。

课堂活动

如何根据实际工作的需要选择适当的提取方法？ 试用连线一一对应连接，并叙述各种方法选用的仪器、操作步骤、注意事项和适用范围。

浸渍法	提取受热易破坏的成分，能保持良好浓度差的一种动态浸提方法
渗漉法	以水为溶剂加热提取
煎煮法	使用索氏提取器进行提取
回流提取法	提取受热易破坏的成分及含多糖物质较多的天然药物
连续回流提取法	用有机溶剂自天然药物中提取脂溶性成分

点滴积累

1. 研究天然药物的化学成分需首先从提取工作开始，溶剂提取法是目前提取有效成分最常用的方法，应根据相似者相溶的原理，选择合适的溶剂。
2. 具体的操作技术有浸渍法、渗漉法、煎煮法、回流提取法、连续回流提取法、超声提取法等，不同的溶剂适宜选用不同的操作方法。

第二节　其他提取方法

一、水蒸气蒸馏法

水蒸气蒸馏法是一种利用某些挥发性成分与水或水蒸气共同加热，能随水蒸气一并蒸馏出，经冷凝后分取获得的性质，使之从天然药物中提出的方法。**其基本原理是当水和与水互不相溶的液体成分共存时，根据道尔顿分压定律，整个体系的总蒸气压等于两组分蒸气压之和，虽然各组分自身的沸点高于混合液的沸点，但当总蒸气压等于外界大气压时，混合物开始沸腾并被蒸馏出来。水蒸气蒸馏装置由水蒸气发生器、蒸馏瓶、冷凝管和接收器四部分组成，见图 1-4。**

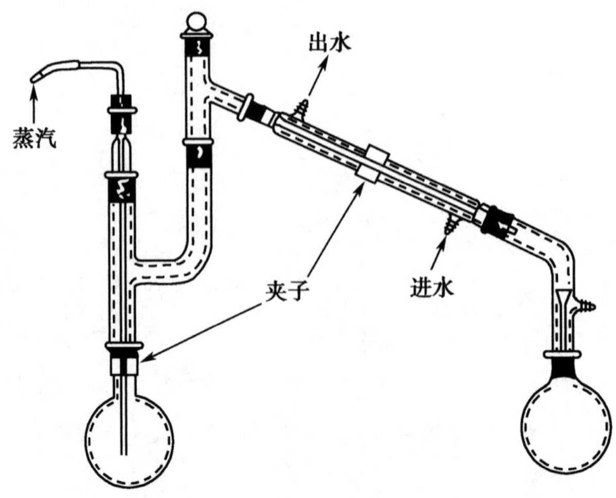

图 1-4　水蒸气蒸馏装置

（一）操作技术

将药材粗粉装入蒸馏瓶内，加入水使药材充分浸润，体积不超过蒸馏瓶容积的1/3，然后加热水蒸气发生器使水沸腾，产生水蒸气通入蒸馏瓶，药材中挥发性成分随水蒸气蒸馏被带出，经冷凝后，收集于接收瓶中，若馏出液由浑浊变澄清透明，表示蒸馏基本完成，馏出物与水的分离可根据具体情况来决定。

（二）适用范围

此法适用于提取具有挥发性，能随水蒸气馏出而不被破坏，不溶或难溶于水，与水不发生化学反应的天然药物化学成分。

（三）特点

工艺简单、操作方便，实用性强，不需复杂的设备，易于推广。

（四）操作提示

蒸馏过程中需对蒸馏瓶采取保温措施，以免部分水蒸气冷凝增加蒸馏瓶内体积；蒸馏需中断或完成时，应先打开三通管的螺旋夹，使与大气压相通后，再关热源，以防液体倒吸；对于某些在水中溶解度稍大的挥发性成分，馏出液可再蒸馏一次，以提高纯度。

二、升华法

升华法是利用某些固体物质具有在低于其熔点的温度下受热后，不经熔融就直接转化为蒸气，遇冷后又凝固为原来的固体的性质，使之从天然药物中提出的方法。

（一）操作技术

预先粉碎待升华的天然药物，将粉末置于升华器皿中，铺均匀，上面放一冷凝器，加热升华器皿到一定温度，使被提取物质升华，升华物质冷凝于冷凝器表面即得。茶叶中咖啡因的常压升华提取装置见图1-5。

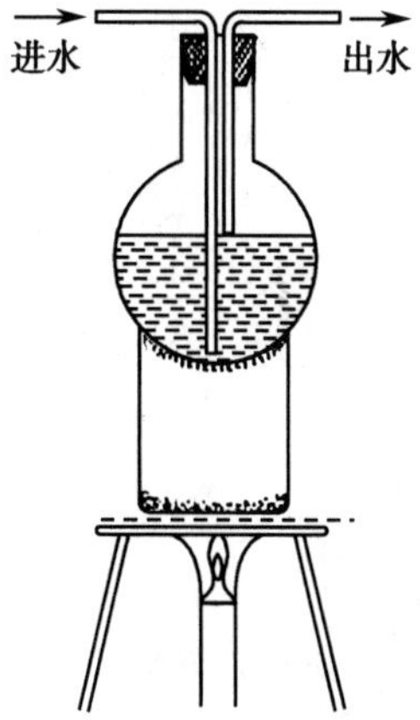

进水　出水

图1-5　常压升华装置

（二）适用范围

此法适用于具有升华性的某些生物碱类、香豆素类、有机酸类的提取。

（三）特点

操作时间长，损失较大，易使天然药物炭化，伴随产生的挥发性焦油状物常黏附在升华物上，难以去除，有时还伴随有物质的分解现象。

（四）操作提示

升华法的加热方法一般以水浴、油浴等热浴较为稳妥。在天然药物的实际提取时很少采用。在实验室里一般只用于较少量（1~2g）化合物的纯化。

三、超临界流体萃取技术

超临界流体萃取（supercritical fluid extraction，SFE）是一种利用某物质在超临界区域形成的流体，对天然药物中有效成分进行萃取分离的新型技术，集提取和分离于一体。

（一）概念

超临界流体（supercritical fluid，SF）是指当某物质处于其临界温度（T_c）和临界压力（P_c）以上时，形成一种既非液体又非气体的特殊相态。此状态下，流体兼有气液两相的双重特点，既具有与气体相近的黏度，又具有与液体相近的密度，扩散力和渗透能均大大强于液体，且介电常数随压力增大而增加，因此对许多物质有很强的溶解能力，可作为溶剂进行萃取。

常用作超临界流体的物质有二氧化碳、氧化亚氮、乙烷、乙烯和甲苯等，由于二氧化碳具有无毒、不易燃易爆、安全、价廉、有较低的临界压力（P_c=7.37MPa）和临界温度（T_c=31.4℃）、对大部分物质不反应、可循环使用等优点，故最常用于天然产物的提取。

（二）基本原理

利用超临界流体具有随超临界条件中温度和压力的变化而选择性溶解物质的能力，调节温度和压力，使超临界流体在程序升压过程中分步提取不同极性的化学成分，然后再通过升温、减压或吸附的方法将超临界流体回复普通气体状态，使被萃取的成分分离析出。

（三）操作技术

超临界流体萃取工艺程序（图 1-6）：将药材原料投入萃取器 6 中，对萃取器 6 和分离器 7 分别进行加热或冷却，当达到所选定的温度时，开启 CO_2气瓶阀门及阀门 12 进气，启动高压阀 4 对系统加压，当达到预定压力时，调节减压阀 9，使分离器 7 内压力达到设定值，打开放空阀 10 调节流量。通过各阀门的调节，使萃取过程中通过的流量及萃取器内压力、分离器内压力都稳定在设定的操作条件后，关闭阀门 10，打开阀门 11，开始进行循环萃取，萃取过程中达到一定时间后，从阀门 8 取出萃取物。

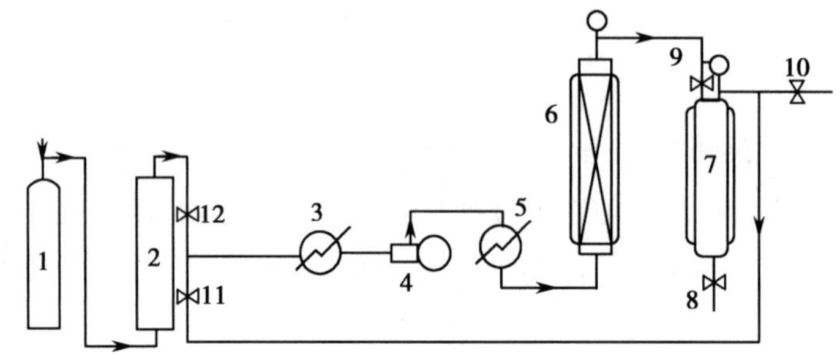

图 1-6　超临界流体萃取工艺程序

1. CO_2 气瓶；2. 纯化器；3. 冷凝器；4. 高压阀；5. 加热器；
6. 萃取器；7. 分离器；8. 阀门；9. 减压阀；10~12. 阀门

（四）适用范围

此法适用于提取分离挥发性成分、脂溶性成分、高热敏性成分及易氧化分解成分。

（五）特点

易于操作、可调节范围广、选择性和溶解性能好，通过调节压力、温度，可改变流体的极性和密度，使萃取的有效成分富集，无溶剂残留，产品纯度高，萃取速度快，从萃取到分离一步完成，与 GC、IR、MS 等联用可快速有效地对天然物质进行提取、分离、测定，实现提取与质量分析一体化。

（六）操作提示

对极性大或分子量大的成分的萃取较难，需加入与溶质亲和力较强的夹带剂（水、甲烷、乙醇、戊醇等）以提高溶解度，或需在很高的压力下进行；所用设备属高压设备，投资较大，运行成本高，给工业化和普及带来一定的难度和限制。

利用超临界二氧化碳萃取技术从天然动植物及中药中分离生物活性成分，具有广阔的市场前景。此项技术在天然植物挥发油的提取应用上获得了良好的效果，也开始应用于生物碱类、香豆素类、黄酮类、醌类等化合物。目前被广泛应用于医药、食品、香料及化工等领域。

课堂活动

请根据物质成分的性质，用连线方式选择适当的提取方法。

水蒸气蒸馏法	提取有升华性的成分
升华法	提取并分离天然药物中的高热敏性挥发性成分
超临界流体萃取技术	提取能随水蒸气蒸馏且不溶于水的成分

点滴积累

1. 天然药物化学成分的提取方法除溶剂提取法外，还有水蒸气蒸馏法、升华法和超临界流体萃取技术等，可以根据实际需要灵活选用。
2. 对各种提取方法的特点、仪器及适用范围进行比较区别，合理设计提取方法和进行正确的提取操作，有助于为下一步分离工作的顺利进行打下坚实的基础。

目标检测

一、选择题

（一）单项选择题

1. 与水互溶的溶剂是
   A. 乙醇　B. 乙酸乙酯　C. 正丁醇
   D. 三氯甲烷　E. 石油醚
2. 属于亲脂性有机溶剂的是
   A. 甲醇　B. 丙酮　C. 乙醇
   D. 氨水　E. 乙酸乙酯
3. 以下溶剂极性最大的是
   A. 丙酮　B. 甲醇　C. 乙醚
   D. 苯　E. 乙酸乙酯
4. 以下溶剂极性最小的是
   A. 乙醚　B. 三氯甲烷　C. 石油醚
   D. 乙酸乙酯　E. 苯
5. 溶剂极性由小到大的是
   A. 石油醚、乙醚、乙酸乙酯　B. 石油醚、丙酮、乙酸乙酯
   C. 石油醚、乙酸乙酯、三氯甲烷　D. 三氯甲烷、乙酸乙酯、乙醚
   E. 正丁醇、乙醇、丙酮
6. 不能以有机溶剂作为提取溶剂的提取方法是

A. 回流法　　B. 煎煮法　　C. 渗漉法

D. 连续回流法　　E. 水蒸气蒸馏法

7. 从天然药物中提取对热不稳定的成分宜选用

A. 回流提取法　　B. 煎煮法　　C. 渗漉法

D. 蒸馏法　　E. 升华法

8. 连续回流提取法所用的仪器名称为

A. 水蒸气蒸馏器　　B. 薄膜蒸发器　　C. 液滴逆流分配器

D. 索氏提取器　　E. 超声提取器

9. 超声提取法所用的仪器名称为

A. 水蒸气蒸馏器　　B. 回流提取器　　C. 连续渗漉装置

D. 索氏提取器　　E. 超声提取器

10. 具有升华性的化合物的提取宜选用

A. 升华法　　B. 渗漉法　　C. 超声提取法

D. 水蒸气蒸馏法　　E. 煎煮法

（二）多项选择题

1. 既属于水溶性成分，又属于醇溶性成分的是

A. 苷类　　B. 生物碱盐　　C. 挥发油

D. 鞣质　　E. 蛋白质

2. 下列溶剂中属于极性大又能与水混溶者是

A. 甲醇　　B. 乙醇　　C. 丙酮

D. 乙醚　　E. 正丁醇

3. 用溶剂提取法从天然药物中提取化学成分的方法有

A. 升华法　　B. 渗漉法　　C. 两相溶剂萃取法

D. 水蒸气蒸馏法　　E. 煎煮法

4. 用水蒸气蒸馏法提取天然药物化学成分，要求此类成分

A. 能与水反应　　B. 易溶于水　　C. 具挥发性

D. 热稳定性好　　E. 极性较大

5. 可用于提取天然药物中含有的挥发性化学成分的方法有

A. 煎煮法　　B. 升华法　　C. 水蒸气蒸馏法

D. 回流提取法　　E. 超临界流体萃取技术

二、问答题

1. 天然药物有效成分的提取方法有几种？采用这些方法提取的依据是什么？

2. 常用溶剂的亲水性或亲脂性的强弱顺序如何排列？哪些与水混溶？哪些与水不混溶？

（李海燕）

第二章

分离与精制的一般方法

导学情景

情景描述

1966 年，美国 Monroe E. Wall 博士对植物喜树（*Camptotheca acuminata*）进行提取分离研究，选用乙醇浸渍提取原料，滤过，将乙醇提取液进行浓缩，得到浓缩液，然后加入三氯甲烷-5%乙醇进行连续萃取，收集合并三氯甲烷萃取液，用液滴逆流分配法将三氯甲烷萃取液分为 11 级，经活性测试，合并有高生物活性的 2~6 号，浓缩获得黄色沉淀，再通过硅胶 G 柱色谱分离，收集洗脱液，经重结晶处理后，首次从喜树提取物中分离获得具有高抗癌活性的生物碱——喜树碱（Camptothecin， CPT），被誉为 20 世纪 90 年代抗肿瘤药物的三大发现之一。我们在佩服和惊叹之余引发思考，有哪些方法可以应用于天然药物化学成分的分离？ 怎样才能选择合适的分离方法促使获得目标成分呢?

学前导语

天然药物中含有的化学成分复杂多样，经提取后得到的提取物往往还掺杂各种化合物并存，各种分离方法需要根据实际灵活运用，本章我们将和同学们一起学习各种分离精制的一般方法。

用各种方法提取天然药物所得的提取液是包含诸多成分的混合物，尚需综合利用各种分离技术经过反复的分离精制和纯化处理，才能得到所需成分或单体化合物。

由于所得的提取液一般体积较大，所含成分浓度较低，故分离精制之前常进行浓缩处理，以提高浓度。浓缩可通过蒸发或蒸馏来完成，具体的方法有蒸发、常压蒸馏、减压蒸馏、薄膜蒸发、反渗透法、超滤法等。浓缩过程中应注意尽量避免不必要的损失，防止热敏性成分被破坏。目前，实验室常用的减压蒸馏装置是旋转蒸发仪（图 2-1）。旋转蒸发仪可连接真空循环水泵在减压条件下使用，盛装待蒸馏液的圆底烧瓶能不断旋转，加大蒸发面积，使蒸发速度加快且无需加入沸石防止暴沸。旋转蒸发仪由可旋

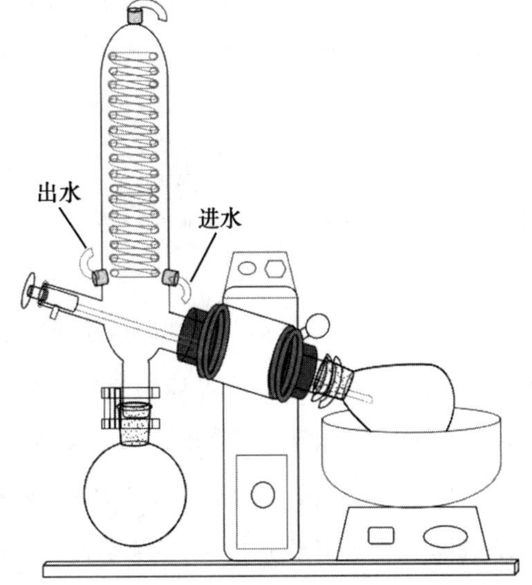

图 2-1　旋转蒸发仪装置

转蒸馏瓶、冷凝器和接收瓶三部分组成。操作时，先将仪器的各部分接口连接固定，圆底烧瓶内加入待蒸馏液，夹紧需用特制夹子固定的易滑脱位置，利用升降调节开关调整蒸馏瓶高度，保证充分受热，通入冷凝水，然后打开循环水泵，关闭系统与水泵间的安全瓶活塞，当确认系统抽紧处于减压状态时，打开电源使蒸馏瓶旋转。热源温度由待蒸溶剂在系统真空度下的沸点确定，控制蒸馏速度，不能过快，避免蒸馏液冲出冒出。蒸馏结束后，关闭电源，解除真空，拆下蒸馏瓶，关闭冷凝水，回收接收瓶中的溶剂。水提取液减压浓缩产生大量泡沫时，最好采用旋转蒸发仪进行浓缩。

第一节　两相溶剂萃取法

两相溶剂萃取法是指往提取液中加入一种与其互不相溶的溶剂配成两相溶剂系统，利用混合物中各种成分分配系数的差异而将所需成分萃取出来的分离方法。

（一）基本原理

利用混合物中各种成分在两相互不相溶的溶剂中分配系数的差异而达到分离的目的。混合物中各种成分在同一两相溶剂系统中分别有各自不同的分配系数，若各种成分的分配系数差异越大，则分离效果越好。分配系数是指在一定的温度和压力下，某物质溶解在两相互不相溶的溶剂中，当达到动态平衡时，根据分配定律，该物质在两相溶剂中的浓度之比为一常数，称之为分配系数（K），如式 2-1 所示：

$$K=C_u/C_L \qquad 式(2\text{-}1)$$

K 表示分配系数；C_u表示溶质在上相溶剂中的浓度；C_L表示溶质在下相溶剂中的浓度。

分离的难易可用分离因子 β 值来表示。分离因子是两种溶质在同一溶剂系统中分配系数的比值。如式 2-2 所示：

$$\beta=K_A/K_B（注：K_A>K_B） \qquad 式(2\text{-}2)$$

假设某混合物含有 A、B 两种成分，现用三氯甲烷和水等体积配成萃取溶液系统进行萃取分离，其中 $K_A=10$，$K_B=0.1$，则 $\beta=K_A/K_B=10/0.1=100$。此时仅作一次萃取分离，成分 A 有 90%以上分配在水中，不到 10%则分配在三氯甲烷中，而成分 B 正好相反，使混合物达到了 90%以上程度的分离。一般来说，当 $\beta\geqslant100$，若想达到基本分离只需作一次简单萃取；当 $10<\beta\leqslant100$，则需萃取 10~12 次才能达到分离；当 $\beta\approx1$ 时，即表示 $K_A\approx K_B$，两种成分性质非常相近，无法利用此法达到分离目的。

（二）萃取溶剂的选择

一般根据被萃取化合物的性质指导选择合适的萃取溶剂。如果从水提液中萃取亲脂性成分，一般选用苯、三氯甲烷或乙醚；萃取偏亲水性成分，需改用乙酸乙酯、正丁醇等。应注意的是，有机溶剂的亲水性越大，与水作两相萃取的效果就越差。对于碱性、酸性、两性成分的萃取分离，常选用 pH 梯度萃取法，即利用混合物中各成分的酸（或碱）性强弱不同，相应改变溶剂 pH 使之相继成盐或游离，改变成分在溶剂系统中的分配系数而与其他成分分离的一种方法。例如分离某有机溶剂中酸性强弱不同的黄酮苷元，可依次用 pH 由低到高的碱液萃取，使成盐而达到分离的目的。又如在纯化水提液中的总生物碱时，可改变溶液的 pH，使生物碱游离，再用有机溶剂萃取，与亲水性杂质分离。

两相溶剂萃取法常选用的方法和技术包括简单萃取法、逆流连续萃取法、逆流分溶法及液滴逆流分配法等。

一、简单萃取法

简单萃取法是一种常用的简便萃取技术，小量萃取一般在分液漏斗中进行。

（一）操作技术

选择一个大小适宜的分液漏斗，在活塞上涂好润滑脂，塞后旋转数圈，关好活塞，然后装入待萃取物和溶剂，装入量约占分液漏斗体积的1/3，盖好塞子，倒转，开启活塞，排气后关紧，开始轻轻振摇，每振摇几次后，注意打开活塞排气，如此重复数次，最后再剧烈振摇2~3分钟，静置，使两液分层，开启活塞使下层液放出，而上层液则从分液漏斗的上层倒出，以免污染。此为一次萃取操作。若要反复萃取数次，分液漏斗内保留上层或下层液需视实际情况而定。

（二）适用范围

适用于分配系数差异较大的成分的分离。

（三）特点

操作简便，设备简单，实验室常用。

（四）操作提示

①若分离水提取液中的成分，水提液的浓度最好在相对密度1.1~1.2之间；②选用的萃取溶剂第一次用量一般为水提液的1/3~1/2，以后的用量可适当减少为水提液的1/6~1/4；③若分配系数差异较大，一般萃取3~4次即可，若亲水性成分不易转入有机溶剂层时，需增加萃取次数或更换萃取溶剂；④若选用三氯甲烷萃取，易产生乳化现象，特别是在碱性情况下，乳化现象更为严重，在操作过程中，可采用旋转混合、改用三氯甲烷-乙醚混合溶剂萃取或加大有机溶剂量等措施尽量避免乳化现象的发生；⑤若乳化现象已形成，采用破乳措施；⑥中量萃取可在较大的下口瓶中进行，工业生产中的大量萃取，多在密闭萃取缸内进行。

二、逆流连续萃取法

逆流连续萃取法是利用两相互不相溶的溶剂相对密度的不同，使相对密度小的相液作为移动相（或分散相），逆流连续穿过相对密度大的作为固定相（或连续相）的相液，借以交换溶质而达到分离的一种连续萃取技术。逆流连续萃取装置见图2-2。

（一）操作技术

将密度小的相液置高位贮存器中，而密度大者则作为固定相置萃取管内，萃取管的数目可根据分配效率的需要来决定选用一根、数根或多根，管内填充小瓷环或小不锈钢丝圈，开启活塞，则高位贮存器中相液在高位压力下流入萃取管，遇瓷圈撞击分散成细滴，增大萃取接触面积，两相溶剂在萃取管内可自然分层。最后，可取试样用色谱、显色反应或沉淀反应等进行检查，判断萃取是否完全。

（二）适用范围

适用于各种密度的溶剂萃取。

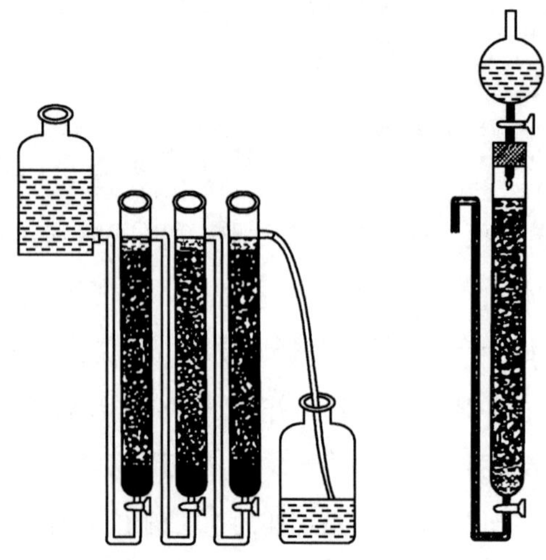

图 2-2　逆流连续萃取装置

（三）特点

操作简便，萃取较完全。

（四）操作提示

为避免简单萃取法操作有时会发生乳化现象，可选用此法。

三、逆流分溶法

逆流分溶法（counter current distribution，CCD）是一种高效、多次、连续的两相溶剂萃取分离方法，亦称为逆流分配法、逆流分布法或反流分布法。

（一）操作技术

将混合物经仪器操作，在两相溶剂系统中进行反复多次的振摇、静置、分离、和转移等萃取步骤，使分配系数不同的成分达到分离。如图 2-3 所示，在多个分液漏斗中装入密度小的固定相，然后在 0 号漏斗中加入密度大的流动相，振摇使充分混合，静置分层后，分出流动相移入 1 号漏斗，并在 0 号漏斗中重新补加新鲜的流动相，分别充分振摇混合。重复上述操作反复多次，混合物中各成分即在两相溶剂相对作逆流移动过程中，不断进行分配而最终达到分离目的。混合物中各成分的分配系数不同，经多次转移后，终应在某一管中有最高浓度，故可用此法得到分离。

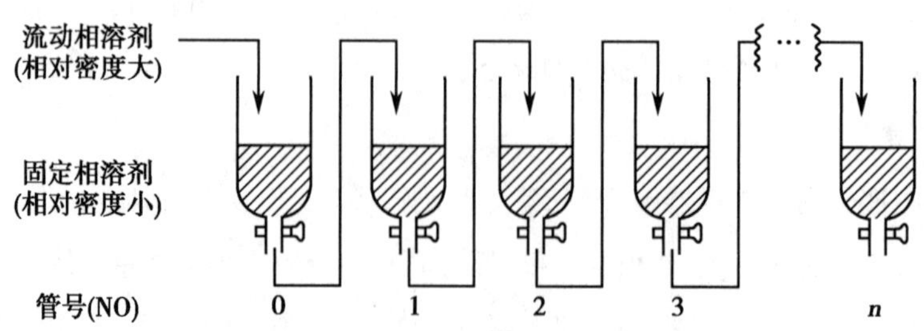

图 2-3　CCD 法的分离过程示意图

（二）适用范围

适用于分离中等极性、分离因子较小及不稳定的物质。

（三）特点

分离效率高，操作条件温和，试样容易回收。

（四）操作提示

当混合物各成分的分配系数很接近时，一般方法不易分离，可选用此法；用分液漏斗进行多次转移操作十分不便，可改用逆流分溶仪；因操作较繁，消耗溶剂多，含量微小的成分易损失于大体积的溶剂中，而且反复多次地振动溶剂系统易产生乳化现象，故试样极性过大或过小，或分配系数受温度或浓度影响过大及易于乳化的溶剂系统均不宜采用此法。

四、液滴逆流分配法

液滴逆流分配法（droplet counter current chromatography，DCCC）又称液滴逆流色谱法，利用混合物中各成分在两液相间的分配系数的差异，使移动相形成液滴，通过作为固定相的液柱实现逆流分配，从而达到分离目的。

（一）操作技术

目前应用的装置（图 2-4），分为三个组成部分。首先由微型泵、移动相溶剂贮槽和试样液注入器组成输液部分，第二部分由 300～500 根内径约 2mm、长度为 20～40cm 的萃取管连接而成，组成第三部分的是检出器及分步自动收集仪。操作时，先将选择好的两相溶剂中的固定相充入全部萃取管内，然后从加样口注入已溶于（1∶1）两相溶剂中的待分离试样，再由微型泵注入移动相，移动相在萃取管中形成液滴，不断地与固定相有效地接触、摩擦形成新表面，促使溶质在两相溶剂中实现充分的分配，获得很高的分离效果，且不易乳化或产生泡沫，若用氮气驱动流动相，可避免被分离物质的氧化。从萃取管中流出的移动相通过检出器进行分部收集，完成液滴逆流分配的全过程。

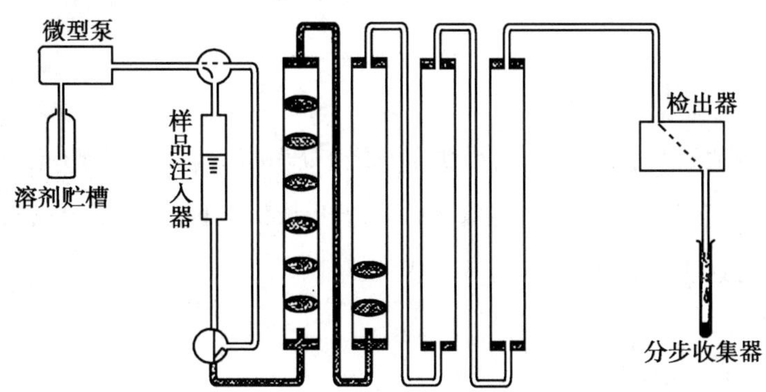

图 2-4 液滴逆流分配装置示意图

（二）适用范围

该法早期适用于皂苷类化学成分的分离，目前也广泛用于生物碱、蛋白质、多肽、酸性成分及糖类等，并且分离效果良好。

（三）特点

使用溶剂较少，可定量回收试样，分离效果较 CCD 法好。

知识链接

破 乳 措 施

乳化现象发生后，常用的破乳措施有：①较长时间放置；②轻度乳化可用一金属丝在乳化层中搅动使之破坏；③将乳化层抽滤；④将乳化层加热或冷冻；⑤分出乳化层，再用新溶剂萃取；⑥若因两种溶剂能部分互溶而发生乳化，可加入少量电解质（如氯化钠），利用盐析作用加以破坏，在两相密度相差很小时，也可加入食盐增加水的密度；⑦滴加数滴醇类如戊醇改变表面张力，破坏乳状液；⑧根据情况不同，还可加入其他破坏乳化的物质如乙醇、磺化蓖麻油等。

点滴积累

1. 正确理解两相溶剂萃取法的基本原理，有助于合理选择两相萃取溶剂。
2. 两相溶剂萃取法能够分离除去大量杂质，但不易获得单体化合物。
3. 根据待分离化合物的性质和实际需要，选择适当的操作方法。

第二节　沉淀法

沉淀法是指在天然药物的提取液中加入某些试剂，使产生沉淀或降低溶解性而从溶液中析出，从而获得有效成分或去除杂质的方法。

一、酸碱沉淀法

酸碱沉淀法是一种利用某些成分能在酸（或碱）中溶解，继而又在碱（或酸）中生成沉淀的性质达到分离的方法。

（一）操作技术

往提取液中加入适量酸水（或碱水），将欲分离成分处理成盐溶解于酸水（或碱水）中，然后再加入适量碱水（或酸水），使欲分离成分恢复原来的结构，形成沉淀析出，最后可以离心或利用与水不相混溶的有机溶剂把这些化学成分萃取分离获得。

（二）适用范围

适用于酸性、碱性或两性化合物的分离。

（三）特点

沉淀反应可逆。

（四）操作提示

难溶于水的游离生物碱遇酸生成生物碱盐而溶于水，再加碱碱化，又能重新游离使水溶性降低而形成沉淀析出；一些不溶于水的具内酯结构的化合物遇碱可开环生成羧酸盐而溶于水，再加酸酸化，内酯环重新环合后从溶液中沉淀析出，与其他成分分离；一些具有酚羟基而又难溶于水的黄酮类化合物，加碱水液可成盐溶解，经酸化后又可游离析出沉淀，借以提纯，去除杂质。

二、试剂沉淀法

试剂沉淀法是一种利用一些成分能与某些试剂产生沉淀的性质，或利用某些成分在不同溶剂中溶解度的差异，通过加入特定试剂或溶剂，使生成沉淀，与其他成分分离的方法。

（一）操作技术

向提取液中加入某些特定试剂或溶剂，使欲分离成分与试剂生成沉淀或因溶解度降低而沉淀析出，待完全沉淀后，滤过即得。

（二）适用范围

适用于能与某些试剂产生沉淀或在不同溶剂中溶解度有差异的化学成分的分离。

（三）特点

沉淀反应可逆或不可逆。

（四）操作提示

生物碱沉淀试剂能使生物碱类生成沉淀自酸性溶液中析出；雷氏铵盐可与水溶性季铵碱生成难溶于水的生物碱雷氏铵盐沉淀析出；胆固醇能与甾体皂苷生成沉淀；明胶、蛋白质溶液能沉淀鞣质等。又如在含糖或蛋白质的水提液中分次加入乙醇，使含醇量逐步达到80%以上，则难溶于乙醇的成分如蛋白质、淀粉、树胶、黏液质等被逐级沉淀析出；同样，在乙醇提取液中加入一定量的水，也会使树脂、叶绿素等水溶性较低的混合物沉淀出来；在含有皂苷的乙醇溶液中逐滴加入数倍量的丙酮或乙醚或丙酮-乙醚的混合液，可逐段沉淀出溶解度不同的皂苷。

知识链接

水提醇沉法和醇提水沉法

水提醇沉法或醇提水沉法在天然药物及其制剂的工业生产中被广泛应用。利用天然药物中大多数化学成分易溶于水和醇的特性，先以水为溶剂提取天然药物，后加乙醇以沉淀去除提取液中杂质的方法称水提醇沉法；醇提水沉法则是先以乙醇为溶剂提取天然药物，回收乙醇后，加水以沉淀去除提取液中杂质的方法。常用设备是多功能提取罐，适用于天然药物的常压、减压、加压水煎、温浸、渗漉、热回流，芳香油提取及有机溶媒回收等工艺过程操作。多功能提取罐有正锥式、斜锥式、直筒式、蘑菇式4种类型，由提取罐、消泡器、冷凝器、冷却器、油水分离器、过滤器、提取器7部分构成（图2-5）。现代化生产线多应用提取、浓缩、加醇沉淀和分离连续进行的动态提取。

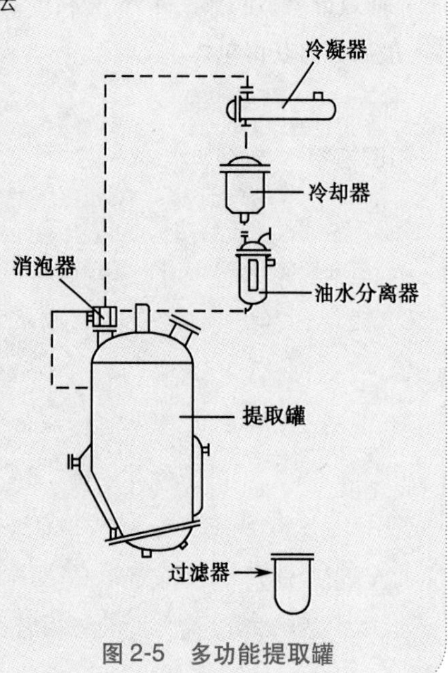

图2-5　多功能提取罐

点滴积累

1. 沉淀法包括酸碱沉淀法和试剂沉淀法，其特点是促使生成沉淀，操作过程中应注意准确辨识所生成的沉淀是杂质还是有效成分。
2. 实际应用时，需根据待分离物质的性质，灵活选用。

第三节　其他分离方法

一、系统溶剂分离法

系统溶剂分离法是一种按极性由小到大的顺序选用不同极性的溶剂组成溶剂系统，依次提取分离提取液中各种不同成分，使各溶解度有差异的成分得到分离的方法。

（一）操作技术

适当浓缩总提取液，或拌入适量惰性吸附剂如粗硅胶、纤维粉及硅藻土等，低温或自然干燥后粉碎，然后依次用石油醚（或苯）、乙醚、三氯甲烷、乙酸乙酯、正丁醇、丙酮、乙醇和水分步进行抽提，使溶解度不同的各种成分得到分段分离。也可以选择其中三、四种不同极性的溶剂组成溶剂系统，如石油醚→苯→乙醚→三氯甲烷→乙酸乙酯→正丁醇或戊醇，由低极性到高极性分步进行抽提，分成若干部位。

（二）适用范围

适用于有效成分尚未明确的天然药物提取液的分离。

（三）特点

此法操作烦琐，相同成分可能会分散在不同的抽提部位，不易于浓集，较大地限制了微量成分、结构性质相似成分的分离纯化。

（四）操作提示

此法是早年研究天然产物有效成分的一种最主要的方法，目前仍是研究不明成分最为常用的方法。通过分离不同极性部分，有利于进一步结合临床或药理试验，确定有效部位，再进行逐步划分追踪，最后分离获得单体。

知识链接

系统溶剂分离法的应用

在系统溶剂分离法中，选择极性不同的溶剂可提取分离天然药物中不同的化学成分。选用石油醚、己烷适合于提取分离强亲脂性成分如挥发油、脂肪油、蜡、脂溶性色素、甾醇类和某些苷元等；选用乙醚、三氯甲烷适合于提取分离亲脂性成分如树脂、生物碱、苷元、醛、酮、醇、醌、有机酸和某些苷类等；选用三氯甲烷：乙醇（2：1）适合于提取分离中等极性成分中较小极性的某些苷类如强心苷等；选用乙酸乙酯适合于提取分离中等极性成分中极性居中的某些苷类如黄酮苷等；选用正丁醇适合于提取分离中等极性成分中极性较大的某些苷类如皂苷、蒽醌苷等；选用丙酮、乙醇、甲醇适合于提取分离亲水性成分如极性很大的苷、糖类、氨基酸、某些生物碱盐等；选用水适合于提取分离强亲水性成分如蛋白质、黏液质、果胶、糖类、氨基酸和无机盐类等。

二、结晶与重结晶法

结晶与重结晶法是利用混合物中各种成分在溶剂中溶解度的差别，使所需成分以结晶状态析出，再进一步纯化处理，以达到分离精制目的的分离方法。

（一）结晶溶剂的选择

选择合适的溶剂是结晶法的关键。理想的溶剂必须具备以下条件：不与结晶物质发生化学反应；对结晶物质的溶解度随温度不同有显著差异，热时溶解度大，冷时溶解度小；对可能存在的杂质溶解度非常大或非常小（即冷热均溶或均不溶）；沸点适中，不宜过高或过低；能给出较好的结晶。常用的溶剂有水、乙酸、甲醇、乙醇、丙酮、乙酸乙酯、三氯甲烷等。当不能选择到一种合适的溶剂时，通常选用两种或两种以上溶剂组成的混合溶剂。

（二）结晶的条件

结晶的条件以选择合适的溶剂最为重要，同时也应注意其他的条件，包括杂质的去除、有效成分的含量、溶液的浓度及合适的温度、时间等。

（三）结晶纯度的判断

一种纯的化合物通常都具有一定的晶形和色泽，有一定的熔点和熔距。故可根据结晶的色泽是否均匀，晶形是否一致，熔点是否一定及是否有较小的熔距，并结合纸色谱或薄层色谱技术，经数种不同的展开系统展开后，是否均能得到单一近圆形的斑点来判断结晶的纯度。

（四）操作技术

1. 制备结晶溶液　将已经过适当分离得到的较纯的混合物置锥形瓶中，加入较需要量略少的适宜溶剂，接上冷凝管（以防溶剂挥发及可燃溶剂着火或有毒溶剂中毒），水浴加热至微沸，若未完全溶解，可分次逐渐自冷凝管上端加入溶剂，直至欲结晶物质刚好完全溶解，制成近饱和溶液。

2. 趁热滤过，除去不溶性杂质　制备好的热溶液需趁热滤过，除去不溶性杂质，注意避免在滤过过程中有结晶析出，同时熄灭附近的火源，操作应迅速。若热溶液含有色杂质，可加活性炭煮沸脱色后趁热滤过。

3. 将滤液放冷，使析出结晶　若想获得的结晶纯度较高，宜逐渐降低温度，使结晶缓慢析出。放置过程中，先塞紧瓶塞，若久置后尚无结晶析出，可打开瓶塞，使溶剂自然挥发后析出结晶；也可用玻璃棒摩擦容器内壁或投入晶种以诱导结晶析出；某些化合物含量高且纯却不易结晶时，可将其制备成易于结晶的衍生物。

4. 抽气滤过，将结晶从母液中分出　用抽气滤过的方法使结晶与溶液分离后，滤纸上的结晶表面通常还吸附有母液，需用少量溶剂洗涤，洗涤时，抽气应暂时停止，用玻璃棒或刮刀小心拨动挑松，使晶体润湿，静置片刻后再抽气将溶剂滤去。母液适当浓缩，放置一段时间后又可析出一部分结晶。

5. 重结晶　将上述操作所得粗结晶用适当溶剂溶解，滤过，放置析晶后，立即抽滤得第一批结晶，母液浓缩放置，可得第二批结晶，抽滤后再浓缩母液……经反复处理后得数批结晶，各部分结晶通过检查，相同物质可合并，最后再经多次重结晶以获得较纯的晶体。

6. 晶体的干燥 用红外灯烘干或用真空恒温干燥器干燥，除去晶体表面吸附的少量溶剂。

（五）适用范围

适用于分离纯化固体化学成分。

（六）特点

是分离纯化固体成分的重要方法之一，可获得较纯的单体。

重结晶法

（七）操作提示

选择合适的溶剂是结晶法的关键。在加热溶解过程中，为了避免欲结晶物质出现成油珠状或液化现象，常选择沸点低于欲结晶物质熔点的溶剂，并适当加大溶剂的用量。若欲结晶物质的熔点较所选溶剂沸点低，则应制成在熔点温度以下的饱和溶液。

难点释疑

结晶法如何选择合适的混合溶剂?

选用混合溶剂，最好选择结晶成分能在低沸点溶剂中易溶解，而在高沸点溶剂中难溶解的两种混合溶剂，因为低沸点溶剂较易挥发而逐渐减少在混合溶剂中的比例，结晶即可慢慢析出。

三、透析法

透析法是利用透析膜具有选择性透过的特点，使提取液中小分子物质可通过透析膜，而大分子物质不能通过，则分子量差异较大的物质获得分离的方法。

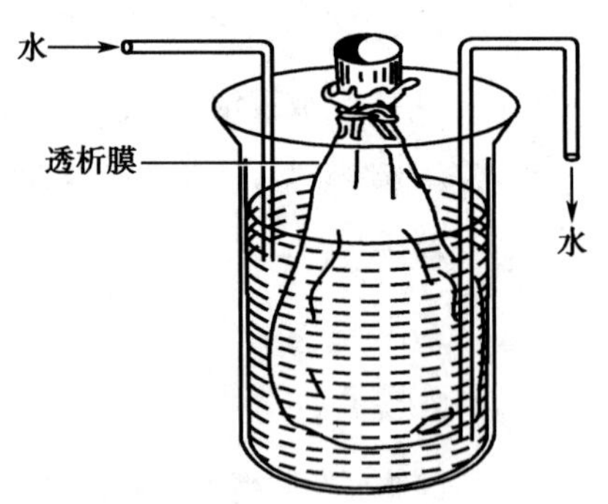

图 2-6 透析法示意图

（一）操作技术

如图 2-6 所示，将提取液置透析膜中，扎紧口，外面护以尼龙网袋，放入清水缸中。不断更换缸内的水，使膜内外的浓度差增加，或稍加搅拌或适当加温处理；也可以在近透析膜两旁处放置两个电极，称为电透析，通电后使带电荷离子的透析速度增加 10 倍以上，以加快透析的速度。透析过程中，用定性反应对膜内药液有效成分或指标成分进行检查分析，判断透析是否完全。

（二）适用范围

适用于分离纯化天然药物化学成分中的大分子物质如：皂苷、蛋白质、多肽、多糖等。

（三）特点

操作简单，分离较完全。

（四）操作提示

透析膜的膜孔有不同规格，要根据具体情况加以选择；所选透析膜合适与否是透析法成败的关键；常用的透析膜有动物性膜、火棉胶膜、羊皮纸膜（硫酸纸膜）、玻璃纸膜，蛋白胶（明胶）膜等；透析结束后，无机盐、单糖、双糖等小分子杂质可被除去。

四、分馏法

分馏法是利用各沸点不同的化合物组成的混合物，在分馏过程中产生高低不同的蒸气压，从而收集到不同沸点温度的馏分，达到分离目的的方法。

（一）操作技术

实验室常用简单分馏装置如图 2-7 所示，操作时将待分馏的试样放入圆底烧瓶中，加入沸石，安装好装置后，在分馏柱的外围尽量用石棉绳包住，选择合适的热浴加热。当瓶内液体一开始沸腾时，就要注意调节温度，使蒸气缓慢升入分馏柱。当蒸气进入分流柱时，由于柱外空气的冷却，部分蒸气凝成液体，显然高沸点的组分较易被冷凝，随着分流柱管的升高，愈向上混合蒸气中所含高沸点的组分愈少，到了一定高度时可获得某一纯的组分。待低沸点组分蒸完后，再逐渐升温，如此进行操作，使不同沸点的组分逐一分馏出来。

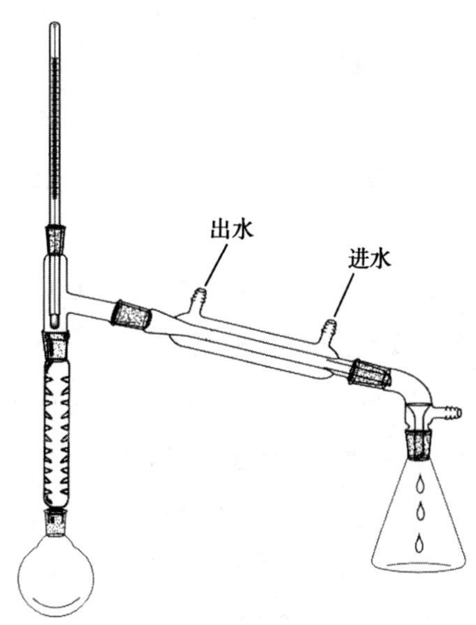

图 2-7　简单分馏装置图

（二）适用范围

适用于分离天然药物中得到沸点相差较小的液体混合物，如挥发油、液体生物碱等。

（三）特点

操作简单，因加热可能会破坏某些成分。

（四）操作提示

注意保持柱内适当的温度梯度，一般用石棉进行保温；严格控制热源的温度。

课堂活动

天然药物提取液为混合物，根据成分性质的不同，请用连线选择相适应的分离方法。

系统溶剂萃取法	从某天然药物的水提液中加入戊醇获取皂苷
两相溶剂萃取法	分离未知成分的天然药物提取液
沉淀法	去除盐酸小檗碱粗制品中的杂质（已知盐酸小檗碱热水易溶，冷水难溶）
结晶法	加入雷氏铵盐从某天然药物水提液中获得季铵盐
透析法	毒芹总碱中的毒芹碱（沸点 166~167℃）和羟基毒芹碱（沸点 226℃）
分馏法	分离某天然药物蛋白质提取液中的无机盐和其他小分子杂质

五、电泳技术

电泳技术（electrophoresis technique）是一种在同一电场中，利用混合物中各成分所带电荷性质、电荷数量及分子质量的差异，使各成分移动的方向和速度不同而获得分离的技术。影响电泳速度的因素包括电场强度、分子所带的电荷、溶液离子强度、溶液的 pH、电渗作用、粒子的迁移率及介质的吸附作用等。常用的电泳技术有醋酸纤维薄膜电泳、琼脂糖凝胶电泳和聚丙烯酰胺凝胶电泳等。

（一）操作技术

电泳系统由电泳电源（电泳仪）、电泳槽、恒温装置、观察和成像装置等组成。

1. 醋酸纤维薄膜电泳　是一种以醋酸纤维薄膜作为支持载体的电泳分离技术。

（1）选择缓冲液：常用浓度为 0.05~0.09mol/L 的巴比妥缓冲液（pH 8.6）。

（2）膜的预处理：将醋酸纤维素膜浸入缓冲液中，待自然浸透后取出膜片，用滤纸吸去多余的缓冲液。

（3）点样：常用印章法将样品垂直印在醋酸纤维素膜上，加样时动作要轻、稳，加样量应根据样品的性质、电泳条件、染色方法和检测手段进行调整，可做预实验加以选择。

（4）电泳：将点好样的薄膜条架于支架两端，薄膜两侧搭上纱布，纱布一端下垂浸入电泳槽的缓冲液中，接通电源与电极，调整电压 10~15V/cm 膜总宽，电泳约 40~60 分钟。

（5）染色：待电泳结束，将薄膜取出，直接浸入染色液中 5~10 分钟，使染色充分。

（6）漂洗：染色结束后，取出染色后的薄膜，放入漂洗液中反复漂洗，至薄膜背景几乎无色即可。

2. 琼脂糖凝胶电泳　是一种以琼脂糖凝胶作为支持载体的电泳分离技术。

（1）制板：取适量琼脂凝胶置小烧杯中，水浴溶解，趁热与等体积缓冲液（预热至 60℃左右）混合，继续加热至表面无气泡，然后迅速用滴管涂布于洁净的水平玻璃板上，使琼脂厚约 3mm，静置放冷凝固成均匀薄层即得。

（2）点样：一般初次电泳时，试样点于琼脂板的中央，以后点样位置可根据电泳结果再适当选择。在琼脂板中线上用尖嘴吸管吸一小孔，然后将试样用毛细管加入孔内可获得圆点状点样形式；在琼脂板中央垂直于电场方向用窄刀片插一段裂缝，将蘸有试样的滤纸片准确地插入缝中，可获得带状点样形式。

（3）电泳：将点样后的琼脂板两边轻轻夹入缓冲液槽内海绵电桥之间，接通电路，调节至所需电压，进行电泳。

（4）染色：电泳结束后，将琼脂板浸入以 70%乙醇配制的 2%醋酸固定溶液中 15~20 分钟，然后用自来水漂洗数次电泳板，除去酸性固定液及盐类，接着在漂洗后的琼脂板上盖一层滤纸，40℃烘干或吹干，选用适当染料染色 30~50 分钟后取出，10%醋酸漂洗，待背景染色脱净后取出，自来水冲洗一次，室温晾干即得。

3. 聚丙烯酰胺凝胶电泳　是一种以聚丙烯酰胺凝胶作为支持载体的电泳分离技术。

（1）制胶：从冰箱中取出准备使用的贮备液，于室温放置。按配方取贮备液混匀，抽气赶去溶液中气泡，再加所需过硫酸铵溶液，混匀制成胶液，然后立即用注射器或细滴管将胶液沿管壁加至底端有橡皮塞的小玻璃管中，使胶层达 6~7cm 高，然后徐徐滴加少量水，使覆盖胶面，赶走管底气泡，放置约 30 分钟，待出现明显界面时表明已聚合，吸去凝胶上面的水层。

（2）上样：先将试样配成含 10%甘油溶液，或加入 20%~40%浓度的蔗糖溶液，然后将已制好的凝胶玻璃管装入圆盘电泳槽内，分别加 200ml 缓冲液至上、下槽内，再将上槽向下移动，至 1/4 浸入溶液，用微量注射器吸取试样，轻轻注入胶的表面使成一薄层，往上槽溶液中滴入指示液，搅匀即得。

（3）电泳：玻璃管的上部用电极缓冲液充满，上端接负极、下端接正极。上样后立即打开电源，调节起始电流使每管为 1mA，数分钟后，加大电流使每管为 2~3mA，当溴酚蓝指示液移至玻璃管长 3/4 处时，关闭电源。

（4）染色：电泳完毕后，将上槽缓冲液吸出，取出玻璃管，然后用装有长针头并吸满水的注射器，自胶管底部沿胶管壁将水压入，使胶条从管内滑出，将胶条浸入稀染色液过夜或用染色液浸泡 10~30 分钟，以水漂洗干净，再用脱色液脱色至无染料被浸出为止。

（二）特点

醋酸纤维素薄膜电泳无“拖尾”现象，具有样品用量少、分离速度快、灵敏度高等特点；琼脂糖凝胶电泳兼有“分子筛”和“电泳”双重作用，具有染色、脱色程序简单，易于回收试样，利于制备，无毒等特点。聚丙烯酰胺凝胶电泳具有试样用量少，分辨率高，机械强度大等特点。

（三）适用范围

随着电泳技术的迅速发展，目前已广泛应用于蛋白质、多肽、氨基酸、核苷酸、糖类、生物碱、有机酸等成分的分离鉴定以及其他领域。其中，醋酸纤维薄膜电泳常用于各类蛋白、类固醇及同工酶等的分离与鉴定；琼脂糖凝胶电泳适用于大分子物质如核酸蛋白的分离纯化与鉴定；聚丙烯酰胺凝胶电泳常用于天然药物化学成分中蛋白质、多肽和酶的提取、分离与鉴定。

（四）操作提示

1. 醋酸纤维薄膜电泳 薄膜的浸润与选膜是关键，浸润应充分，厚薄需均匀；缓冲液的浓度选择与样品及薄膜的薄厚有关；必须在密闭的容器中进行，一般电流强度为 0.4~0.5mA/cm 为宜；染色液应尽量采用水溶性染料，不宜选择醇溶性染料。

2. 琼脂糖凝胶电泳 市售琼脂需除去杂质；常用硼酸盐缓冲液和巴比妥缓冲液，pH 6~9，离子强度 0.02~0.05；常用的琼脂板最适合浓度为 1%~1.5%；制板所用缓冲液离子强度较槽内缓冲液高出一倍；试样浓度以 4%~5% 为宜，试样溶液的离子强度不宜过高，pH 不宜过高或过低；电泳宜在 4~20℃ 进行。

3. 聚丙烯酰胺凝胶电泳 对于 pH 8.9 系统，电泳时负极在上端；丙烯酰胺是强烈的神经毒素，有累积效应，操作时要小心。

点滴积累

1. 不同的分离方法基于不同的原理，只有正确理解各种分离方法的原理，才能在实际工作中有针对性地合理选用。
2. 系统溶剂分离法、透析法和分馏法往往能够除去大量杂质，若与结晶法、色谱法相结合，可以获得很好的分离效果。
3. 电泳技术利用外加电场，在分离蛋白质、多肽、酶、氨基酸、核苷酸等成分的应用中具有独特的优势。

目标检测

一、选择题

（一）单项选择题

1. 两相溶剂萃取法的原理是利用混合物中各成分在两相溶剂中的

A. 密度不同　B. 分配系数不同　C. 分离系数不同
D. 介电常数不同　E. 比重不同

2. 从天然药物水煎液中萃取有效成分不能使用的溶剂是

A. 甲醇　B. 乙醚　C. 三氯甲烷
D. 正丁醇　E. 乙酸乙酯

3. 从天然药物的水提取液中萃取强亲脂性成分，宜选用

A. 乙醇　B. 正丁醇　C. 乙酸乙酯
D. 苯　E. 丙酮

4. 从天然药物的水提取液中将亲水性成分萃取出来，宜选用

A. 甲醇　B. 正丁醇　C. 乙酸乙酯
D. 乙醚　E. 三氯甲烷

5. 简单萃取法分离水提取液中亲脂性成分，易产生乳化现象的溶剂是

A. 乙醚　B. 乙酸乙酯　C. 三氯甲烷
D. 丙酮　E. 苯

6. 在浓缩的水提取液中，加入一定量乙醇，可以除去下述成分，除了

A. 淀粉　B. 树胶　C. 黏液质
D. 蛋白质　E. 皂苷

7. 在醇提取浓缩液中加入水，可沉淀

A. 树脂　B. 蛋白质　C. 树胶
D. 黏液质　E. 鞣质

8. 分馏法分离适用于

A. 内酯类成分　B. 极性小的成分　C. 升华性成分
D. 挥发性成分　E. 蛋白质

9. 结晶法成败的关键步骤是

A. 控制好温度　B. 除净杂质　C. 制成过饱和溶液
D. 选择合适溶剂　E. 快速降温

10. 欲从大分子水溶性成分中除去小分子无机盐最好采用

A. 沉淀法　B. 盐析法　C. 透析法
D. 两相溶剂萃取法　E. 分馏法

（二）多项选择题

1. 应用两相溶剂萃取法对物质进行分离，要求

A. 两种溶剂可任意互溶　　B. 两种溶剂不能任意互溶

C. 物质在两相溶剂中的分配系数不同　　D. 加入一种溶剂可使物质沉淀析出

E. 温度不同物质的溶解度发生改变

2. 调节溶液的 pH 改变分子的存在状态影响溶解度而实现分离的方法有

A. 醇提水沉法　　B. 酸提碱沉法　　C. 碱提酸沉法

D. 醇提丙酮沉法　　E. 等电点沉淀法

3. 加入另一种溶剂改变溶液极性，使部分物质沉淀分离的方法有

A. 水提醇沉法　　B. 醇提水沉法　　C. 酸提碱沉法

D. 醇提醚沉法　　E. 明胶沉淀法

4. 透析法用于分离

A. 酚酸与羧酸　　B. 多糖与单糖　　C. 油脂与蜡

D. 挥发油与油脂　　E. 氨基酸与多肽

5. 如果从水提取液中萃取亲脂性成分，常用的溶剂是

A. 苯　　B. 三氯甲烷　　C. 乙醚

D. 正丁醇　　E. 丙酮

二、问答题

1. 两相溶剂萃取法是根据什么原理进行？在实际工作中如何选择溶剂？

2. 萃取操作时要注意哪些问题？

（李海燕）

第三章

色谱分离法

导学情景

情景描述

色谱法的创立者是俄国植物学家茨维特（Tswett），1906 年，他把植物色素加入一根填充了碳酸钙的垂直玻璃管中，用石油醚进行洗脱，出现不同颜色的色带，成功分离出胡萝卜素、叶黄素和叶绿素，并将此法命名为 Chromatography。此后，德籍奥地利化学家库恩（R.Kuhn）应用氧化铝和碳酸钙吸附柱，成功分离同分异构体的胡萝卜素 a 和胡萝卜素 b，并发现 8 种类胡萝卜素，由于在维生素和胡萝卜素的离析与结构分析取得了重大研究成果，于 1938 年被授予诺贝尔化学奖。1952 年，英国著名生化学家理查德 · 劳伦斯 · 米林顿 · 辛格（R.L.M.Synge）及其合作者阿切尔 · 约翰 · 波特 · 马丁（A.J.P.Martin），由于发明了分配色谱法（partition chromatography），用吸着水的硅胶作为固定相，以三氯甲烷作为洗脱液，成功分离了氨基酸，被授予诺贝尔化学奖。同年，马丁和詹姆斯提出气相色谱法，以硅藻土吸附的硅酮油为固定相，用氮气作为移动相，成功分离了若干小分子挥发性有机酸。在一根柱子里，通过改变固定相和移动相，就可以实现对多种化合物的分离，这究竟是一种什么样的方法？ 为什么能够拥有如此强大的分离能力呢?

学前导语

自色谱法创立以来，科学家们应用这种方法对化合物的研究取得了突破性的进展，不断分离获得单体化合物，同时对色谱技术进行不断地改进和创新，提高了被分离目标成分的纯度，并在多项诺贝尔化学奖的研究中发挥着重要作用，成为最为有效的分离提纯手段。本章我们将和同学们一起学习色谱分离法的基本原理、操作技术、特点、适用范围及其选择应用。

色谱分离法(Chromatography)又称色谱法、层析法，是一种分离、纯化和鉴定化合物的物理化学分离分析方法，目前被广泛应用。具有试料用量少，分离效率高的特点。用一般分离方法无法分离的化合物，如天然药物中结构相似、性质相近的成分，使用色谱分离法往往能获得很好的分离效果。随着色谱理论的逐步发展，结合电子学、光学、计算机技术的发展和应用，色谱技术亦日趋仪器化、自动化和高速化，现已逐渐成为化学领域中重要的分离、分析工具。

（一）基本原理

色谱法的基本原理，是利用混合物中各成分在固定相和移动相中吸附、分配及其亲和力等的差异，使之得到相互分离。

（二）分类

色谱法的种类很多，不同的分类依据，有不同的色谱方法，见表3-1。

表3-1　色谱法的分类

依据	分类
按固定相或支持剂种类不同	氧化铝色谱、硅胶色谱、聚酰胺色谱、凝胶色谱等
按移动相种类不同	气相色谱、液相色谱
按色谱原理不同	吸附色谱、分配色谱、离子交换色谱、凝胶色谱等
按操作方式不同	柱色谱、纸色谱、薄层色谱等

（三）应用

天然药物化学成分种类繁多，各有其特定的性质，具体应用时，可根据被分离化合物的性质和各种色谱法的特点，选择合适的色谱方法。一般而言，对于非极性成分常选用硅胶或氧化铝吸附色谱；对于极性较大的成分则选用分配色谱或弱吸附剂吸附色谱；对于酸性、碱性、两性成分可选用离子交换色谱，有时也可选用吸附色谱或分配色谱；对于分子量大小有差异的成分则可选用凝胶滤过色谱，见表3-2。

表3-2　被分离化合物与相应选择的色谱方法

被分离化合物		可选用色谱
生物碱类	一般生物碱	硅胶、氧化铝色谱
	极性较大的生物碱	分配色谱
	季铵型水溶性生物碱	分配色谱、离子交换色谱
皂苷类、强心苷类		分配色谱、硅胶色谱、凝胶滤过色谱
挥发油、甾体、萜类		硅胶、氧化铝色谱
黄酮类、鞣质		聚酰胺色谱、硅胶色谱
有机酸、氨基酸		离子交换色谱、分配色谱、活性炭吸附色谱
蛋白质、多肽、多糖类		凝胶滤过色谱

第一节　柱色谱法

柱色谱法是一种将分离材料装入柱状容器中，以适当的洗脱剂进行洗脱而使不同成分得到分离的色谱分离方法，也是色谱法最早出现的形式，可用于分离天然药物中各种化学成分。由于其具有分离试样量大的特点，故常用于制备性分离。根据分离机制的不同，可分为吸附柱色谱法、分配柱色谱法、离子交换色谱法和凝胶色谱法等，以吸附柱色谱法和分配柱色谱法最为常用。

（一）吸附柱色谱法

吸附柱色谱法是一种利用作为固定相的吸附剂对混合物中各种成分吸附能力大小的不同，以适当的移动相进行洗脱，从而使各成分得到相互分离的方法。

吸附柱色谱法的基本原理

1. 基本原理　当混合物成分到达作为固定相的吸附剂表面时，由于吸附剂表面与成分分子的吸附作用，产生了成分分子在吸附剂表面浓度增大的吸附现象；当移动相连续通过吸附剂表面时，由于移动相与混合物成分争夺吸附剂活性表面，产生了成分分子溶解于移动相的解吸附现象；随着移动相的移动，混合物在不断进行着吸附-解吸附的可逆过程，利用各成分在两相中迁移速度的不同而达到分离。吸附剂对化学成分的吸附作用可分为化学吸附、半化学吸附和物理吸附。化学吸附具有选择性，吸附剂与化合物间吸附力强，常难逆转，如酸性硅胶吸附生物碱或碱性氧化铝吸附黄酮等酚酸性物质等，故在应用吸附色谱分离时应尽力避免；半化学吸附介于化学吸附与物理吸附之间，有一定的选择性，如聚酰胺与黄酮化合物之间的氢键吸附，结合力较弱，过程可逆，可以应用；物理吸附是一种表面吸附，无选择性，吸附过程可逆，吸附的强弱及物质迁移的快慢大体遵循"相似者易于吸附"的经验规律，是目前吸附色谱最主要的分离依据。

2. 吸附剂　有氧化铝、硅胶、硅藻土、氧化镁、碳酸钙、聚酰胺和活性炭等，以氧化铝、硅胶、聚酰胺和活性炭较为常用，可分为硅胶色谱法、氧化铝色谱法、聚酰胺色谱法及活性炭色谱法。

3. 移动相　用吸附柱色谱法分离混合物，选择何种溶剂为移动相对分离效果有极大的影响。所选移动相溶剂应具备纯度高，不含水分；与试样、吸附剂不起化学反应；对被分离成分有适当的溶解度；黏度小；易挥散等条件。对于极性吸附剂，若选择的移动相溶剂极性越大，则其展开或洗脱能力就越强；对于非极性吸附剂，则刚好相反，选择的移动相溶剂极性越小，其展开或洗脱能力就越强。具体选择时，尚需结合被分离物质的极性来综合考虑。

4. 被分离物质　被分离成分、吸附剂、移动相三者为组成吸附柱色谱必不可少的要素，被分离成分的结构和极性大小决定了其与吸附剂、移动相之间的相互作用。对于极性吸附剂，被分离物质的极性越大，被吸附越强，移动相进行洗脱就越困难。化合物的极性与其官能团的种类、数目及位置有关，同时也应注意考虑分子中电效应、立体效应等因素的影响。常见一些官能团的极性大小顺序如下：

RH（烷烃<烯烃<芳烃）<RX（卤烃）<—OCH_3<COOR< $\rangle$C=O<—CHO<—SH<—NH_2<—OH<Ar—OH<—COOH

被分离成分、吸附剂、移动相三者关系密不可分，一般而言，极性吸附剂如硅胶、氧化铝等适用于分离亲脂性成分，非极性吸附剂如活性炭适用于分离亲水性成分。若被分离物质的极性较大，可选用活度较低的吸附剂，而移动相的极性较大；若被分离物质的极性较小，可选用活度较高的吸附剂，而移动相的极性较小。具体应用时，需全面考虑吸附剂、移动相及被分离成分三者间相互联系又相互制约的关系，选择合适的条件，使达到分离的目的。

（二）分配柱色谱法

分配柱色谱法是一种在柱状容器中操作，利用混合物中各成分在互不相溶的两相溶剂中分配系数的不同，来达到分离的色谱分离方法。

1. 基本原理　分配柱色谱的基本原理与两相逆流萃取法相同。两相溶剂中的一相需作为固定相，常以某种惰性固体吸住该相溶剂，使之固定，这种吸着了固定相溶剂的固体物质称为支持剂（也称载体或担体）；另一相溶剂则作为移动相。进行分离时，将被分离的混合物配成试样溶液加到固定相上，通过移动相的流动，使试样中各成分在两相之间的分配不同而获得分离。分配柱色谱根据固定相与移动相的极性不同又可分为正相分配色谱和反相分配色谱。以极性大的溶剂（如水或亲水性溶剂）为固定相，极性小的溶剂为移动相的分配色谱称为正相分配色谱，固定相常用水或缓冲液，移动相则采用三氯甲烷、乙酸乙酯、丁醇等弱极性有机溶剂。而以极性小的溶剂（如三氯甲烷、石油醚等亲脂性有机溶剂）为固定相，移动相溶剂却极性较大的分配色谱则称为反相分配色谱，固定相可选用液体石蜡，移动相可选择水或甲醇。

2. 支持剂　在分配柱色谱中，作为支持剂的固体物质要求其本身无吸附作用，不溶于两相溶剂中，不与被分离物质发生化学反应，但能吸着一定量的固定相，且移动相能自由通过却不改变其组成。常用的有吸水硅胶、硅藻土、纤维素粉和滤纸等。反相分配色谱多采用碳十八烷基（$—C_{18}H_{37}$）、辛基（$—C_8H_{17}$）或乙基（$—C_2H_5$）键合硅胶作为固定相。其原理是利用化学反应，将普通的硅胶经化学修饰，键合上长度不同的烷烃键，使形成具有亲油性表面的稳定固定相。键合固定相亦可通过键合不同极性的基团而改变其极性，如硅胶表面键合的基团若为氨基或氰基时，则用于正相分配色谱。

3. 溶剂系统　分配色谱中的固定相和移动相是由二元或三元甚至三元以上溶剂按一定比例组成的复合两相溶剂系统。选择适当的溶剂系统，可提高分离的效率。常用纸色谱摸索具体的分离条件，寻找合适的溶剂系统。

4. 被分离物质　一般极性较大的化合物选用正相分配色谱进行分离；反之，极性较小的化合物选用反相分配色谱进行分离。

难点释疑

如何正确理解分配柱色谱法中固定相、移动相与被分离物质三者间的关系？

对于正相分配色谱，常选用极性大的溶剂（如水、缓冲溶液或亲水性溶剂等）为固定相，极性小的溶剂（如三氯甲烷、乙酸乙酯、丁醇等）为移动相，用于极性较大的化合物如生物碱、苷类、酚性物质、有机酸和糖类等的分离，因此被分离物质中极性较小的成分随移动相迁移速度较快；对于反相分配色谱，常选用极性小的溶剂（如三氯甲烷、石油醚等亲脂性有机溶剂等）为固定相，极性大的溶剂（如水或甲醇等）为移动相，用于极性较小的化合物的分离，因此被分离物质中极性较大的成分随移动相迁移速度较快。

一、硅胶色谱法

硅胶色谱法是以硅胶为固定相，利用硅胶对混合物中各种成分吸附能力的大小不同，使各成分得到相互分离的方法。硅胶亦可作为支持剂吸着液体固定相，或经键合处理后作为固定相进行分配色谱操作。

硅胶是一种微呈酸性的多孔性物质。常用 $SiO_2 \cdot nH_2O$ 表示，为硅氧烷交链结构：

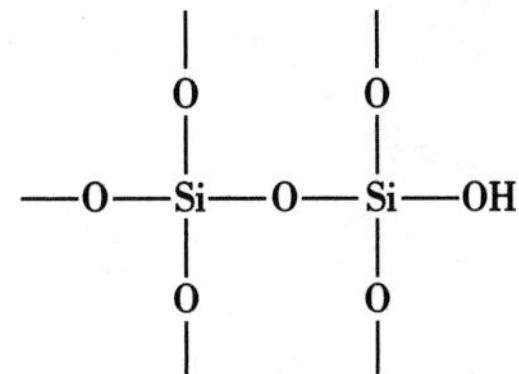

其骨架表面具有很多硅醇基，使硅胶能与许多化合物形成氢键而产生吸附作用。游离硅醇基数

目的多少决定了硅胶吸附作用的强弱。硅醇基也容易通过氢键与水结合，随着含水量的增加，硅胶表面的游离硅醇基数目减少，硅胶吸附其他化合物的能力便随之减弱。硅胶的吸附能力大小可根据含水量，用不同的活度级别来表示（表 3-3）。活化是指在一定温度下加热除去吸附剂中的水分，使吸附剂吸附能力增强，活性增高的过程。去活化是指在吸附剂中加入一定量的水分，使吸附剂吸附能力降低，活性减低的过程。若经去活化处理，硅胶的吸附能力会逐渐降低，当含水量达 17% 以上时，硅胶的吸附能力极弱，不能用作吸附剂，但可作为分配色谱的支持剂；若经活化处理，能除去大部分硅醇基吸附的水，使硅胶恢复吸附能力。

表 3-3　硅胶、氧化铝活度与含水量关系

活度等级	含水量（%）	
	硅胶	氧化铝
Ⅰ	0	0
Ⅱ	5	3
Ⅲ	15	6
Ⅳ	25	10
Ⅴ	38	15

（一）操作技术

1. 硅胶吸附柱色谱操作技术

（1）选择色谱柱：实验室常用的色谱柱的内径与柱长之比，常在 1∶15~1∶20 之间。对于难以分离的试样，可适当延长柱长。吸附柱色谱装置如图 3-1 所示。

（2）装柱：分离试样与吸附剂的用量比约为 1∶30~1∶60，对于难以分离的试样，可将吸附剂的用量增加至 1∶100~1∶200。

装柱的方法一般分为干法和湿法两种。装柱前先将空色谱柱清洗干净，干燥，有筛板的色谱柱可直接进行装柱，无筛板的色谱柱管底部需铺一层脱脂棉。然后选择具体的装柱方法。常选用湿法装柱，先往柱内加入少量的洗脱剂，然后将吸附剂与适量的洗脱剂混合均匀，不断搅拌排除气泡后，连续缓慢地倒入色谱柱内，打开色谱柱下端活塞，低速放出洗脱剂，使吸附剂慢慢沉降，注意继续补充洗脱液保持流速，确保液面高于吸附剂的表面，同时轻轻敲打柱壁，至吸附剂沉降完全后，再使洗脱剂流动一段时间，算出柱内所含洗脱剂的体积，以便掌握收集流分的时间及在更换洗脱剂时，新换洗脱剂大致在何流分开始。保持洗脱液液面高出吸附剂表面一段距离，以防柱床干涸。装柱后，一般吸附剂的高度为色谱柱高度的 3/4，要求柱中吸附剂充填均匀，柱体内不能出现空气泡、疏密不均或裂缝。干法装柱则直接将吸附剂装入色谱柱，轻轻敲击柱身两侧，使其均匀下沉，至吸附剂上端平齐，柱身结实，然后缓缓加入起始洗脱剂至有溶剂流出，关闭色谱柱下端出口活塞，保持液面与吸附剂顶端平行。

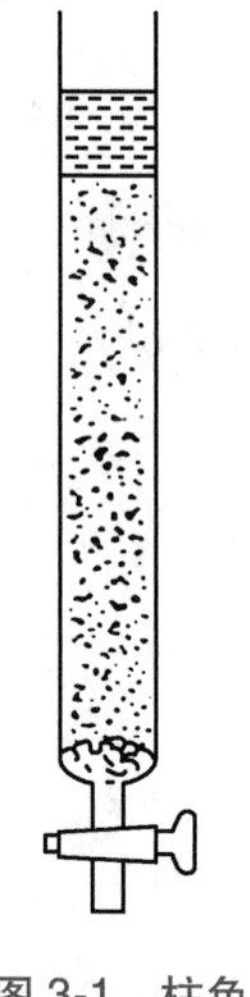

图 3-1　柱色谱装置

（3）上样：对于易溶于洗脱剂的试样，可用洗脱剂溶解试样制成高浓度试样溶液，放出色谱柱内洗脱液至液面略高于吸附剂表面，然后沿柱壁轻轻注入试样液，注意不要使吸附剂表面受搅动，打开活塞，使试样液缓缓渗入吸附剂柱内，此

为湿法上样。对于难溶于洗脱剂的试样，则先将试样溶于适量甲醇、丙酮等低沸点的极性有机溶剂中，再用少量吸附剂拌匀，在旋转蒸发器上小心蒸干溶剂或水浴挥干溶剂，置干燥器中吸除残留的溶剂和水分，然后将此吸着试样的吸附剂均匀地加在色谱柱中吸附剂的上面。加样后，要求试样层能够尽量窄且平整。最后，在上样后的吸附柱上面盖上一层约0.5cm厚的石英砂（或一层滤纸和玻璃珠层），使洗脱过程中柱体顶端保持平整，此为干法上样。

（4）洗脱：洗脱剂的选用一般参照薄层色谱帮助确定的色谱条件，同时注意用梯度洗脱的方法，逐渐提高洗脱能力，使成分得到分离。洗脱的过程中应注意保持液面的高度，勿使柱面洗脱剂流干；控制洗脱剂的流速，一般不宜太快，若色谱柱长40cm，可控制流速为3～4ml/min，且保持匀速。洗脱液的收集根据具体分离情况而定，如果试样中各成分有色，分离过程中在柱上可观察到，则分别收集各色带；如果试样中各成分无色，常采用等份收集。根据所用吸附剂的量及试样分离的具体情况决定收集的每份洗脱液的体积。如所用吸附剂的量为50g，则每份收集的洗脱液为50ml；若试样各组分的结构相似或洗脱剂极性很大，则每份洗脱液收集量小。

柱色谱法（湿法装柱法）

柱色谱法（干法装柱法）

洗脱后所得的各份洗脱液分别进行适当的浓缩，经薄层色谱检测后，合并相同流分，回收溶剂，获得单体。若为混合物，可进一步分离纯化。

课堂活动

模拟实验室硅胶柱色谱操作，取一色谱柱和适量硅胶，学生练习湿法装柱，叙述操作步骤及操作过程中的注意事项；教师针对岗位工作，讲解实际应用。

2. 硅胶分配柱色谱操作技术

（1）装柱：将所选的固定相与支持剂以0.5∶1～1∶1的用量比置于一定容器内，充分搅拌均匀使支持剂吸着固定相，多余的固定相则抽滤除去，然后倒入所用的移动相溶剂中，剧烈搅拌使移动相与固定相互相饱和平衡。装柱时先将固定相饱和后的移动相溶剂加入色谱柱内，再按湿法装柱操作装入吸着固定相的支持剂。

（2）加样：在分配柱色谱中，一般支持剂的用量为试样量的100～1000倍，其载样量较吸附柱色谱少。根据试样溶解性能的不同，有三种加样方法可供选择。对于易溶于固定相者，将试样溶于少量固定相后，加入少量支持剂拌匀，装入柱顶；对于可溶于移动相者，则直接溶于移动相溶剂后加入柱顶；对于在两相中均难溶者，则以使用的低沸点溶剂溶解后，加入干燥的支持剂拌匀，挥去溶剂，再用一定量的固定相拌匀，装入柱顶。

（3）洗脱：洗脱所用的移动相均需先与固定相饱和。洗脱的方法与硅胶吸附柱色谱相同。

（二）适用范围

硅胶吸附柱色谱适用于中性或酸性成分的分离（包括非极性化合物和极性较小的化合物），如挥发油、黄酮、蒽醌、强心苷、皂苷、有机酸及酚性化合物、氨基酸等，但对碱性成分的分离不宜采用。正相分配色谱常用于分离极性较大的成分，如生物碱、糖类、苷类、有机酸等；反相分配色谱常用于分离极性小的脂溶性化合物如：油脂、高级脂肪酸、游离甾体等。

（三）特点

硅胶作为一种酸性、亲水性的吸附剂，具有吸附容量高，机械强度好，分离范围广等优点，应用最为广泛。

（四）操作提示

硅胶的活化不宜在较高温度下进行，常在100～110℃温度下加热30分钟即可，当温度升至500℃时，硅胶失去吸附能力，再用水处理亦不能恢复其吸附活性。硅胶的再生一般可用甲醇或乙醇洗涤，挥干溶剂后活化即得；或用5～10倍体积的1%氢氧化钠煮沸半小时，趁热滤过，蒸馏水洗3次，再以3～6倍5%盐酸煮沸半小时，蒸馏水洗至中性，活化处理即可使用。硅胶吸附柱色谱有时候同时具有吸附色谱和分配色谱的双重性质，甚至还有极弱的离子交换作用。硅胶分配柱色谱操作前，必须使固定相与移动相预饱和；实验过程中保持温度恒定；合理控制上样量。

实例分析

实例：

温莪术为姜科植物温郁金 *Curuma wenyujin* Y.H.Chen et C.Ling 的干燥根茎。所含挥发油中的主要有效成分莪术醇（curcumol）和莪术二酮（curdione）具有抗宫颈癌功效，从温莪术中提取分离莪术醇和莪术二酮的工艺流程如下：

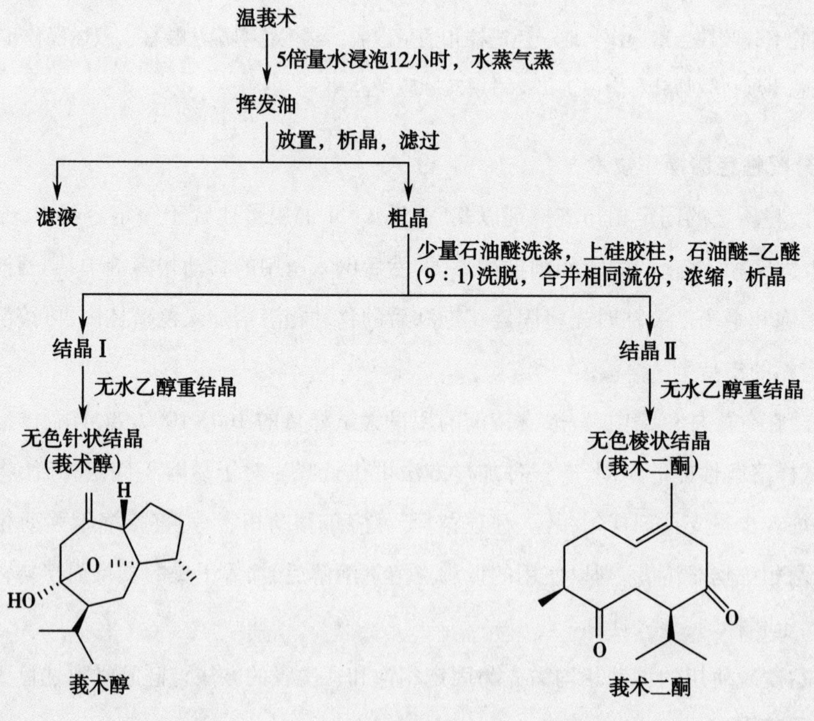

分析：

①温莪术有效成分为挥发油，选用水蒸气蒸馏法进行提取；②根据莪术醇和莪术二酮的溶解性和极性差异，选择硅胶吸附柱色谱法进行分离，洗脱剂为石油醚-乙醚（9∶1）；③色谱分离所得化合物再进一步采用重结晶的方法纯化，最终获得单体化合物。

二、氧化铝色谱法

氧化铝色谱法是利用作为固定相的氧化铝对混合物中各种成分吸附能力的大小不同，使各成分得到相互分离的方法。氧化铝是一种吸附力很强的亲水性吸附剂，有酸性、碱性、中性三种规格。其吸附活性也与含水量有关，随着含水量的增加，吸附能力减弱。氧化铝的吸附能力大小亦可根据含水量用不同的活度级别来表示（表 3-3），通过活化或去活化的操作得到不同活度级别的氧化铝，一般在 400℃左右加热 6 小时，即可得Ⅰ～Ⅱ级的氧化铝。

（一）操作技术

氧化铝色谱分离的操作基本上与硅胶吸附色谱相同。

（二）适用范围

氧化铝吸附柱色谱适用于碱性或中性的亲脂性成分的分离，如生物碱、甾体化合物、强心苷等，尤其是对生物碱的分离应用最多。

（三）特点

氧化铝具有分离效果好，再生容易，对杂质的吸附能力及分离试样的用量均优于硅胶等优点，但由于与某些酸性、酚性物质及色素等可发生异构化、氧化和消除反应等次级反应，故对醛、酮、酯、内酯等类型化合物的分离不宜采用。

（四）操作提示

氧化铝用前应过筛处理，使粒度均匀，常以 100 目左右大小为宜。氧化铝的再生可在柱色谱分离结束后，将柱内氧化铝倾出，用甲醇、稀醋酸、氢氧化钠溶液及水洗涤，再经高温活化后即可重复使用。

三、活性炭色谱法

活性炭色谱法是利用作为固定相的活性炭对混合物中各种成分吸附能力的大小不同，使各成分得到相互分离的方法。活性炭是一种非极性吸附剂，色谱用活性炭常分为颗粒状活性炭、粉末状活性炭和锦纶活性炭三类。颗粒状活性炭在色谱过程中流速易于控制，故色谱分离最常选用；粉末状活性炭吸附力最强，但在色谱过程中流速极慢，需加压或减压操作；锦纶活性炭吸附力最弱，适于分离用前两种活性炭不易洗脱的化合物。活性炭的吸附能力受溶剂的影响，在水溶液中的吸附力最强，在有机溶剂中吸附力较弱。在一定条件下，对不同物质的吸附力也有差别。一般对极性基团多的化合物的吸附力大于极性基团少的化合物；对芳香族化合物的吸附力大于脂肪族化合物；对分子量大的化合物的吸附力大于分子量小的化合物。利用此性质，可使单糖与多糖分离，氨基酸与多肽分离，水溶性芳香族化合物与脂肪族化合物分离等。

（一）操作技术

1. 装柱　先将少量蒸馏水加入色谱柱内，用玻璃纤维塞住底部，并除去气泡。然后用蒸馏水浸泡活性炭 1 小时，不断搅拌去除气泡，将处理后的活性炭倒入色谱柱中，使其自然沉降，装至所需体积后备用。

2. 上样　将试样溶于水，配成 25%～50% 的样品溶液后上样，一般每 100ml 活性炭可上样 5～10g。试样的上柱量和样品浓度可根据实际情况适当增加或减少。

3. 洗脱　最常采用水，由稀至浓的乙醇水溶液梯度洗脱。最后可用适当有机溶剂或 3.5% 氨水将未洗脱部分洗脱下来。收集洗脱液，合并相似成分，浓缩后结晶。

（二）适用范围

活性炭适用于分离水溶性成分如氨基酸、糖类及某些苷类等，且适用于大量制备性分离。

（三）特点

活性炭具有价廉易得，试样上柱量大，分离效果好等特点。

（四）操作提示

目前尚无测定其吸附力级别的理想方法，其吸附力不易控制，故活性炭的具体应用受到一定的限制。实际应用时，应根据所分离物质的特性，选择吸附力适宜的活性炭。

四、聚酰胺色谱法

聚酰胺色谱法是利用作为固定相的聚酰胺分子能与酚类、酸类及醌类形成氢键而产生吸附，使混合物中各成分得到相互分离的方法。聚酰胺是由酰胺聚合而成的一类高分子化合物。商品名又称为锦纶、尼龙。色谱分离常用聚己内酰胺（锦纶 6）和聚己二酰己二胺（锦纶 66），其中聚己内酰胺可用结构式表示为：

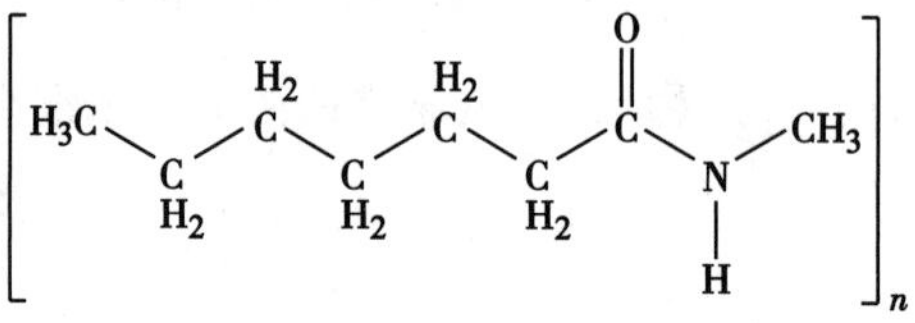

$$\left[H_3C-CH_2-CH_2-CH_2-CH_2-CH_2-\overset{O}{\overset{\|}{C}}-\underset{H}{\underset{|}{N}}-CH_3 \right]_n$$

（一）基本原理

一般认为，聚酰胺分子内存在的许多酰胺基能与酚类的羟基、酸类的羧基及醌类的羰基形成氢键而产生吸附（图 3-2）。

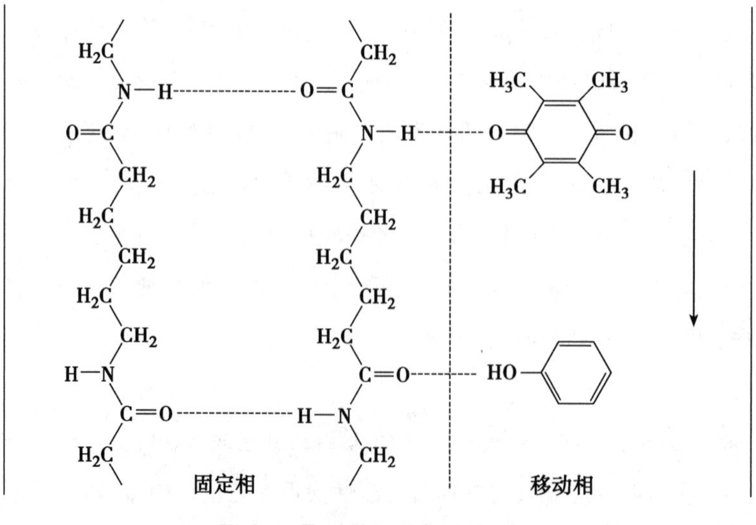

固定相　移动相

图 3-2　聚酰胺吸附色谱的原理

聚酰胺对化合物吸附力的强弱取决于形成氢键的能力，形成氢键的能力受以下因素影响：①溶剂的种类：聚酰胺形成氢键的能力在水中最强，在有机溶剂中较弱，在碱性溶剂中最弱。若应用各种溶剂在聚酰胺柱色谱中作为洗脱剂，则洗脱能力的顺序如下：水<甲醇或乙醇<丙酮<稀氢氧化钠液或稀氨溶液<甲酰胺或二甲基甲酰胺<尿素水溶液。②化合物分子结构：在含水溶剂中，化合物分子结构对氢键缔合的影响有以下几点规律：

A. 化合物分子中能形成氢键的基团数目越多，被聚酰胺吸附越强。如：

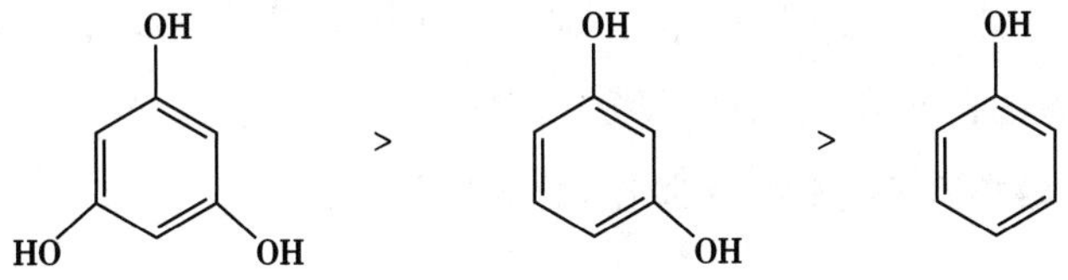

或 $\begin{matrix} CH_2COOH \\ | \\ CH_2COOH \end{matrix}$ > $CH_3CH_2CH_2COOH$

B. 成键基团所处的位置不同，被吸附的强度也不同。如：

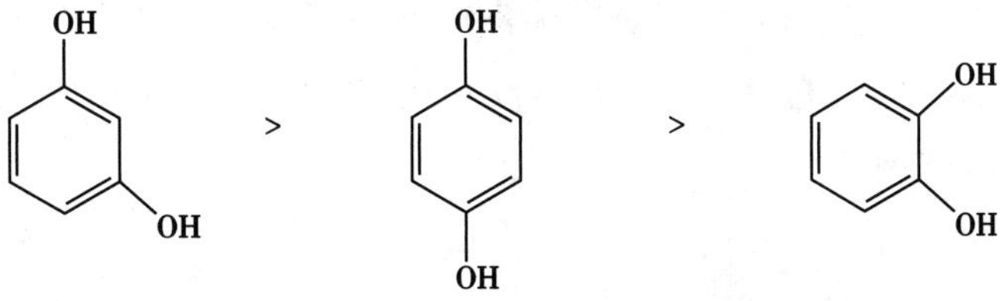

C. 分子中芳香核、共轭双键多者被吸附强度大，少者则被吸附强度小。如：

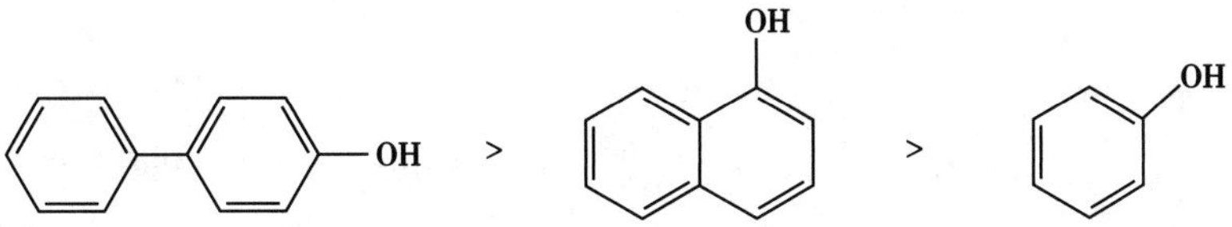

D. 能形成分子内氢键者被吸附强度减小。如：

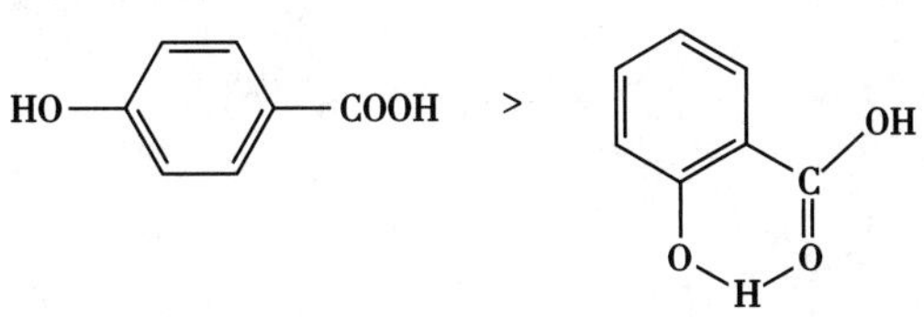

（二）操作技术

1. 装柱 如果洗脱剂为含水溶剂系统，通常以水装柱（操作同活性炭色谱）；如果洗脱剂为非极性溶剂系统，则以系统中极性较低的溶剂装柱。

2. 上样 将试样溶于洗脱剂，配成25%~30%的样品溶液后上样，一般每100ml聚酰胺可上样1.5~2.5g。试样的上柱量和样品浓度可根据实际情况适当增加或减少。若样品不溶于洗脱剂，可用甲醇、乙醇、丙酮、乙醚等易挥发溶剂溶解，拌入干粉中，拌匀后将溶剂挥去，以洗脱剂浸泡装入柱中。

3. 洗脱 最常采用水，从稀到浓的乙醇液（10%、30%、50%、75%、95%）依次洗脱；亦可用三氯甲烷，三氯甲烷-甲醇（19∶1，10∶1，5∶1，2∶1，1∶1），甲醇依次洗脱。最后，未洗脱部分可用或3.5%氨水洗脱下来。收集洗脱液，合并相似成分，浓缩后结晶。

4. 聚酰胺粉的回收　用5%氢氧化钠洗涤用过的聚酰胺粉至氢氧化钠洗脱液颜色极淡即可。若因吸附了鞣质而难以洗脱，可在色谱柱中加入5%氢氧化钠浸泡，每天更换一次5%氢氧化钠，一周后可将鞣质基本清洗除去，接着用蒸馏水洗至pH 8~9，再用2倍量10%醋酸冲洗，最后蒸馏水洗至中性可重复使用。

（三）适用范围

聚酰胺吸附柱色谱特别适合于化合物的制备性分离，常用于分离黄酮类、酚类、醌类等化合物，或常用于粗提物中鞣质的除去，对生物碱、萜类、甾体、糖类、氨基酸等成分的分离也有广泛的应用。含水溶剂系统适用于各种苷类、糖类、有机酸等水溶性成分的分离；非极性溶剂系统适用于萜类、甾体、黄酮体苷元、酚类、醌类等极性不太高的化合物的分离。

（四）特点

聚酰胺在分子表面及其内部均可形成氢键吸附，具有吸附容量大，分离效果好等特点。

（五）操作提示

由于聚酰胺对分离试样的容量较大，故若选择聚酰胺为吸附剂进行柱色谱分离时，吸附剂与试样的用量比常为(1∶10~1∶20)；若以三氯甲烷装柱，上样时应放出底端的三氯甲烷层后，立即加样，然后用一层脱脂棉和玻璃珠压紧柱顶；操作过程中如果需要关闭活塞，则应放出顶端的三氯甲烷，以防聚酰胺浮起扰乱色带。

实例分析

实例：

补骨脂（*Psoralea corylifolia* L.）种子中所含的补骨脂甲素（bavachin）和补骨脂乙素（isobavachalcone）为其主要有效成分。提取分离方法如下：取补骨脂种子用苯加热提取3次，合并提取液；5%碳酸钠萃取后所得碱液加盐酸酸化，再用三氯甲烷萃取3~4次，浓缩三氯甲烷液至析出结晶；用聚酰胺色谱分离，水洗脱后用50%甲醇洗脱至洗脱液显浅黄色，改用70%甲醇洗脱；收集洗脱液分别进行浓缩，50%甲醇洗脱液中获得补骨脂甲素白色针状结晶，70%甲醇洗脱液中获得补骨脂乙素黄色针状结晶。

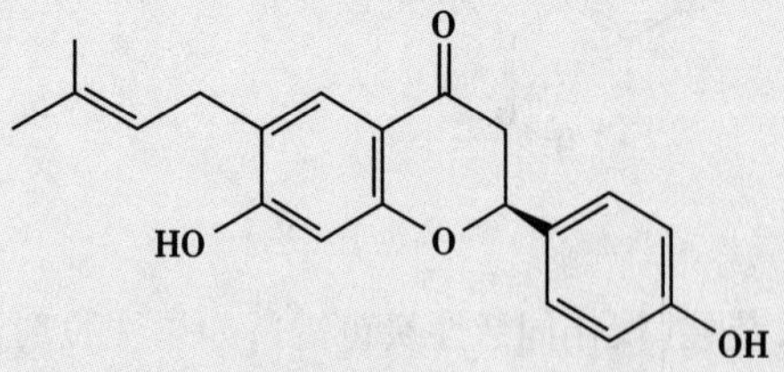

O HO O OH

补骨脂甲素

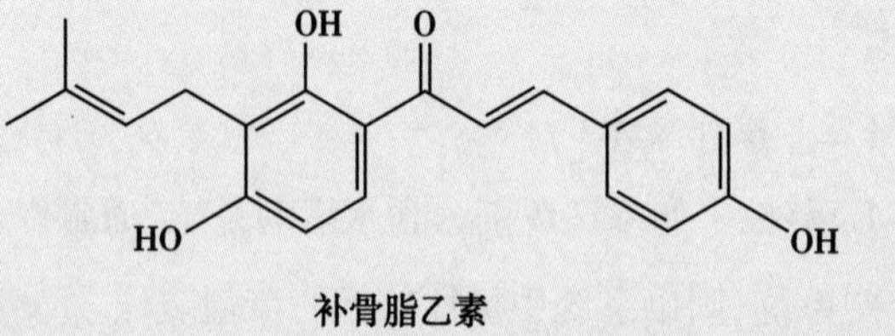

OH O HO OH

补骨脂乙素

分析：

①补骨脂种子所含有效成分补骨脂甲素和补骨脂乙素为亲脂性化合物，选用苯进行回流提取；②所得提取液用酸碱沉淀法结合两相溶剂萃取法除去杂质；③补骨脂甲素和补骨脂乙素能与聚酰胺形成氢键吸附，选用聚酰胺吸附柱色谱法分离，洗脱剂先用水，再用50%甲醇，获得补骨脂甲素后，用70%甲醇洗脱获得补骨脂乙素。

五、离子交换色谱法

离子交换色谱法是一种利用离子交换树脂上的功能基能在水溶液中与溶液的其他离子进行可逆性交换的性质，以离子交换树脂作为固定相，使混合成分中离子型与非离子型物质、或具有不同解离度的离子化合物得到分离的一种色谱方法。

（一）基本原理

离子交换树脂是一类含有解离性功能基团的特殊高分子化合物，一般呈球状或无定形粒状。根据其所含解离性功能基团的不同，可分为阳离子交换树脂和阴离子交换树脂两类；在水溶液中，前者能通过—SO_3H、—COOH 或酚羟基中解离的 H^+ 与溶液中的阳离子进行可逆性交换，后者能通过伯胺、仲胺、叔胺、季铵基中解离的 OH^- 与溶液中的阴离子进行可逆性交换。而其本身却不溶于水、酸、碱和有机溶剂。若以 R 代表离子交换树脂的母体，则其色谱分离的基本原理可表示为：

阳离子交换树脂　　$RSO_3^-H^+ + Na^+Cl^- \rightleftharpoons RSO_3^-Na^+ + H^+Cl^-$

阴离子交换树脂　　$RN^+OH^- + Na^+Cl^- \rightleftharpoons RN^+Cl^- + Na^+OH^-$

（二）离子交换树脂的选择

具体选择离子交换树脂时，应综合考虑被分离物质分子的大小与数量、所带电荷种类及其解离能力强弱。若被分离物质的分子量大，选择低交联度的树脂；若分子量小，则选择交联度大的树脂，以便使离子易于扩散与交换。若被分离物质带正电荷（如生物碱盐或无机阳离子），选择阳离子交换树脂；若带负电荷（如有机酸或无机阴离子），则选择阴离子交换树脂。若被分离物质的解离能力强，酸碱性强，易与离子交换树脂进行可逆性交换，易被吸附，则选用弱酸型或弱碱型离子交换树脂，以免洗脱和再生困难；反之则选择强酸型或强碱型离子交换树脂。

此外，还需注意树脂的交换容量及颗粒的大小。通常均选用交换容量大的树脂。如果用于一般的色谱分离，树脂粒度为 200~400 目之间；若用于提取离子性成分，则树脂粒度应在 100 目左右；若用于制备去离子水，则粒度在 16~60 目之间。

（三）操作技术

1. 树脂的预处理　一切离子交换树脂在使用前，均需经过预处理，将所含的可溶性小分子有机物和铁、钙等杂质除去。根据分离试样中离子的性质，按酸→碱→酸的步骤用适当试剂处理阳离子交换树脂，按碱→酸→碱的步骤用适当试剂处理阴离子交换树脂，使树脂达到分离的要求。

2. 装柱　装柱前先将树脂用蒸馏水充分溶胀，赶尽气泡，清洗至上层液透明，然后将溶胀后的树脂加少量水搅拌，连续倒入色谱柱（色谱柱要求耐酸、碱的腐蚀，柱长约为直径的 10~20 倍）中，打开活塞，缓缓放出水液，使树脂均匀下沉。注意液面保持在树脂层上方。

3. 上样　将试样溶于适当溶液中配成浓度较稀的试样液（对离子交换剂的选择性大，利于分离），将试样液加入柱内，打开活塞，当试样溶液流经离子交换树脂时，溶液中的离子与树脂上的解离性基团进行交换，被吸附于树脂上，至试样溶液流出后，用蒸馏水冲洗树脂柱，将残液洗净。

4. 洗脱　常用的洗脱剂有酸、碱、盐的水溶液或各种不同离子浓度的缓冲液等。对于不同类型的树脂，宜适当控制所选洗脱剂的 pH，并选择一种能解离出比被吸着的成分更活泼的离子或基团的洗脱剂，将吸着成分通过洗脱剂的洗脱而被替换下来。洗脱速度通常为 1～2ml/min。

5. 再生　由于离子交换树脂上的交换是可逆的，故对使用过的树脂可用与预处理相同的方法使其再生而恢复原状；重复用于交换同一样品，将盐型游离型即可；不用时加水存放于广口瓶中。再生后的树脂能反复使用。

（四）适用范围

常适用于分离具有解离能力的酸性、碱性及两性化合物，如生物碱、氨基酸、有机酸、酚类、肽类等天然药物化学成分。

（五）特点

离子交换反应过程可逆，树脂可反复使用，应用范围广。

（六）操作提示

试样的用量由所选择的树脂的交换容量来决定，若使用阳离子交换树脂，样品量可加至全交换容量的 1/2，若使用阴离子交换树脂，样品量可加至全交换容量的 1/4～1/3。

六、凝胶色谱法

凝胶色谱法又称为凝胶滤过柱色谱法、渗透柱色谱法、分子筛滤过柱色谱法及排阻柱色谱法等，是以凝胶作为固定相，选择适当的溶剂进行洗脱，使混合物中分子量大小不同的化合物得到分离的方法。

（一）基本原理

凝胶是具有多孔性网状结构的高分子化合物。由于受凝胶颗粒中网孔半径的限制，被分离试样中比网孔小的化合物可自由进入凝胶颗粒内部；而比网孔大的化合物不能进入凝胶颗粒内部被排阻，只能通过凝胶颗粒外部的间隙。随着移动相的流动，被分离试样中各成分的移动速率不同，大分子化合物阻力较小，流速较快，先被洗脱；而小分子化合物阻力较大，滞留在凝胶颗粒内部时间长，流速较慢，则后被洗脱，使试样中大小分子化合物获得分离。其分离机制见图 3-3。

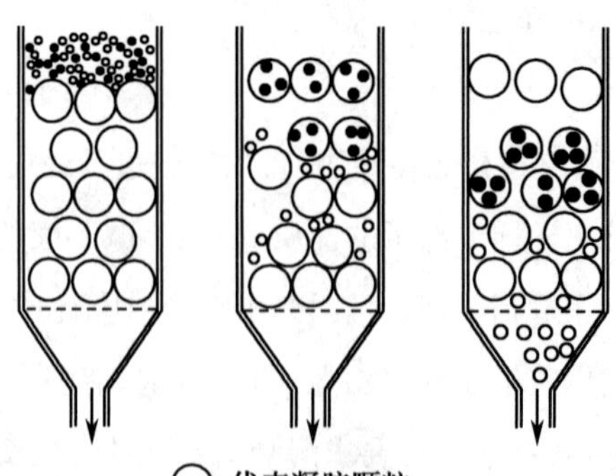

图 3-3　凝胶色谱法分离机制示意图

（二）凝胶的种类及性能

选择合适的凝胶，是凝胶色谱法分离的关键。商品凝胶的种类很多，常用的有：

1. 葡聚糖凝胶　又称为交联葡聚糖，是由葡聚糖和甘油通过醚桥（$—OCH_2CHOHCH_2O—$）相交链而成的多孔性网状结构物质，其部分结构如图 3-4 所示。具有亲水性，但不溶于水、稀酸、碱和盐溶液，能在水中溶胀成胶粒，在 pH 3~10 内稳定，适用于分离水溶性成分如蛋白质、肽、氨基酸、糖及苷类等，应用最为广泛。

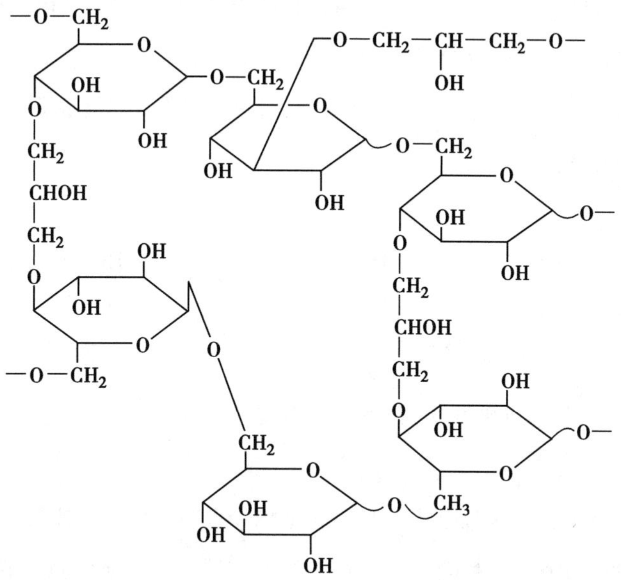

图 3-4　交联葡聚糖的化学结构

葡聚糖凝胶颗粒的网孔大小取决于制备时所添加交联剂的比例。若交联剂量多，则交联度大，网孔紧密，孔径小，吸水少；反之交联剂量少，则交联度小，网孔稀疏，孔径大，吸水多。商品型号按交联度大小分类，并以每克干凝胶吸水量 10 倍的数值来表示，如凝胶 G-25 型表示吸水量为 2.5ml/g 的葡聚糖凝胶。不同规格的葡聚糖凝胶适合用于分离不同分子量的化合物。

2. 葡聚糖凝胶（sephadex）LH-20　葡聚糖凝胶 LH-20 分子中引入了亲脂性基团，除了能在水中溶胀外，也能在许多有机溶剂如醇、甲酰胺、丙酮、三氯甲烷等溶剂中溶胀（在乙酸乙酯、甲苯中溶胀不多），并在 pH>2 的无氧化剂溶液中呈稳定状态。增大了应用范围，不仅可用于分离水溶性化合物，还可用于分离一些难溶于水或具一定程度亲脂性的化合物，如黄酮、蒽醌、香豆素等。

此外，还有聚丙烯酰胺凝胶（在 pH 2~10 内稳定，使用情况与葡聚糖凝胶相似），琼脂糖凝胶（适合于分离分子量在百万以上的特大分子化合物），以及结合了不同离子交换基团的葡聚糖凝胶衍生物等。

（三）操作技术

1. 凝胶的选择　根据实际工作需要选用合适的凝胶种类、规格、粒度及型号。一般情况下，若试样中各成分分子量悬殊较大，可使用 100~150 目粒度较粗的颗粒；若试样为肽类和低分子量的物质进行脱盐处理，可采用 G-10、G-15、G-25 等凝胶，以 G-25 为好；若试样中各成分分子量较接近，可选用 200 目左右的粒度，且需适当处理以除去凝胶中的单体、粉末及碎片。若从大分子物质中除去小分子物质，宜选择关联度较大的型号；反之则选择关联度较小的型号。

2. 凝胶的浸泡溶胀　将选定的凝胶加入相当于其吸水量 10 倍的洗脱剂中，缓缓搅拌，充分溶胀，也可加热膨胀。

3. 装柱　采用湿法装柱，填充时需排除气泡，填充后用相同洗脱剂以 2~3 倍总体积稳定柱长。

4. 加样　配制浓度适宜的试样溶液（体积要小），用滴管沿柱壁缓缓注入柱中，加完后将活塞打开，使试样完全渗入柱内，再关闭活塞。在柱床上方覆盖一层脱脂棉，以保护柱床表面。

5. 洗脱　常选用水、酸、碱、盐和缓冲溶液等作为洗脱剂。对于固定相为葡聚糖凝胶 LH-20 的凝胶色谱，洗脱剂也可选用各种有机溶剂。适当控制洗脱的速度，若固定相颗粒细或交联度大，则流速可稍快。洗脱液分部收集，每一流分经检测后，合并相同组分。

6. 再生　当凝胶经多次使用后，通常在 50℃ 左右用含 2% 氢氧化钠和 4% 氯化钠的混合液浸泡，再用水洗净，使其再生。

（四）适用范围

主要用于天然药物化学成分中大小分子化合物的分离，如蛋白质、酶、多肽、氨基酸、多糖、甾体、苷类及某些黄酮、生物碱等。

（五）特点

设备简单，易于操作，分离效果好，但分离速度较慢。

（六）操作提示

制备的凝胶匀浆不宜过稀，易造成装柱时填充不均匀；用 0.2% 蓝色葡聚糖加洗脱液配成溶液通过柱床，根据其在柱内移动情况可判断填充的均匀程度。试样上柱前要滤过或离心。收集得到的水溶液组分，若为对热不稳定物质，需进行冷冻干燥。

七、大孔吸附色谱法

大孔吸附色谱法是一种利用大孔吸附树脂具有的吸附性能及分子筛作用，使分子量的大小及吸附力的强弱不同的混合物中各成分获得分离的方法。

（一）基本原理

大孔吸附树脂是一种化学结构与离子交换树脂类似却不含交换基团，具有大孔结构的有机高聚物吸附剂。一方面，大孔吸附树脂通过范德华引力或形成氢键等分子间力吸附有机化合物；另一方面，其本身的多孔性网状结构决定了具有筛选性分离的特点。由于大孔吸附树脂具有吸附性能及分子筛作用的特点，故欲分离的各天然药物化学成分根据其分子量的大小及吸附力的强弱，在选定的大孔吸附树脂上经适宜的溶剂洗脱而获得分离。

（二）大孔吸附树脂的类型及性能

大孔吸附树脂多为白色球形颗粒，粒度通常为 20~60 目，根据聚合材料的不同，可分为非极性、中极性和极性三大类型。大孔吸附树脂的理化性质稳定，不溶于酸、碱及有机溶剂，对有机物有较好的选择性，不受无机盐类及强离子低分子化合物存在的影响。

（三）影响分离的因素

1. 树脂本身的化学结构　树脂本身的结构决定其具有吸附性能，一般极性树脂用于吸附极性化合物，非极性树脂用于吸附非极性化合物。

2. 被分离成分的性质　由于大孔吸附树脂是一种吸附性和筛选性原理相结合的分离材料，故被分离成分的极性及分子体积大小对分离效果也有着直接的影响。一般而言，极性较大的成分适宜在中极性的树脂上进行分离，而极性小的成分则适宜在非极性树脂上进行分离；化合物分子体积较大者，宜选用较大孔径的树脂，以利于分离。

3. 溶剂的影响 首先，对于上样所用的溶剂，若对某成分的溶解度大，则在此溶剂中树脂对该成分的吸附力就小。通常可在上样溶液中加入适量无机盐（如氯化钠、硫酸钠、硫酸铵等），以增大树脂的吸附量。而溶剂的 pH 也需注意，一般酸性化合物在酸性溶液中易被吸附，碱性化合物在碱性溶液中易被吸附，中性化合物则在近中性的溶液中吸附较好。其次，洗脱剂的种类及其浓度也会影响分离的效果。一般对于非极性的树脂，洗脱剂的极性越小，其洗脱能力越强；对于中极性和极性树脂，则宜选用极性较大的洗脱剂。此外，通过改变洗脱剂的 pH，可使某些被树脂吸附的成分形成较强的离子化合物，易被洗脱，提高洗脱效率。

（四）操作技术

1. 大孔吸附树脂的预处理 常用的树脂有以下几种型号：D-101、DA-201、GDX-105、CAD-40、XAD-4、SIP 系列及 D-G 型等。经过预处理，可除去新购树脂内部残余的致孔剂、引发剂、分散剂和一些未聚合的单体等。

2. 装柱和上样 选用合适的大孔吸附树脂，湿法装柱。装柱后，选择适宜的溶剂配制一定 pH 的试样溶液，按湿法上样操作上样。湿法装柱，树脂装填高度小于 3m；通常可在上样溶液中加入适量无机盐（如氯化钠、硫酸钠、硫酸铵等），以增大树脂的吸附量；注意所配试样溶液的浓度不宜过高，否则会使树脂的吸附量减少。

3. 洗脱 常用的洗脱剂有水、甲醇、乙醇、丙酮、乙酸乙酯等。流速一般以控制在 0.5~5ml/min 为宜。根据实际情况，也可采用不同极性的洗脱剂进行梯度洗脱。洗脱液经检测后，合并相同组分。

4. 树脂柱的清洗 树脂使用后，其表面或内部会有许多非吸附性成分或吸附性杂质残留，必须经清洗以去除。

5. 树脂的再生 使用过的树脂可经处理后再生。若选用了非水溶性的有机溶剂作为洗脱剂，用甲醇反复冲洗树脂柱即可；若选用了水溶性的洗脱剂，则用蒸馏水反复冲洗干净即可；若树脂经多次使用后，颜色加深，吸附能力下降，则可用 3%盐酸液或 3%氢氧化钠液依次浸泡 12 小时，再用蒸馏水洗至中性即可。树脂不用时，应浸泡于甲醇（或乙醇）中以湿态贮存，临用前用蒸馏水洗尽甲醇（或乙醇）即可。

（五）适用范围

适用于皂苷、黄酮、内酯、生物碱等大分子化合物的提取分离。

（六）特点

具有方便、快速、高效、灵敏、选择性强、低成本和树脂可反复利用，不吸潮等优点。

（七）操作提示

湿法装柱，树脂装填高度小于 3m；通常可在上样溶液中加入适量无机盐（如氯化钠、硫酸钠、硫酸铵等），以增大树脂的吸附量；此法已广泛应用于工业生产中（如废水的处理），也用于维生素、抗生素的分离提纯，并使水溶性天然药物化学成分的提纯得以大大简化，近年来多用于皂苷及其他苷类化合物的分离，获得较好的分离效果。

课堂活动

请用连线选择适当的色谱分离方法，分离以下不同性质的化合物。

氧化铝色谱法	分子量大小不同的化合物的分离
凝胶色谱法	碱性亲脂性化合物的分离
聚酰胺色谱法	黄酮类化合物的分离
离子交换色谱法	酸性亲脂性化合物的分离
硅胶色谱法	离子性化合物的分离

点滴积累

1. 柱色谱的方法和技术种类繁多，各自的基本原理差异较大。准确理解各种柱色谱分离的基本原理，有助于根据实际工作需要灵活选用。
2. 柱色谱法的学习需注意明确区分各种色谱技术的固定相、移动相及适用范围。

第二节　其他色谱法

一、薄层色谱法

薄层色谱法(thin layer chromatography,TLC)是一种在平面载板上均匀涂布适宜的固定相形成一薄层,将欲分离的试样于薄层板上点样,随着移动相溶剂的移行展开,混合物中各成分获得分离的方法。

(一) 基本原理

与柱色谱法的原理基本一致,常见吸附薄层色谱和分配薄层色谱两种。

(二) 常用吸附剂和支持剂

吸附薄层色谱常用的吸附剂为氧化铝、硅胶、硅藻土、聚酰胺、微晶纤维素等。因硅胶、氧化铝的吸附性能好,适用于多种化合物的分离,故又最为常用。根据具体情况的需要,可在吸附剂中加入稀酸或稀碱,或加入缓冲液,以改变吸附性能而达到分离的目的;还可制成特殊薄层,以提高分离效率,如分离糖类、醇类化合物或分离不饱和程度不同的化合物时,用硅胶∶氧化铝(1∶1)为吸附剂或加入10%硝酸银溶液制板。若硅胶、氧化铝均不适合时,再选用其他的吸附剂或改用分配色谱、离子交换色谱等。分配薄层色谱常用的支持剂为硅胶、硅藻土、硅镁型吸附剂及纤维粉等。

(三) 展开剂的选择

展开剂的选择可根据被分离物质的溶解性、酸碱性、极性等性质及溶剂的极性,结合考虑所选吸附剂的吸附性能,选择单一溶剂或混合溶剂。若分离某些酸性或碱性成分,可在所选溶剂中加入少量的酸(如甲酸、乙酸)或碱(如氨水、二乙胺),或将一小杯挥发性酸或碱放置于色谱缸内,以提高分离效率。分配薄层色谱展开剂的选择无固定规律,主要考虑被分离物质的溶解性。

(四) 显色的方法

常用紫外线照射法、喷雾显色法和碘蒸气显色法三种。

（五）操作技术

1. 制板　用于制备薄层的载板可以选择玻璃板、塑料膜或铝箔，使用前先用适当的方法进行必要的处理，使必须达到载板表面光滑、清洁平整的要求。

制备的薄层板有软板和硬板两种：软板由吸附剂直接涂铺于载板上制成，因板上吸附剂易被吹散，现甚少使用；硬板则将吸附剂加黏合剂或溶剂调成糊状后涂铺载板制成，现使用较为普遍。如硅胶 G 板是由 1g 硅胶 G 加 3ml 水调成糊状涂铺载板制成，较脆，易脱落，但能耐受腐蚀性试剂；硅胶 G-CMC-Na 板是用 1g 硅胶 G 加 3ml 0.2%～0.5% CMC-Na 水溶液调成糊状涂铺载板制成，硬度较大，不易脱落，但若存在强腐蚀性试剂时则不宜加热。

铺板的方法有倾注法、平铺法和机械涂铺法等。其中机械涂铺法是用涂布器制板的方法，目前最为常用，可一次涂铺多块薄层板，所得薄层板分离效果好，适用于定量分析。

分配薄层色谱的制板方法与吸附薄层色谱有所不同。对于正相薄层色谱，若固定相为水，常可制备纤维素薄层板和硅藻土薄层板。前者将纤维素与水按 1∶5 比例混匀后铺板，晾干即得，亦可在 105℃烘干；后者将硅藻土 G 与蒸馏水按 1∶3 比例混匀后铺板，阴干即得，使用前将薄层板面对沸水浴的蒸汽，使吸收水分至饱和后，放置空气中让多余的水分蒸发完。若固定相为水以外的其他溶剂，则可用浸渍法、展开法及喷雾法将固定相涂布于铺有支持剂的薄层板上。对于反相薄层色谱，固定相常选用脂肪族碳氢化合物（尤其是癸烷到十四烷范围之间），可用 5%～10%的正十一烷的石油醚液或 1%液体石蜡的乙醚溶液及 5%硅酮油的乙醚溶液进行涂布制板，挥去有机溶剂后即得。

知识链接

高效薄层色谱板

目前实验室广泛使用高效薄层色谱板，此板可直接购买，不仅使用更细、更均匀的微粒进行铺板，可以实现正相和反相分离，分辨效率高，灵敏度增加，提高分离效果，适用于定量分析；而且以玻璃、铝箔和涤纶作为基质，可按实验需要任意裁剪成合适的大小，使用方便，节约成本，缩短分析时间。

2. 薄层板的活化　将涂铺完成后的薄层板放置水平台面自然干燥后，放置烘箱内加热活化。硅胶板一般在 100～105℃活化 30～60 分钟，保存备用。而氧化铝板有一些薄层板不必加热活化，铺好阴干后即可使用。150～160℃活化 4 小时获得Ⅲ～Ⅳ级活性的薄板，在 200℃活化 4 小时获得Ⅱ级活性的薄板。

3. 点样　用合适的溶剂溶解试样，先配成浓度略高（约为 5%）的试样溶液，使用时再稀释到 1%～0.01%的浓度。一般选择的溶剂应与展开剂极性相近或易于挥发，但需尽量避免选用水或甲醇。点样前在距离底边 1.0～1.5cm 处划一基线，用毛细管（定性分析）或微量注射器（定量分析）吸取试样溶液，于基线上点加试样，试样点直径应不大于 2～3mm。如果在一个薄层板上点几个样品时，样品的间隔在 0.5～1.0cm 左右为宜，而且各斑点要在同一水平线上。除试样有特殊要求外，可用红外灯或吹风机在点样后加热除去原点残留的溶剂，以免残留溶剂对展开造成不良影响。

4. 展开　薄层色谱展开需在密闭的色谱缸内进行，可根据薄层板的大小选择不同式样的色谱缸。展开的方式有上行、下行、近水平、环形、单向二次展开、双向或多次展开等，常用上行法。具体操作时，预先用展开剂将密闭的色谱缸饱和片刻，然后将点样后的薄层板置缸内支架上，勿与展开剂接触，预饱和一定时间，使与缸内饱和的展开剂气体达到平衡。饱和后，将薄层板点有试样的一端浸入展开剂中约0.5cm深处（注意勿使展开剂浸泡点样斑点），开始展开，随着展开剂的上升，试样中不同成分因迁移速度不同而得到分离。待展开剂上行迁移到规定高度时取出，放置通风处自然使展开剂挥干，或用热风吹干，或用红外线快速干燥箱烘干即可。

5. 显色　薄层色谱展开结束后，显色对于物质的鉴定十分重要。天然药物所含各种成分的显色条件各不相同，通常可先在日光下观察，标出色斑并确定其位置，然后在紫外光灯254nm或365nm波长紫外光下观察和标记，必要时再选择显色剂显色观察。若薄层板为硬板，则采用喷雾法将显色剂直接喷洒于板上，立即可显色或稍加热后显色；若为软板，如果不能采用喷雾法，则可选用碘蒸气法、压板法。

6. 计算比移值　试样经色谱分离并显色后，分离所得物质在薄层色谱上的斑点位置可用比移值来表示。比移值 R_f 的计算公式如下：

R_f值 = 原点至色谱斑点中心的距离/原点至溶剂前沿的距离

（六）适用范围

薄层色谱广泛应用于天然药物化学成分的分离鉴定、定量分析、微量制备等；还可配合柱色谱作跟踪分离，了解分离的效果，指导选择溶剂系统。

（七）特点

具有价廉、设备简单、操作容易、展开迅速、分离过程受温度影响小、可使用腐蚀性显色剂、分辨率高等优点。

（八）操作提示

根据被分离物质的溶解性、酸碱性、极性等性质，选择合适的吸附剂和展开剂是薄层色谱分离的关键；制备的薄层板要求无气泡，厚度均匀（一般为0.25~0.5mm）；点样时注意不要损伤薄层的表面；在薄层色谱分离中能使各组分 R_f 值达到0.2~0.3的溶剂系统，可选为柱色谱的洗脱条件。

（九）制备性薄层色谱

当需要分离微量混合物或天然化合物的降解产物时，则选择制备性薄层色谱。制备性薄层色谱的操作与上述的基本操作相似，不同之处在于：根据试样量决定所选薄层板的宽度和数目，薄层板的厚度要求增加至2~3mm；配制的试样溶液浓度增大，常为5%~10%；一般分离试样量在10~50mg，随着试样量的增大可增加薄层板的块数；为提高薄板的载样量，常将试样点成条状；色带的定位以采用紫外光灯检视为最好，如果必须采用显色剂显色，可先留出一条色带，薄板其余部分用另一玻璃板遮盖，显色并做好标记；试样需经洗脱操作（图3-5），若为硬板，可直接刮取不同色带，分别洗脱，若为软板，则将色带分别吸入小色谱管中，再用适当的溶剂洗脱。经制备性薄层色谱分离，可获得毫克量的纯品。

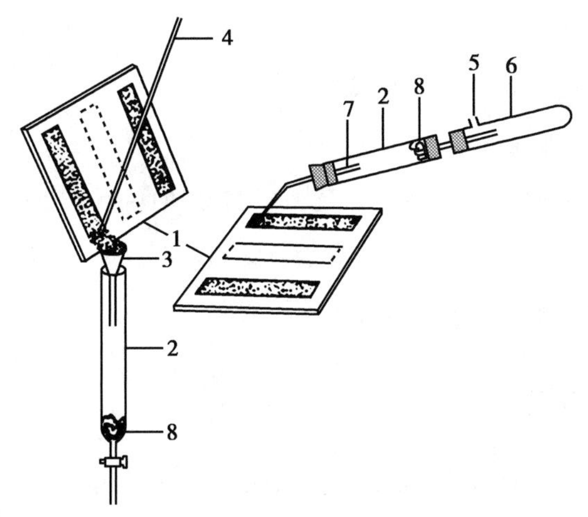

薄层色谱法

图 3-5　制备薄层色谱法中收集色带操作
1. 色谱板；2. 小色谱柱；3. 漏斗；4. 刮刀；5. 连接减压装置口；
6. 有支试管；7. 尖嘴玻璃管；8. 棉花

课堂活动

制备硅胶 G-CMC-Na 板：称取 8g 硅胶 G，加 24ml 浓度 0.5% CMC-Na 水溶液，在乳钵中研磨均匀后，倒在一定大小的玻璃载板上，均匀涂铺，厚度约 0.25～0.5mm，手轻轻振动玻璃板至表面均匀平整，室温放置晾干，用前活化。请学生回答下列问题：

（1）如何进行活化？

（2）应用此硅胶板进行某混合物的分离，还有哪些操作步骤？

（3）如何计算斑点的 R_f 值？

二、纸色谱法

纸色谱是以滤纸为支持剂，滤纸上吸着的水（或根据实际分离的需要，经适当处理后滤纸上吸附的溶液）为固定相，用一定的溶剂系统为移动相进行展开，利用混合物中各成分分配系数的差异而达到分离的一种分配色谱法。

（一）操作技术

1. 点样　纸色谱的点样方法与薄层色谱法基本相似。点样量一般是几毫克至几十毫克，若点样量大，因试样在滤纸上先溶解再分配，则点样的原点也宜大些。

2. 展开　一般纸色谱展开的器具有纸色谱管、市售的色谱圆缸或具盖的标本瓶等。常用上行法展开。

3. 显色　展开结束后，先在日光或紫外灯光下观察有无有色或荧光斑点，标记其位置，然后再根据所需检查成分喷洒相应的显色剂，显色后再定位。

4. 计算比移值　方法与薄层色谱法基本相似。

（二）适用范围

主要用于亲水性化合物的分离，如氨基酸、苷类、糖类、有机酸等。

（三）特点

设备简单、操作容易、展开迅速，但载样量低。

纸色谱法

（四）操作提示

实际应用时，需根据实际情况，选用合适的色谱纸及移动相溶剂系统；此法可用于定性、定量分析，也可用于微量物质的制备性分离，但实际工作中常用于定性鉴别及提取分离过程中有效成分的跟踪检测。

三、高效液相色谱法

高效液相色谱法（high performance liquid chromatography，HPLC）也称高压液相色谱法、高速液相色谱法，是在经典液相色谱（柱色谱）的基础上发展而成的一种高效、快速、高灵敏的色谱分离方法。随着计算机技术的不断发展，使 HPLC 与质谱、核磁、红外等波谱技术的联用进展很快，色谱信息越来越得到充分的利用。在天然药物化学成分研究领域中，HPLC 发挥着越来越重要的作用，常用于定性定量分析。《中华人民共和国药典》自 1985 年版开始收载此方法，至 2010 年版，含量测定项目应用 HPLC 已达到 1643 项（中成药 1030 项，药材 587 项，提取物 26 项），成为药典中含量测定的主导方法。

（一）基本原理

根据被分离物质中各组分在固定相及流动相中的吸附能力、分配系数、离子交换作用或分子量大小的差异而获得分离。可分为吸附色谱、分配色谱、离子交换色谱及凝胶滤过色谱等四类。

（二）操作技术

如图 3-6 所示，高效液相色谱仪由高压输液泵、进样器、色谱柱、高灵敏检测器、自动记录装置及自动收集装置组成，具体操作如下：

1. 选择适当的色谱柱和流动相。
2. 打开 HPLC 工作站，连接好流动相管道，连接检测系统。
3. 打开高压输液泵，冲洗色谱柱。冲洗速度与柱子的型号有关，一般的分析柱冲洗速度较慢，分离柱冲洗速度较快，但一般不超过 10ml/min。
4. 等色谱柱达到平衡且基线平直后，设计色谱程序。

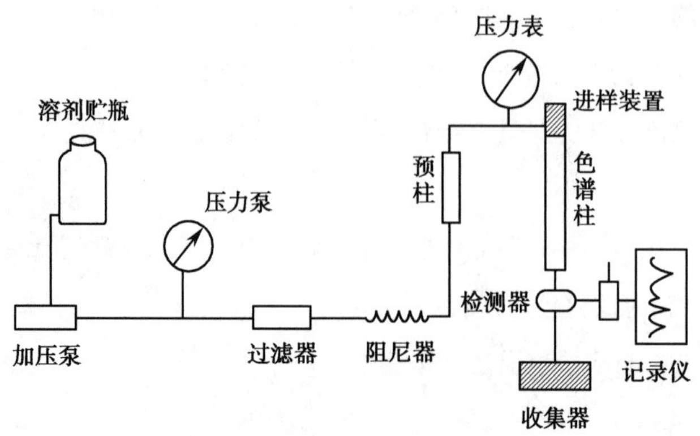

图 3-6　高效液相色谱装置的模式图

5. 用微量注射器将试样从进样口注入，或自动进样。

6. 流动相将试样带入色谱柱内进行分离，分离后的组分依次流入检测器的流通池，当有试样组分流过流通池时，检测器把组分浓度转变成电信号，经放大和记录器的记录，得到色谱图。

7. 最后，被分离的物质和洗脱液一起排入流出物收集器。若用于分离，按出峰先后分别收集洗脱液；若仅用于分析，则分析上述色谱图的峰面积，通过与标准样品的比较得到测试样品的浓度。

8. 试样测试结束后，要进行色谱仪及色谱柱的清洗和维护。

（三）适用范围

此法适用范围广，在天然药物化学成分研究、有机化工、环境化学及高分子工业等许多领域内都得到了广泛的应用。用气相色谱法难以分离的物质如挥发性低、热稳定性差、分子量大的聚合物或高分子化合物及离子型化合物等，用 HPLC 均能获得分离。制备型的 HPLC 能大量分离制备较纯的试样。

（四）特点

具有高压、高速、高分离效能、高灵敏度、操作自动化，检测范围广等特点。

（五）操作提示

流动相需达到色谱纯度，脱气后的流动相要小心振动尽量不引起气泡；所有通过色谱柱的液体均需经过严格的过滤；为了保护色谱柱，制备型 HPLC 的色谱柱前一般都安装预柱，且被分离的混合物一般均经多次除杂质处理。由于缓冲试剂遇到有机溶剂会形成结晶，对色谱柱造成损害，故每次使用缓冲液为流动相时，注意先用 10%浓度的有机相洗脱过渡。

实例分析

实例：

丹参为唇形科鼠尾草属植物丹参（*Salvia miltiorrhiza* Bge.）的干燥根及根茎，常用作治疗冠心病心绞痛的中成药制剂如复方丹参片等的原料药材。应用高效液相色谱法可同时分离测定复方丹参片中四种具有抗菌、消炎、活血化瘀、促进伤口愈合等作用的脂溶性活性成分丹参酮类（菲醌化合物）的含量：二氢丹参酮Ⅰ（dihydrotanshinone Ⅰ）、丹参酮Ⅰ（tanshinone Ⅰ）、隐丹参酮（cryptotanshinone）、丹参酮$Ⅱ_A$（tanshinone $Ⅱ_A$）。色谱条件：Agilent Eclipse Plus C_{18}柱（5μm，250mm×4.6mm）；流动相：甲醇-水（73 ：27）；流速：1.000ml/min；检测波长：254nm。按出峰先后，收集到 1~4 组成分，试分析 1~4 为何种成分？

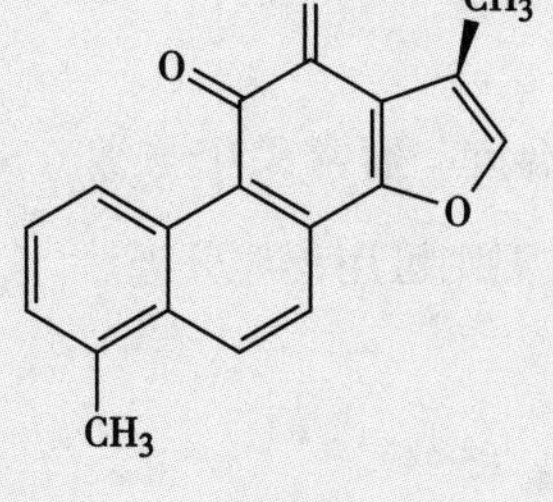

O　O　CH_3　O　CH_3

丹参酮Ⅰ

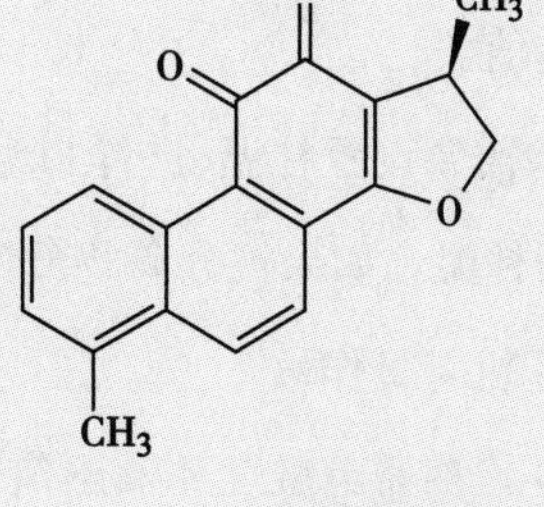

O　O　CH_3　O　CH_3

二氢丹参酮Ⅰ

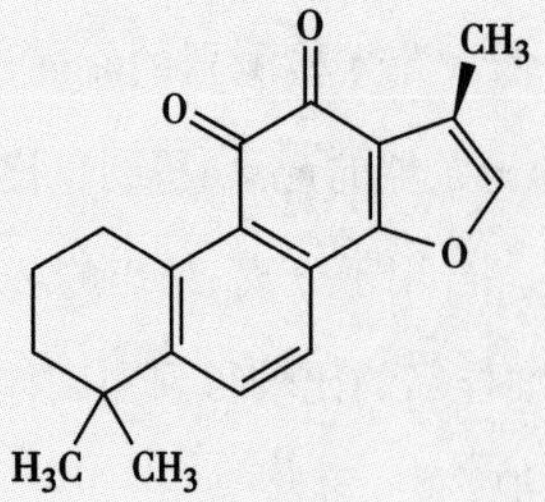

丹参酮ⅡA　　隐丹参酮

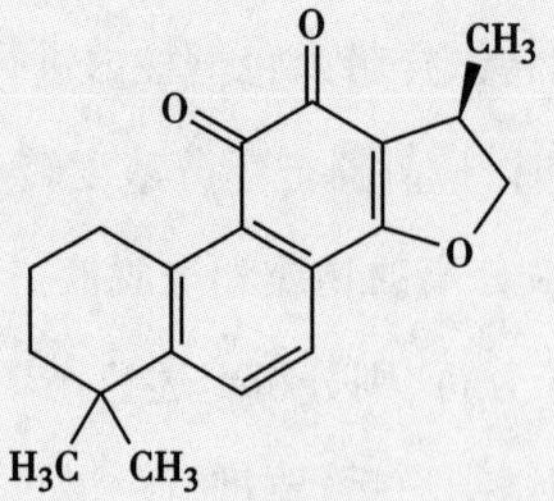

分析：

根据化合物结构判断四种丹参酮类成分的极性大小顺序为：二氢丹参酮Ⅰ>丹参酮Ⅰ>隐丹参酮>丹参酮ⅡA。因为色谱移动相选用了极性大的甲醇-水，所以二氢丹参酮Ⅰ极性大而最先被洗脱，丹参酮ⅡA极性小而最后被洗脱。结果为：①是二氢丹参酮Ⅰ；②是丹参酮Ⅰ；③是隐丹参酮；④是丹参酮ⅡA。

四、气相色谱法

气相色谱法(gas chromatography,GC)是一种以气体作为流动相的色谱分离方法。根据固定相的不同,可分为气-固吸附色谱及气-液分配色谱两类。其中,以气-液分配色谱的应用最为普遍。

(一)基本原理

利用混合物中各组分在气体与固定相之间吸附能力的不同或分配系数的差异而获得分离。

(二)操作技术

常用的气相色谱仪由载气系统、进样系统、色谱柱和柱箱、检测系统和记录系统五部分组成,操作时,试样随移动相气体载入色谱柱进行展开,分离后各成分先后进入检测器,并用记录仪记录色谱图,根据色谱图中分析成分的色谱峰的位置(以滞留时间和滞留容量表示),与适当的对照品对比可定性,根据色谱图中分析成分的色谱峰的峰面积或峰高可定量。具体操作如下:

1. 先安装好相关设备,检查各系统各接头,确定无漏气后,开始操作。

2. 打开稳压电源。

3. 打开气流总阀门,调节减压阀使气压约为 $22kg/cm^2$,再调节稳压器针形阀,使载气流速控制在所需要的流速值。

4. 根据实验需要设置柱温、进样口温度和 FID 检测器温度。通常采用与被分离物质的平均沸点相近或稍低的柱温。如果被分离物质的沸程太宽,升高柱温则可用程序升温法。

5. 打开计算机与工作站。

6. 设置 FID 检测器灵敏度和输出信号衰减。

7. 待所设参数达到设置时,即可进样分析。

8. 实验完毕后,先关闭氢气与空气,用氮气将色谱柱吹净后关机。

（三）适用范围

适用于具有沸点低、易挥发特性的挥发油成分的分离、鉴定和定量分析。目前亦广泛应用于检查残留溶剂。

（四）特点

此法具有分离效率高、分析速度快、试样用量少（气体试样可为 1ml，液体试样为 0.1μl，固体试样可为几微克）、选择性好、应用范围广等优点，目前已广泛应用于石油化工、食品卫生及药物分析等领域。但气相色谱法也存在一些不足之处，如不适宜分离高沸点、热稳定性差、高极性的化合物，柱的载样量较小，无法进行大规模制备性分离等，在一定程度上限制了该法的应用。

（五）操作提示

根据被分离物质的性质可选用适当的固定相；注意开气的顺序、压力以及关气顺序，防止爆炸；进样口温度一般应高于柱温 30~50℃；如用火焰电离检测器，其温度应等于或高于柱温，但不得低于 100℃，以免水汽凝结；注意使用气相色谱专用注射器，并快速进样；进样时防止注射器中有气泡；等温度降至 50℃以下才能关主机。

知识链接

提取分离新方法和新技术

随着天然药物化学成分研究的不断深入，各种现代新方法和新技术逐渐应用于天然药物活性成分的提取、分离和精制，如微波辅助提取技术、半仿生提取法、酶法提取、连续逆流提取法、红外辅助提取技术等，膜分离技术（membrane separation technique，MST）、絮凝澄清技术、分子蒸馏技术、高速逆流色谱（high-speed counter-current chromatography，HSCCC）、毛细管电泳技术、手性色谱技术等，加快了天然药物化学成分研究的步伐，促进天然药物的开发利用。

点滴积累

1. 薄层色谱法基于吸附色谱法或分配色谱法的原理，根据实际需要，常选择适当的吸附剂或支持剂作为固定相，以薄层板的方式进行分离操作。因其具有操作简单、上样量少、分离速度快，分离效率高等特点，亦常用于柱色谱分离条件的摸索。
2. 纸色谱法基于分配色谱法原理，以滤纸上吸着的水或溶液为固定相，在滤纸上进行分离操作。
3. 高效液相色谱法和气相色谱法需要在特定的仪器中进行分离操作，应严格遵守仪器的操作规程。
4. 选用色谱法对样品进行分离和鉴别时，常设定标准物质对照，在相同的实验条件下与对照物质进行对比，以确定其异同。

目标检测

ER-03章习题

一、选择题

（一）单项选择题

1. 硅胶薄板活化最适宜温度和时间

A. 100℃/60min　B. 100～150℃/60min　C. 100～110℃/30min

D. 110～120℃/30min　E. 120～130℃/30min

2. 不常用的吸附剂为

A. 氧化铝　B. 硅藻土　C. 硅胶

D. 聚酰胺　E. 活性炭

3. 下列类型基团极性最大的是

A. 醛基　B. 酮基　C. 酯基

D. 酚羟基　E. 烷基

4. 化合物结构中极性最弱的官能团是

A. 羧基　B. 胺基　C. 烷基

D. 醚基　E. 酚羟基

5. 原理为氢键吸附的色谱是

A. 氧化铝色谱　B. 凝胶滤过色谱　C. 聚酰胺色谱

D. 硅胶色谱　E. 离子交换色谱

6. 可以作为分配色谱载体的是

A. 硅藻土　B. 聚酰胺　C. 活性炭

D. 含水 9%的氧化铝　E. 葡聚糖凝胶

7. 原理为分子筛的色谱是

A. 离子交换色谱　B. 凝胶滤过色谱　C. 聚酰胺色谱

D. 硅胶色谱　E. 氧化铝色谱

8. 凝胶色谱适于分离

A. 极性大的成分　B. 极性小的成分　C. 离子性成分

D. 分子量不同的成分　E. 带电荷的成分

9. 聚酰胺柱色谱洗脱力最弱的是

A. 水　B. 乙醇　C. 丙酮

D. 甲醇　E. 稀氢氧化钠溶液

10. 聚酰胺吸附力最强的化合物是

A. 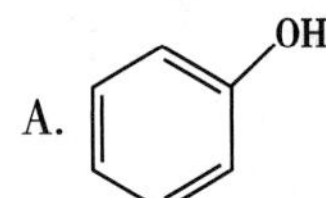

B. 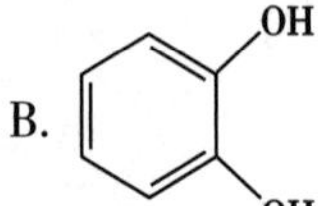

C. 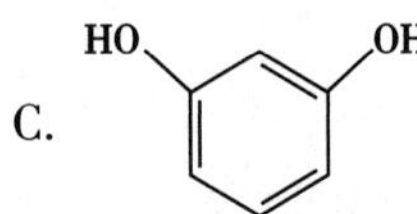

D. 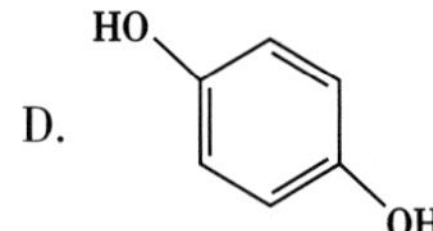　　E.

11. 对聚酰胺色谱叙述不正确的为

A. 固定相为聚酰胺　　B. 在水中吸附力最大　　C. 醇的洗脱力大于水

D. 甲酰胺溶液洗脱力最小　　E. 氢键吸附

12. 薄层色谱的主要用途为

A. 分离化合物　　B. 鉴定化合物　　C. 制备化合物

D. 分离和鉴定化合物　　E. 提取化合物

13. 化合物进行正相分配柱色谱时的结果是

A. 极性大的先流出　　B. 极性小的先流出　　C. 熔点低的先流出

D. 熔点高的先流出　　E. 沸点高的先流出

14. 化合物进行反相分配柱色谱时的结果是

A. 极性大的先流出　　B. 极性小的先流出　　C. 熔点低的先流出

D. 熔点高的先流出　　E. 沸点低的先流出

15. 纸色谱的色谱行为是

A. 化合物极性大 R_f值小　　B. 化合物极性大 R_f值大　　C. 化合物酸性大 R_f值大

D. 化合物极性小 R_f值小　　E. 化合物酸性小 R_f值大

（二）多项选择题

1. 吸附柱色谱常用的吸附剂主要有

A. 硅胶　　B. 聚酰胺　　C. 硅藻土

D. 活性炭　　E. 氧化铝

2. 用正相柱色谱法分离天然药物化学成分时

A. 只适于分离水溶性成分

B. 适于分离极性较大成分如苷类等

C. 适于分离脂溶性化合物如油脂、高级脂肪酸等

D. 极性小的成分先洗脱出柱

E. 极性大的成分先洗脱出柱

3. 用聚酰胺色谱法分离天然药物化学成分时，影响吸附能力强弱的因素有

A. 形成氢键的基团的数目　　B. 是否形成分子内氢键　　C. 化合物的酸碱性强弱

D. 形成氢键的基团的位置　　E. 化合物分子中芳香化程度

4. 可被聚酰胺吸附的化合物有

A. 生物碱　　B. 蒽醌　　C. 黄酮

D. 鞣质　　E. 萜类

5. 大孔吸附树脂的分离原理包括

A. 氢键吸附　　B. 范德华引力　　C. 化学吸附
D. 分子筛性　　E. 分配系数差异

二、问答题

1. 色谱法的基本原理是什么?
2. 聚酰胺吸附力与哪些因素有关?

三、实例分析

1. 将某混合物A、B、C、D、E用氧化铝色谱分离，选用Ⅲ级中性氧化铝（小于160号筛孔）作固定相，三氯甲烷-甲醇（99∶1）作移动相，Kedde试剂作显色剂，所得R_f值大→小顺序如下：E>B>A>C>D，比较五种成分的极性强弱。

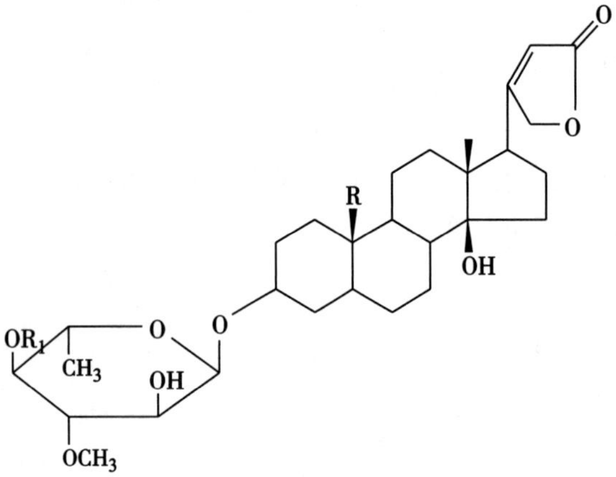

名称	R	R_1
A	CHO	H
B	CH_3	H
C	CH_2OH	H
D	COOH	H
E	CH_3	$COCH_3$

2. 将某混合物做pH缓冲纸色谱分析，用三氯甲烷作移动相，色谱结果（R_f×100）如表3-4：

表3-4　某混合物pH缓冲纸色谱分析结果

pH	1.5	3.0	4.5	5.5	6.5	7.5
成分甲	0	22	48	65	88	100
成分乙	0	0	0	15	30	90

（1）比较成分甲与乙的碱性强弱。

（2）简述从某植物中提取分离甲、乙成分的方法。

（李海燕）

第四章

结构测定

导学情景

情景描述

1805 年，德国化学家泽尔蒂纳（Friedrich Sertürner）从鸦片中分离得到吗啡（Morphine），1847 年确定分子式，1923 年阐明化学结构，1952 年全合成成功，1968 年证明绝对构型，前后花费 163 年。1972 年 11 月，屠呦呦科研组从一年生菊科植物黄花蒿 *Aretemisia annua* L.的干燥地上部分中分离得到青蒿素（artemisinin），1973 年 10 月确认为抗疟有效单体化合物，命名为青蒿素。1975 年确定分子式，同年 11 月用单晶 X 射线衍射分析确定分子结构，并利用氧原子的反常散射确定了青蒿素的绝对构型，前后花费 3 年。

学前导语

吗啡分子式为 $C_{17}H_{19}NO_3$，属于生物碱类化合物。含 3 分子结晶水的盐酸吗啡为临床常用的镇痛镇静药物，主要用于外科手术和外伤性剧痛、晚期癌症剧痛等，也用于心绞痛发作时止痛和镇静作用，并有抑制呼吸作用，可以减轻病人呼吸困难的痛苦。青蒿素的分子式为 $C_{15}H_{22}O_5$，属倍半萜内酯类化合物，为临床最有效的抗疟药物，挽救了全球特别是发展中国家数百万人的生命，被称为“东方神药”，其发现者屠呦呦教授荣获 2015 年诺贝尔生理学或医学奖，成为第一个获得诺贝尔自然学奖的中国人。

两个来源于天然植物的著名化合物的结构确定方法、过程由于其所处的时代不同而有巨大差别，确定结构所花费的时间比较体现了现代光谱技术的进步。那么如何测定天然药物化合物的结构，则是本章将要学习的内容。

第一节　结构测定一般步骤

化合物的结构测定是天然药物化学研究的重要内容。只有明确了化合物的化学结构，才能进一步开展其药效学、毒理学研究，并为人工合成、结构改造和药物设计等工作提供可靠的依据。

天然药物化学成分的结构测定工作较为复杂，难度较大。与化学合成出来的化合物相比，其“未知性”更高，有时甚至难以确定结构类型。为了给结构鉴定提供信息，常规的做法是系统查阅文献资料，了解同一种、同一属或同一科植物的成分研究相关数据，因为同种、同属植物即使产地不同，化学成分可能也有相似性。此外，在提取分离过程中要注意观察化合物的理化性质，如溶解性、酸碱性、结晶性、吸湿性、色谱行为等，以便为确定结构类型提供信息。事实上，化合物结构的最终确定一般都依赖现代波谱技术，必要时辅以化学手段，但由于当前研究过程中获得的新化合物或活性成分常以微量计，有时只有几毫克，故一般无法采用化学方法（化学鉴别反应、化学降解、衍生物合成等），而且要尽可能在不消耗或少消耗样品的条件下测定各种光谱数据，获取尽可能多的结构信息以达到确定化合物结构的最终目的。20 世纪 90 年代以来，现代色谱和波谱技术快速发展，使结构测定工作更趋向于微量化、快速化和准确化。天然药物化学成分的结构测定，很难有一种固定不变的研究程序，一般的步骤如下：

一、确定化合物纯度

在进行结构测定前必须首先确定化合物的纯度，只有获得单一化合物（又称单体）才能保证结构测定结果的准确性，否则测定的光谱数据无意义，将造成不必要的浪费。纯度测定的主要方法是各种色谱技术，如硅胶 TLC 是最常用的方法，可将待测样品在同一硅胶板上点“浓”和“稀”两个点（也可只点一个点），然后选择合适的溶剂展开，层析结束后，在可见光、紫外光下观察，或喷显色剂（其中必有一种为通用显色剂，如 10% H_2SO_4乙醇液）进行观察。一般地，只有当样品在两种以上差别较大的溶剂系统中均呈现单一斑点时，方可确认其为单体化合物。必要时，还可通过纸色谱（PC）、高效液相色谱（HPLC）或气相色谱（GC）来帮助判断化合物的纯度。采用两种以上差别较大的溶剂系统或色谱条件进行检测，可以提高判断的准确性。

此外，对固体化合物可检查有无均匀一致的晶形，有无明确、敏锐的熔点，熔距是否狭窄；液体化合物可通过测定沸点、沸程、折光率及相对密度等判断其纯度。一般来说，若固体化合物熔点恒定，熔距在 0.5～1.0℃范围内，可认为其为纯品。如熔距过大，则可能存在杂质，应进一步精制直至熔点恒定。若液体化合物沸点恒定，除高沸点物质外，沸程应在 5℃以内，可认为其为纯品。如沸程大于 5℃，则可能存在杂质，应进一步纯化直至沸点恒定、沸程减小。液体化合物还应有恒定的折光率及相对密度。无论是固体化合物还是液体化合物，若为光学活性物质，则具有旋光性，可测定比旋度，若已知化合物的比旋度与文献数据一致，则表明该化合物已是或接近纯品。

二、确定化合物是否为已知

确定化合物是否为已知也是结构测定的重要内容，如果判断准确，将节省研究时间和研究经费，否则将造成浪费。判断化合物是否为已知有以下几种情况：

1. 如果有标准品，可采用色谱法进行纯度测定时将化合物与标准品进行比较，如果在两种以上差别较大的溶剂系统中两者的比移值（R_f）值或保留时间（RT）均相同，则化合物可能即为该标准品。

2. 化合物量较多时，可测定化合物的熔点、沸点、比旋度、折光率等数据，也可测定化合物的紫外光谱（UV）和红外光谱（IR），并与文献中的已知化合物比较，若相同，则可能为该已知化合物。

3. 化合物量较少时，可直接测定化合物的质谱（MS）、核磁共振氢谱（^{1}H-NMR）和碳谱（^{13}C-NMR），根据这些光谱数据可获得化合物的分子量、分子式，通过对碳、氢谱的解析可初步获得化合物的分子骨架，有的可推测出结构式，与文献数据对照，若相同，则为该已知化合物。

三、对未知化合物的进一步测定

若化合物结构比较复杂，依靠 MS、^{1}H-NMR、^{13}C-NMR、UV、IR 等仍无法推测出结构式，且光谱数据与文献对照均不相同，可暂定为未知化合物。未知化合物结构测定的一般方法：

（一）理化常数的测定

按上述，固体化合物测定熔点；液体化合物测定沸点；光学活性化合物测定比旋度。化合物量较大的液体化合物还可测定折光率和相对密度。

（二）化学定性反应

当化合物量足够大时，可考虑进行化学定性反应，以帮助判断化合物的结构类型。但现代天然药物研究获得的新化合物，往往都是微量级，无法进行定性反应，此时可以通过回顾研究过程中化合物的行为，如酸碱性、不同溶剂的溶解性、色谱行为等为化合物结构类型确定提供线索。

（三）确定分子式

目前最常用的是高分辨质谱法（high resolution mass spectrometry，HR-MS），一般委托专门的实验室进行。高分辨质谱仪可将化合物的分子量精确测定到小数点后第三位，所以，不仅能直接给出化合物的精确分子量，还可以直接给出化合物的分子式。如：若 C、H、O、N 分别按 12、1、16、14 的原子质量单位计算的话，化合物 $C_8H_{12}N_4$ 与 $C_{10}H_{12}O_2$ 的分子量均为 164；但以 $^{12}C=12.0000$ 为基准计算的话，H、O、N 的实际原子质量单位（amu）分别应为：$^{1}H=1.007\ 825$，$^{16}O=15.994\ 91$，$^{14}N=14.003\ 07$，按此计算的话，$C_8H_{12}N_4$ 的精确分子量应为 164.1063，而 $C_{10}H_{12}O_2$ 应为 164.0837。所以，在普通质谱仪上无法确定的分子式，在高分辨质谱仪上却很容易进行区别。目前，新化合物发表时，大多数高水平杂志都要求提供化合物的高分辨质谱数据。

除高分辨质谱法外，还可以测定普通质谱（电子轰击质谱 EI-MS、电喷雾质谱 ESI-MS 等）获得分子量，再结合核磁共振谱的 H、C 数目可推算出化合物的分子式。而传统的确定分子式的方法有元素定量分析法和同位素丰度比法，都需要配合普通质谱法来推定化合物的分子式，前者用量较大，后者比较适合 500 分子量以下的化合物。

（四）不饱和度的计算

分子式确定后，可按下式计算化合物的不饱和度（degree of unsaturation，用希腊字母 Ω 表示）

$$\Omega = \text{IV} - \text{I}/2 + \text{III}/2 + 1 \qquad \text{式(4-1)}$$

式中，Ⅰ表示一价原子（如 H，D，X）的数目；Ⅲ表示三价原子（如 N，P）的数目；Ⅳ表示四价原子（如 C，Si）的数目。

O，S 等二价原子与不饱和度无关，故未列入计算公式。

不饱和度，又称缺氢指数或者环加双键指数（index of hydrogen deficiency or rings plus double bonds），是有机物分子不饱和程度的量化标志。化合物的不饱和度表示的是化合物中环、双键和三键的数目总和，对确定化合物结构有较大的意义。一个环、一个双键的不饱和度均为 1，一个三键的不饱和度为 2。例如：黄酮类化合物母核的分子式为 $C_{15}H_{10}O_2$，其不饱和度 $=15-10/2+1=11$，结构上含有 8 个双键、3 个环。此外，1 个苯环的不饱和度为 4，所以化合物的不饱和度可以初步判断结构中是否含有苯环。如：$\Omega<4$，肯定不含有苯环；$4\leqslant\Omega<8$，可能含有 1 个苯环；$8\leqslant\Omega<12$，可能含有 1~2 个苯环，以此类推。

黄酮类化合物母核结构

（五）化合物结构类型的确定

通过不饱和度数值可初步判断化合物结构中的苯环、环、双键及三键数目，结合上述的化学定性反应，或通过与已发表的同属同种天然药物化学成分数据比对后可基本确定化合物的结构类型。若仍然无法确定，则先通过波谱数据推定化合物的官能团，再来确定结构类型。

（六）化合物的官能团推定

除化学方法外，可通过波谱数据来分析化合物结构中的官能团。比如：通过 UV 光谱可获知双键信息；通过 IR 光谱可获知羰基、羟基、苯环等官能团的信息；通过 MS 谱碎片离子峰，可获知烷基、羟基、糖等信息；通过 DEPT 碳谱可获知伯、仲、叔、季碳的数量与可能连接的原子等，这些官能团的信息综合起来，可推测化合物的结构类型，对推测结构也有很大帮助。

（七）化合物的结构推测

为了确定未知物的结构，可进一步进行二维核磁共振谱（2D-NMR）测定，包括同核相关谱（如 ^{1}H-^{1}H COSY）、碳-氢直接相关谱（HMQC 或 ^{13}C-^{1}H COSY）、碳-氢远程相关谱（HMBC 或 ^{13}C-^{1}H 远程 COSY）、H-H 接力完全相关谱（TOCSY）、二维 NOE 增强谱（NOESY）等，通过了解 H 与 H 之间的连接方式，从而可解析出化合物的结构式，再次与文献数据对照，若相同，则为该已知物；若不相同，则判断该未知物可能为一新化合物。

四、新化合物的结构确认

通过国际权威数据库确认化合物为新化合物后，还须进一步确认新化合物的结构。可结晶的化合物，最好采用单晶 X 射线衍射法来确认推测的结构式。若该化合物的衍生物为已知化合物，可将新化合物进行衍生物合成，并比较合成物与已知化合物各类数据的一致性。也可进行化合物的全合成来确认新化合物。

实例分析

青蒿素化学结构的鉴定

下面让我们来了解一下青蒿素这个世界知名新化合物的结构鉴定过程：

1972 年 11 月，中国中医研究院中药研究所抗疟科研组从抗疟有效的中性部分中分离得到抗疟有效单体——青蒿素，为白色针晶，熔点为 156~157℃，旋光 $[\alpha]_{D}^{17}=+66.3$（c = 1.64，三氯甲烷），经化学反应确证无氮元素，无双键。

首先，确定化合物的分子式。通过当年最为常用的元素分析法确定 C 含量占 63.72%、H 含量占 7.86%。结合紫外光谱、红外光谱、质谱、核磁共振谱数据，确定其分子式为 $C_{15}H_{22}O_{5}$，相对分子质量为 282。

其次，由于青蒿素结构非常特殊，科研人员决定采用衍生物制备的方法来确定其内在可能存在的官能团。研究表明，其结构中存在羰基，将羰基还原后，得到双氢青蒿素，确定分子式为 $C_{15}H_{24}O_5$，相对分子质量为 284。进一步的衍生物制备，不仅提供了青蒿素的结构信息，也为后续该类药物构效关系的研究奠定了基础。

为进一步明确青蒿素的结构，科研人员培养了青蒿素晶体，用当时国内已有的 X 衍射方法测定了青蒿素的化学结构，并在准确测定反常散射强度数据基础上确定其绝对构型，终于在 1975 年 11 月确定了青蒿素的化学结构。

青蒿素的化学结构

点滴积累

1. 天然药物活性成分的结构测定首先要确定化合物的纯度，然后通过物理常数、色谱方法和光谱方法来确定化合物是否为已知。
2. 对于未知化合物，可进一步进行高分辨质谱及二维核磁共振谱（2D-NMR）测定，以确定未知化合物的化学结构。
3. 对于新化合物，需要通过单晶 X 射线衍射法或化学合成法来进一步确认。

第二节　结构测定波谱分析法简介

现代波谱技术的飞速发展，使天然药物化学结构测定变得越来越方便、快捷，尤其是近年来发展起来的超导核磁共振技术、二维核磁共振谱（two dimension nuclear magnetic resonance，2D-NMR）及质谱新技术的开发利用，使得化合物结构测定进一步具备了灵敏度高、选择性强、用量少及快速、简便的优点，大大加快了化合物结构测定的速度，同时提高了结构测定的准确性。由于紫外光谱（UV）、红外光谱（IR）、核磁共振谱（NMR）和质谱（MS）四大波谱理论已在有机化学、分析化学等课程中详细介绍，本教材仅对这些波谱在天然药物有效成分结构鉴定中的应用作简要介绍。

一、紫外吸收光谱

紫外吸收光谱（ultraviolet absorption spectra，简称紫外光谱，UV）是用一定波长（200～400nm）的紫外及可见光照射化合物分子，分子中的电子可因光线照射从基态跃迁至激发态（$\pi \rightarrow \pi^*$ 跃迁、

$n \to \pi^*$跃迁),从而使透过化合物的光强度减弱,在不同波长下测定化合物的吸收度,即可得到紫外吸收光谱。

图 4-1 为化合物 3,5,3′-三羟基-7,4′-二甲氧基黄酮-3-O-β-D-芹菜糖基(1→2)-β-D-半乳糖苷的紫外吸收光谱,图中吸收曲线的峰所对应的波长称为最大吸收波长(λ_{max}),吸收曲线的谷所对应的波长称为最低吸收波长(λ_{min}),吸收峰的旁边出现类似于人的肩膀的小峰则称为肩峰,在最短波长(200nm)处有一相当强度的吸收却未显现吸收峰,称为末端吸收。由于吸收峰的峰位是化合物分子电子能级跃迁时所吸收的特征频率,故化合物分子的结构决定了吸收曲线的峰形,反之,紫外-可见吸收光谱可提供化合物结构的基本骨架信息或有助于确定化合物的部分结构。

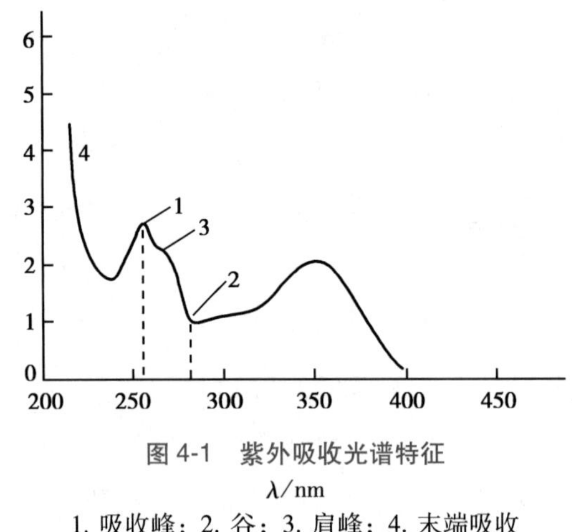

图 4-1 紫外吸收光谱特征

λ/nm

1. 吸收峰; 2. 谷; 3. 肩峰; 4. 末端吸收

化合物结构中能吸收紫外-可见光引起电子跃迁的基团称为发色团,主要为不饱和键,如:C═C、C═O 等,常见发色团的最大吸收峰见表 4-1,故紫外-可见吸收光谱常用以测定分子内的共轭系统。此外,结构中某些带有杂原子的饱和基团,如:—OH、—NH_2、—OR、—X 等能使吸收峰向长波移动,称为助色团。若助色团与发色团相连,不仅使吸收向长波方向移动,而且还使吸收强度(ε)增加。如:苯环 B 带的吸收峰为 255nm(ε~200),而苯酚该吸收峰红移至 270nm(ε~1450),苯胺该吸收峰红移至 287nm(ε~1430)。故,紫外-可见光谱可提供化合物共轭程度,发色团、助色团的种类、数目及位置等结构信息。

表 4-1 常见发色团的最大吸收峰

化合物	λ_{max}(nm)	强度(ε)
$H_2C{=}CH_2$	193	10 000
$H_2C{=}CH{-}CH{=}CH_2$	217	21 000
CH_3COCH_3	166,276	15
CH_3COOH	204	40

此外，应注意溶剂对紫外-可见光谱的影响。极性溶剂不仅影响溶质吸收波长的位移，而且还影响吸收峰吸收强度和它的形状，如苯酚的 B 吸收带，在非极性溶剂正庚烷中，可清晰看到苯酚 B 吸收带的精细结构，但在极性溶剂乙醇中，苯酚 B 吸收带的精细结构消失，仅存在一个宽的吸收峰，而且其吸收强度也明显减弱。所以在记录紫外吸收光谱时，应注明所用的溶剂。

目前，虽然核磁共振的发展已使紫外-可见光谱成为结构鉴定的次要手段，但通过研究活性化合物的 UV 谱获得 λ_{max}，再进行进一步含量测定的方法仍是制定中药质量标准的常用方法。

二、红外吸收光谱

红外吸收光谱（infrared absorption spectrum，简称红外光谱，IR）是记录有机化合物分子吸收红外光后产生化学键振动而形成的吸收光谱。化学键的振动频率用波数（ν，即波长倒数）来表示，其测定范围一般为 4000~600cm^{-1}，其中，1333cm^{-1}以上为化合物的特征基团区，1333~600cm^{-1}为指纹区，吸收峰范围与化学键的关系见表 4-2。最方便的测定方法是将样品与 KBr 混合压片，能处理少至 5~10μg 的样品。

由于核磁共振与质谱技术的发展与普及，红外吸收光谱的应用范围已大大缩小。目前，它主要用于鉴别结构中的羰基（1900~1650cm^{-1}，强吸收单峰）、炔烃与腈（2400~2100cm^{-1}，弱吸收尖细峰）、未缔合羟基（3500~3400cm^{-1}，强吸收宽峰）、氨基（3500~3300cm^{-1}，强吸收峰）等基团。此外，红外光谱也常用于已知化合物的比对，当化合物与已知对照品的红外光谱所有吸收峰，特别是灵敏的指纹区的吸收峰完全吻合时，则可确定为同一物质。如无对照品，也可检索有关红外光谱数据图谱文献进行比对。

表 4-2　红外光谱吸收峰与化学键的关系

吸收峰范围 ν（cm^{-1}）	化学键
1500~600	C—C、C—O、C—N 等单键区
1800~1500	C═C、C═O、C═N 等双键区
2200 左右	C≡C、C≡N 等三键区
3500~3300	O—H、N—H 等单键区

图 4-2、图 4-3 分别为双氢青蒿素与青蒿素的红外光谱图。两者比较可以发现，青蒿素有典型的内酯吸收峰（1745cm^{-1}），无羟基吸收峰；而双氢青蒿素的红外光谱图上无 1745cm^{-1}峰，增加了 3356cm^{-1}峰，证明了羟基基团的存在。两个化合物红外光谱图的指纹区都可见过氧基的吸收峰 831cm^{-1}、880cm^{-1}、1100cm^{-1}。

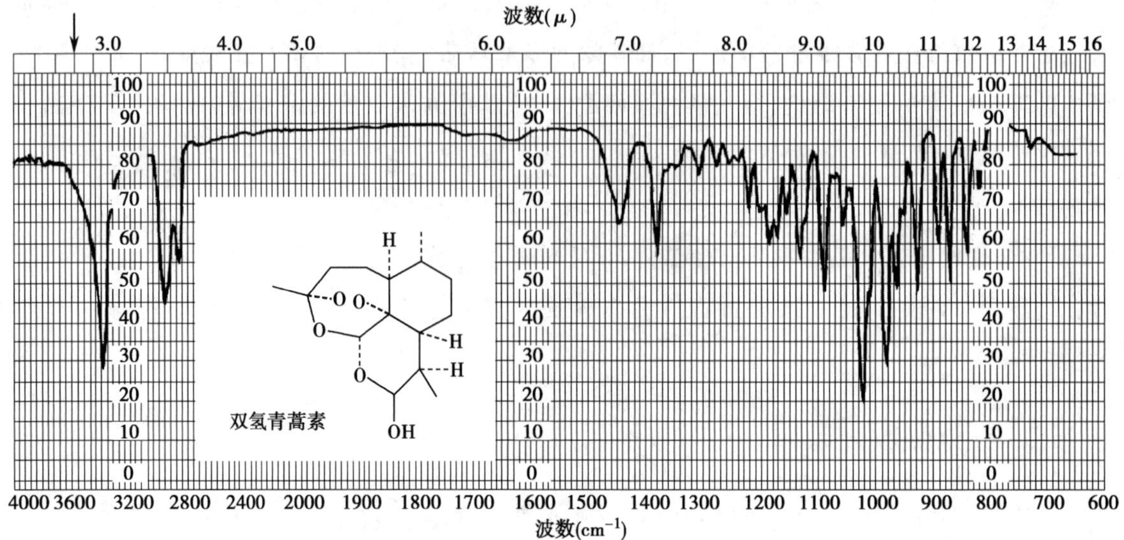

图 4-2　双氢青蒿素红外光谱

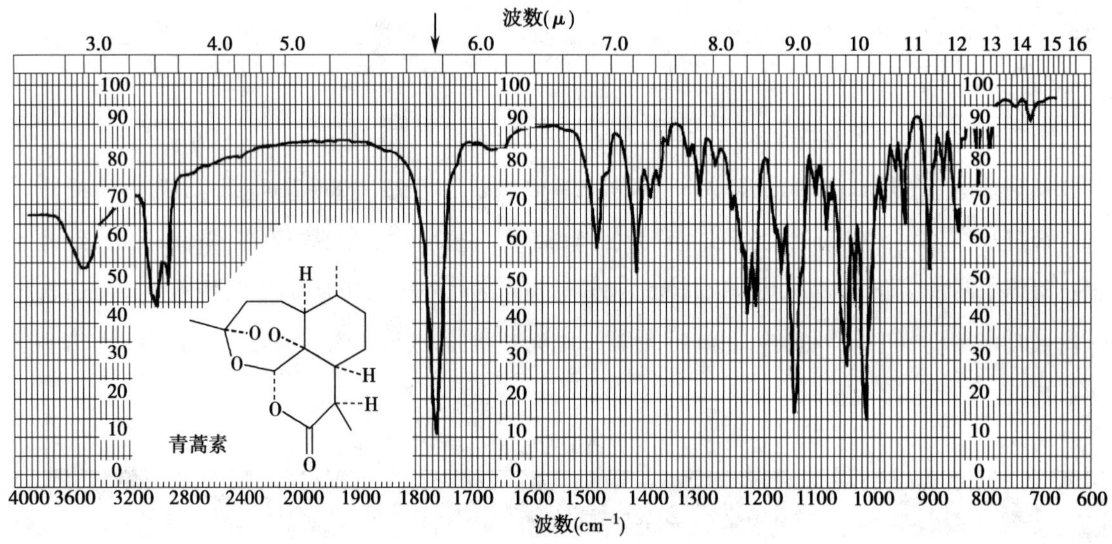

图 4-3　青蒿素红外光谱

三、质谱

质谱（mass spectrometry，MS）是记录有机化合物样品在质谱仪中经高温（如 300℃）气化，在离子源受一定能量冲击产生离子，而后在稳定磁场中按质量和电荷之比（m/z）顺序进行分离并通过检测器表达的图谱。在质谱图中，主要可以观察到分子离子峰和碎片离子峰（见图 4-4）。一般把强度最高的峰定为基峰，而质荷比最高处的峰一般为分子离子峰，表示为 $M^{+\cdot}$，分子离子峰的质荷比即为化合物的分子量。但也应注意：对热不稳定的化合物，如醇类，最高质荷比的峰就不一定是分子离子峰。

质谱在结构测定中的作用如下：

（1）确定分子量。

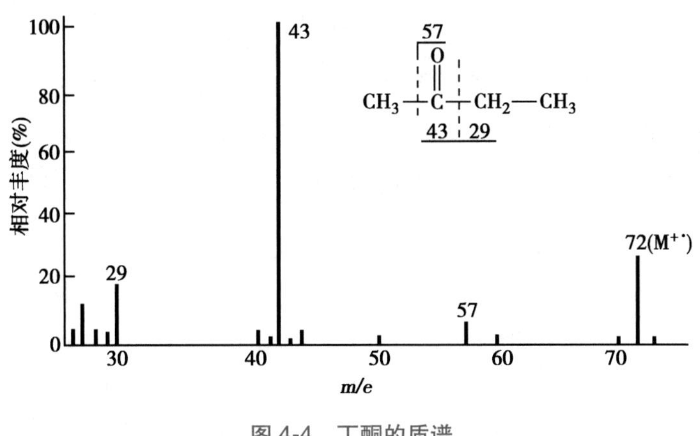

图 4-4　丁酮的质谱

（2）高分辨质谱（HR-MS）由于能测出相对分子质量的精确数字，故可直接提供分子式。

（3）由于化合物在一定条件下的开裂有一定规律，故分析开裂碎片（表 4-3），可提供部分结构信息，如 M-15 峰则提示结构中有—CH_3，M-17 峰提示有—OH，M-18 为脱水峰，M-28 峰提示有—CO，M-162 峰提示可能含葡萄糖或半乳糖，M-146 峰则提示可能含鼠李糖；黄酮母核产生 RDA 开裂，可特征性地得到 *m/z*120 和 *m/z*102 的碎片峰；齐墩果酸型的五环三萜皂苷元 C 环产生 RDA 开裂，可特征性地得到 *m/z*208 和 *m/z*248 的碎片峰等。

表 4-3　分子离子易失去的中性碎片

离子	失去的可能碎片	可能存在的结构或开裂类型
M-1	H	醛、某些醚及胺类
M-15	CH_3	甲基
M-17	OH	醇类
M-18	H_2O	醇类（包括糖类）
M-28	CO，C_2H_4，N_2	从酮中脱掉的 CO、C_2H_4，麦氏重排
M-29	CHO，C_2H_5	醛类，乙基
M-34	H_2S	硫醇
M-35	Cl	氯化物
M-36	HCl	氯化物
M-43	CH_3CO，C_3H_7	乙酰基，丙基
M-45	COOH	羧酸类
M-60	CH_3COOH	乙酸酯类，羧酸类
M-91	$C_6H_5CH_2$	苄基
M-105	C_6H_5CO	苯甲酰基

（4）同位素丰度比法确定分子式或特殊元素的存在。由于组成化合物的元素均由相对丰度比稳定的同位素组成，而同位素的重元素一般比轻元素重 1～2 个质量单位，所以，可以通过质谱上分子离子峰[M]$^+$及其同位素峰[M+1]$^+$、[M+2]$^+$峰的相对强度来计算化合物的分子式。同时，对于氯、溴等天然丰度比较高的元素，通过同位素丰度法还可确定氯、溴等元素的存在及数目，例如含一个氯原子的化合物的[M+2]$^+$峰的丰度是[M]$^+$峰的 1/3；而含一个溴原子的化合物的[M+2]$^+$峰的丰度与[M]$^+$峰几乎相同；含两个氯原子的化合物的[M+4]$^+$峰、[M+2]$^+$峰、[M]$^+$峰的丰度比为 1∶6∶9。图 4-5 为新三萜类化合物——2α,3β,23-三羟基-12α-氯代-齐墩果酸-13β,28-内酯的电喷雾质谱（ESI-MS）图谱，图中显示同位素离子[M+Na+2]$^+$（m/z547）峰的丰度为[M+Na]$^+$（m/z545）峰的 1/3，提示该化合物分子中含有一个 Cl 原子。

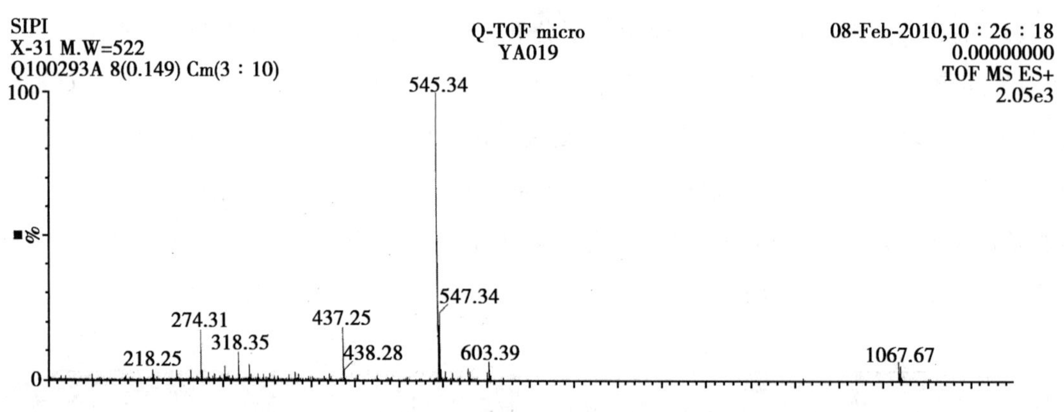

图 4-5　2α,3β,23-三羟基-12α-氯代-齐墩果酸-13β,28-内酯的电喷雾质谱

（5）常用于已知化合物的比对，当两个化合物的质谱主要峰吻合时，则可确定两个化合物的结构完全一致。

质谱常用的离子源是电子轰击源，即利用低能量（70eV）的慢电子轰击样品的气体分子使成阳离子，称为电子轰击质谱（electron impact mass spectra，EI-MS）。由于 EI-MS 需要将样品加热气化，故容易发生热分解的化合物，如醇、糖苷等，只能测到碎片峰，而得不到分子离子峰，而大分子物质，如：多糖、肽类等常因难于气化而无法测定。近年来，质谱技术得到了快速发展，开发了许多使样品不必加热气化即可直接电离的新方法，并且得到了推广应用，如：电喷雾电离（electrospray ionization，ESI）、快速原子轰击电离（fast atom bombardment，FAB）及基质辅助激光解吸电离（matrix-assisted laser desorption ionization，MALDI）等，由于这些电离给样品较小能量，所以又称为软电离，适用于易破裂或易电离的样品。例如在苷类化合物的软电离质谱中，一般可观察到一组连续失去糖单元的碎片离子信号，根据这些离子间的质量差可推测糖的类型、数量和顺序，如失去的五碳糖的质量差是 132、六碳糖的质量差是 162、6-去氧糖的质量差是 146、己糖醛酸的质量差是 176 等；若某苷类化合物的 FAB-MS 谱中靠近分子离子峰的碎片离子信号与分子离子峰之间差 176，则在该苷类化合物的最外侧有一个己糖醛酸。

质谱仪发展的另一热点是与液相色谱联用，目前较普及的有 LC-MS、LC-MS-MS、LC-ESI 等。

四、核磁共振谱

核磁共振谱(nuclear magnetic resonance,NMR)是利用能量很低的电磁波照射暴露在强磁场中的分子,电磁波能与分子中的磁性核(^{1}H、^{13}C)相互作用,引起磁性核发生磁能级的共振跃迁而产生吸收信号,记录吸收信号的强度,对应其吸收频率所得的波谱。

天然药物化学成分结构测定离不开测定核磁共振氢谱(^{1}H-NMR)和核磁共振碳谱(^{13}C-NMR),随着核磁共振技术的发展,目前,二维核磁共振技术(2D-NMR)已得到了普及,并在化合物结构测定中发挥至关重要的作用。

课堂活动

请用线将四大光谱与其英文缩写及应用连接起来。

紫外吸收光谱	NMR	官能团的判断
红外吸收光谱	UV	共轭体系的判断
核磁共振光谱	MS	提供氢或碳的信息
质谱	IR	相对分子质量的确定

(一)核磁共振氢谱(^{1}H-NMR)

核磁共振氢谱能提供三个重要参数:化学位移、峰面积和偶合常数。

1. 化学位移 由于^{1}H核周围环境不同,其外围电子密度以及电子绕核旋转时产生的磁的屏蔽效应不同,故不同类型的^{1}H核发生共振跃迁所需能量不同,其共振信号将出现在不同的区域(见表4-4),故可根据化学位移值推断H的类型。化学位移用δ表示,单位:ppm。

表4-4 各类H质子的化学位移范围表

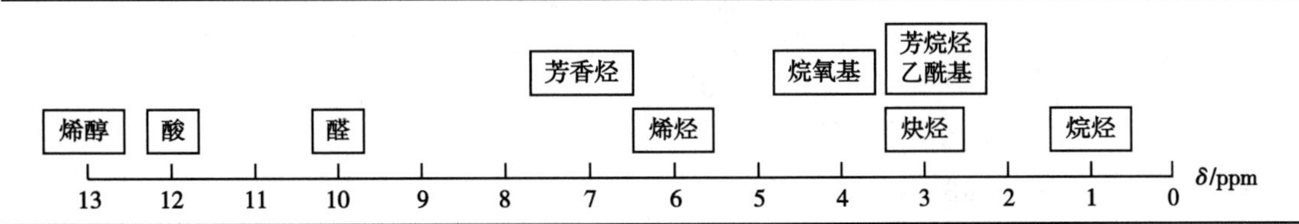

2. 峰面积 ^{1}H-NMR谱上积分总面积与分子中的总H质子数相当,根据分子式,可推算出每个积分信号所相当的H质子数。

3. 偶合常数 信号的裂分与偶合常数磁不等同的两个或两组^{1}H核在一定距离范围内会因相互自旋偶合干扰而使信号发生裂分,出现不同形态的峰,如:s(singlet,单峰)、d(doublet,二重峰)、t(triplet,三重峰)、q(quartet,四重峰)、m(multiplet,多重峰)等。质子裂分受周围环境H质子的干扰一般遵循$n+1$规则,若为单峰,则表示周围C上无H;若为三重峰,则表示周围可能存在一个$-CH_2-$基团;故通过研究峰形可获知邻位H质子的信息。表示磁性核裂分强度的参数是偶合常数,用J表示,单位Hz,可通过计算裂分的多重峰谱线间的间距获得相关数据。

课堂活动

请绘出乙基($-CH_2CH_3$)中亚甲基与甲基的氢谱位置与峰形。

偶合常数的大小取决于相互作用的氢核之间间隔键的距离：间隔的键数越少，则 J 值越大，常用的偶合常数见表 4-5。

表 4-5　一些常见[1]H 核的自旋-自旋偶合常数

结构类型	J（Hz）	结构类型	J（Hz）
H—C—H	12～15	H（苯环）H	J_o　6～8 J_m　1～3 J_p　0～1
CH—C—H	6～8		
H　H C=C	6～12	Ha, He（环己烷）	J_{aa}　9～13 J_{ae}　2～4 J_{ee}　2～4
H C=C H	13～18		

解析核磁共振氢谱的一般步骤是：观察有几组峰，根据每组峰的化学位移推断可能的 H 质子类型；观察峰面积，确定每组峰所含的 H 质子数；计算偶合常数，找出自旋偶合裂分的吸收峰，考察发生相互偶合的 H 质子的数目和结构关系；观察峰形，确定基团与基团之间的关系，推测化合物结构。例如乙酸苯乙酯的核磁共振氢谱如图 4-6 所示，可解析如下：

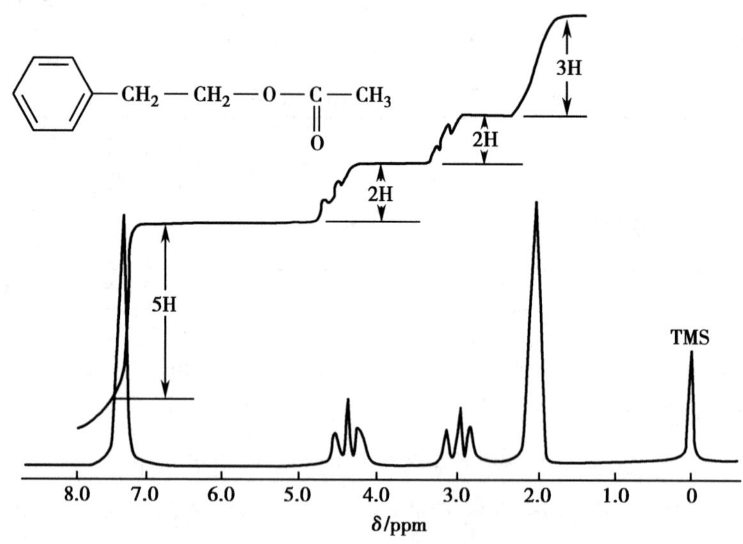

图 4-6　乙酸苯乙酯的核磁共振氢谱

从图谱上看，在 δ2.00（s）、2.92（t）、4.28（t）、7.25（s）处分别有四组峰，根据表 4-4 可知，δ7.25ppm 可能为苯环上的 H 吸收峰，δ2.00ppm 可能为乙酰基上的 CH_3 的 H 吸收峰，δ4.28ppm 可能为烷氧基上的 H 吸收峰，δ2.92ppm 可能为与苯环相连的 H 吸收峰。从峰面积来看，δ7.25ppm 峰有五个 H 质子，δ2.00ppm 峰有三个 H 质子，这两组基团上的质子由于所处环境相同，故有偶合而无裂分，均表现为单峰，故 δ7.25ppm 峰即为苯环上的 H 吸收信号，δ2.00ppm 为乙酰基上的 CH_3 的 H 吸收信号。δ4.28ppm 和 δ2.92ppm 信号均有两个 H 质子，因分别受邻位—CH_2—的干扰裂分为三重峰，且 J 都为 7Hz，说明它们之间存在偶合关系，前者为与 O 相连的 CH_2，后者为与苯环相连的 CH_2。

实例分析

实例：

从辽西蜂胶中分离得到 3′-甲基鼠李素，黄色粉末，mp. 210~212℃。其化学结构如下，试归属下列 ^{1}H-NMR（300MHz，DMSO-d_6）δppm 的数据。

3.84（3H，s）

3.88（3H，s）

6.30（1H，d，J=3.0Hz）

6.46（1H，d，J=3.0Hz）

6.96（1H，d，J=8.5Hz）

7.53（1H，dd，J=2.2Hz，8.5Hz）

7.68（1H，d，J=2.2Hz）

8.75（1H，s，D_2O 交换消失）

9.14（1H，s，D_2O 交换消失）

12.69（1H，s，D_2O 交换消失）

NOEDS：当照射 δ3.84 信号时，只有 δ7.68 信号增加；

当照射 δ3.88 信号时，δ6.30，6.46 信号均增加。

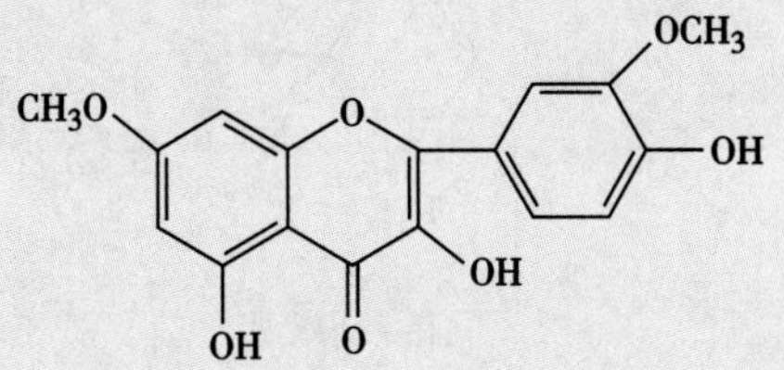

OCH_3 CH_3O O OH OH OH O

分析：

δ3.84（3H，s），3.88（3H，s）为两个甲氧基质子信号。当照射 δ3.84 信号时，只有 δ7.68 信号峰面积增加；而照射 δ3.88ppm 信号时，δ6.30 和 6.46ppm 信号的峰面积均增加，说明：在 δ3.84ppm 的甲氧基附近只有一个化学位移为 7.68ppm 的 H 质子，而在 δ3.88ppm 的甲氧基附近有化学位移分别为 6.30 和 6.46ppm 的两个 H 质子，由此推断 δ3.84ppm 为 3′-OCH_3，δ3.88ppm 为 7-OCH_3；δ7.68ppm 为 2′-H；δ6.30 和 6.46ppm 为 6-H 或 8-H。由于黄酮醇类化合物的 6-H 的化学位移一般为 6.0~6.2ppm，而 8-H 的化学位移一般为 6.3~6.5ppm，故判定 δ6.30ppm 为 6-H，δ6.46 为 8-H。由于 δ7.53ppm 的 H 呈现 dd 峰，其中一个峰的偶合常数为 8.5Hz，表现为邻位偶合关系；另一个峰的偶合常数为 2.2Hz，且与 2′-H 的偶合常数相同，说明 δ7.53ppm 的 H 与 2′-H 之间存在间位偶合关系，故 δ7.53ppm 为6′-H，δ6.96ppm 则为 5′-H。δ8.75，9.14，12.69ppm 三个峰的峰面积都显示为 1H（单峰），且用 D_2O 交换消失，说明为活泼的 OH 峰，根据黄酮类化合物结构中 OH 峰的化学位移规律，判断 δ8.75ppm 为3-OH，δ9.14ppm 为 4′-OH，δ12.69ppm 为 5-OH。

（二）核磁共振碳谱（^{13}C-NMR）

^{13}C-NMR 的原理与 ^{1}H-NMR 基本相同，但由于 ^{13}C 的天然丰度只有 1.1%，故检测灵敏度只有 ^{1}H 的 1/6000，故检测需要的样品量较大、耗时较长，但随着脉冲傅里叶变换核磁共振装置的出现及计算机的引入，解决了这一难题，使 ^{13}C-NMR 成为化合物结构测定的重要手段之一。此外，由于两个 ^{13}C 相连的概率只有 0.1%，所以一般检测不到 ^{13}C-^{13}C 的偶合，但能测得 ^{13}C-^{1}H 间的偶合，且偶合常数很大，使图谱中出现较多复杂重叠的多重峰，给解析带来较大麻烦，故可根据不同的要求和目的，采用多种技术获得不同形式的图谱。目前常用的为噪音去偶谱（proton noise decoupling spectrum）和 DEPT 谱（distortionless enhancement by polarization transfer，无畸变极化转移增强谱）。

噪音去偶谱可以测得 ^{13}C 的化学位移 δ_c 值，范围一般为 0～250ppm，由于化学位移变化范围宽（约为氢谱的 20 倍），故碳谱的分辨率更高。^{13}C 的化学位移与其所处的化学环境及碳核周围的电子云密度有关，故可通过分析 ^{13}C 的化学位移推测化合物的结构（表 4-6）。

表 4-6　几种不同碳原子的化学位移范围

化合物类型	结构中碳类型	δ_c/ppm
烷烃	R_4C	0～60
烯烃	$R_2C{=}CR_2$	80～165
炔烃	R—C≡C—R	60～90
芳香烃	苯环—H	110～170
醛和酮	$R_2C{=}O$	180～220
羧酸衍生物	R—COX	150～185
腈	R—C≡N	110～125

DEPT 谱是核磁共振碳谱中的一种检测技术，主要可以用来区别碳原子的类型，灵敏度高，信号之间重叠少，目前已成为 ^{13}C-NMR 谱的一种常规测定方法而得到广泛应用。如下图 4-7 为 4,4′-二羟基-二氢查耳酮-2′-O-β-D-吡喃葡萄糖苷的全碳谱和 DEPT 谱（135 度）。DEPT 谱图中，向上的峰表示 CH、CH_3；向下的峰表示 CH_2；把全碳谱图与 DEPT 谱图比较，在 DEPT 谱图上不出现的就是季碳峰。故通过 DEPT 谱可知该化合物有：12 个 CH，3 个 CH_2，6 个季碳。6 个季碳中，一个为羰基信号 δ=199.6，五个为芳环季碳信号［δ=121.0，160.0，164.3，132.8，156.9］。需要注意的是，计算碳的数量时须剔除溶剂峰信号。

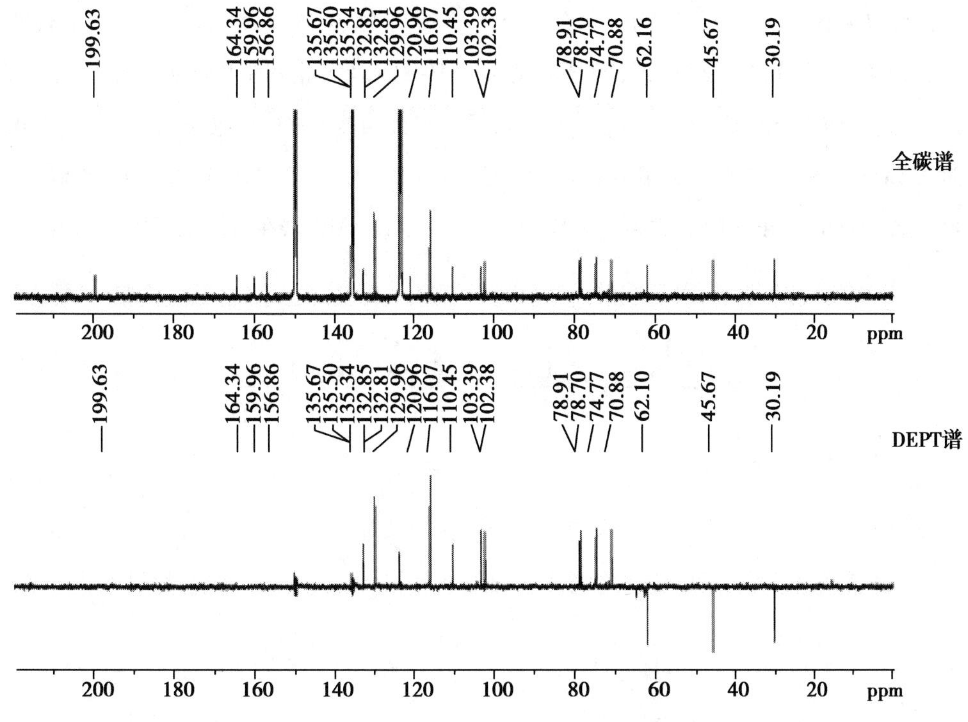

图 4-7　4,4′-二羟基-二氢查耳酮-2′-O-β-D-吡喃葡萄糖苷的碳谱图(溶剂为 C_5D_5N)

该化合物的碳谱归属如下：

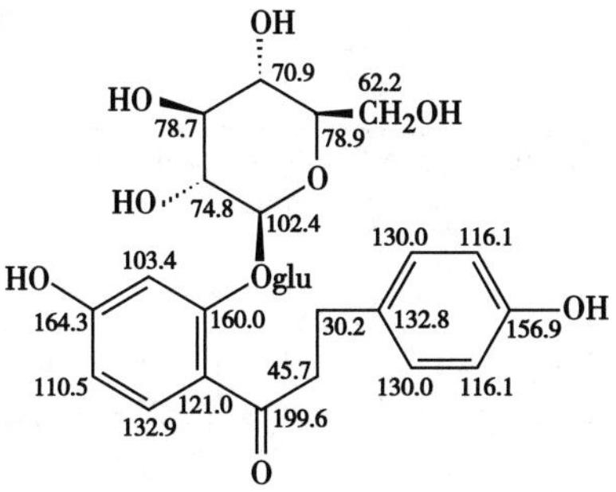

核磁共振谱的应用价值越来越得到体现，关于化合物碳谱、氢谱数据的专著和综述为研究人员的结构测定提供了快速、便捷之路，比如龚运淮主编的《天然产物核磁共振^{13}C-NMR 碳谱分析》、于德泉主编的《分析化学手册》(第二版)第七分册、美国《萨德勒标准光谱图集》都提供了大量化合物的碳、氢谱数据。

(三) 2D-NMR 技术

20 世纪 80 年代以来，通过对^{1}H、^{13}C 和^{14}N 等核的性质以及它们之间连接关系的详尽研究，使二维核磁共振(2D-NMR)技术应运而生，使具有新颖构造的天然化合物的结构测定往往在短时间内即可完成，具有全新骨架的天然化合物层出不穷，从而使天然药物的结构研究进入了跃进式发展的阶段。

常用的 2D-NMR 有同核相关谱(如^{1}H-^{1}H COSY)、碳-氢直接相关谱(HMQC 或^{13}C-^{1}H COSY)、碳-氢远程相关谱(HMBC 或^{13}C-^{1}H 远程 COSY)、H—H 接力完全相关谱(TOCSY)、二维 NOE 增强谱(NOESY)。通过 2D-NMR 解析，可以使复杂的天然产物(如：皂苷类、大环内酯、肽类等)结构得到准确解析。例如，上述 4,4′-二羟基-二氢查耳酮-2′-O-β-D-吡喃葡萄糖苷的结构鉴定中，通过^{1}H，

^{13}C-NMR 谱可以大致了解化合物结构中含有两个苯环、一个糖、一个羰基、若干个含氧取代基，但取代基在什么位置、结构片段怎么连接等问题可以通过^{1}H-^{1}H COSY 谱（图 4-8）来了解 H 与 H 之间的连接方式，通过 HMQC（或^{13}C-^{1}H COSY，图 4-9）来了解直接相连 C—H 的连接方式，通过 HMBC（或^{13}C-^{1}H 远程 COSY，图 4-10）来了解相距 2 个化学键以上的 C—H 连接方式，通过 NOESY 谱（图 4-11）了解空间位置相近 H 原子之间的联系。主要的解析过程：^{1}H-NMR 谱在芳环质子附近出现了两组苯

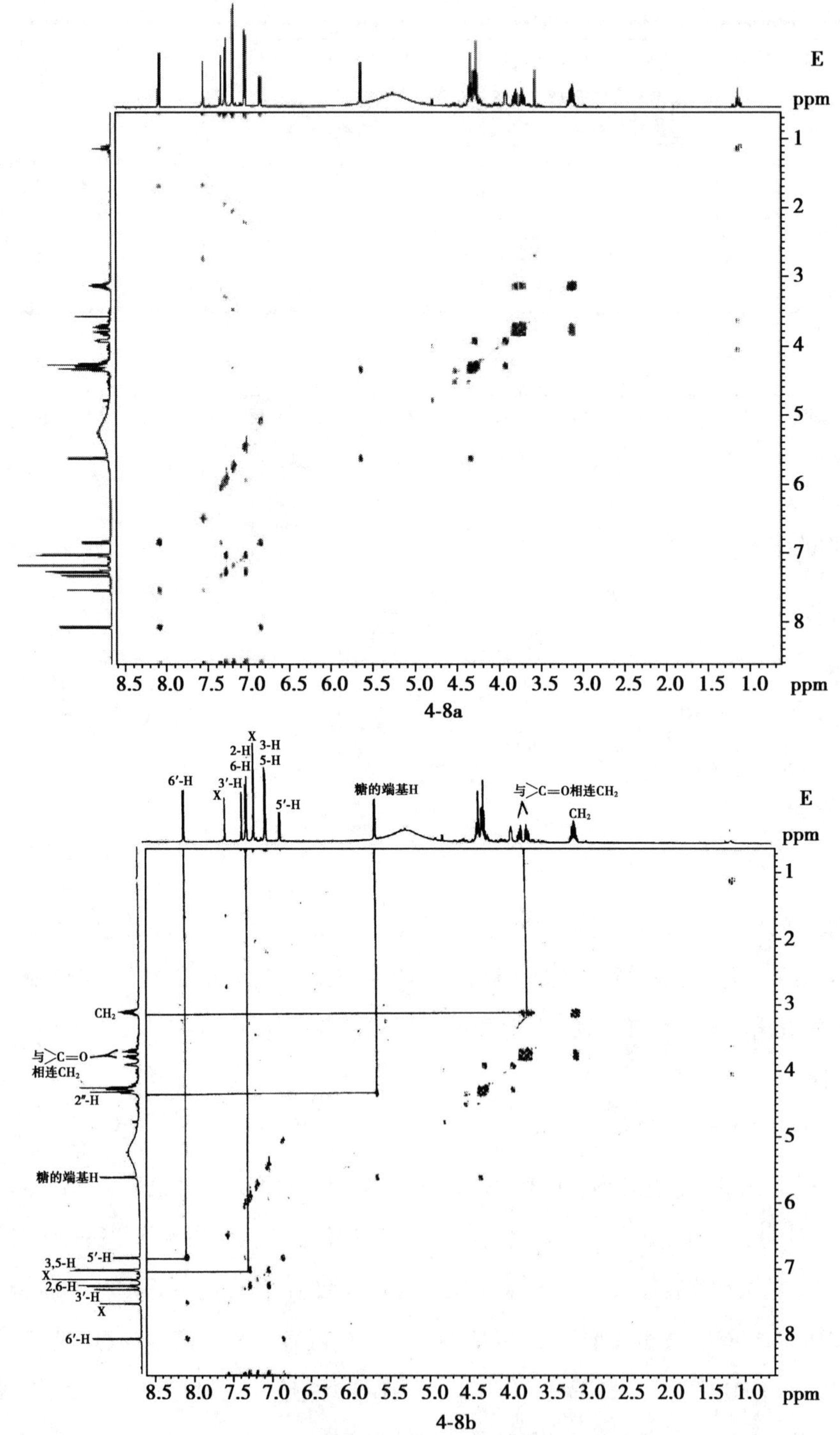

图 4-8　4,4′-二羟基-二氢查耳酮-2′-O-β-D-吡喃葡萄糖苷的^{1}H-^{1}H COSY 谱
（4-8a 为原图，4-8b 为解析图谱）

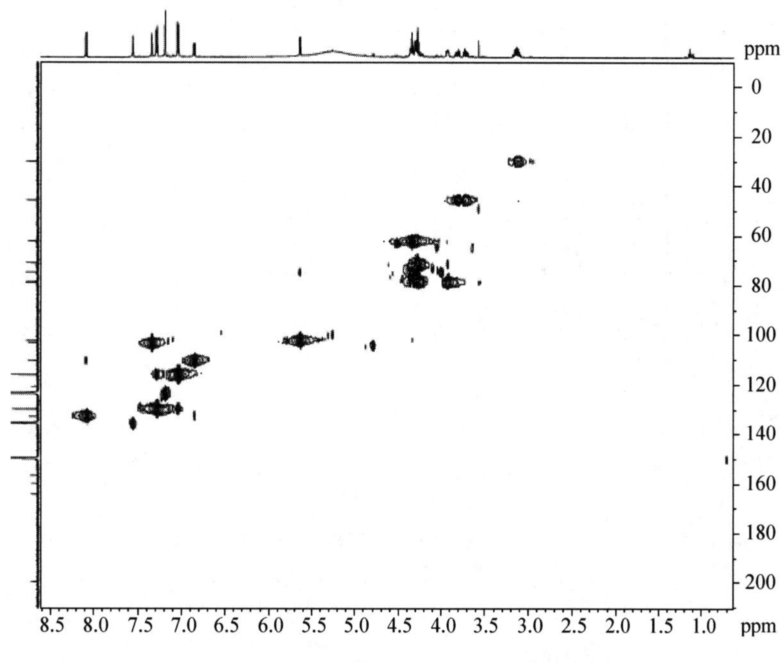

图 4-9　4,4′-二羟基-二氢查耳酮-2′-O-β-D-吡喃葡萄糖苷的 HMQC 谱

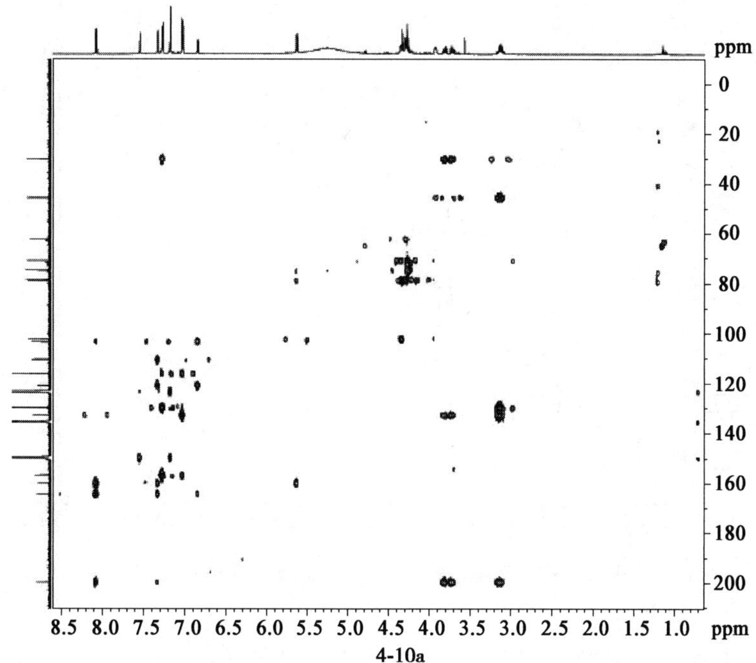

4-10a

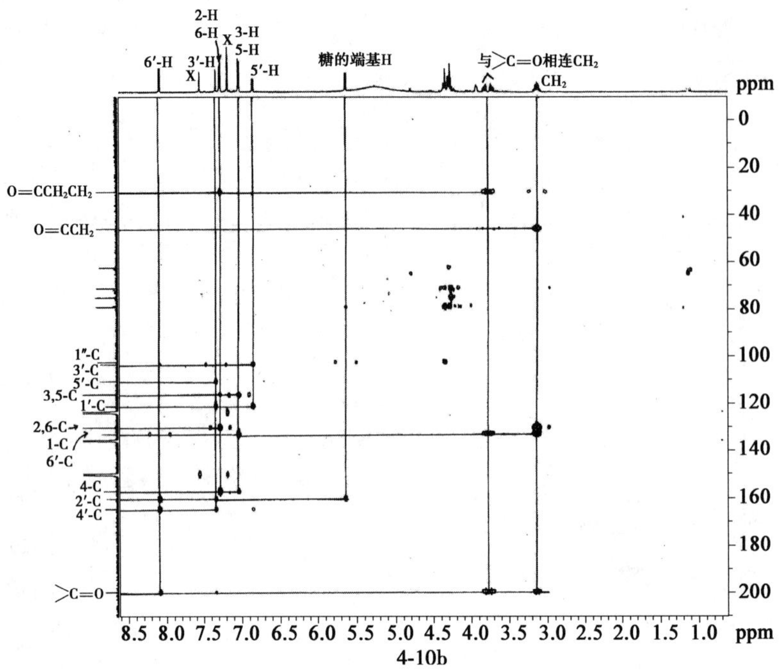

图 4-10　4,4′-二羟基-二氢查耳酮-2′-O-β-D-吡喃葡萄糖苷的 HMBC 谱
（4-10a 为原图,4-10b 为解析图谱）

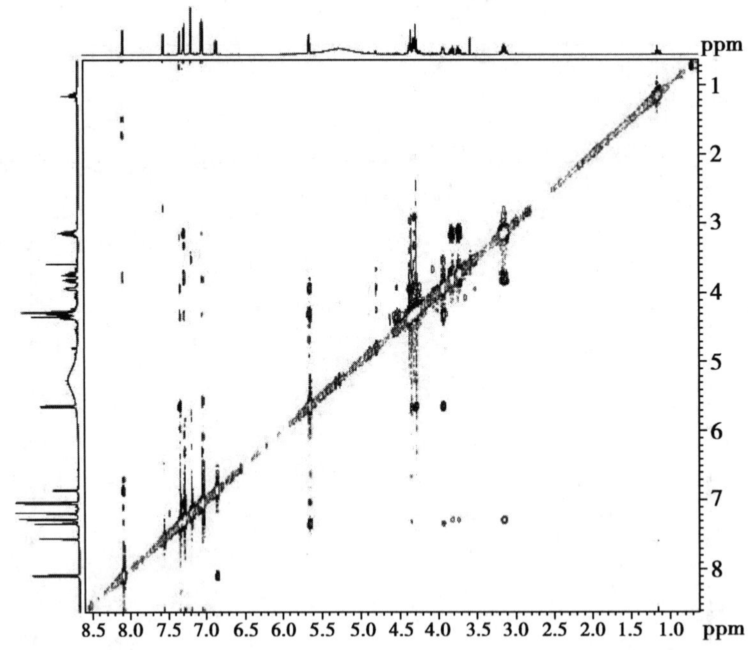

图 4-11　4,4′-二羟基-二氢查耳酮-2′-O-β-D-吡喃葡萄糖苷的 NOESY 谱

环质子信号,一组为具有邻位偶合关系的质子[δ=7.28(2H,d,J=8.4Hz),7.03(2H,d,J=8.4Hz)]提示有一个对位取代的苯环;另一组为具有邻、间位偶合关系的质子[δ=8.08(1H,d,J=8.4Hz),7.33(1H,d,J=2.4Hz),6.85(1H,dd,J=2.4,8.4Hz)]提示有一个 1,2,4-三取代的苯环。^{13}C-NMR 谱显示有五个芳环季 C 信号(δ=121.0,160.0,164.3,132.8,156.9)、七个芳环次甲基信号(δ=103.4,110.5,132.9,130.0,116.1),佐证了对位取代的苯环和 1,2,4-取代的苯环的存在。

^{1}H-NMR 偏向于高场区有一个糖的端基质子(δ5.63,1H)和六个糖上质子信号(6H,m,3.93~4.35ppm),葡萄糖的端基质子的 J 值(7.8Hz)提示为 β-D-葡萄糖。^{1}H-NMR 谱的高场区显示有一对具有相关关系的亚甲基信号[δ3.14(2H,m),3.80(1H,m)和 3.73(1H,m)],结合 ^{1}H-^{1}H COSY,HMQC 和 HMBC,提示结构中存在—CH_2—CH_2—C═O 片段。HMBC 显示:糖的端基质子与 δ160.0 的 C 相关,而 δ160.0(季 C)、199.3(羰基 C)的 C 又与 δ8.08 的 H 相关,说明 β-D-葡萄糖和—CH_2—CH_2—C═O 片段均与三取代的苯环相连。而且,NOESY 谱显示糖的端基质子与芳环质子(δ7.33)和亚甲基质子(δ3.80)有相关,说明糖与—CH_2—CH_2—C═O 片段的羰基端处于同一苯环的邻位。另一方面,芳环质子(δ7.28)与 δ30.2(CH_2)具有远程相关关系,提示—CH_2—CH_2—C═O 片段的亚甲基端与另一个具有对位取代的苯环相连。^{1}H-NMR 谱显示有两个酚 OH 质子信号(δ11.1,12.5ppm),分属于两个苯环。综合所有信息,确定化合物的结构为:4,4′-二羟基-二氢查耳酮-2′-O-β-D-吡喃葡萄糖苷。

苷类化合物中糖和糖之间的连接顺序尤其需要综合运用 2D-NMR 技术。一般地,^{1}H-NMR 谱可以获得糖 A、B 等的端基氢质子信号;利用 TOCSY 可以得到与糖 A、B 等的端基氢质子相关的一组氢质子信号,即同一个糖上的氢质子信号;利用 HMBC 或 ^{13}C-^{1}H 远程 COSY 可以了解与糖 A 的端基氢质子相关的碳信号;利用 HMQC 或 ^{13}C-^{1}H COSY 可以了解与糖 A 的端基氢质子相关的碳信号直接相关的氢质子信号,该质子在 TOCSY 上若属于糖 B 单元,即表明 A 与 B 相连。此外,还可以通过 NOESY 来佐证糖的连接次序与位置。当然,在实际运用中,由于苷类化合物分子中糖的数目比较多时,糖上氢质子信号相互重叠,为结构鉴定带来不确定因素,此时,可采用温和酸水解的方法得到次级苷后,再进行解析,往往可以得到满意结果。

综上所述,紫外吸收光谱、红外吸收光谱、质谱、核磁共振谱通称为四大光谱,是目前天然药物化学结构测定的主要手段,四大光谱的综合应用,将使更多化学成分得到快速、准确的解析,从而进一步加速天然药物化学研究的步伐。

点滴积累

1. 天然药物活性成分的结构测定需要在纯度检测的基础上,灵活应用紫外吸收光谱(UV)、红外吸收光谱(IR)、质谱(MS)和核磁共振谱(NMR)等四大光谱。
2. 紫外吸收光谱主要用于共轭体系的判断;红外吸收光谱主要用于羰基、羟基等官能团的判断;质谱主要用于相对分子质量的确定;核磁共振谱可提供化合物结构中氢或碳的信息,包括数量、种类、相互关系。

目标检测

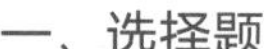

一、选择题

(一)单项选择题

1. 固体化合物的纯度检查不包括下列哪种方法

A. 测定熔点　B. 测定沸点　C. 用 TLC 检查　D. 用高效液相色谱检查　E. 用 PC 检查

2. UV 表示

A. 紫外光谱　　B. 红外光谱　　C. 可见光谱

D. 核磁共振光谱　　E. 质谱

3. 用于直接测定分子式的波谱方法是

A. UV　　B. R　　C. ^{1}H-NMR

D. HR-MS　　E. ESI-MS

4. 红外光谱的单位是

A. cm^{-1}　　B. nm　　C. mm

D. δ　　E. amu

5. 用核磁共振氢谱确定化合物结构时不能给出的信息是

A. 碳的数目　　B. 氢的数目　　C. 氢的偶合常数

D. 氢的类型　　E. 溶剂峰的位置

6. 某化合物在 λ_{max} 220~300nm 有最大吸收波长，这里测定的光谱是

A. UV　　B. IR　　C. ^{1}H-NMR

D. ^{13}C-NMR　　E. MS

7. 在 NMR 谱中，δ 表示

A. 波数　　B. 波长　　C. 最大吸收值

D. 化学位移　　E. 偶合常数

8. 在 NMR 谱中，J 表示

A. 波数　　B. 波长　　C. 最大吸收值

D. 化学位移　　E. 偶合常数

9. 测定化合物的 NMR 谱前，化合物通常如何处理

A. 将化合物制备成固体物质

B. 将化合物溶解在溶剂中

C. 将化合物制备成气体状态

D. 将化合物制备成超临界流体状态

E. 以上方法均可

10. 一个纯的固体有机化合物，其熔距允许范围

A. 1~5℃　　B. 2~6℃　　C. 0.5~1℃

D. 2~3℃　　E. 2~10℃

（二）多项选择题

1. 检查化合物纯度的方法是

A. 根据结晶形状判断　　B. GC 检查　　C. 熔点测定法

D. TLC 检查　　E. HPLC 检查

2. 核磁共振氢谱在分子结构测定中的应用是

A. 确定相对分子质量
B. 提供分子中碳原子的数目
C. 判断是否存在共振体系
D. 判断分子中氢的化学环境
E. 提供分子中氢原子的数目

3. 下列属于天然药物物理常数测定的是

A. 熔点
B. 沸点
C. 折光率
D. 相对密度
E. 比旋度

4. 判断结晶的纯度常根据

A. 结晶的形状
B. 结晶的色泽
C. 结晶的熔点
D. 结晶的熔距
E. 结晶的 TLC 斑点单一

5. 可获得准确分子式的方法有

A. MS
B. HR-MS
C. 元素定量分析法配合质谱
D. 同位素丰度比法配合质谱
E. IR

二、问答题

1. 如何判断从天然药物中提取得到的化合物是有机物还是无机物?
2. 有哪些方法可以检测化合物的纯度?
3. 如果化合物纯度不够,可能会对后续工作带来哪些不利的影响?
4. 请简要说明测定天然药物化学成分的光谱方法有哪些?在结构测定中的主要用途是什么?
5. 有哪些方法可以准确得到化合物的分子式?

三、实例分析

某实习生参与带教老师的课题,从具有抗肿瘤活性的某中药材中分离得到五个化合物,他如何进行下一步的操作?

(徐一新)

第五章

天然药物活性成分研究方法

导学情景

情景描述

紫杉醇（Paclitaxel）的研究开发历程

1856 年：有人从欧洲紫杉叶片中提取到粉末状碱性物质，即紫杉碱。

1963 年：美国化学家瓦尼（M.C.Wani）和沃尔（Monre E. Wall）等首次从太平洋紫杉的树皮中分离到了紫杉醇的粗提取物。

1971 年：紫杉醇提取分离、确定结构、确认具有细胞毒活性。

1975—1976 年：在多种瘤株上实验有效。

1977 年：临床前研究。

1979 年：作用机制探讨。

1983—1987 年：完成Ⅰ期临床实验。

1987—1989 年：完成Ⅱ期临床实验（针对卵巢癌）。

1990 年：转入Ⅲ期临床实验。

1992 年：美国 FDA 批准上市，主要用于治疗晚期卵巢癌；专利转让给施贵宝制药公司。

1993 年：美国 FDA 又批准用于常规化疗无效的乳腺癌治疗。

目前：紫杉醇已是抗癌药物的主要品种之一。

由于紫杉醇主要提取于生长在高海拔地区的、生长缓慢的紫杉树皮，且含量极低（0.000 03~0.069%），对自然生长的紫杉破坏极大，我国已将其列为一级保护植物。所以，科学家们一直致力于紫杉醇的合成，包括化学合成与生物合成。

1986 年：紫杉醇侧链的全合成。

1988 年：紫杉醇半合成。

1989 年：美国农业部 Christon 等首次报道了细胞培养法生产紫杉醇。

1990—1993 年：侧链合成方法的改进。

1994 年：首次全合成。

学前导语

紫杉醇是从紫杉（又名：红豆杉）中分离得到的一种白色结晶性粉末，属于三环二萜类化合物。可溶于甲醇、乙醇、丙酮、三氯甲烷等有机溶剂，难溶于水。临床用紫杉醇注射剂（药品名：taxol），适用于卵巢癌、乳腺癌、非小细胞肺癌及 AIDS 相关性卡氏肉瘤等恶性肿瘤的治疗。上述紫杉醇漫长的研发历程代表了天然药物研发的典型过程，时至今日，从紫杉醇的构效关系研究入手，合成活性相似、结构更简单的衍生物或通过纳米技术制备紫杉醇靶向制剂等研究仍在进行中。本章将为大家介绍天然药物活性成分的研究方法。

20世纪之前从植物中分离出来的单体化合物主要有吗啡、可卡因(cocaine)、奎宁、烟碱、咖啡因、吐根碱、秋水仙碱、可待因、阿托品和毒扁豆碱(physostigmine)等十几种。进入20世纪以来,随着现代分离技术和基于结构鉴定的光谱技术及活性检测技术的飞速发展,人们从植物中发现新单体、新活性成分的速度大大提高。而今,小檗碱、青蒿素、麻黄碱、长春新碱、紫杉醇、五味子素(schisandrin)、银杏内酯、水飞蓟素等一大批活性单体化合物已在临床广泛应用;500余种常用中药已进行过系统的化学成分研究;除植物外,海洋动植物类、微生物类、微藻类、真菌类等诸多生物已纳入研究范围,可以说,天然药物化学研究已进入了跃进式发展阶段。David J. Newman等分析了1981—2002年间全球上市的1000多种小分子药品中(图5-1),48%来自天然产物或其衍生物,其中5%直接为天然产物。另据统计,我国近60年来研究成功的新药中,90%以上与天然产物有关;近40年来,上市的100多种新化合物药物中,属于中草药有效成分的药占50%,其余还有一部分属于中草药有效成分的衍生物。由此可见,天然药物研究开发(research and development of natural medicine)是制药工业生存和发展的基石,而天然药物活性成分的研究是“天然药物研究开发”的基础。

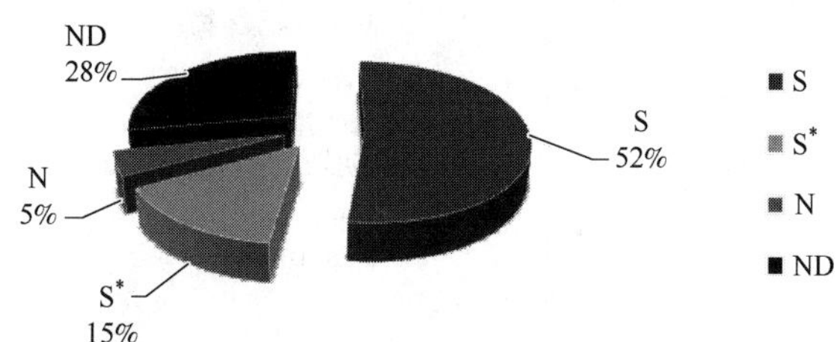

图5-1　1981~2002年上市小分子药物的来源

注:“N”表示天然产物;“ND”表示来源于天然产物的半合成药物;“S”表示全合成药物;“S*”表示以天然产物为先导的全合成药物

第一节　天然药物活性成分的研究途径

我国已鉴定且有学名的中药资源有12 807种,其中植物药为11 146种(分布在383个科、2309个属中),动物药有1581种(分布在415个科、861个属中),矿物药12类,80种。此外,近年来,研究人员已将研究领域扩展到海洋动植物、微生物、微藻类、植物组织培养等方面,使天然药物活性成分的研究成果日益丰富。事实表明,来源各异、丰富多彩的天然药物的化学成分亦十分复杂。一种天然药物往往含有结构、性质不同的多种成分,通常只有一种或一类成分是有效的。进行天然药物活性成分研究的目的就在于阐明天然药物的有效物质,并以此作为进一步新药研发、中药质量控制、中药药理研究、药物体内代谢研究等的基础,来指导进行天然药物现代研究与药物创新。

天然药物活性成分的研究途径依据目的不同而不同,一般的研究路线图如图5-2所示:

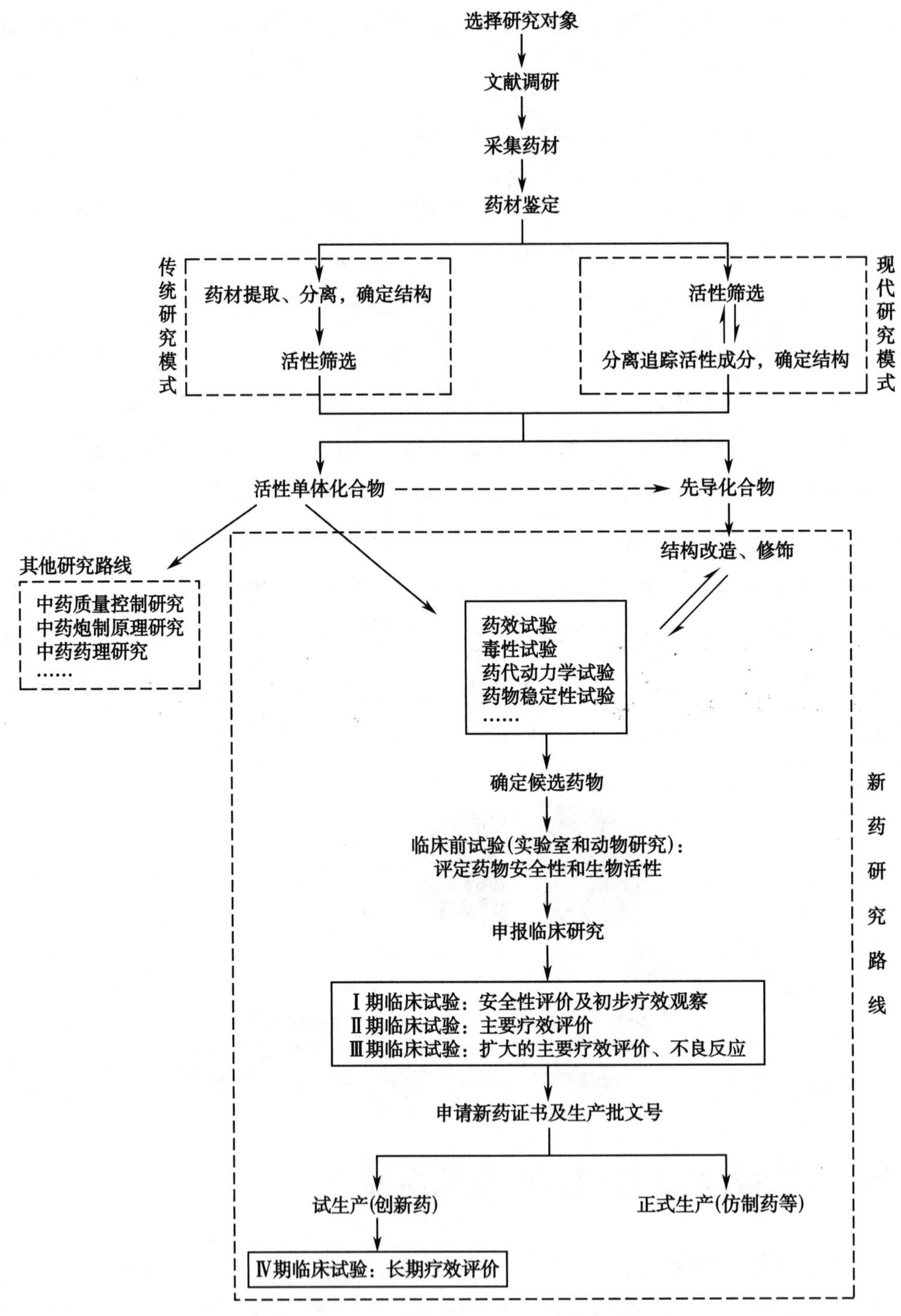

图 5-2　天然药物活性成分研究的路线图

知识链接

先导化合物与候选药物

先导化合物（leading compounds）是指通过各种途径和方法得到的具有某种生物活性或药理活性、并作为进一步结构改造或结构修饰反应物的化合物。其一般来源于：天然药物的活性成分、药物合成的中间体、药物的代谢产物等。如：对染料中间体的筛选发现了苯胺以及乙酰苯胺具有解热镇痛作用，经改造得到了非那西丁（phenacetin）和乙酰氨基酚（acetaminophen）等；对治疗疟疾的中草药筛选最终分离得到抗疟有效单体青蒿素，为克服其稳定性差、溶解性差、生物利用度低等特性进行结构修饰，得到蒿甲醚、青蒿琥珀酸单酯与双氢青蒿素等新药。

候选药物（drug candidates）是指拟进行系统的临床前试验并进入临床研究的活性化合物。

一般来说，创新药物从最初的实验室研究到最终摆放到药柜销售平均需要花费 12 年的时间。进行临床前试验的 5000 种化合物中只有 5 种能进入到后续的临床试验，而往往只有其中的 1 种化合物可以得到最终的上市批准。

图 5-2 显示，天然药物活性成分的研究主要有传统模式与现代模式两条途径。传统研究模式主要是根据医学典籍记载、民间用药经验、中医药临床观察或文献调查的基础上选定研究对象，然后按药材采集（或采购）→ 药材鉴定→提取（有时对提取混合物进行活性检测）→分离→得到有效部位或有效成分→活性检测→得到生物活性化合物，然后进行进一步的研究。这种模式的优点是：有临床经验支撑，往往会有一定收获，比如青蒿素的发现就是这种模式的成功案例。但其缺点也是明显的，即盲目性大、成本高、工作量大、筛选中标率低，易漏筛一些微量的或难以纯化得到的化合物。而且中医临床用药遵循“君臣佐使”基本原则，即使在临床有效的中医处方，在研究过程中也常常发现：随着成分的越来越“纯”，而“疗效”却越来越差。所以，近二十年来，越来越多的学者采用现代研究模式开展天然药物活性成分的研究工作。现代研究模式与传统研究模式最大的区别就是把“活性筛选”提前，且伴随提取分离的每个环节，从而提高获得活性化合物的中标率。

实例分析

实例：大黄泻下活性成分的研究

大黄是蓼科植物掌叶大黄（*Rheum palmatum* L.）、唐古特大黄（*R.tangutium*）或药用大黄（*R.officinale*）的干燥根及其根茎，具有泻下通肠、凉血解毒、逐瘀通经之功效。生大黄在临床上常用于便秘治疗，也常被应用于急、慢性肝炎的中医治疗配方中。

分析：

为了研究生大黄的泻下活性成分，利用活性追踪方法，首先对大黄化学成分进行粗分，利用化合物极性不同依次用正己烷、三氯甲烷、丙酮、乙醇、水提取，得到含不同成分的提取部位（图 5-3）。

对各部位进行活性检测，各提取物以大鼠口服观察其致泻作用作为活性追踪指标。活性测试显示正己烷、三氯甲烷和丙酮提取物无泻下作用；乙醇提取物有较弱泻下作用；水提取物泻下作用最强，200mg/kg 时对 10 只大鼠均具有泻下作用，故主要活性部位应为水提取物。

对水提取物进行进一步的成分分离（图 5-4）：取水提取物 70g，加水 1000ml，研磨均匀后通过阳离子交换树脂除去离子成分，流出液用正丁醇提取，正丁醇提取物加入乙醇溶解，乙醇不溶物用丙酮重结晶，得番泻苷 A2. 4g，各部分分别进行活性测试，结果见表 5-1。由表 5-1 可知水溶物无效；乙醇可溶物

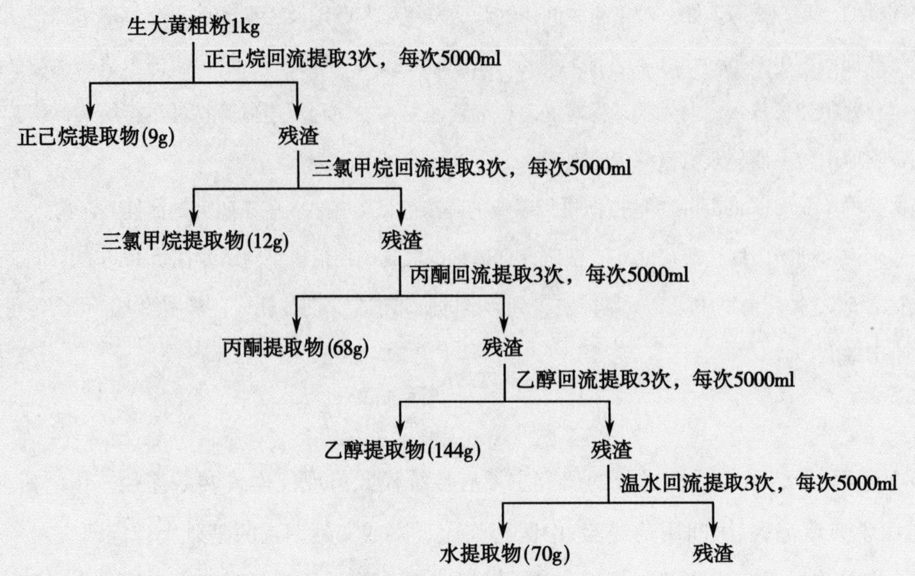

图 5-3　大黄泻下活性部位提取分离

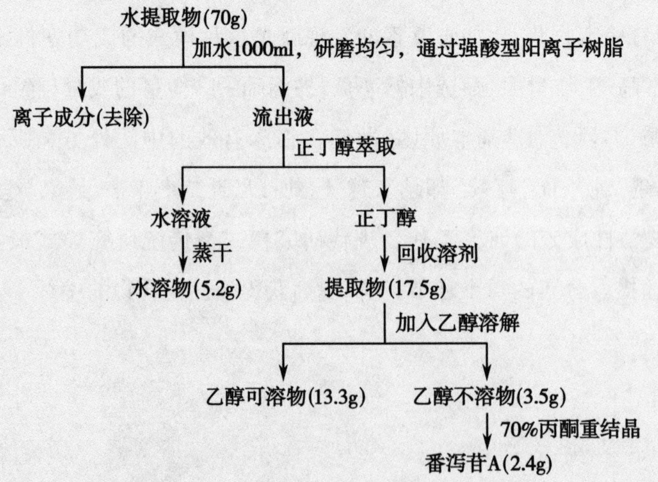

图 5-4　大黄泻下活性部位分离

在高剂量时（>100mg/kg）时有效，但不是主要有效成分；乙醇不溶物在较低剂量时即表现出泻下作用，是有效成分所在部位。从乙醇不溶物中分离得到的单体化合物——番泻苷 A 即为泻下有效成分。除番泻苷 A 外，从乙醇不溶物中还检出番泻苷 B、C。

表 5-1　大黄泻下活性部位各组分泻下作用

提取物	剂量（mg/kg）										
	5	8	10	12	15	18	20	50	100	200	500
水溶物	—	—	—	—	—	—	—	—	—	—	—
乙醇可溶物	—	—	—	—	—	—	—	1	7	9	10
乙醇不溶物	—	3	4	5	7	7	9	10	10	10	10
番泻苷 A	2	4	4	5	8	8	9	10	10	10	10

说明：表中数据表示产生泻下作用的大白鼠数量。

点滴积累

1. 天然药物活性成分研究的目的在于阐明天然药物的有效物质，并以此作为进一步新药研发、中药质量控制、中药药理研究、药物体内代谢研究等的基础，来指导进行天然药物现代研究与药物创新。
2. 天然药物活性成分的研究途径依据目的不同而不同，一般有传统研究模式和现代研究模式。

第二节　天然药物活性成分的研究方法

前已述及，天然药物在创新药物研究开发中发挥了越来越重要的作用，生物靶向分子与药物分子间的相互作用已成为新药研发的基础，从天然药物中分离得到活性化合物或具有潜在活性的化合物是利用天然药物开发新药的立足之本，没有新结构、高活性的化合物，就没有进一步的创新药物开发。天然药物种类繁多，其所含的化合物纷繁复杂、性质各异，有些含量极微、有些性质不稳定。所以，在天然药物活性成分的研究过程中，必须利用先进的研究方法，才能得到令人满意的研究成果。下面就天然药物活性成分研究的一般步骤逐一介绍。

一、目标的确定

天然药物活性成分研究需要确定治疗的疾病目标、作用环节和靶标，这是创制新药的出发点，是进行活性筛选的依据，也是进行质量控制研究、中药炮制研究的基础。

20 世纪 80 年代以来，国内外对天然药物化学的研究比较集中在抗肿瘤药物、心血管系统药物、抗艾滋病药物等方面。抗肿瘤药物方面，从化合物结构来说，主要侧重在多糖类、大环生物碱类、倍半萜内酯类、三萜类、苦木素、木脂素等的研究；从肿瘤类型来说，主要侧重于对抗乳腺癌、卵巢癌、胃癌、结肠癌、肝癌、肺癌、白血病等方面。心血管系统药物则偏重于皂苷类、异黄酮类、高异黄酮类、香豆素及桂皮酸衍生物的研究，主要针对高血压、高血脂、脑血管栓塞等疾病。确定治疗的疾病目标时，同时要考虑治疗的作用环节和靶标，药物的靶标包括酶、受体、离子通道等。药物的作用环节和靶标的确定将有助于天然药物研究过程中活性筛选模型的选择。

天然药物活性成分研究确定治疗的疾病目标后，需要选择研究对象，即对哪一种、哪一类或哪几类天然药物进行研究。选择的方法有以下几种：

1. 充分利用我国丰富的中草药资源，广泛查找文献、资料，并深入山区、农村，采集、收集与研究目标相一致的天然药物，经过活性筛选后，确定研究对象。

2. 充分收集、整理中医药临床积累的丰富经验，注重研究临床常用中药的功效、煎煮服用方法、配伍应用、加工炮制方法等，从中寻找研究对象。例如，青蒿素的发现就是得益于传统中医药学的典型例子。在筛选 3200 多种治疗疟疾的中草药（包括青蒿）未获成功的情况下，经用现代方法结合古代用药经验，特别结合东晋葛洪著《肘后备急方》中记载“青蒿一把，水二升渍，绞取汁尽服之”,说明青蒿中含有抗疟有效成分,且对热不稳定,从而反复改进提取方法,最终于1971年10月发现青蒿的中性提取物对鼠疟、猴疟有100%的疟原虫抑制作用,经进一步分离得到抗疟有效单体青蒿素。

3. 从民族民间药中寻找研究对象　民族民间药用资源是我国中药的宝库之一,各少数民族积累了不少天然药物用药经验,有些已形成独特的理论体系,如藏药、维药、蒙药等。一般来说,民族民间药物疗效确切,且处方较小,从中发现活性成分或活性部位的几率较高。如冬凌草(*Rabdosia erubescentis*)是河南济源市一带民间治疗食道癌、贲门癌的草药,经研究对Hela细胞和人体食管瘤细胞具有明显的细胞毒作用,对肉瘤180、艾氏腹水癌等动物瘤株有明显的抑制作用。临床治疗食道癌、贲门癌有效率分别为35%和40%,对食道上皮细胞重度增生有效率为91%。进一步研究,从中分离出二萜类抗癌有效成分冬凌草甲素(rubescensin A, oridonin)和冬凌草乙素(rubescensin B, ponicidin)。

4. 重视中药复方研究　中药复方研究是采用现代技术、方法阐明中药方剂治疗作用的物质基础及作用原理,对阐明中医药理论、将中药方剂推向国际社会具有重要的意义。但由于中药复方由多味药材组成,成分复杂,且有相互作用,研究难度较大,需要形成独特的研究路径。①将中药复方作为一个整体进行研究:中药复方配伍后的化学成分并非是单味药化学成分的简单加和,复方在煎煮过程中有化学成分含量及种类的变化,在服用过程中有吸收与否问题,故在研究过程中,除重视复方化学成分的相互影响外,可以将药材的水或醇提取物给大鼠服用后,收集血清、尿及胆汁等样品,比较服药前后的化学物质变化,分离服药后新吸收的化学成分,鉴定结构,探讨活性,确定中药复方药效的物质基础。②在确定多指标活性评价的基础上,对组成复方的1～*n*种药材交叉组合后的药效进行对比,寻找主要组方、组方依据、作用原理与活性成分。

5. 逆向思维,开拓研究新领域　抛开传统动植物的研究范畴,可以把研究对象拓展到海洋动植物、热带雨林植物、微生物等,这些生长环境不同的生物更有可能提供陆地动植物所没有的化合物结构与类型,近年有不少成功的案例。比如,目前大约有6000多种海洋天然产物被发现,其中不少化学结构新颖、复杂,常具有很强的生物活性,例如从草苔虫 *Bugulaneritina* 中分离得到的大环内酯苔藓虫素 bryostatin A,具有很强的抗肿瘤活性(对P388白血病细胞的 IC_{50} 为0.89μg/ml),现已进入临床研究。从加勒比海海鞘 *Ecteinascidia turbinata* 中分离得到四氢异喹啉生物碱类化合物 Ecteinascidin-743(简称ET-743),抗肿瘤活性比目前临床广泛使用的抗肿瘤药物的作用活性高出1～3个数量级,于2007年7月被欧盟人用医药产品委员会批准上市,用于难控制的软组织肉瘤和卵巢癌的治疗。在微生物领域,利用生物技术促进微生物定向转化,提高有效成分的含量,如利用微生物将喜树果中含量相对较高、但活性较低的喜树碱定向转化为活性高的10-羟喜树碱,从而提高含量,降低成本;利用植物细胞组织培养技术,大量生产天然药物活性成分,目前,已成功生产出紫杉醇、β-胡萝卜素、人参、天麻素、小檗碱、红景天苷、穿心莲内酯等化合物;还可利用微生物发酵、生物合成等方法来生产熊果苷、紫杉醇、喜树碱、麻黄碱、人参皂苷等活性成分也取得了成功;另外,从细菌、真菌等微生物或其代谢产物中提取分离新抗生素是近年的研究热点,比如,对土壤中微生物的研究,使科学家发现了近30年来第一个新型抗生素 Teixobactin,其可以杀死耐甲氧西林金黄色葡萄球菌(MRSA)等多种致命病原体,且通过破坏细胞壁来消灭细菌,病原体很难对其产生耐药性,故有望成为"细菌耐药性"的终结者。

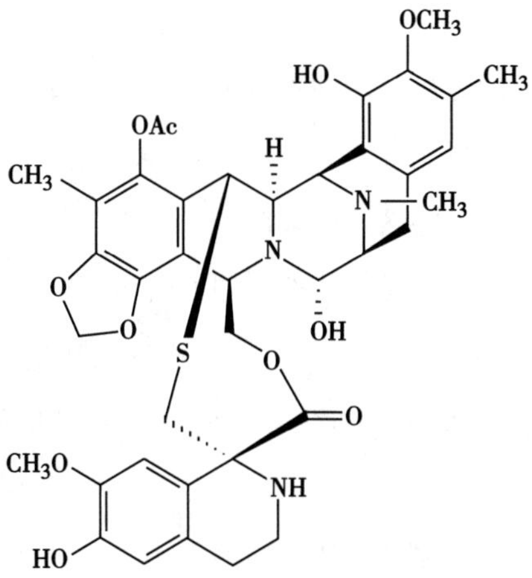

ET-743的化学结构

二、文献调研

查阅文献是贯穿研究全过程的一项十分重要的工作。确定研究对象后,需要对研究对象的国内外研究现状进行文献调研,一方面有利于继承和借鉴前人的研究成果,避免重复研究或少走弯路,另一方面需要明晰本项研究内容的创新性、实用性与前瞻性。在研究过程中,需要借鉴前人的研究思路、研究方法和已知化合物的信息,以提高研究效率,扩大研究成果。

文献调研包括已出版的图书、期刊和专利文献、学位论文、技术标准等特种文献。

首先,往往借助于中英文的检索工具。天然药物化学活性成分研究过程中常用的中文医药学检索工具有:《中国药学文摘》《中文科技资料目录·中草药》《中文科技资料目录·医药卫生》《国外科技资料·医药卫生》等;常用的外文医药学检索工具有:美国《化学文摘》(*Chemical Abstracts*,简称CA)、美国《生物学文摘》(*Biological Abstracts*,简称BA)、美国《默克索引》(*The Merck Index*)、美国《萨德勒标准光谱图集》(*Sadler Standard Spectra Collection*)等。

其次,可以通过中英文的期刊查阅原始文献。常用的国内期刊有:《药学学报》《中国中药杂志》《中国药学杂志》《中草药》《中成药》《天然产物研究与开发》《中国天然药物》等;常用的国外期刊有:*Journal of American chemical society*(美国),*Organic letters*(美国),*Journal of Organic Chemistry*(美国),*Journal of Natural Products*(美国), *Phytochemistry*(英国),*Tetrahedron*(英国),*Fitoterapia*(意大利),*Chinese Chemical Letters*(中国),*Journal of Natural Medicines*(日本),*Plantamedica*(德国)等。

实际工作中,除纸质期刊、图书外,电子型检索工具已成为文献调研的主要手段,如国家科技图书文献中心、中国期刊全文数据库、中文科技期刊全文数据库、CA 网络版(Scifinder Scholar)、贝尔斯坦数据库(Beilstein Crossfire)、天然产物辞典(Dictionary of Natural Products)、美国 ACS 数据库、荷兰 Elsevier 数据库、德国 Springer Link 数据库等。

文献调研时可通过关键词途径、主题词途径等多种路径进行调研,但若针对重大的课题立项、成果鉴定等的文献调研最好委托情报检索专门机构进行,以体现文献调研结果的科学性、客观性及权威性等。

三、活性筛选

传统研究模式常将活性成分的分离与活性检测分为两个阶段进行，即在分离得到单体化合物后再进行活性检测。此种模式检测结果比较容易判断，但分离工作的盲目性较大，容易在分离过程中丢失活性成分，且无法追溯原因，故目前已较少采用。

现代研究模式则选用简易、灵敏、可靠的活性检测方法作指导，在分离的每个阶段都对分离的组分进行活性定量检测，并追踪分离具有活性的组分。该法发现新化合物的可能性较大，且容易发现分离过程中活性成分可能发生的结构分解、氧化等变化，是一种比较好的方法。但工作量大大增加，需要良好的实验工作条件。

无论哪种研究模式，建立可靠的、先进的活性检测方法非常重要，是天然药物活性成分研究成败的关键。天然药物或中药在临床治疗上往往具有多种疗效，即表现出多方面的活性。研究者应力求找出其中最本质的因素，尽量选择建立能与临床治疗作用相关的活性筛选体系，才有可能追踪分离出目标活性成分。例如，研究大黄的泻下作用时，以小鼠致泻半数有效量（ED_{50}）作为其生物活性指标；从延胡索中分离镇痛成分四氢巴马丁时，则以对小鼠的镇痛效果为指标进行研究。但有些疾病（如肿瘤等）致病因素多样，病理机制复杂，选择合适的活性检测方法显得比较困难。经过多年的研究，抗肿瘤天然活性成分的筛选已建立动物移植性肿瘤实验法、体外细胞毒实验法、作用于微管蛋白筛选法、应用肿瘤新生血管生成抑制筛选法、以 DNA 拓扑异构酶为靶点的筛选法、诱导肿瘤细胞凋亡筛选法、诱导细胞分化筛选法等多种方法，每种方法均有各自的优缺点，且与天然药物体内抗肿瘤活性之间的相关性较难评估。为了确保活性成分的分离工作在可靠的基础上进行，分析结果时要注意多种影响因素的相互作用，有时须采用多项指标、体内外相结合来进行活性测试。如美国癌症研究中心（NCI）用于筛选植物或动物粗提物抗肿瘤活性的改进方案，见图 5-5。

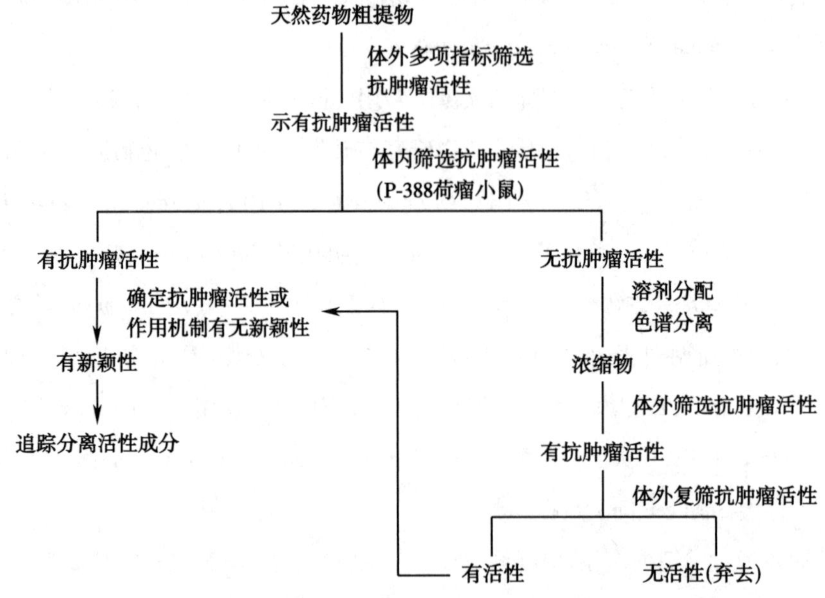

图 5-5　NCI 用于筛选植物或动物粗提物抗肿瘤活性的方案

实例分析

实例：仙鹤草芽驱绦虫成分的研究

仙鹤草芽是蔷薇科植物龙芽草（*Agrimonia pilosa* Ledeb.）根茎的芽。民间服用仙鹤草根茎芽的干粉治疗绦虫病，疗效显著；但经临床验证发现，水煎剂口服无效，醇浸后蒸去醇去渣（沉淀）服用亦无效，而连渣服用有效。

分析：

为了分离绦虫有效成分，首先选用了与临床去绦虫作用基本一致的体外灭囊虫试验，作为寻找仙鹤草驱绦虫有效成分的活性筛选指标，按图 5-6 程序进行活性追踪。

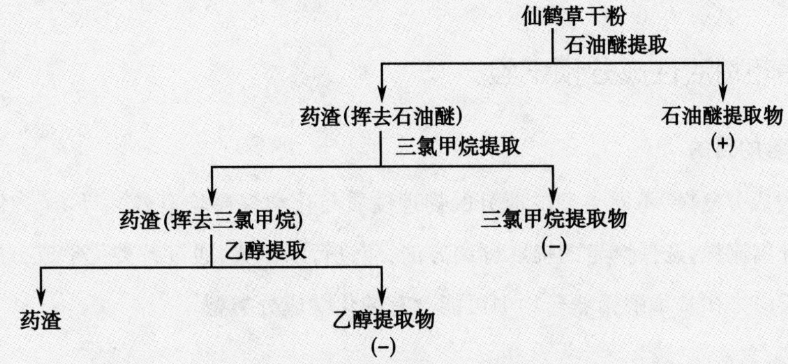

图 5-6　仙鹤草芽驱绦虫成分活性筛选流程图

图中，(+)表示有体外灭囊虫作用；(-)表示无体外灭囊虫作用。

体外灭囊虫试验表明有效成分存在于石油醚提取物中。TLC 检查示含有十几种酚性成分。将石油醚提取物随不同碱液作 pH 梯度萃取，在 $NaHCO_3$ 萃取部位分离得到有效成分鹤草酚（agrimophol）。最后经一系列化学降解及光谱测试，确定其结构，并经化学合成得到确认。

鹤草酚化学结构

知识链接

高通量筛选与组合化学

高通量筛选（high throughput screening，HTS）技术是 20 世纪 80 年代出现的发现新药的技术体系，是应用先进的技术手段对大量的样品（samples）就生物学活性或药理活性进行分析评价的大规模群集式微量活性筛选模式，结合了分子生物学、分子药理学、自动化检测等技术，利用分子、细胞水平的生物活性检测模型，同时借助高灵敏度的检测仪器对化合物的生物活性进行检测，日均筛选数可达数万样品，具有快速、高灵敏度、高特异性的特点。但由于其采用的主要是分子、细胞水平的体外试验模型，尚不可能完全反映药物在体内的全面药理作用，不能反映机体全部生理功能或药物对整个机体的作用，故有一定的局限性。

组合化学（combinatorial chemistry）亦是20世纪80年代中期发展起来的一项新型化学合成技术，它将化学合成、组合理论、计算机辅助设计、活性筛选等技术融为一体。与传统合成方法每次只合成一个化合物相比，组合化学能在短时间内合成数目庞大的有机化合物库（compound library），并经活性筛选，发现一批具有活性的目标化合物。目前，组合化学已应用于药物/农药研发、新材料开发、催化剂筛选等诸多领域，成为化学范畴最活跃的领域之一。

四、天然药物活性成分预试验

（一）预试验的目的

天然药物的成分复杂，不同类型的成分的物理性质与化学性质均有较大差异，为便于进一步制定合理的提取分离流程，选择恰当的提取分离方法，应进行预试验，通过各类化学成分的溶解度差异和特异性化学反应来初步了解天然药物中可能含有的化学成分类型。

（二）预试验方法

预实验的方法可分为两类：一类是单项预试验，即针对某一类成分而进行的检测，例如，检测某一种天然药物中是否含有生物碱类化学成分，可以先用酸水进行提取，然后用生物碱类化合物的专属性试剂进行定性；另一类是系统预试验，即先用几种不同极性的溶剂分别对天然药物进行提取，再对各提取部位进行定性检测。常用石油醚、95%乙醇、水对药材进行提取，在石油醚提取液中检查挥发油、萜类、甾类及脂肪类成分等低极性脂溶性成分，在乙醇提取液中检查生物碱类、黄酮类、蒽醌类、香豆素类、萜类、内酯类、酚类、有机酸类等脂溶性成分，在水提取液中检查糖苷类、氨基酸、蛋白质、有机酸、鞣质等水溶性成分。

预试验要求简便快捷，并且要有尽可能高的正确性。预试验一般采用试管试验，但在某些情况下，因为有些显色剂和定性反应的专属性不强，再加上成分之间的相互干扰和掩盖，使结果不明显，不能下定论，此时可通过对该类成分的溶解性及色谱行为等进行综合分析而得出结论。例如，碘化铋钾试剂除对生物碱类显色外，还可对香豆素、萜类内酯等显色，可以利用生物碱溶于酸水溶液，而香豆素、萜类内酯可溶于碱水溶液这一性质分离后加以区别。

预试验要注意假阳性或假阴性现象。例如，中药中有些非生物碱类物质也能与生物碱沉淀试剂产生沉淀反应，如蛋白质、多糖、氨基酸、鞣质等，从而产生假阳性。因此制备供试品溶液时，需要净化处理除去这些物质，避免其干扰而导致错误的结论。而另一方面，进行生物碱沉淀反应时，沉淀试剂不宜加入过量，因为过量的碘化汞钾会使沉淀又被溶解，从而产生假阴性。此外，极少数生物碱（如：麻黄碱、咖啡因等）不能与一般生物碱沉淀试剂产生反应，也会产生假阴性现象。为减少假阳性或假阴性现象，某些检出反应需要做对

定性鉴别实验方法

照试验或空白试验。

五、天然药物活性成分的提取分离

根据系统预试验结果中所含化学成分的性质，结合临床用药的剂型（水煎剂、酒浸剂、粉剂等），可设计各类成分提取分离流程，并结合活性筛选指标，跟踪活性成分所在部位，直到分离得到活性单体化合物。下面介绍目前研究者在研究天然药物活性成分中常用的提取分离方法：

1. 煎煮法、浸渍法、甲醇或乙醇热回流法仍是常用的提取方法。但越来越多的研究人员选择超声提取法进行药材的提取，与传统提取法相比，超声提取法具有提取时间短、提取效率高、无需加热、可避免高温高压对有效成分破坏的优点。有条件的研究组采用 CO_2 超临界流体萃取法进行药材提取，已成功用于挥发油、生物碱、内酯类、萜类、黄酮类、醌类、皂苷类、糖类等天然药物有效成分的萃取分离。天然药物活性成分的含量测定则常采用索氏提取法进行药材提取，有条件的研究组常选择全自动的索氏提取器，以提高实验数据的可靠性、稳定性和可重复性。

2. 系统溶剂萃取法仍是最常用的粗分手段。实际操作时，依次用石油醚、三氯甲烷（或乙醚、苯）、乙酸乙酯、正丁醇对药材浓缩水液进行萃取，将其按极性由小到大分成五个部位，各部分分别回收溶剂后用蒸馏水或含低浓度的活性筛选允许的有机溶剂（如乙醇、丙二醇、二甲亚砜等）稀释，制成水溶液或混悬液，供活性筛选用。然后根据筛选的结果，进行进一步的分离。所得五个部位所含的成分大体为：①石油醚部位：含有油脂、蜡质、叶绿素、亲脂性苷元、挥发油、甾醇等；②三氯甲烷部位：含有游离生物碱、黄酮、蒽醌、香豆素、苷元、脂肪酸等大多数脂溶性成分；③乙酸乙酯部位：含有亲脂性的单糖苷、双糖苷、酚性物（包括可水解鞣质和低聚的缩合鞣质）、极性较大的苷元等；④正丁醇部位：含有大多数苷类、水溶性生物碱等；⑤水部位：含有糖、氨基酸、黏液质、无机盐、水溶性苷类等。

3. 柱色谱法是目前天然药物研究中应用最多的方法，与过去相比，装柱材料的种类与分离效能有了很大的提高，常用的有：硅胶（正相、反相）、氧化铝、纤维素、聚酰胺、活性炭、离子交换树脂（各种型号）、分子筛（各种型号）、大孔树脂（各种型号）等等。该法的特点是不需要特殊的仪器设备，仅要求有一根玻璃柱就可以进行，操作简单，适合于化合物的大量制备。

4. 薄层色谱法仍然是天然药物研究中必备的方法。所用的材料常用的有硅胶、氧化铝、聚酰胺等，尤其是高效薄层色谱板的应用，进一步提高了分离效率，起到了事半功倍的作用。薄层色谱法不仅用于化合物的定性，也可以用于化合物的微量制备。近年又发展了反相薄层色谱、旋转离心薄层色谱等。

5. 高效液相色谱（HPLC）由于其具有分离效能高、选择性好、灵敏度高、分析速度快、适用范围广（样品不需气化，只需制成溶液即可）、色谱柱可反复使用的特点，故在《中华人民共和国药典》（2015 版）中成为主要的含量测定手段。HPLC 不仅已成为中药制剂含量测定最常用的分析方法，成为天然药物研究最常用的半微量制备方法，而且也在合成药物、有机化工、食品检测、环境化学等多种领域得到了广泛应用。

除上述常用的提取分离技术外，研究人员正在努力发展更多新技术、新材料、新方法用于天然药物活性成分分离。如逆流色谱技术（countercurrent chromatography）是一种不用固态支撑体或载体的液液分配色谱技术；膜分离技术（membranes separation）是利用具有选择性透过混合物中某种组分功能的薄膜而有效地进行物质分离、浓缩、提取、纯化等的一种现代技术，该项技术的关键是高效分离膜材料的开发；分子蒸馏技术（molecular mistillation）是一种在高真空度下（10mmHg 以下）进行分离操作的连续蒸馏过程，特别适合分离高沸点、黏度大、对热敏感的化合物。

知识链接

分子印迹技术

分子印迹技术（molecular imprinting technology，MIT）是 20 世纪 90 年代初逐步发展起来的一项新技术，于 2001 年开始应用于天然药物活性成分研究。它是模仿天然抗原-抗体反应原理，制备对模板分子（templates）具有预定选择性的分子印迹聚合物（molecularly imprinted polymer，MIP）的技术。其基本过程包括：①模板分子引导下的功能聚合单体的预组装，这种组装来自于模板分子与聚合单体功能基团的共价键、非共价键或配位键相互作用；②使用交联聚合反应将模板分子周围的预组装结合基团固定；③除去模板分子，留下与模板分子形状相匹配的空洞和相互作用的功能基团，从而保留了对原始模板分子的“记忆”，即提供了对模板分子的特定结合位点、结合匹配空间和选择性的摄取能力。所以，当使用这种功能材料作为天然药物有效成分分离与纯化载体时，即可以对印迹的模板分子提供高度亲和力和高选择性的分离，尤其适用于微量活性成分的分离。

六、天然药物活性成分的结构测定

天然化合物的早期结构研究主要是利用各种化学方法来进行，比如可以利用各类化合物的专属反应进行定性反应，初步确定天然化合物的结构类型；可以利用各类化学降解方法（锌粉蒸馏、碱裂解、霍夫曼降解脱胺等），把天然化合物先降解成几个稳定的小分子，通过鉴定小分子化合物的结构来推测天然化合物的可能化学结构，最后再采用全合成方法确证该结构；可以利用衍生物制备反应（甲基化、乙酰化、丙酮缩合物等）制成已知的衍生物或提供取代基数量、位置信息，再反推天然化合物的可能结构；也可以利用酯和苷的水解反应（酸水解、碱水解、酶解）获得酸与醇、苷元与糖的结构信息后再推定天然化合物的结构。

近四十年来，随着现代波谱学技术的快速发展和普及，以四大光谱（UV、IR、MS、NMR）为核心的波谱学方法已经成为天然化合物结构研究的主要手段。常用的波谱学方法除前已述及的四大光谱外，还有旋光光谱（optical rotatory dispersion spectroscopy，ORD）、圆二色光谱（circular dichroism spectroscopy，CD）和单晶 X 射线衍射法（single-crystal X-ray diffraction，SXRD）。旋光光谱和圆二色光谱是分别于 20 世纪 50 年代和 60 年代发展起来的物理分析方法，都是利用电磁波和手性化合物相互作用的信息，研究天然化合物的立体结构及相关问题。单晶 X 射线衍射法又称 X 射线单晶结构分析，它是通过测定化合物单晶样品对 X 射线的衍射获得结构信息，包括：未知化学结构式的测定、分子的构型和构象、原子的种类、原子间的成键方式与键长、键角数值等。与其他方法相比，单晶 X 射线衍射法能够更好地解决关于分子形状（构型和构象）方面的问题，对于确定新化合物的结构是强有力的手段。前面述及的抗疟药物青蒿素、抗肿瘤药物紫杉醇、ET-743 等比较复杂的新化合物的化学结构都是采用单晶 X 射线衍射法最终确定的。

目前，波谱学方法以快捷、准确、简便、所需样品量少、处理结构问题方法更多等优势逐步取代了化学方法，化学方法已经转变为结构研究中的辅助手段。尽管如此，在许多情况下，特别是对于具有复杂结构的未知化合物的结构鉴定，化学方法与波谱学方法的配合应用和结果的相互佐证仍是不可或缺的。

点滴积累

天然药物活性成分研究是新药研发、中药质量研究等的基础，天然药物活性成分的一般研究途径是：确定研究目标→文献调研→药材采集→药材鉴定→活性筛选→预试验→提取分离→结构测定→活性筛选→活性单体化合物。

目标检测

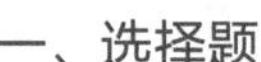
一、选择题

（一）单项选择题

1. 系统预试验的基本过程是

   A. 制备供试液→色谱分析→根据色谱结果确定成分类型
   B. 制备供试液→分析极性→根据极性大小确定成分类型
   C. 制备供试液→试管或点滴反应→根据反应结果综合分析确定成分类型
   D. 提取→分离→用某一特定的试管反应结果确定是否属于某类成分
   E. 提取→分离→用酸碱反应结果确定是否属于某类成分

2. 试管预试验水提取液可检查的成分为

   A. 油脂　　B. 生物碱　　C. 鞣质
   D. 香豆素　　E. 黄酮

3. 某药材的酸水提取液直接加碘化铋钾出现红棕色的沉淀，则该药材

   A. 可能含有生物碱类成分　　B. 肯定含有生物碱类成分
   C. 肯定不含生物碱类成分　　D. 肯定含有蛋白质类成分
   E. 肯定不含蛋白质类成分

4. 关于活性筛选的正确说法是

   A. 通过活性筛选出来的有效成分肯定有一定的临床作用
   B. 活性筛选主要是通过体外试验进行，对寻找有临床作用的药物没什么意义
   C. 通过活性筛选，可以提高获得活性单体化合物的概率
   D. 活性筛选应该全部采用动物体内试验进行

E. 活性筛选结果与临床应用差距甚远,没必要进行活性筛选

5. 天然药物活性成分的一般研究途径是

A. 药材采集→药材鉴定→活性筛选→提取分离→结构测定→活性单体化合物

B. 确定研究目标→药材采集→提取分离→结构测定→活性筛选→活性单体化合物

C. 文献调研→药材采集→活性筛选→预试验→提取分离→结构测定

D. 确定研究目标→药材采集→活性筛选→预试验→提取分离→结构测定

E. 确定研究目标→文献调研→药材采集→药材鉴定→活性筛选→预试验→提取分离→结构测定→活性筛选→活性单体化合物

6. 采用系统溶剂萃取法进行粗分离时,下列溶剂排列顺序正确的是

A. 三氯甲烷、石油醚、乙酸乙酯、正丁醇

B. 石油醚、三氯甲烷、乙酸乙酯、正丁醇

C. 正丁醇、石油醚、三氯甲烷、乙酸乙酯

D. 乙酸乙酯、三氯甲烷、石油醚、正丁醇

E. 石油醚、三氯甲烷、正丁醇、乙酸乙酯

7. 以下哪个化合物不是先导化合物

A. 青蒿素　　B. 紫杉醇　　C. 对乙酰氨基酚

D. 水杨酸　　E. 乙酰苯胺

8. 以下关于天然药物活性成分研究模式说法正确的是

A. 现代研究模式区别于传统研究模式的主要方面是“活性筛选”前置

B. 传统研究模式不需要对活性筛选指标过多研究,所以简单实用

C. 现代研究模式更多应用波谱学技术,体现现代化

D. 老中医都采用传统研究模式开展研究工作,这是中药传承的重要内容

E. 现代研究模式完全摒弃传统的化学方法开展研究工作

9. 用于研究天然化合物立体结构问题的物理分析技术是

A. UV　　B. IR　　C. MS

D. NMR　　E. ORD

10. 研究大黄的泻下作用时,用以下哪个指标作为活性筛选指标

A. 小鼠致泻半数致死量　　B. 小鼠致泻半数有效量

C. 小鼠致泻最小有效量　　D. 小鼠致泻最大有效量

E. 小鼠致泻最小致死量

（二）多项选择题

1. 以下哪些天然新化合物具有抗肿瘤活性

A. ET-743　　B. 紫杉醇　　C. 苔藓虫素

D. 10-羟喜树碱　　E. 青蒿素

2. 天然药物化学成分的预试验,一般

A. 测定各类成分的物理化学常数

B. 利用各类成分的检识反应

C. 可采用试管反应和色谱试验

D. 应用高效液相色谱

E. 测定 UV 和 IR 光谱进行检识

3. 水提取液预试验可检查的成分有

A. 生物碱　　B. 皂苷类　　C. 蛋白质类

D. 多糖类　　E. 强心苷类

4. 以下哪些波谱法可用于手性化合物的立体结构鉴定

A. 红外光谱　　B. 二维核磁共振　　C. 单晶 X 射线衍射法

D. 旋光光谱　　E. 圆二色光谱

5. 文献调研在天然药物活性成分研究中的作用是

A. 了解国内外相关课题的研究水平和研究进展

B. 了解前人是否有过研究，以避免重复

C. 了解是否有可借鉴的研究方法和研究手段

D. 了解分离获得的单体化合物是否为已知化合物

E. 贯穿整个研究工作过程

二、问答题

1. 请简述天然药物活性成分研究的一般路径。

2. 在以 95%乙醇为溶剂的供试液中，可考虑检出哪些化学成分类型？

3. 文献调研在天然药物活性成分研究中有哪些用处？调研范围包括哪些方面的文献？

4. 活性筛选成败最重要的是什么？

5. 为什么要进行预实验？如何提高预试验的准确性？

三、实例分析

1. 某天然药物系统预试验结果为：

碘化铋钾(+)，碘化汞钾(+)，苦味酸(+)，Molisch 反应(-)，茚三酮(+)，双缩脲反应(+)，菲林反应(-)，$FeCl_3$(+)，盐酸-镁粉反应(+)。

试分析各预试验结果代表的意义，综合判断该天然药物中所含的成分类型。

2. 某天然药物的脂溶性提取物按下述流程进行分离，请说出酸性成分、碱性成分、中性成分、酚性成分、醛类成分各在分离流程图(图 5-7)的哪个部位？

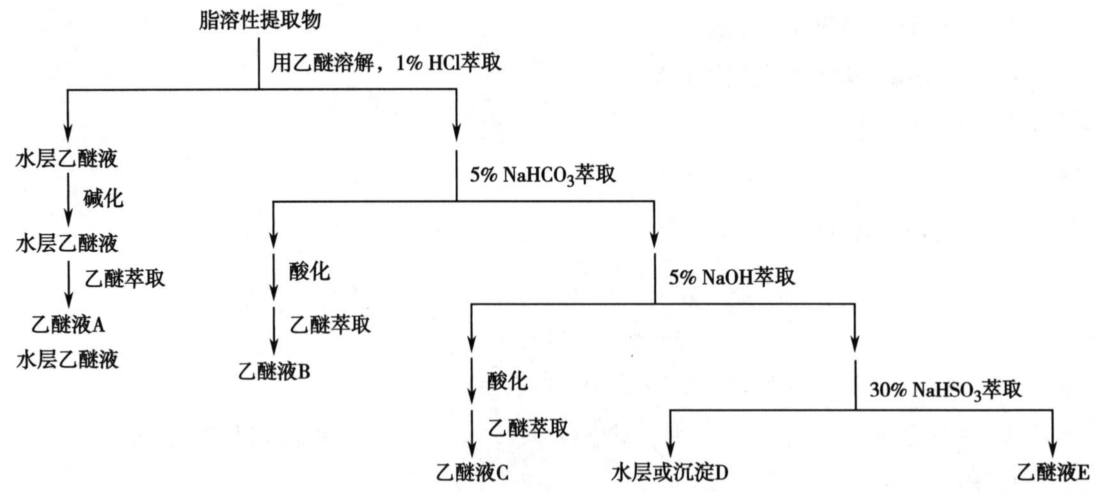

图 5-7　某天然药物脂溶性提取物的分离流程图

实训 1　天然药物化学成分预试验

一、实训目的

1. 掌握天然药物主要成分预试验的基本方法。
2. 能够根据检出反应的结果初步判断天然药物中所含化学成分的主要类型。
3. 学会记录预试验结果，正确书写实验报告。

二、实训内容

（一）实训用品

1. 仪器　烧杯、三角烧瓶、回流装置、抽滤装置、分液漏斗、表面皿、试管、试管架、荧光灯、水浴锅、点滴板。

2. 试药　天然药物原料（粗粉）、蒸馏水、乙醇、乙酸乙酯、石油醚、滤纸、pH 试纸、碘化铋钾、碘化汞钾、硅钨酸、苦味酸、雷氏铵盐、HCl、浓 H_2SO_4、NaOH、KOH、$AlCl_3$、$FeCl_3$、氨水、醋酐、氨基安替比林、铁氰化钾、盐酸羟胺、溴甲酚绿、3，5-二硝基苯甲酸、α-萘酚、镁粉、醋酸镁、硫酸铜、酒石酸钾钠、茚三酮、明胶、磷钼酸。

（二）实训方法与操作步骤

利用天然药物中各类化学成分的溶解度不同，分别用不同极性的溶剂对天然药物进行提取以制备预试验供试液，再选用简便、快速的化学检识试剂对预试验供试液进行化学成分类型检识，达到大致了解未知天然药物粉末中所含成分类型的目的，为进一步选择适当的提取和分离方法提供依据。

1. 供试液制备　供试液的制备流程见图 5-8。

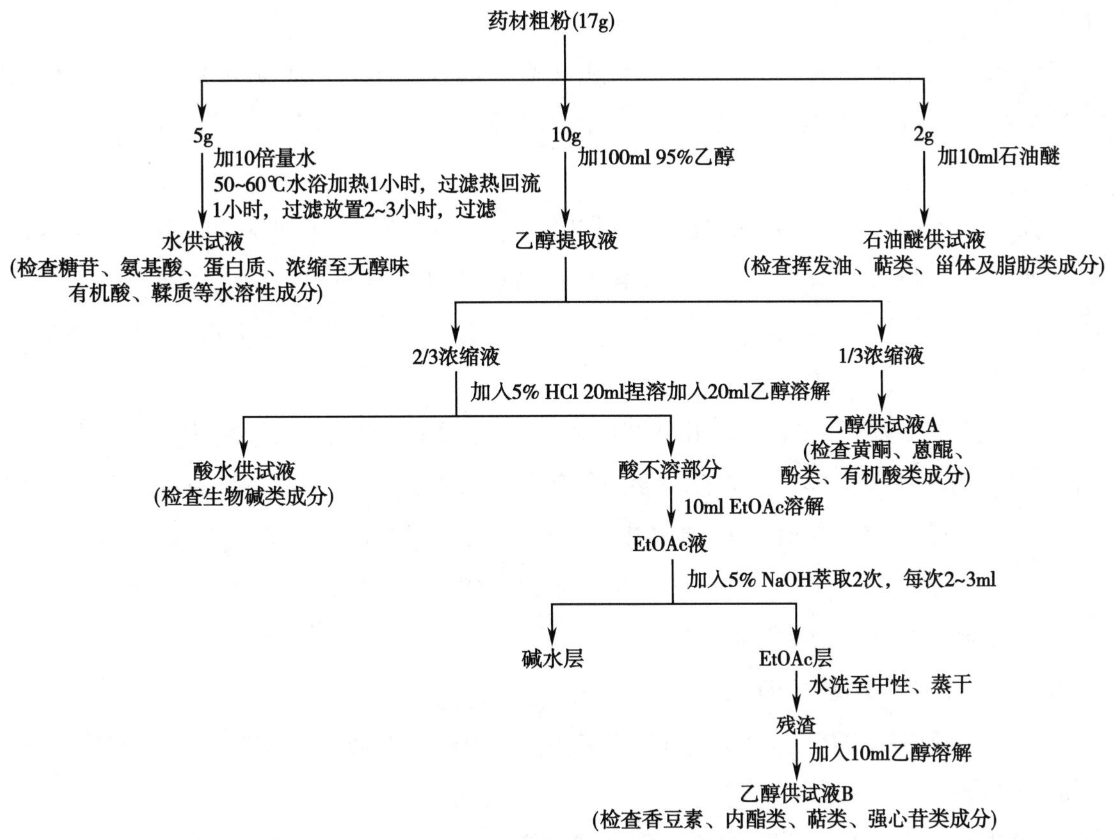

图 5-8　天然药物化学成分预试验供试液制备流程图

2. 检识

(1) 水供试液检查氨基酸、多肽、蛋白质、糖、多糖、皂苷、苷类、鞣质、有机酸及水溶性生物碱。

①Molisch 反应：试样 1ml 置于小试管中，滴加 10%α-萘酚乙醇溶液 1~2 滴，振摇，倾斜试管，沿管壁加入浓 H_2SO_4 0.5ml，试样中若有糖、苷存在，则两液交界处出现紫色环。

②Fehling 反应：使用时，先将甲、乙两试剂（甲为硫酸铜溶液，乙为酒石酸钾钠与氢氧化钠的水溶液）混合成深蓝色的溶液，取其 0.5ml 加入待检试样液中，置水浴上加热 2~3 分钟，若有还原糖存在时产生砖红色或黄色沉淀。

③pH 试纸检查：取试样滴于 pH 试纸，如呈酸性，则指示试液中可能含有游离酸或酚性化合物。

④溴甲酚绿试验：取试样点于滤纸片上，喷洒 0.1%溴甲酚绿溶液，立即在蓝色的背景上显黄色的斑点，示可能有有机酸存在。

⑤$FeCl_3$试验：取试液 1ml，滴加 1%$FeCl_3$试剂 1~2 滴，若结构中有酚羟基，则立即显蓝、绿、蓝黑或暗褐色，甚至有沉淀产生。（注意：若检液为碱性，可加醋酸，酸化后再加 $FeCl_3$）鞣质成分常常易被水浸出，所以水浸液中 $FeCl_3$阳性反应，指示鞣质存在的可能性大。

⑥明胶试验：若 $FeCl_3$阳性反应，续做本项检查。取试样 1ml，加入明胶试剂 2~3 滴，若产生白色沉淀或浑浊，指示为鞣质的反应；若不产生白色沉淀或浑浊，可能为其他非鞣质的酚性成分，如水溶性的黄酮类、生物碱类、蒽醌类、香豆素类等，有待进一步检查。

⑦茚三酮试验：取试样 1ml，于试管中，加入 0.2%茚三酮的乙醇溶液后，在沸水浴上加热 5 分

钟,冷后,如有蓝色或蓝紫色反应,表明有氨基酸、多肽或蛋白质。

⑧双缩脲反应:茚三酮反应若呈阳性,续做本项试验。取试样 0.5ml,加入 1%氢氧化钠溶液 1~2 滴,摇匀,滴加 1%$CuSO_4$试液,随加随摇匀,观察颜色反应,如呈现紫色、红紫色表明含多肽或蛋白质。

⑨泡沫试验:取试样 1~2ml 于试管中,用手指堵住管口用力振摇 2 分钟,若产生多量泡沫,放置 10 分钟,若泡沫没有显著消失,即表明含有皂苷(高级脂肪酸的盐也发泡显著,长时间不消失,但天然存在的高级脂肪酸盐不及皂苷广泛);蛋白质和黏液质也能起泡沫,但经放置后,泡沫明显减少或消失。

⑩醋酐-浓硫酸试验:若泡沫试验阳性,续做本项检查。取试液 2 滴于点滴板,挥干溶剂,加入冰乙酸 2 滴,加醋酐-浓硫酸(20∶1)2 滴,观察颜色变化。结合泡沫试验,若产生黄、红、蓝、紫、绿等颜色变化,最后褪色,则表示可能含有甾体皂苷;若产生黄、红、蓝等变化,则可能含有三萜皂苷。

⑪雷氏铵盐试验:取试样 1ml,调 pH 至 3~4,加 2%雷氏铵盐试剂数滴,生成黄红色沉淀者为阳性反应。表示可能含有水溶性生物碱存在。

(2) 酸水供试液检查生物碱类

①碘化铋钾试验:取试样 1ml,加碘化铋钾试剂 1~2 滴,生成棕黄至棕红色者为阳性反应,表示可能有生物碱存在。

②碘化汞钾试验:上述试验阳性者,续做本项检查。取试样 1ml,加碘化汞钾试剂 1~2 滴,出现白色或类白色沉淀者为阳性反应,表示可能有生物碱存在。此沉淀可溶于 10%HCl 中。

③硅钨酸试验:上述试验阳性者,续做本项检查。取试样 1ml,加硅钨酸试剂 1~2 滴,生成褐色或暗褐色沉淀者为阳性反应,表示可能有生物碱存在。

④苦味酸试剂:上述试验阳性者,续做本项检查。取试样的中性水溶液,加苦味酸饱和水溶液 1 滴,生成黄色沉淀者表示可能有生物碱存在。(苦味酸试剂与生物碱的反应需在中性条件或微酸性条件下进行。若在强酸性条件下,苦味酸本身形成沉淀。)

(3) 乙醇供试液 A 检查黄酮、蒽醌、酚类、有机酸等

①$FeCl_3$、溴甲酚绿试验方法参考水提液部分方法。

②盐酸-镁粉反应:取试液 1ml,镁粉少量与浓盐酸 4~5 滴,必要时水浴加热数分钟,溶液如变成红至紫红色,示含有游离黄酮类或黄酮苷。此项检查需作对照试验,取试样 1ml,不加镁粉,仅加浓盐酸,若仍产生红色,说明试样中可能含有花青素或查耳酮类,而不一定含有游离黄酮类或黄酮苷。

③三氯化铝试验:将试样点在纸片上,喷洒三氯化铝的乙醇溶液,干燥后呈黄色斑点,在紫外光下观察,呈显著的黄色荧光,显示可能含有黄酮类。

④10%KOH 液试验:将试样几滴重复点于滤纸片,干后喷洒 10%KOH 水溶液,如呈黄橙或红色荧光,可能含蒽醌类。

若在试管中进行也可得到同样的结果。取试样 1ml,加入 10%KOH 溶液 1ml,即呈红-红紫色,并有呈蓝色者,表示可能有羟基蒽醌或其苷的存在。

⑤醋酸镁试验:将试样点在滤纸上,喷洒 0.5%醋酸镁甲醇液,如呈橙红色或紫色(颜色随羟基

位置及数目而定)，说明有羟基蒽醌存在。

若无上述颜色反应，可将滤纸放在紫外灯下观察荧光，若产生天蓝色荧光，指示有二氢黄酮或二氢黄酮醇存在；若产生黄色或黄绿色荧光，指示有黄酮或黄酮醇类存在。

(4) 乙醇供试液B检查香豆素、内酯等

①开环闭环反应：将试样1ml滴于试管中，加入1%NaOH溶液2ml，于沸水浴中加热3~4分钟，溶液要比未加热之前澄清得多，加入2%盐酸酸化后，溶液又变混浊，说明可能存在内酯结构的化合物。但应注意酚性化合物及有机酸的存在同样有此现象，所以需要综合分析。

②异羟肟酸铁试验：取试液1ml，加7%盐酸羟胺试液2~3滴与10%氢氧化钠甲醇试液2~3滴，沸水浴加热数分钟，放冷，加稀盐酸调至pH3~4，加1%三氯化铁乙醇试液1~2滴，溶液若呈橙红或紫红色，指示可能含有酯、内酯或酰胺类。

③荧光试验：取试样1滴于滤纸片上，晾干，若在日光或紫外灯下观察，显天蓝色荧光。再喷雾1%氢氧化钾试液，荧光加强，显示可能含有香豆素类。

④4-氨基安替比林-铁氰化钾反应：将试样滴于滤纸上，先喷洒2% 4-氨基安替比林，再喷洒8%铁氰化钾水溶液，用氨气熏显橙红或深红色斑点为阳性反应，指示可能含有酚羟基对位无取代基的化合物存在。

⑤碱性3,5-二硝基苯甲酸试验：取试样1ml，加新配制的碱性3,5-二硝基苯甲酸试液数滴，若产生紫红色，指示可能含有甲型强心苷类。

⑥三氯化铁-冰乙酸试验：取试样1ml，水浴上蒸干，残留物用0.5ml含三氯化铁的冰乙酸试液溶解，沿管壁加1ml的浓硫酸，若两液层的交界面呈色，冰乙酸层呈蓝色或绿色，指示成分结构中可能含有2-去氧糖。

⑦醋酐-浓硫酸试验：上述⑤、⑥项阳性的情况下，续做本项检查。取试液2滴于点滴板，挥干溶剂，加入冰乙酸2滴，加醋酐-浓硫酸(20∶1)2滴，若产生黄、红、蓝、紫、绿等颜色变化，最后褪色，指示可能含有强心苷类。

(5) 石油醚供试液检查挥发油、萜类、甾体及脂肪类等

①油斑试验：将石油醚提取液滴于滤纸上，在空气中能挥发，可能为挥发油；如果出现持久性的透明油斑，则可能为油脂。

②醋酐-浓硫酸反应：方法同上，若颜色变化为绿色，指示为甾体母核的反应，植物中含甾体母核的成分较多，如皂苷、甾醇、甾体生物碱等；若有颜色变化，但最后未呈现绿色，则可能含三萜类。

③25%磷钼酸乙醇溶液：石油醚溶液点在滤纸片上，喷洒试剂后，115~118℃烘箱中放2分钟，对油脂、三萜及甾醇(有不饱和双键的)等能使试剂还原成钼蓝而呈蓝色，背景为黄绿色或蓝青色。

三、实训注意

1. 在做天然药物化学成分预试验前，首先须熟悉天然药物主要结构类型的性质、检识反应，明确在天然药物提取分离的过程中，水提取液、醇提取液、石油醚提取液各部分所含的化学成分，对试验结果应综合进行判断。

2. 检识反应时，如反应液因颜色深而难以判断，可将反应液用适当溶剂稀释后再观察，或将反应液滴在滤纸片上观察。

3. 若因成分间相互干扰，难以正确判断检出反应结果时，可进一步处理供试液，使各成分尽量分离。如反应液中成分含量太低时，可加大供试液用量，并适当浓缩，再做检识反应，必要时可做色谱检识。

4. 试验的结果只能作为参考，因为有些反应为几类成分所共有的，有时由于成分间的相互干扰结果不明显或不正确。这可通过该成分的溶解度及色谱行为给予综合性判断。在分析判断可能含有的化学成分类型时，不能仅凭一个方面的反应就下结论，应结合提取分离方法等多方面进行综合分析。

5. 要注意检识反应的假阳性或假阴性现象，必要时做对照实验。

四、思考题

1. 预试验供试液制备的原理是什么？

2. 天然药物化学成分预试验有何意义？

3. 在判断预试验结果时应注意哪些问题？在预试验过程中，如何避免一些假阳性反应？

天然药物化学成分预试验实训报告

班级__________　姓名__________　学号__________　实训时间__________　成绩__________

1. 实训目的

2. 预试验的操作流程

3. 实训记录(表 5-2～表 5-4)

表 5-2　记录水提取供试液预试验结果

检查项目	试验名称	结果
糖、多糖或苷	Molish 反应	
	Fehling 反应	
有机酸	溴甲酚绿试剂	
	pH 试纸检查	
酚类	$FeCl_3$ 试验	
鞣质	$FeCl_3$ 试验	
	明胶试剂	
氨基酸	茚三酮试剂	
多肽、蛋白质	双缩脲反应	
皂苷	泡沫试验	
	醋酐-浓硫酸试验	
水溶性生物碱	雷氏铵盐试验	

表 5-3　记录醇提取供试液预试验的结果

供试液分类	检查项目	试验名称	结果
酸水供试液	生物碱	碘化铋钾试剂	
		碘化汞钾试剂	
		硅钨酸试剂	
		苦味酸试剂	
供试液 A	酚类	1% $FeCl_3$	
	有机酸	溴甲酚绿试验	
	黄酮	盐酸镁粉反应*	
		1% $AlCl_3$	
	蒽醌	10% NaOH 溶液	
		0.5%乙酸镁	
供试液 B	香豆素与萜类内酯	开环闭环反应*	
		异羟肟酸铁试验	
		荧光试验	
	强心苷类	氨基安替比林-铁氰化钾试剂	
		碱性 3,5-二硝基苯甲酸试验	
		三氯化铁-冰乙酸试验	
		醋酐-浓硫酸试验	

表 5-4　记录石油醚提取供试液预试验结果

检查项目	试剂名称	结果
挥发油和油脂	油斑试验	
甾体和三萜类	醋酐浓硫酸反应	
	25%磷钼酸试验	

4. 实训结果与讨论

5. 实训体会

6. 教师评语

教师签字____________　　年　　月　　日

（徐一新）

下 篇

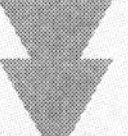

天然药物化学成分类型及实例

第六章

糖和苷类

导学情景

情景描述

记者从省中医院了解到，每年医院的急诊都能遇到几例吃杏仁中毒的患者。不少是中老年人，吃了自家晒的苦杏仁后，感觉恶心、呕吐、头昏后到医院就诊。苦杏仁中毒时，出现口中苦涩、流涎、头晕、头痛、恶心、呕吐、心悸、四肢无力等症状。较重者胸闷、呼吸困难、呼吸时可嗅到苦杏仁味。严重者意识不清、呼吸微弱、继之意识丧失、瞳孔散大、对光反射消失、最后因呼吸麻痹或心跳停止而死亡。

学前导语

杏仁有两种，一般人们用来煲汤的是“南杏”，也就是甜杏仁，“北杏”就是苦杏仁，苦杏仁常被中医用来与其他中药搭配，治疗感冒、咳嗽、气喘、老年慢性气管炎以及产妇、老人大便秘结等症。苦杏仁含有苦杏仁苷类的物质本身无毒，但它们被β-葡萄糖苷酶代谢分解后，就会产生有毒的氢氰酸。氢氰酸对人的最低致死量为0.5~3.5mg/kg体重。当咀嚼或破碎含氰苷类植物食品时，其细胞结构被破坏，使得β-葡萄糖苷酶释放出来，和含氰苷类作用产生氢氰酸，氢氰酸可直接损害延髓的呼吸中枢和血管运动中枢。这便是食用新鲜苦杏仁引起氢氰酸中毒的原因。本章我们将和同学们一起学习糖和苷类化合物的结构类型、理化性质、提取分离以及成分鉴定。

糖类(saccharides)又称碳水化合物(carbohydrates)，是植物光合作用的产物，也是动植物生命活动不可缺少的能量物质。糖及其衍生物是天然药物中常见的化学成分，在很多天然药物中都含有糖，如枸杞子、地黄、何首乌、香菇、刺五加等。苷类(glycosides)又称为配糖体，广泛存在于自然界，很多天然产物如黄酮类、蒽醌类、苯丙素类等均可与糖形成苷，由于苷元不同，因此苷的结构多样，性质也有很大变化，共性在于糖和苷键部分。

第一节　结构类型

一、糖的结构与分类

糖是多羟基醛(或酮)类化合物及其分子间脱水而形成的一系列聚合物的总称。根据存在形式可分为单糖、低聚糖和多糖。主要结构类型与实例见表6-1。

表 6-1　糖的主要结构类型与实例

结构类型	代表成分
单糖类 是糖的最小单位，又分为五碳糖、六碳糖、七碳糖。根据取代基不同，又分为氨基糖、去氧糖、糖醛酸、醇糖等	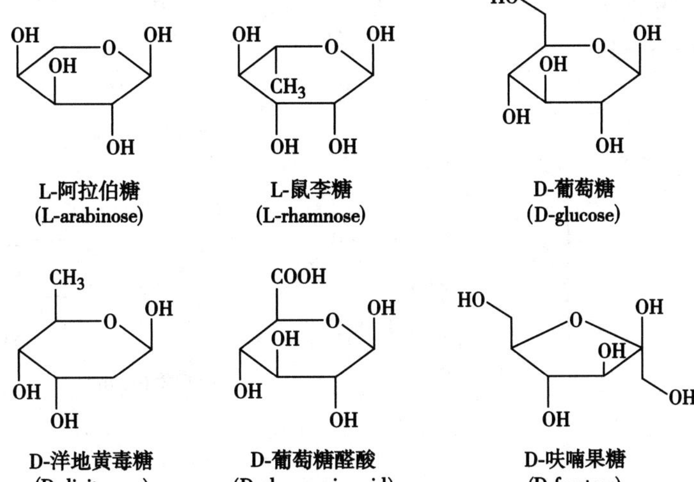 L-阿拉伯糖 (L-arabinose)　L-鼠李糖 (L-rhamnose)　D-葡萄糖 (D-glucose) D-洋地黄毒糖 (D-digitoxose)　D-葡萄糖醛酸 (D-glucuronic acid)　D-呋喃果糖 (D-fructose)
低聚糖 由 2~9 个单糖聚合而成，分为还原性低聚糖与非还原性低聚糖	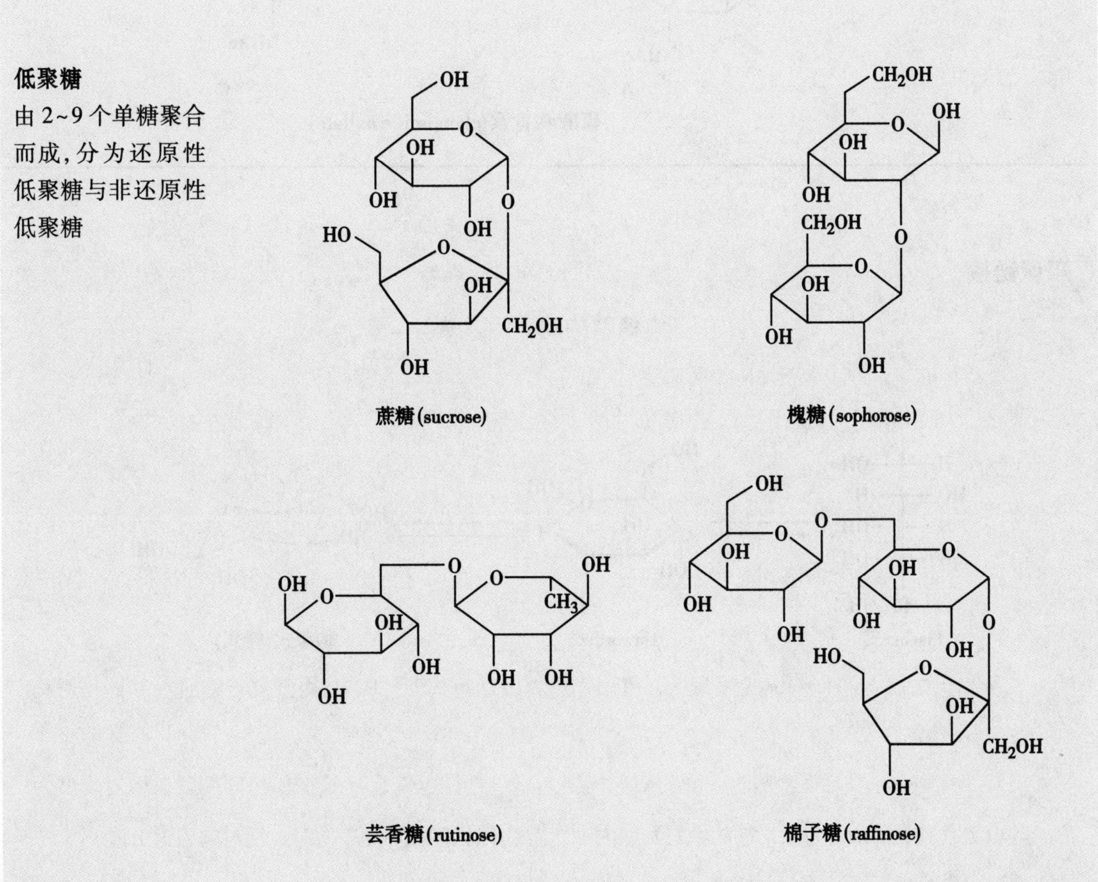 蔗糖 (sucrose)　槐糖 (sophorose) 芸香糖 (rutinose)　棉子糖 (raffinose)

续表

结构类型	代表成分
多糖 由 10 个以上单糖分子聚合而成，分为均多糖和杂多糖	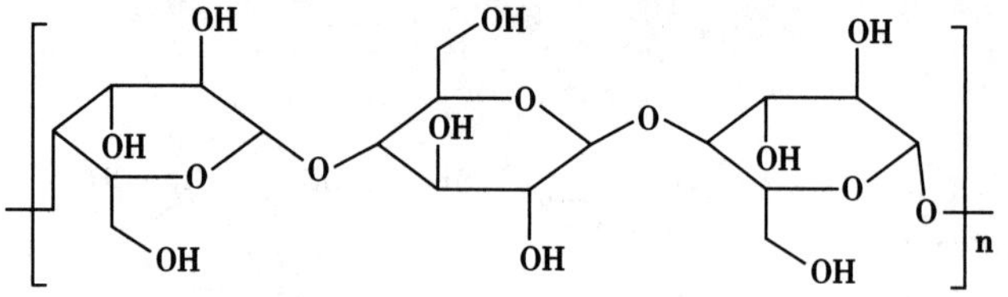 纤维素(cellulose) 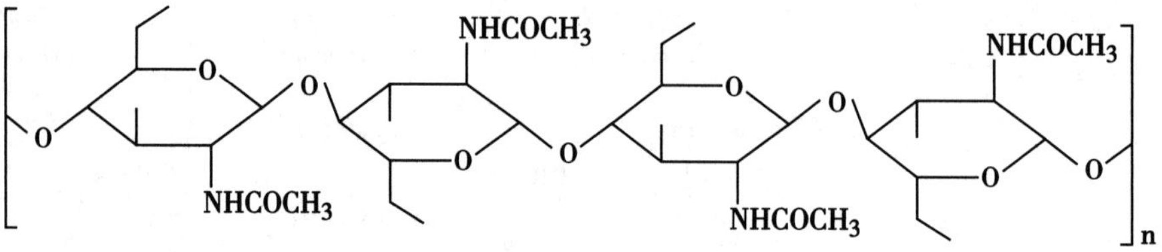 甲壳素(chitin) 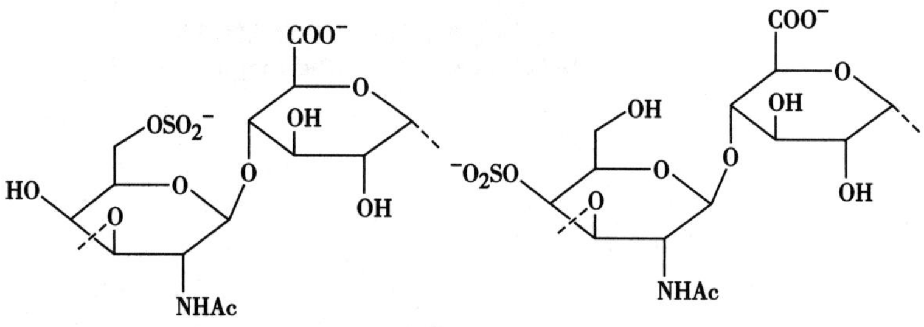 硫酸软骨素(chondroitin sulfate)

知识链接

单糖结构的表示方法

单糖结构的表示方法有三种，如葡萄糖：

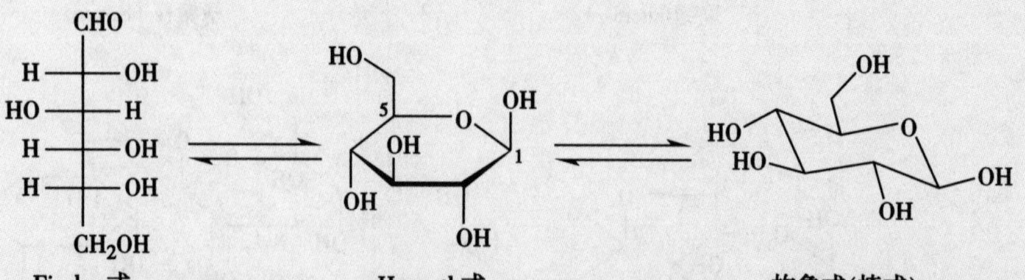

Fischer式　　Haworth式　　构象式(椅式)

三种表示方法中以 Haworth 式最常用，可以描述糖的绝对构型：D、L 构型及半缩醛羟基的相对构型：α、β 构型。

当 C_1、C_5取代基在环面异侧时，糖的相对构型为 α；当 C_1、C_5取代基在环面同侧时，相对构型为 β。当 C_5取代基在环面上方时，糖的绝对构型为 D；当 C_5取代基在环面下方时，绝对构型为 L。

通常，绝对构型为 D 时往往形成 β-糖；绝对构型为 L 时一般形成 α -糖。

单糖的构型

课堂活动

按不同的分类方法，将下列糖分类。

1. 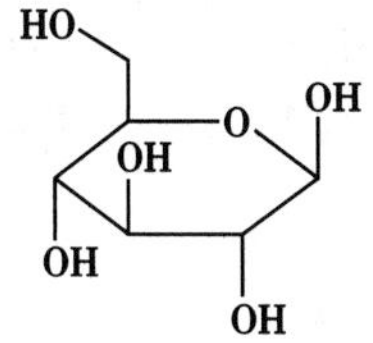　　2. 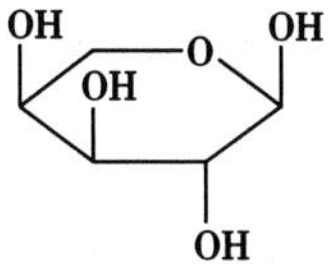　　3.

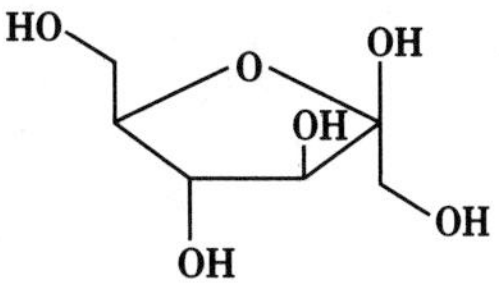

4. 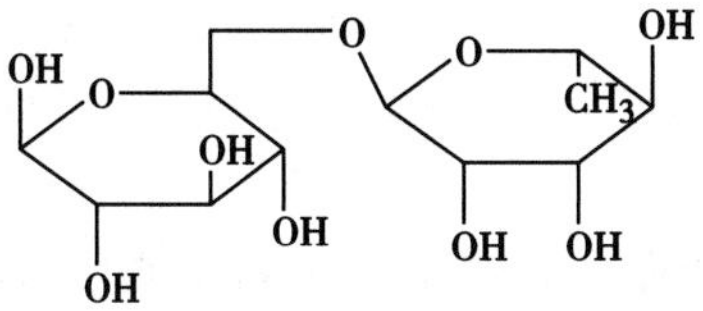　　5.

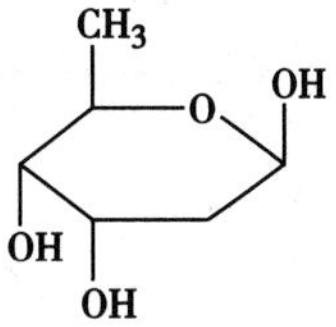

二、苷的结构与分类

苷类(glycosides)是指糖或糖的衍生物端基碳原子上的羟基与非糖物质脱水缩合而形成的一类化合物。其中的非糖部分又称苷元(genin)。苷元与糖的连接键称为苷键。苷键上的原子称为苷键原子，常见的苷键原子有 O、S、N、C 四种。

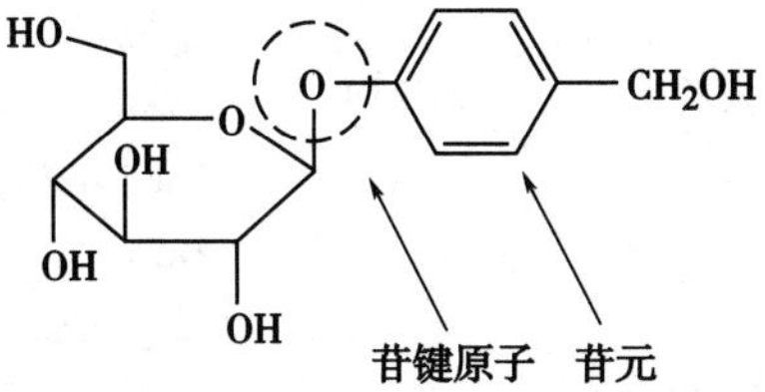

苷键原子　苷元

根据苷键的构型不同苷分为 α-苷、β-苷两大类，在自然界 D-糖常形成 β-苷，L-糖常形成 α-苷。组成苷的糖，有单糖、低聚糖。苷的结构类型见表 6-2。

表 6-2　苷的结构类型

结构类型		活性成分	主要来源	作用
氧苷(O-苷)	醇苷	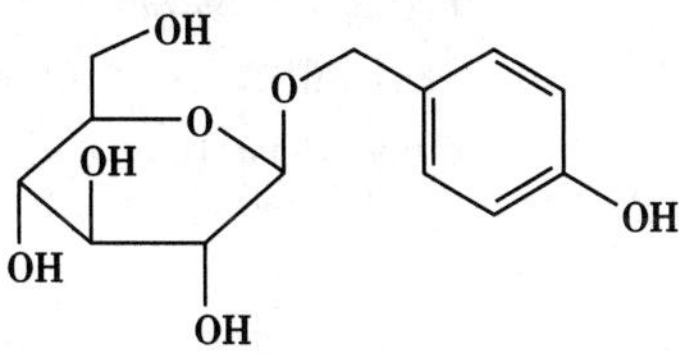 红景天苷(rhodioloside)	来源于景天科植物大花红景天 *Rhodiola crenulata* (Hook. f. et Thoms.) H. Ohba 的干燥根及根茎	改善心脏功能。治疗老年冠心病有良效
	酚苷	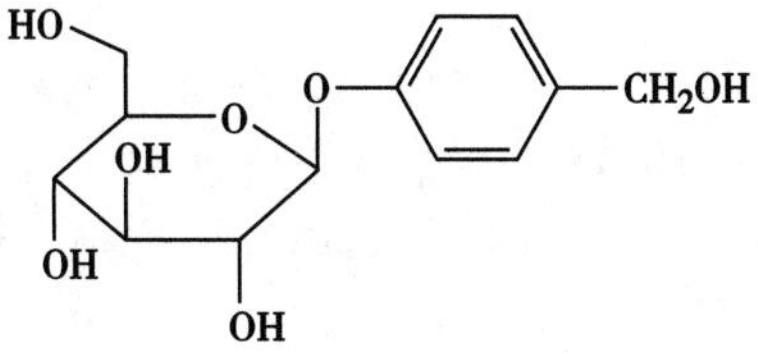 天麻苷(gastrodin)	来源于兰科植物天麻 *Gastrodia elata* Bl.的干燥块茎	镇静、催眠、镇痛。治疗眩晕症、神经性头痛、面瘫症有显效

续表

结构类型		活性成分	主要来源	作用
氧苷（O-苷）	酚苷	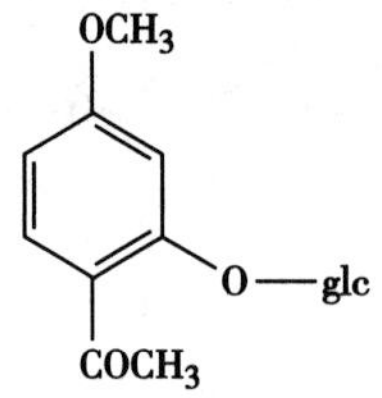 丹皮苷(paeonolide)	来源于毛茛科植物牡丹 *Paeonia suffruticosa* Andr.的干燥根皮	抗菌、镇痛、镇静
	氰苷	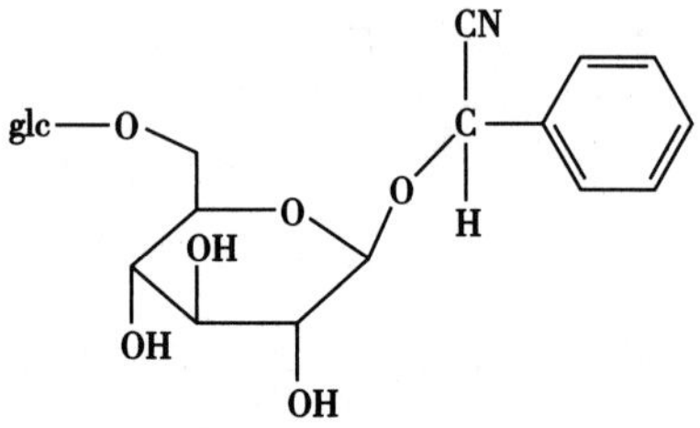 苦杏仁苷(amygdalin)	苦杏仁为蔷薇科植物山杏 *Prunus armeniaca* L. var. *ansu* Maxim.、西伯利亚杏 *Prunus sibirica* L.、东北杏 *Prunus mandshurica*（Maxim.）Koehne 或杏 *Prunus armeniaca* L.的干燥成熟种子	止咳化痰
	酯苷	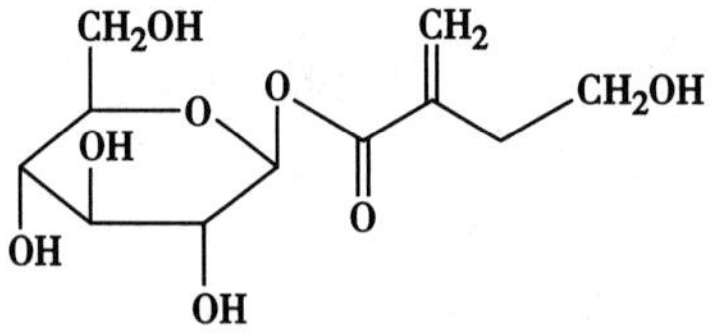 山慈菇苷A(tuliposideA)	来源于兰科植物杜鹃兰 *Cremastra appendicul-ata*（D.Don）Makino、独蒜兰 *Pleione bulbocodioides*（Franch.）Rolfe 或云南独蒜兰 *Pleione yunnanensis* Rilfe 的干燥假鳞茎	抗真菌
	吲哚苷	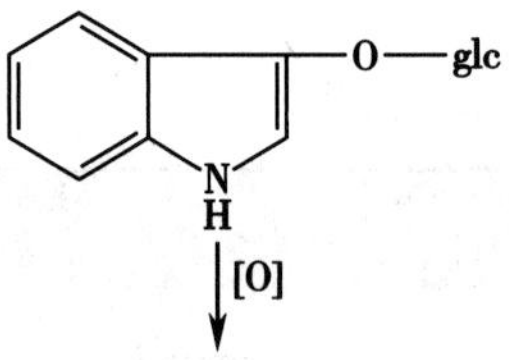 靛苷(indicum) 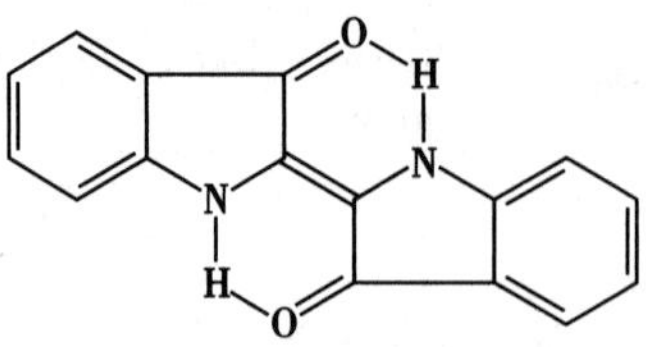 [O] 靛蓝(indigotin)	来源于十字花科植物松蓝 *Isatis indigotica* Fort.爵床科植物马蓝 *Baphicacanthus cusia*（Nees）Bremek、蓼科植物蓼蓝 *Polygonum tinctorium* Lour.、马鞭草科植物大青木 *Clerodendron cyrtophyllum* Turcz.的干燥叶	抗病毒
硫苷(S-苷)		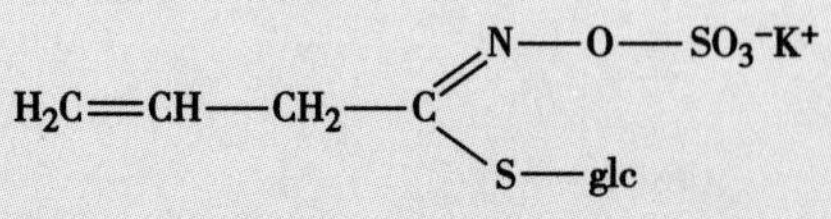 $H_2C{=}CH{-}CH_2{-}C(S{-}glc){=}N{-}O{-}SO_3^-K^+$ 黑芥子苷(sinigrin)	来源于十字花科的黑芥子 *Brassia nigra* 的干燥成熟种子	抗炎、止痛

续表

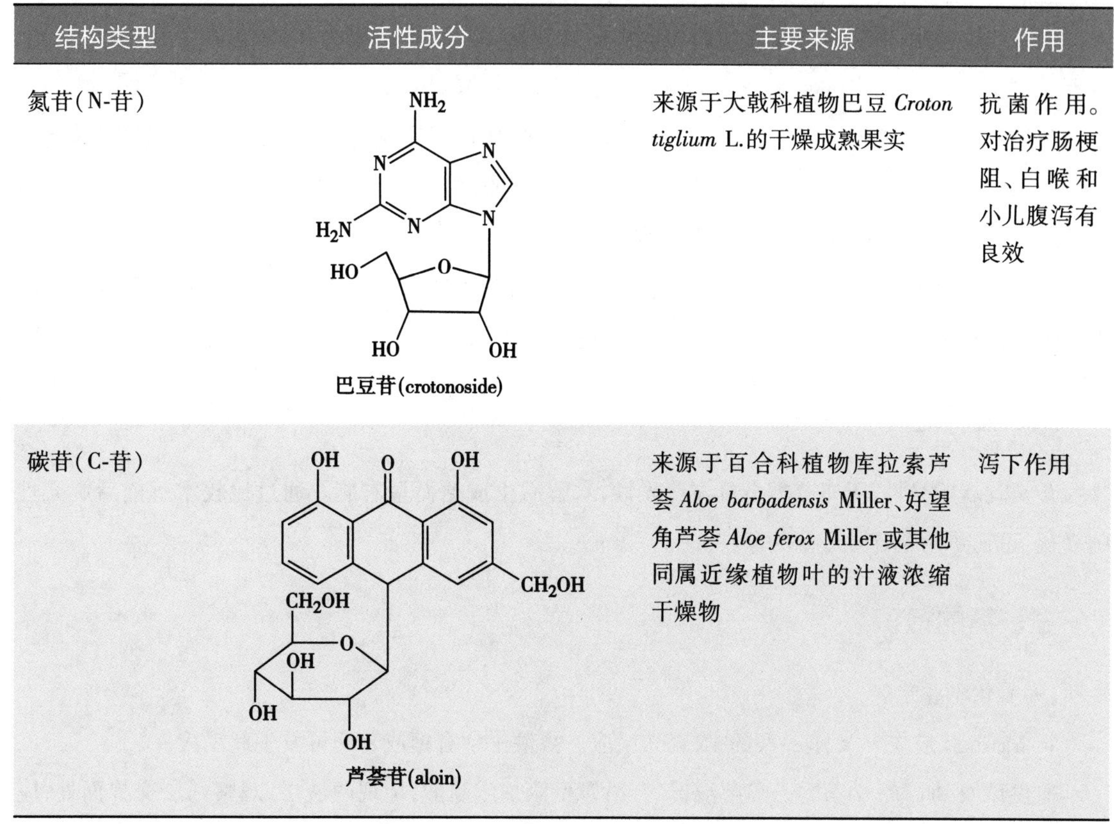

结构类型	活性成分	主要来源	作用
氮苷（N-苷）	巴豆苷(crotonoside)	来源于大戟科植物巴豆 *Croton tiglium* L.的干燥成熟果实	抗菌作用。对治疗肠梗阻、白喉和小儿腹泻有良效
碳苷（C-苷）	芦荟苷(aloin)	来源于百合科植物库拉索芦荟 *Aloe barbadensis* Miller、好望角芦荟 *Aloe ferox* Miller 或其他同属近缘植物叶的汁液浓缩干燥物	泻下作用

另外，依据苷在植物体内的存在状态不同，可将苷分为原生苷和次生苷；依据苷结构中单糖数目的不同苷又分为单糖苷、双糖苷、三糖苷；依据苷元结构不同苷也可分为黄酮苷、蒽醌苷、香豆素苷；依据糖链的数目不同分为单糖链苷、双糖链苷；依据苷的生物活性分为强心苷、皂苷等。

点滴积累

1. 糖和苷都广泛存在于植物体内。糖是植物的重要能源物质，能与天然药物中的各种成分形成苷。
2. 大多数苷有生物活性，是天然药物的有效成分。
3. 由于组成苷的糖、苷元、苷键结构不同，苷分为各种不同类型，其中 O-苷最常见。

第二节　理化性质

苷类化合物是由糖、苷键和苷元三部分组成，由于苷元的结构不同，性质也有很大的差别，其共性主要体现在苷结构中糖和苷键的部分。

一、苷的性状和溶解性

苷类化合物大多数是固体。其中，含糖基少的苷类可形成结晶，含糖基多的苷类有吸湿性，一般为无定形粉末。多数苷无色，个别因苷元结构带有共轭系统或助色基团而有颜色，如黄酮苷、蒽醌苷等。苷类一般无味，但也有因苷元和糖的影响而具苦味、甜味、辛辣味的苷，如龙胆苦苷、甜菊苷、皂苷等。

苷类的溶解性与苷元和糖的结构有关。苷类结构中因含有糖基，具有亲水性，可溶于水、亲水性有机溶剂，不溶或难溶于亲脂性有机溶剂。苷类亲水性的大小与糖基数目、糖基的性质、苷元的性质有关。C-苷与O-苷不同，在所有溶剂中均难溶或不溶。

苷元部分因不含糖，显亲脂性，不溶或难溶于水，可溶于亲水性有机溶剂如甲醇、乙醇、丙酮，易溶于亲脂性有机溶剂如乙酸乙酯、三氯甲烷、乙醚等。

二、旋光性

苷类均有旋光性，天然苷类多具左旋光性，水解后生成糖而呈右旋。通过比较水解前后旋光性的变化，可初步判断苷类成分的存在。

三、糖的检识

（一）化学鉴定

1. Molisch 反应　又称 α-萘酚-浓硫酸反应。溶液中含有糖或苷即可发生此反应。

取供试液，加3% α-萘酚乙醇溶液摇匀，沿管壁滴加浓硫酸，出现两液层，观察两层交界面处，应呈紫红色环。

2. Fehling 反应　又称菲林反应，是还原性糖的检识反应，产生砖红色氧化亚铜沉淀。

3. Tollen 反应　又称托伦反应、银镜反应，用于还原性糖的检识，析出的银在试管壁上则呈光亮银镜，在薄层板或滤纸上为褐色斑点。

（二）色谱鉴定

1. 纸色谱　糖类极性大，适合进行纸色谱鉴定，展开剂一般常用水饱和的有机溶剂展开，如正丁醇-醋酸-水（4∶1∶5上层，BAW）、水饱和的苯酚。R_f与糖结构中碳原子数、羟基数有关，在单糖中碳原子少的糖R_f比碳原子多的大，酮糖比醛糖大，去氧糖则更大。R_f还与溶剂的含水量有关，因此在配制展开剂时要特别注意。纸色谱分离后斑点的显示，常用硝酸银试剂，产生棕褐色斑点。

2. 薄层色谱　常用硅胶做固定相，极性较大的溶剂系统做展开剂，如正丁醇-醋酸-水（4∶5∶1上层），三氯乙烷-甲醇-水（65∶35∶10下层）。糖的极性大，色谱时点样量不宜大于5μg，否则易出现拖尾，使R_f下降，影响分离效果。若将硅胶用0.03mol/L硼酸溶液或一些无机盐的水溶液如0.02mol/L硼酸盐缓冲液、0.1mol/L亚硫酸氢钠水溶液等代替水调制硅胶铺薄层板，有利于斑点的集中，则样品承载量可明显提高，分离效果也有所改善。

薄层色谱的显色剂除用硝酸银外，还可用硫酸的水或乙醇溶液、茴香醛-浓硫酸等试剂。

课堂活动

1. 教师提供两份溶液，请同学通过显色反应实验判定哪份含有糖或苷？
2. 分析葡萄糖、鼠李糖、果糖的结构，推测他们在纸色谱上R_f的大小顺序。

点滴积累

1. 大多数苷有亲水性，苷元有亲脂性。
2. 用 Molisch 反应可鉴别糖或苷。用 Fehling 反应、Tollen 反应可鉴别还原糖。另外，还可以用色谱法鉴别糖和苷。

第三节 苷键的裂解

苷键具有缩醛的性质，在一定条件下，易发生化学和生物裂解成为糖和苷元。通过苷键的裂解反应，可获得苷键的构型、苷元与糖及糖与糖之间连接方式的信息。能使苷键裂解的方法有酸催化水解法、碱催化水解法、酶催化水解法、氧化开裂法。

一、酸催化水解

苷键易被稀酸催化水解，常用的酸为稀盐酸、稀硫酸、8%～10%甲酸、40%～50%醋酸等。酸水解反应比较剧烈，水解产物一般为苷元和糖。

苷键酸水解的机制是：苷键原子在酸性条件下首先质子化，然后苷键断裂生成苷元和糖的阳碳离子中间体，在水中，阳碳离子经溶剂化，再失去质子形成糖分子。以氧苷中葡萄糖苷为例说明其酸水解历程如下：

HO OR O OH OH OH $\xrightarrow{H^+}$ HO H^+ OR O OH OH OH $\xrightarrow{-ROH}$ [HO Ö C^+—H OH OH OH ⇌ HO O^+ H OH OH OH]

$\xrightarrow{H_2O}$ HO OH_2^+ O OH OH OH $\xrightarrow{-H^+}$ HO O H, OH OH OH OH

根据酸水解的原理，分析苷类酸催化水解，难易有如下规律：

1. 苷键原子不同 水解易难顺序为：N-苷>O-苷>S-苷>C-苷。N 电子云密度大，易接受质子。而 C 上无共享电子对，电子云密度小，不能质子化，最难水解。

2. 糖的种类不同 ①呋喃糖苷较吡喃糖苷易水解，如呋喃型果糖与吡喃型葡萄糖，水解难易不同；②酮糖苷较醛糖苷易水解，因为酮糖多为呋喃糖；③吡喃糖苷中，C_5取代基越大越难水解，水解速率为：五碳糖苷>甲基五碳糖苷>六碳糖苷>七碳糖苷>糖醛酸苷；④去氧糖最易水解，水解的易难顺序为：2,6-二去氧糖苷>2-去氧糖苷>6-去氧糖苷>2-羟基糖苷>2-氨基糖苷。

3. 苷元结构不同 芳香族苷较脂肪族苷易水解。芳香族苷因苷元部分有供电子基，水解比脂肪族苷容易，某些酚苷，如蒽醌苷、香豆素苷不用加酸，只需加热即可水解。

4. 难水解的苷　对难水解的苷常需要在剧烈条件下进行，如增加酸的浓度和水解时间、提高温度等，但剧烈的水解条件会引起苷元结构的改变，因此，最好采用两相酸水解法，即向待水解液中加入与之不相混溶的有机溶剂，使苷元生成后马上转溶于有机溶剂中，避免与酸的接触时间，从而获得真正的苷元。

二、碱催化水解

苷键具有缩醛结构，对碱性试剂比较稳定，不易发生碱水解。但有些特殊的苷如酯苷、酚苷、烯醇苷和β位有吸电子基团的苷类易发生碱水解。如靛苷(indicum)、藏红花苦苷(picrocrocin)等。

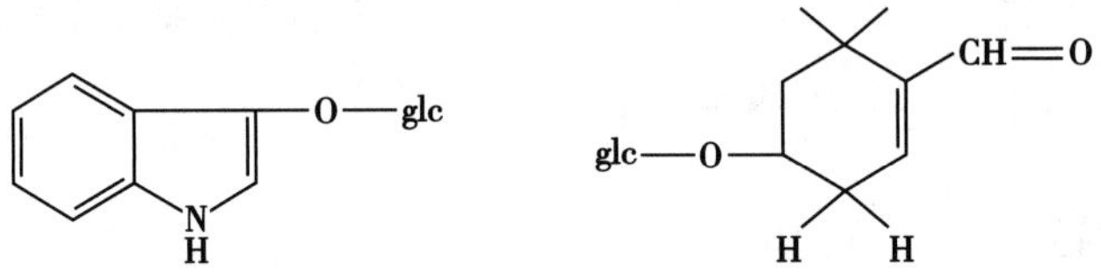

靛苷　　藏红花苦苷

三、酶催化水解

酶是生物催化剂。酶水解和酸水解不同，水解条件温和(30~40℃)，且对水解部位有较高的专属性，即一种酶通常仅能水解一种特定构型的苷键而对其他部位无作用。通过酶水解，可获知苷键的构型、苷元与糖、糖与糖的连接方式等信息。利用酶水解，可获得次生苷和低聚糖，保持苷元的结构。

常用的酶有：转化糖酶，只水解 β-果糖苷键；麦芽糖酶，只水解 α-D-葡萄糖苷键；苦杏仁酶，只水解 β-葡萄糖苷键；纤维素酶，只水解 β-D-葡萄糖苷键。苷在植物体内常与自身水解酶共存。若需要获得原生苷，在天然药物的采收、加工、贮藏、提取过程中，要特别注意天然药物中的内存酶对所含苷的影响。

苦杏仁苷的酶催化水解过程如下：

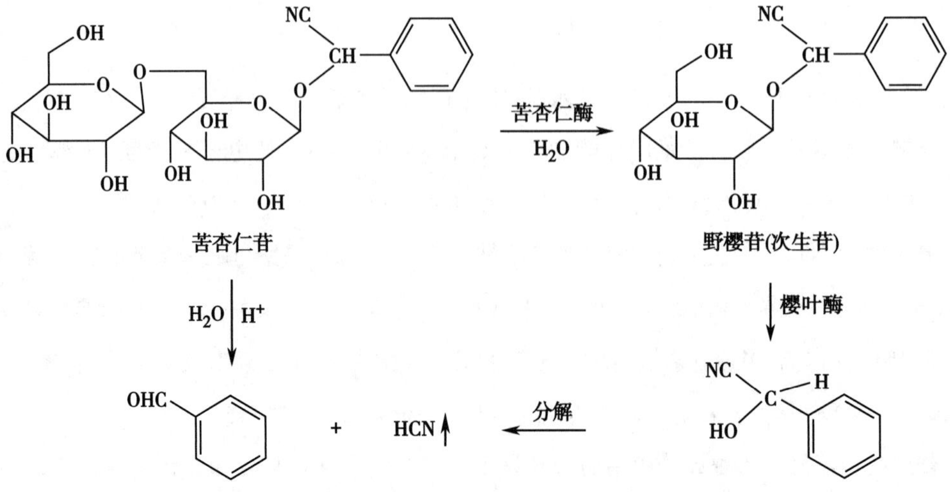

苦杏仁苷 —苦杏仁酶, H_2O→ 野樱苷(次生苷) —樱叶酶→ 分解 → $HCN\uparrow$ + 苯甲醛

苦杏仁苷 —H_2O | H^+→ OHC-苯 + $HCN\uparrow$

四、氧化开裂法

Smith 降解法是常用的氧化开裂法。某些苷在进行酸水解时难水解或苷元结构发生变化，应采用氧化裂解法断裂苷键，从而获得完整的苷元。人参、柴胡、远志等的皂苷，用 Smith 降解法获得真正的苷元。

Smith 降解法反应分三步：①在水或稀醇溶液中，用 $NaIO_4$在室温条件下将苷分子中糖上的邻二羟基氧化开裂为二元醛；②将二元醛用 $NaBH_4$还原成相应的二元醇；③调节 pH 至 2 左右，室温放置，水解生成苷元、多元醇、羟基乙醛。反应式如下：

葡萄糖 $\xrightarrow[\text{氧化}]{IO_4^-}$ 二元醛 $\xrightarrow[\text{还原}]{BH_4^-}$ 二元醇 $\xrightarrow[\text{水解}]{H^+}$ 丙三醇 + 羟基乙醛（$CHO-CH_2OH$） + ROH

课堂活动

1. 分析下列结构，比较他们酸水解的难易顺序（R 为苷元）

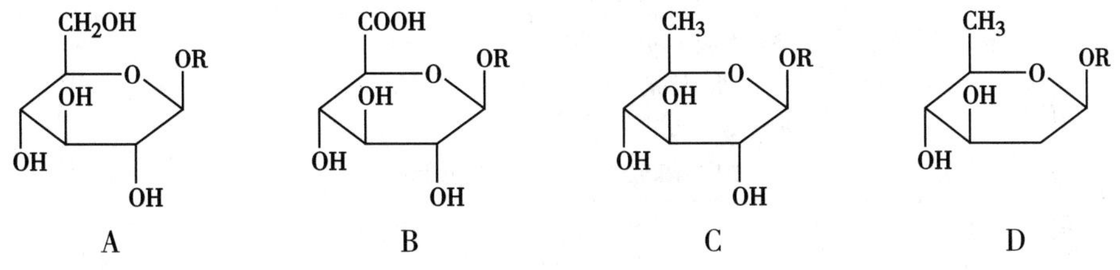

2. 连线题

C-苷水解　　常用碱水解

欲得次生苷　　一般用酸水解

酯苷水解　　最好用酶水解

欲得苷元　　最好用 Smith 降解

点滴积累

1. 苷水解的方式有很多，要得到次生苷，选择酶水解；需要得到苷元，选择酸水解；酯苷、酚苷选择碱水解。
2. Smith 降解法主要用于难水解苷类，获得完整的苷元。

第四节　苷的提取与分离

一、提取

苷的提取多用溶剂法，由于天然药物中原生苷、次生苷、苷元的性质不同，提取方法也有些不同。

（一）原生苷的提取

提取原生苷，常用的溶剂为水或乙醇。天然药物中的苷都有水解酶存在，提取原生苷时，要设法破坏或抑制与之共存酶的活性。常用的方法有：直接用沸水提取；用甲醇或 60% 以上的乙醇作溶剂提取；将药材先用一定量的 $CaCO_3$ 拌匀后再用沸水提取等。若用现代微波技术提取原生苷，可直接灭酶。

（二）次生苷或苷元的提取

提取次生苷或苷元，常用的溶剂为乙醇、乙酸乙酯。提取时要保存酶的活性，充分利用酶的水解作用，获得需要的成分。常用的条件是在原料中加适量温水拌匀，控制温度 35℃左右，放置 24 小时，即可发生酶解，再用适当浓度的乙醇进行提取，获得次生苷或苷元。由于苷的种类很多，苷元结构差异较大，所连接糖的种类和数量不同，彼此间性质也有差异，很难有统一的提取方法。图 6-1 所示的流程为系统提取苷类的常用方法。

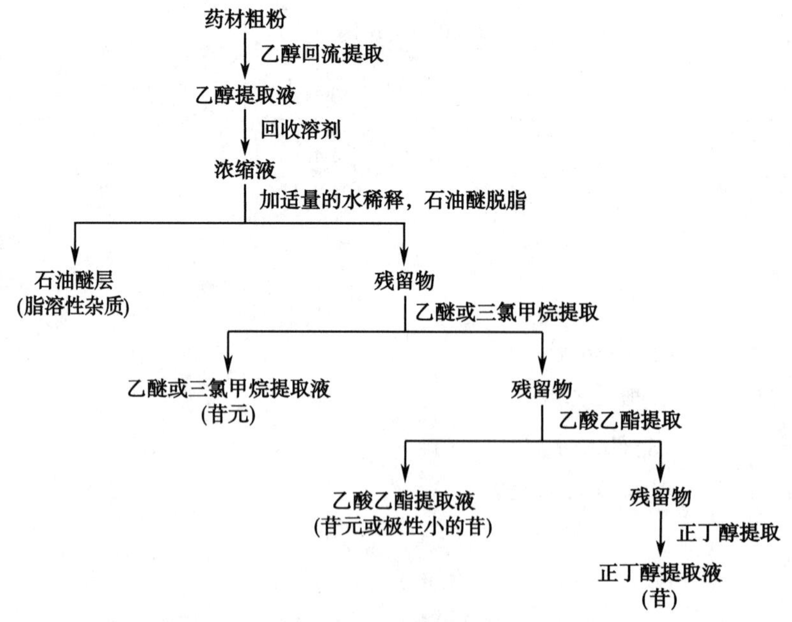

图 6-1　系统提取苷类的常用方法流程图

二、分离

苷类由于极性较大，提取物往往含有其他杂质，需要进一步除去这些混存的杂质才能分离。纯化方法有：溶剂法、铅盐沉淀法、凝胶滤过法、大孔树脂法等。

分离苷类常用色谱法，一般极性小的苷类，常采用硅胶吸附色谱进行分离，极性较大的苷类多采用分配色谱进行分离。

点滴积累

1. 糖及苷的提取方法主要采用溶剂法。
2. 提取单糖、低聚糖及苷类化合物，常用水、稀醇提取，回收溶剂后，用有机溶剂进行萃取。
3. 提取多糖常用的溶剂是冷水、热水或稀碱液，回收溶剂后，用醇沉淀法得到多糖。
4. 若要提取原生苷，要抑制酶的活性；提取次生苷，要利用酶的活性。
5. 分离方法主要采用色谱法。

实例分析

实例：从苦杏仁中提取分离苦杏仁苷

苦杏仁为蔷薇科植物山杏 *Prunus armeniaca* L. var. *ansu* Maxim.、西伯利亚杏 *Prunus sibirica* L.、东北杏 *Prunus mandshurica*（Maxim.）Koehne 或杏 *Prunus armeniaca* L.的干燥成熟种子。具有降气平喘，润肠通便之功效。用于咳嗽气喘，胸满痰多，血虚津枯，肠燥便秘。

苦杏仁中含苦杏仁苷约 2%，脂肪油约 50%，以及苦杏仁酶、樱叶酶、油酸等成分。常见从苦杏仁中提取分离苦杏仁苷的流程如图 6-2 所示：

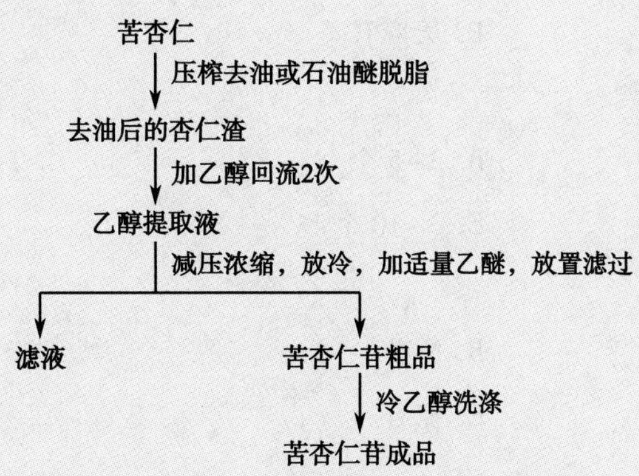

图 6-2 苦杏仁中提取分离苦杏仁苷的流程

分析：

苦杏仁苷为双糖苷，极性大，易溶于水，可溶于沸乙醇中，难溶于乙醚。药材中含有苦杏仁酶、樱叶酶等水解酶，因此，本流程采用乙醇为溶剂提取。

苦杏仁为种子类药材，含有大量脂肪油，阻碍溶剂对苦杏仁苷的提取，因此，在提取苦杏仁苷之前，通过压榨法或石油醚脱脂法除去油脂，从而提高提取效率。

ER-06章习题

目标检测

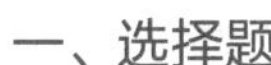

一、选择题

（一）单项选择题

1. 属于氮苷的是

A. 黑芥子苷　　B. 天麻苷　　C. 山慈菇苷
D. 巴豆苷　　E. 苦杏仁苷

2. 下列不属于苷的水解的是

A. 酸水解　　B. 盐水解　　C. 酶水解
D. 碱水解　　E. 氧化开裂法水解

3. 获得原生苷，常用的提取方法是

A. 热水提取　　B. 冷水提取　　C. 乙醚提取
D. 酸水提取　　E. 碱水提取

4. 下列可发生 Fehling 反应的是

A. 蔗糖　　B. 甲壳素　　C. 葡萄糖
D. 纤维素　　E. 硫酸软骨素

5. 属于氰苷的是

A. 红景天苷　　B. 苦杏仁苷　　C. 芦荟苷
D. 丹皮苷　　E. 天麻苷

6. 低聚糖包含的单糖数为

A. 2～3 个　　B. 2～5 个　　C. 2～9 个
D. 2～10 个　　E. 3～10 个

7. 最易水解的苷是

A. C-苷　　B. N-苷　　C. O-苷
D. S-苷　　E. 氰苷

8. 可发生碱水解的是

A. 山慈菇苷　　B. 芦荟苷　　C. 红景天苷
D. 苦杏仁苷　　E. 巴豆苷

9. 下列酸水解最难水解的是

A. 葡萄糖苷　　B. 鼠李糖苷　　C. 葡萄糖醛酸苷
D. 洋地黄毒糖苷　　E. 芸香糖苷

10. 洋地黄毒糖属于

A. 五碳糖　　B. 去氧糖　　C. 糖醛酸
D. 羟基糖　　E. 氨基糖

11. 芸香糖的组成为

A. 两分子葡萄糖　B. 两分子鼠李糖
C. 两分子果糖　D. 一分子葡萄糖，一分子果糖
E. 一分子葡萄糖，一分子鼠李糖

12. 提取原生苷类化合物主要应该注意的是
A. 温度　B. 环境　C. 压力
D. 湿度　E. 粉碎度

（二）多项选择题

1. Molisch 反应呈现反应的成分有
A. 鼠李糖　B. 葡萄糖　C. 苷
D. 芸香糖　E. 苷元

2. 酶催化水解的特点是
A. 有专属性　B. 反应较温和　C. 可得到次级苷
D. 需 35℃左右的温度　E. 需要在干燥的环境中进行

3. 用硅胶薄层检识糖时，为提高点样量，可在铺板时加入
A. 硼酸盐　B. 硫酸　C. 醋酸
D. 亚硫酸氢钠　E. 氢氧化钠

4. 酸催化水解的特点是
A. 剧烈而彻底　B. 得到次级苷　C. 得到单糖
D. 得到苷元　E. 反应选择性高

5. 属于氧苷的是
A. 红景天苷　B. 芦荟苷　C. 靛苷
D. 黑芥子苷　E. 天麻苷

6. 下列属于具有 β-D-构型的糖是

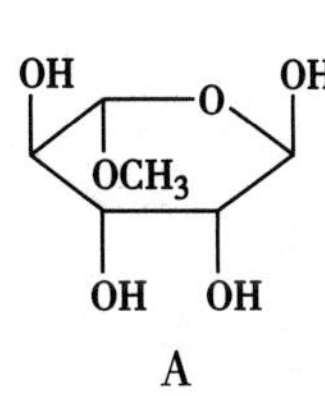

A

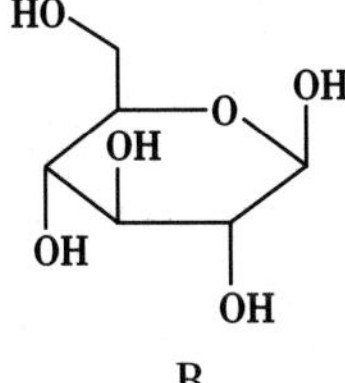

B

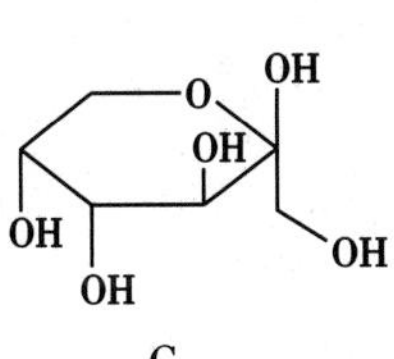

C

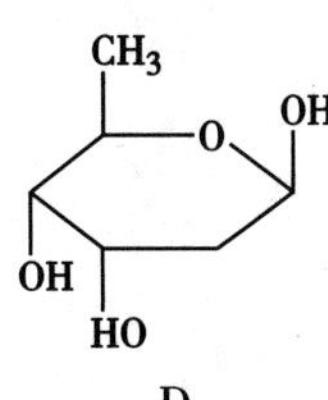

D

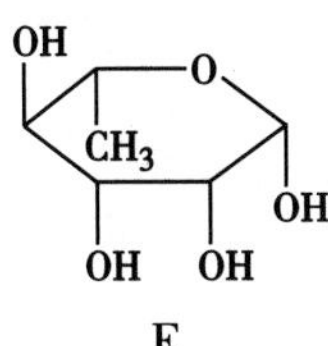

E

7. Molisch 反应用的试剂有
A. α-萘酚　B. 磷酸盐　C. 稀硫酸
D. 浓硫酸　E. 氢氧化钠

8. 苦杏仁苷是

A. 原生苷　　B. 氧苷　　C. 单糖苷

D. 氰苷　　E. 双糖苷

9. 提取原生苷可选择的方法有

A. 将药材用 $CaCO_3$ 拌匀后再用沸水提取　　B. 冷水

C. 热水提取　　D. 乙醚提取

E. 60%以上的乙醇

10. Smith 裂解法用到的试剂有

A. 氢氧化钠　　B. 四氢硼钠　　C. 过碘酸钠

D. 稀盐酸　　E. 甲酸

二、问答题

1. 简述苷的分类。

2. 简述苷键酸水解的影响因素。

3. 如何用化学方法鉴别葡萄糖、丹皮苷和丹皮酚？

三、实例分析

中药天麻中含有天麻苷、天麻素、天麻多糖等化合物，请设计提取分离天麻苷的流程。

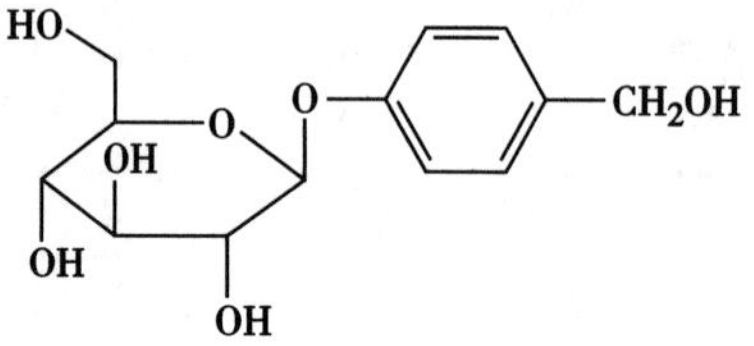

天麻苷

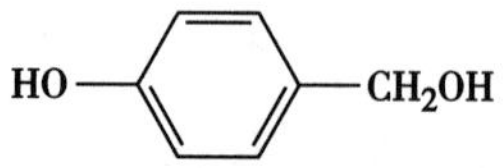

天麻素

（邸利芝）

第七章

香豆素与木脂素

导学情景

情景描述

在信息化时代，很多职业人士工作都离不开电脑，长此以往，就会感到眼睛干涩、痒，有异物感、灼热感，容易视物疲劳。于是，一些人患了慢性结膜炎，在中医看来，慢性结膜炎多为风热上扰所致，著名中医眼科教授范新孚有一张祖传秘方，其主方为单味秦皮，佐以冰片，具有祛风清热、解毒明目作用。 现在，这张古方已被制成洗眼秦皮汤，能显著改善慢性结膜炎所致的目红、眼干涩、目痒、灼热及视疲劳等症状。

学前导语

研究表明，秦皮主要含有香豆素类、木脂素类等化学成分；现代药理学实验表明其具有抗菌，抗炎镇痛，抗肿瘤，止咳祛痰及降低血尿酸等作用。近年来，秦皮药理作用研究集中在其乙醇提取物以及香豆素类成分上，以秦皮甲素、秦皮乙素、秦皮素等几种常见的化合物为主，临床上可用于慢性结膜炎、原发性高尿酸症、原发性急性通风性关节炎、急性菌痢等。本章我们将带领同学们学习香豆素及木脂素的基本知识。

第一节　香豆素

香豆素(coumarins)是一类具有苯骈 α-吡喃酮母核的天然产物的总称，从结构上可以看成是顺式邻羟基桂皮酸分子内脱水而成的内酯化合物。因最早从豆科植物香豆中提出并具有芳香气味而得名。

顺式邻羟基桂皮酸　　　　香豆素

香豆素广泛分布于高等植物中，如伞形科、豆科、芸香科、菊科、兰科、茄科、木犀科等，天然药物茵陈、秦皮、蛇床子、补骨脂、白芷、前胡等中均含有香豆素，现已发现的香豆素类化合物达 1200 多种，大多数存在于植物的花、叶、茎、果中，并以幼嫩的叶芽中含量较高。在植物体内，它们往往以游离状态或与糖结合成苷的形式存在，并具多方面的生物活性，主要有抗菌消炎、光敏作用、松弛平滑肌、抗病毒、抗凝血、抗癌、抗艾滋病等。

知识链接

香豆素的故事

20世纪20年代，“草木犀病”成为困扰美国和加拿大畜牧业的一个棘手难题，即：牛一旦吃了草木樨的腐败茎叶就会出血不止。经过几年的研究，林克博士从草木樨中萃取得到一种名为“败坏翘摇素”（dicoumard）的双香豆素类成分。在此研究基础上，进一步获取了抗凝效果更好的香豆素类成分，并将其开发成为灭鼠药上市。而该药物作用于人体则源于一次意外，一名美国陆军服用香豆素自杀被救回后，医疗人员意外地发现：香豆素所致出血可通过服用拮抗剂维生素K与输血进行矫治，因此，医疗人员认为香豆素可以作为一种医疗用的抗凝血剂。经过3年临床试验，香豆素类抗凝血剂正式用于临床，根据半个多世纪的临床应用情况，香豆素类抗凝血剂的活性和安全性均值得人们信赖。目前，接受心脏人工机械瓣膜置换或患有心率不齐的病人都必须服用一种叫作华法林（warfarin）的抗凝血剂，其化学结构为3-（a-苯基丙酮）-4-羟基香豆素。

一、结构类型

香豆素的结构类型有简单香豆素、呋喃香豆素、吡喃香豆素、异香豆素、双香豆素等，见表7-1。

表7-1　香豆素的结构类型

结构类型	活性成分	主要来源	作用
简单香豆素类	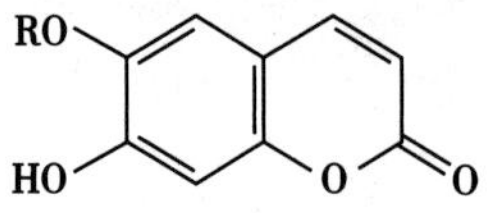 R=H，七叶内酯（aesculetin） R=glc，七叶苷（aesculin）	来源于木犀科植物苦枥白蜡树 *Fraxinus rhynchophylla* Hance、白蜡树 *Fraxinus chinensis* Roxb.、尖叶白蜡树 *Fraxinus szaboana* Lingelsh.或宿柱白蜡树 *Fraxinus stylosa* Lingelsh.的干燥枝皮及干皮	抗菌、消炎、止咳、平喘
呋喃香豆素	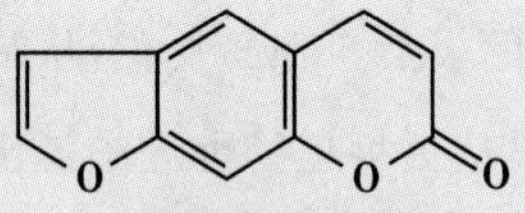 补骨脂素（psoralen）	来源于豆科植物补骨脂 *Psoralea corylifolia* L.的干燥成熟果实	光敏作用
	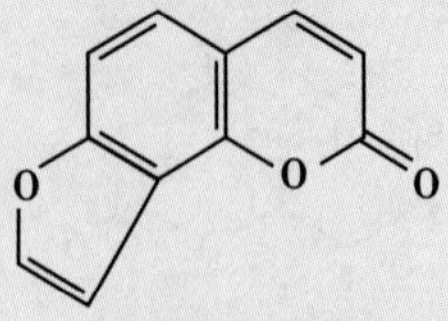 白芷内酯（angeliein）	同上	中枢抑制、解痉
吡喃香豆素	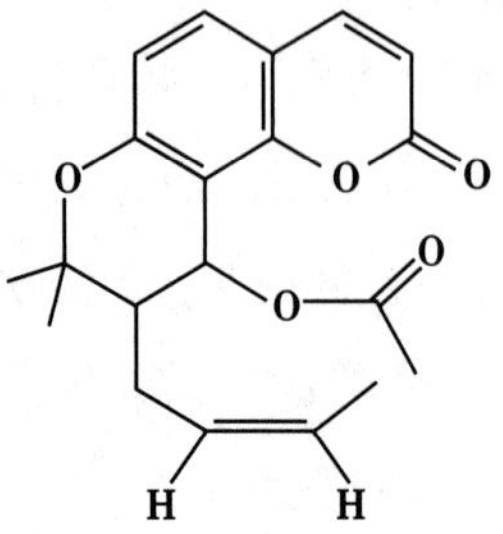 白花前胡甲素（praeruptorin A）	来源于伞形科植物白花前胡 *Peucedanum praeruptorum* Dunn.的干燥根	抗心律不齐

续表

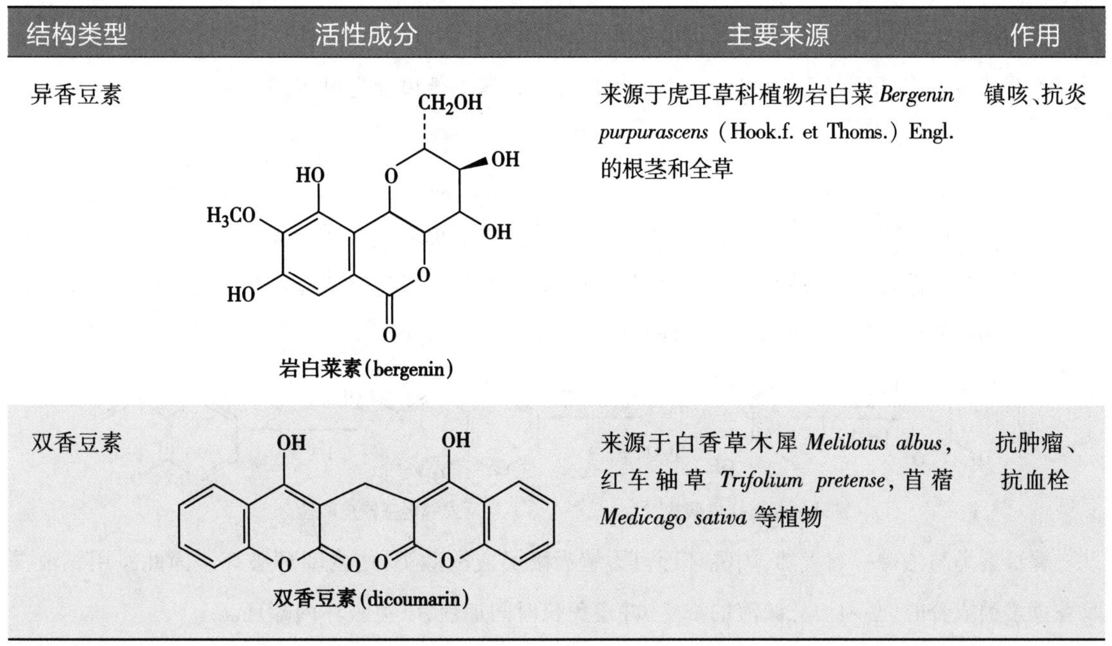

结构类型	活性成分	主要来源	作用
异香豆素	岩白菜素(bergenin)	来源于虎耳草科植物岩白菜 *Bergenin purpurascens*（Hook.f. et Thoms.）Engl. 的根茎和全草	镇咳、抗炎
双香豆素	双香豆素(dicoumarin)	来源于白香草木犀 *Melilotus albus*，红车轴草 *Trifolium pretense*，苜蓿 *Medicago sativa* 等植物	抗肿瘤、抗血栓

课堂活动

指出下列香豆素成分的结构类型

佛手柑内酯　　亮菌甲素　　花椒内酯

仙鹤草内酯　　双七叶内酯

二、理化性质

（一）性状

游离香豆素多为结晶性固体，具有固定的熔点，少数呈玻璃态或液态。分子量较小的游离香豆素具有香气、挥发性和升华性，能随水蒸气蒸馏。**香豆素苷则无香味和挥发性，也不能升华。**香豆素类在可见光下，一般为无色或淡黄色，紫外光下多显蓝色或紫色荧光。

（二）溶解性

游离香豆素难溶或不溶于冷水，可溶于沸水，易溶于甲醇、乙醇、苯、乙醚、三氯甲烷等有机溶剂。香豆素苷能溶于水、甲醇、乙醇，难溶于三氯甲烷、乙醚、苯等低极性有机溶剂。

（三）与碱的作用

香豆素分子中具有内酯结构，在稀碱溶液中可水解开环，形成可溶于水的顺式邻羟基桂皮酸盐，加酸溶液酸化后又环合成难溶于水的内酯。此性质常用于提取分离香豆素类及其他内酯类成分。但香豆素类与碱液长时间放置及加热或紫外线照射时，水解生成的顺式邻羟基桂皮酸盐可转变为稳定的反式邻羟基桂皮酸盐，酸化后不再环合成内酯。

$[OH^-]$ ⇌ $[H^+]$　顺式邻羟基桂皮酸盐　长时间加热　反式邻羟基桂皮酸盐　$[H^+]$

香豆素类与浓碱一起煮沸，内酯环即可裂解为酚类或酚酸类，使内酯环破坏。因此在用碱液提取香豆素类成分时，必须注意碱液的浓度，并避免长时间加热，以免破坏内酯环。

（四）荧光性

香豆素类化合物在紫外光下多显蓝色或紫色荧光，可用于鉴别。7 位有羟基取代的香豆素蓝色荧光最强，甚至在可见光下即可辨认，加碱后荧光更强，颜色变为绿色；7 位羟基甲基化或为非羟基基团时，荧光将减弱或消失。多烷氧取代的呋喃香豆素类荧光颜色为黄绿色或褐色。

（五）显色反应

1. 异羟肟酸铁反应　香豆素及其苷类具有内酯结构，在碱性条件下与盐酸羟胺缩合成异羟肟酸，在酸性条件下再与三价铁离子络合生成异羟肟酸铁而显红色。

OH^-　$HONH_2HCl$, OH^-　Fe^{3+}　红色

2. 酚羟基反应

（1）三氯化铁试剂反应：有酚羟基的香豆素，在酸性条件下可与三氯化铁试剂产生污绿色至蓝绿色，酚羟基数目越多，颜色越深。

（2）重氮化试剂反应：香豆素结构中酚羟基的邻位或对位未被取代，则能与重氮化试剂反应生成红色或紫红色的偶氮化合物。

（3）Emerson 反应：香豆素结构中酚羟基对位无取代或 C_6 位上没有取代时，可与 Emerson 试剂（4-氨基安替比林-铁氰化钾）反应生成红色化合物。

课堂活动

1. 如何证明天然药物中存在香豆素类成分？
2. 说出鉴别下列成分的化学方法。

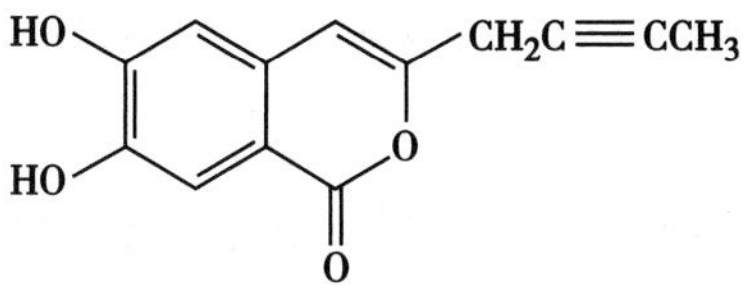

茵陈内酯 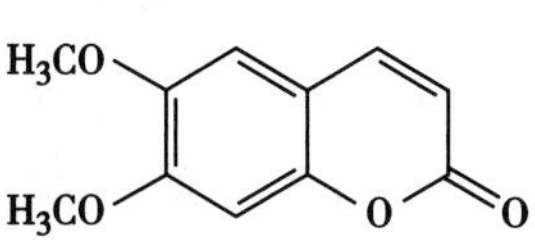　　滨蒿内酯 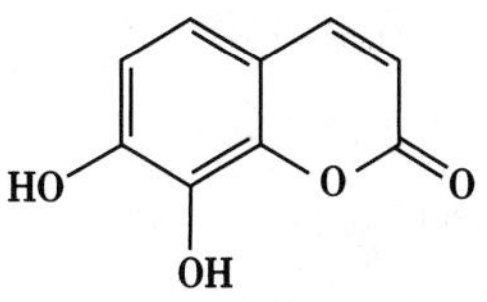　　瑞香内酯

三、提取与分离

（一）溶剂提取法

根据香豆素的溶解性，选用不同溶剂进行提取，游离香豆素具有亲脂性，可用低极性有机溶剂如乙醚、乙酸乙酯等提取；香豆素苷亲水性强，常用水、醇等极性溶剂加热提取。若药材中同时含有多种香豆素，也可采用系统溶剂法提取，以石油醚、乙醚、乙酸乙酯、丙酮和甲醇顺次提取，多数香豆素可溶于乙醚中，极性较大的游离香豆素及香豆素苷可被乙酸乙酯、甲醇等溶剂提出，将各提取液浓缩、冷却后即可得到香豆素结晶。

（二）碱溶酸沉法

香豆素类化合物结构中具有内酯环，能在热碱液中开裂成羧酸盐溶于水，加酸又重新环合成内酯而析出。常用0.5%氢氧化钠水溶液加热提取，提取液冷却用乙醚等亲脂性有机溶剂萃取除去杂质后，加酸调节 pH 到中性，适当浓缩后，再酸化，香豆素及其苷即可析出。

需要注意，用碱溶酸沉法提取，加热时间不宜过长，温度不宜过高，以免破坏内酯环。另外，有些对酸碱敏感的香豆素，如 8 位有酰基的香豆素，水解后不易环合成内酯；5 位有羟基的香豆素闭环时容易异构化，不宜用此法提取。

（三）水蒸气蒸馏法

小分子游离香豆素具有挥发性，可采用水蒸气蒸馏法进行提取。

（四）色谱分离法

天然药物中的香豆素成分往往结构相似，性质相近，一般方法难以相互分离，常采用色谱法进行。

柱色谱常用硅胶为吸附剂，洗脱剂可先用薄层色谱筛选，常用的洗脱剂系统为环己烷（石油醚）-乙酸乙酯、环己烷（石油醚）-丙酮等；香豆素苷类的分离可用反相硅胶（R_P-18、R_P-8 等）柱色谱，洗脱剂系统为水-甲醇、水-乙腈等。

香豆素类成分因有荧光性，在薄层板上很容易定位，所以，制备薄层色谱也是分离纯化香豆素有效的方法，常用的展开剂有：环己烷（石油醚）-乙酸乙酯、三氯甲烷-甲醇、二氯甲烷-乙醚等。

四、鉴定

（一）薄层色谱法

薄层色谱鉴定香豆素最常用的吸附剂是硅胶，其次是纤维素和氧化铝，展开剂常采用偏酸性的混合溶剂或中等极性的混合溶剂。简单香豆素常用的展开剂为甲苯-甲酸乙酯-甲酸（5∶4∶1），呋喃香豆素常用正己烷-乙酸乙酯（7∶3）。

（二）纸色谱法

香豆素分子中多含酚羟基，显弱酸性。纸色谱时，在酸性溶剂系统中呈分子状态，解离度小，展开效果好；在碱性溶剂系统中呈离子状态，R_f值相对较小；在中性溶剂系统中则易产生拖尾现象。因此，常用正丁醇-醋酸-水（4∶1∶5 上层）为展开剂进行展开。

多数羟基香豆素在紫外光下有较强的荧光，所以纸色谱或薄层色谱展开后，首选荧光观察，可看到蓝、棕、绿、黄等荧光斑点。也可喷洒重氮化试剂、Emerson 试剂（用于鉴定酚羟基对位有无取代基）、异羟肟酸铁试剂、三氯化铁试剂等通过显色观察。

点滴积累

1. 香豆素的结构分为简单香豆素、呋喃香豆素、吡喃香豆素、异香豆素和双香豆素。天然药物中的香豆素常以游离形式和与糖结合成苷的形式存在。
2. 游离小分子香豆素具挥发性，可用水蒸气蒸馏法提取。
3. 游离香豆素有亲脂性，香豆素苷具亲水性，二者可用溶剂法提取与分离。
4. 香豆素类在紫外灯下多显蓝色或紫色荧光的性质，常用来识别天然药物中香豆素的存在，也可用于色谱法斑点的确定。
5. 香豆素属于内酯，具有碱加热开环溶解，酸性条件环合沉淀的通性，可用碱溶酸沉法提取。
6. 香豆素的显色反应主要发生在内酯环和酚羟基，鉴别内酯环一般用异羟肟酸铁反应，溶液变红色；鉴别酚羟基常用三氯化铁反应，产生污绿色至蓝绿色；而 Emerson 反应往往用来鉴别香豆素 6 位是否有取代基的情况。

实例分析

实例：从补骨脂中提取分离补骨脂素与异补骨脂素

补骨脂为豆科植物补骨脂 *Psoralea corylifolia* L. 的干燥成熟果实。具有温肾助阳，纳气平喘，温脾止泻的作用，外用消风祛斑。用于肾阳不足，阳痿遗精，遗尿尿频，腰膝冷痛，肾虚作喘，五更泄泻；外用治疗白癜风，斑秃。

补骨脂中含有香豆素类，主要是补骨脂素（又称补骨脂内酯）与异补骨脂素（又称异补骨脂内酯）；黄酮类，主要是补骨脂甲素、补骨脂乙素；脂肪油、树脂及多糖等。常见从补骨脂中提取分离补骨脂素与异补骨脂素的流程如图 7-1 所示：

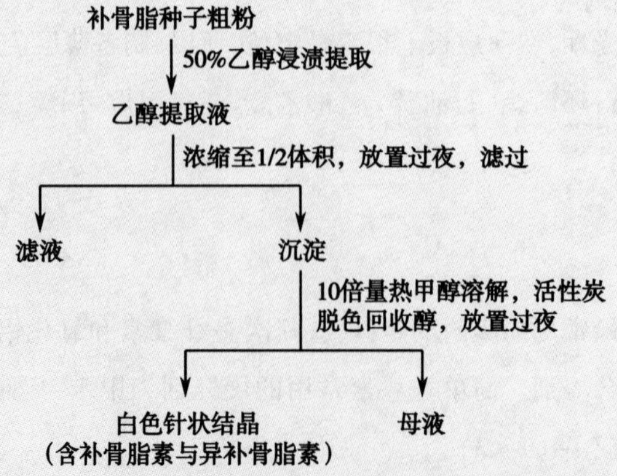

图 7-1　从补骨脂中提取分离补骨脂素与异补骨脂素的流程图

分析：

补骨脂素与异补骨脂素为白色针状结晶，能溶于三氯甲烷、丙酮、乙醇、甲醇等溶剂，微溶于水、乙醚等溶剂。由于补骨脂药材中含有大量的油脂成分，因此，提取选用50%乙醇，可避免大量油脂被提取。醇提液浓缩后，补骨脂素与异补骨脂素即可析出，沉淀中含有一定量的油脂类杂质，可通过活性炭吸附法除去，得到白色针状结晶的混合物。

若要分离二者，可采用中性氧化铝干柱色谱，以苯-石油醚（4：1）为洗脱剂，每50ml洗脱剂中加15滴丙酮，展开后在紫外灯下可见两个荧光色带，分别取下，用甲醇回流提取，回收溶剂后，析晶，从而获得补骨脂素、异补骨脂素单体。

第二节　木脂素

木脂素(lignans)是一类由2~4分子苯丙素衍生物聚合而成的天然化合物。由于广泛存在于植物的木质部和树脂中，且在开始析出时呈树脂状，故称为木脂素。

木脂素主要分布于伞形科、小檗科、菊科、木兰科、木犀科、马兜铃科等科植物中，常见的含木脂素的药材有五味子、厚朴、细辛、连翘、牛蒡子等。木脂素有多方面生物活性，主要有抗肿瘤、抗病毒、保肝、抗氧化、血小板活化因子拮抗、平滑肌解痉、中枢神经调节、杀虫等作用。

知识链接

苯　丙　素

苯丙素（phenylpropanoids）是指结构中含有一个或几个 C_6—C_3 单元的天然有机化合物类群，广泛存在于天然药物中，具有多方面的生物活性。广义而言，苯丙素包括了简单苯丙素、香豆素、木脂素、木质素、黄酮类等，涵盖了多数天然芳香族化合物。狭义而言，苯丙素是指简单苯丙素、香豆素类、木脂素类。

简单苯丙素结构上属苯丙烷的衍生物，根据 C_3 侧链的结构变化，分为苯丙烯、苯丙醇、苯丙醛、苯丙酸。

一、结构类型

木脂素结构比较复杂，一般分为简单木脂素类、环木脂素、联苯木脂素、聚木脂素等类型（表7-2）。

表 7-2　木脂素的结构类型

结构类型	活性成分	主要来源	作用
简单木脂素类	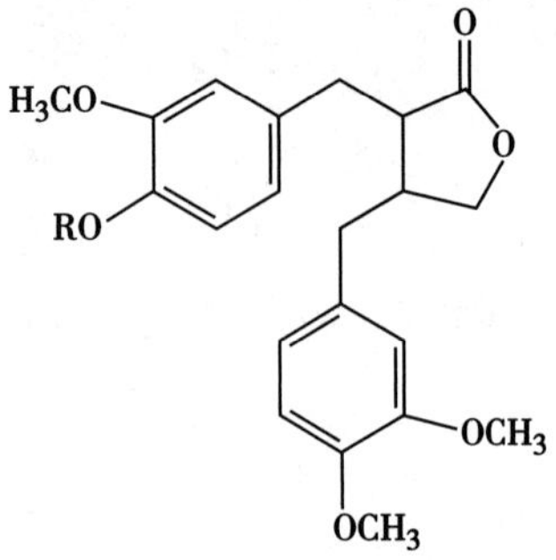 R=H,牛蒡子苷元(arctigenin) R=glc,牛蒡子苷(arctiin)	来源于菊科植物牛蒡 *Arctium lappa* L. 的干燥成熟果实	扩张血管，降低血压
环木脂素	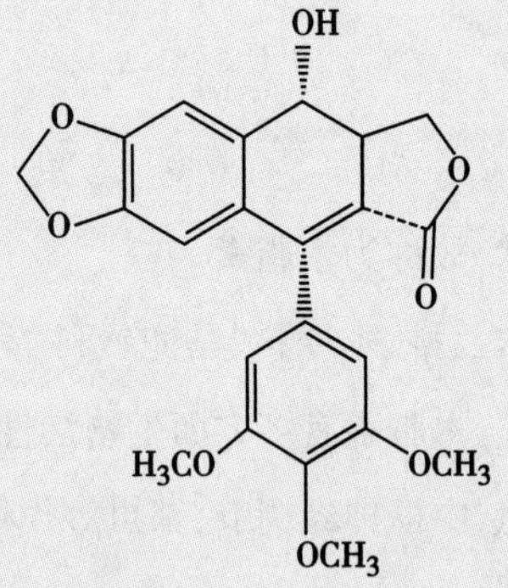 鬼臼毒素(podophyllotoxin)	来源于小檗科植物桃儿七 *Podophyllum emodi* (Wall.) Ying 的干燥根茎	抗小细胞肺癌、淋巴癌、白血病、睾丸肿瘤
	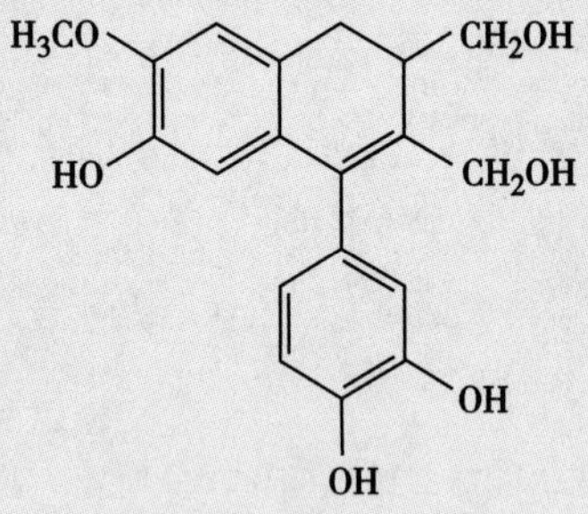 异紫杉脂素(isotaxiresinol)	来源于中国紫杉 *Taxus cuspidata* 的心材	骨质疏松
联苯木脂素	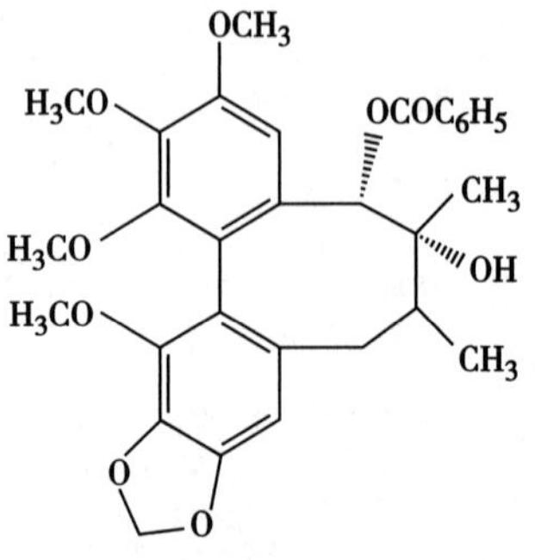 五味子酯甲(schisantherin A)	来源于木兰科植物五味子 *Schisandra chinensis* (Turcz.) Baill. 干燥成熟果实	抗肝炎

续表

结构类型	活性成分	主要来源	作用
	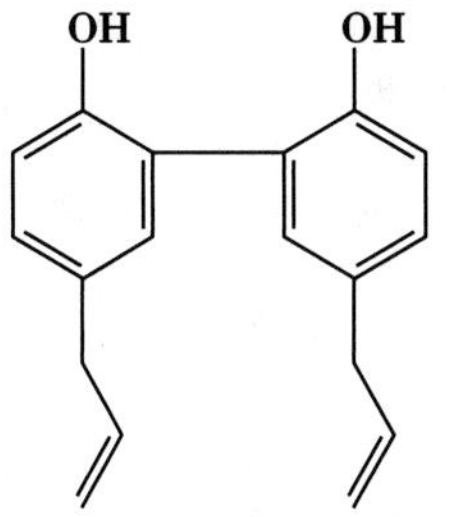 厚朴酚(magnolol) 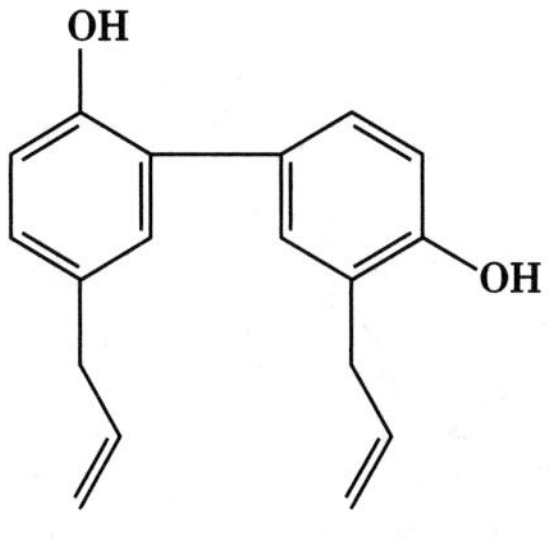 和厚朴酚(honokiol)	来源于木兰科植物厚朴 *Magnolia officinalis* Rehd. et Wils. 或凹叶厚朴 *Magnolia officinalis* Rehd. et Wils. var. *biloba* Rehd. et Wils. 的干燥干皮、根皮和枝皮	镇静、肌肉松弛
聚木脂素	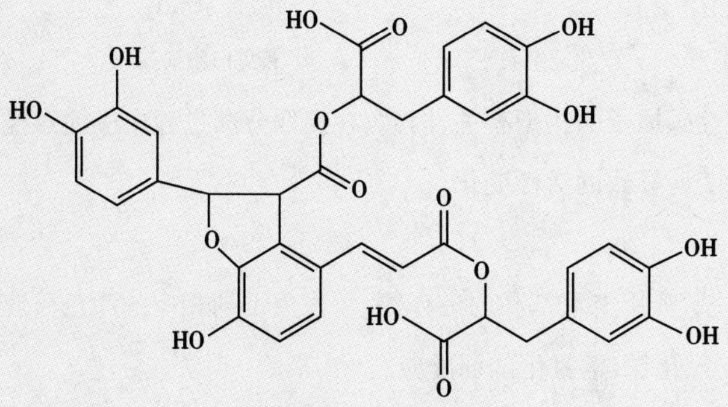 丹参酸乙(danshensuan B)	来源于唇形科植物丹参 *Salvia miltiorrhiza* Bunge 的干燥根及根茎	清除自由基、溶解纤维蛋白、增加冠脉血流量

难点释疑

如何理解木脂素的结构分类?

木脂素的分类是按其碳的基本骨架不同分为四种类型：简单木脂素是由两分子苯丙素以侧链的 β 位碳原子相连而成；环木脂素是苯代四氢萘、苯代二氢萘、苯代萘结构的木脂素，如异紫衫脂素；联苯木脂素是两个苯丙素分子以苯环直接相连而成，如厚朴酚；聚木脂素是由 3 分子以上苯丙素相聚而成，如丹参酸乙。

二、理化性质

（一）性状及溶解性

木脂素类化合物一般为无色或白色结晶，无挥发性，少数可升华。游离木脂素亲脂性较强，难溶于水，易溶于乙醚、苯、三氯甲烷、乙酸乙酯、乙醇等有机溶剂。木脂素苷水溶性较大。具有酚羟基的木脂素可溶于碱水。

（二）光学活性与异构化作用

木脂素分子中常有多个手性碳原子，具有光学活性，遇酸或碱易发生异构化，从而改变其光学活性和生物活性。如左旋鬼臼毒素在碱性溶液中内酯环构型转型，转变为右旋的苦鬼臼脂素（picropodophyllin），失去抗癌活性。

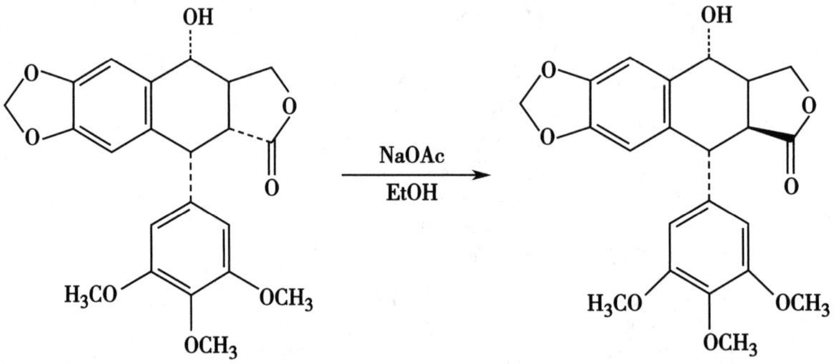

OH　OH

NaOAc / EtOH →

H_3CO　OCH_3　OCH_3

鬼臼毒素　苦鬼臼脂素

由于木脂素的生物活性与手性碳原子的构型有关，因此，在提取分离过程中应注意操作条件，尽量避免与酸、碱接触，防止构型改变所导致的活性变化。

（三）显色反应

木脂素分子结构中含有酚羟基、亚甲二氧基和内酯环等，可发生下列相应的颜色反应。

1. 酚羟基的反应　可发生三氯化铁、重氮化试剂反应。

2. 亚甲二氧基的反应　具有亚甲二氧基的木脂素可与 Labat 试剂、Ecgrine 试剂反应。Labat 试剂（没食子酸硫酸试剂）反应：样品加浓硫酸后，再加没食子酸，可产生蓝绿色。Ecgrine 试剂（变色酸硫酸试剂）反应：样品加浓硫酸后，再加变色酸，并保持温度在 70～80℃ 20 分钟，可产生蓝紫色。

3. 异羟肟酸铁反应　含有内酯环的木脂素可发生异羟肟酸铁反应，溶液变为紫红色。

三、提取与分离

（一）提取

1. 溶剂法　利用木脂素苷和游离木脂素均可溶于亲水性有机溶剂的原理，提取时先采用甲醇或丙酮等亲水性溶剂提取，浓缩成浸膏后，再用石油醚、三氯甲烷、乙醚、乙酸乙酯等依次萃取，利用游离木脂素易溶于乙醚、三氯甲烷，木脂素苷类可溶于甲醇、乙醇等极性较大的溶剂，而得到极性不同的部位。

2. 碱溶酸沉法　具有酚羟基或内酯结构的木脂素，在碱液中酚羟基成盐或内酯环开环成盐而溶于水，与其他脂溶性成分分离。但碱液易使木脂素异构化，从而失去或降低生物活性，故此法不宜用于有旋光活性的木脂素，以免构型改变。

（二）分离

色谱法是分离木脂素最有效的方法。常用的吸附剂为硅胶，以石油醚-乙酸乙酯、石油醚-乙醚、苯-乙酸乙酯、三氯甲烷-甲醇等逐级增加极性洗脱，分离效果较好。也可采用大孔树脂色谱、高速逆流色谱等进行分离。

四、鉴定

木脂素没有特征的化学鉴别反应，因此常用色谱鉴定。木脂素的色谱鉴定可用薄层色谱和纸色谱。纸色谱一般将滤纸浸以甲酰胺为固定相，苯为流动相展开，用盐酸重氮盐或 $SbCl_3$、$SbCl_5$ 试剂使木脂素显色。薄层色谱常以硅胶为吸附剂，以苯-甲醇、三氯甲烷-甲醇、石油醚-甲酸乙酯-甲酸等系统展开，显色可利用木脂素在紫外光下呈暗斑，或使用通用显色剂，如：①1%茴香醛浓硫酸试剂，110℃加热 5 分钟；②5%磷钼酸乙醇溶液，120℃加热至斑点明显出现；③10%硫酸乙醇溶液，110℃加热 5 分钟；④或直接用硅胶 GF_{254} 板色谱。

点滴积累

1. 木脂素的基本结构有简单木脂素、环木脂素、联苯木脂素和聚木脂素四种类型。
2. 木脂素有游离和成苷两种存在状态，表现出一般苷与苷元的溶解性。
3. 木脂素本身无特殊的显色反应，但结构中的酚羟基、亚甲二氧基和内酯环等，可发生与之相应的颜色反应。酚羟基可发生三氯化铁、重氮化试剂反应；具有亚甲二氧基的木脂素可与 Labat 试剂反应；含有内酯环的木脂素可发生异羟肟酸铁反应，用于鉴别。

实例分析

实例：从南五味子中提取分离五味子酯甲

南五味子为木兰科植物华中五味子 *Schisandra sphenanthera* Rehd. et Wils. 的干燥成熟果实。具有收敛固涩、益气生津、补肾宁心等功效，用于久嗽虚喘、梦遗滑精、遗尿尿频、久泻不止、自汗盗汗、津伤口渴、内热消渴、心悸失眠等的治疗。

五味子所含的化学成分主要有木脂素类（约 5%）、有机酸类、挥发油和鞣质等。木脂素类多为联苯木脂素，主要有五味子酯甲、乙、丙、丁，五味子素，五味子甲、乙、丙素，五味子酚等。

五味子中的木脂素类能明显降低血清谷丙转氨酶的（SGPT）水平，对肝功能有很好的保护作用，五味子酯甲是其中的主要有效成分。图 7-2 是从南五味子中提取分离五味子酯甲的流程图。

分析：

五味子酯甲主要存在于南五味子中，因此，提取原料选择南五味子果实。五味子酯甲为长方形结晶（乙醇中），易溶于苯、三氯甲烷和丙酮等溶剂，可溶于甲醇、乙醇，难溶于石油醚，不溶于水。用水煎煮主要是首先除去鞣质等水溶性杂质。

根据溶解性，采用乙醇提取，汽油萃取除去脂溶性杂质，乙醇重结晶得到五味子酯甲。

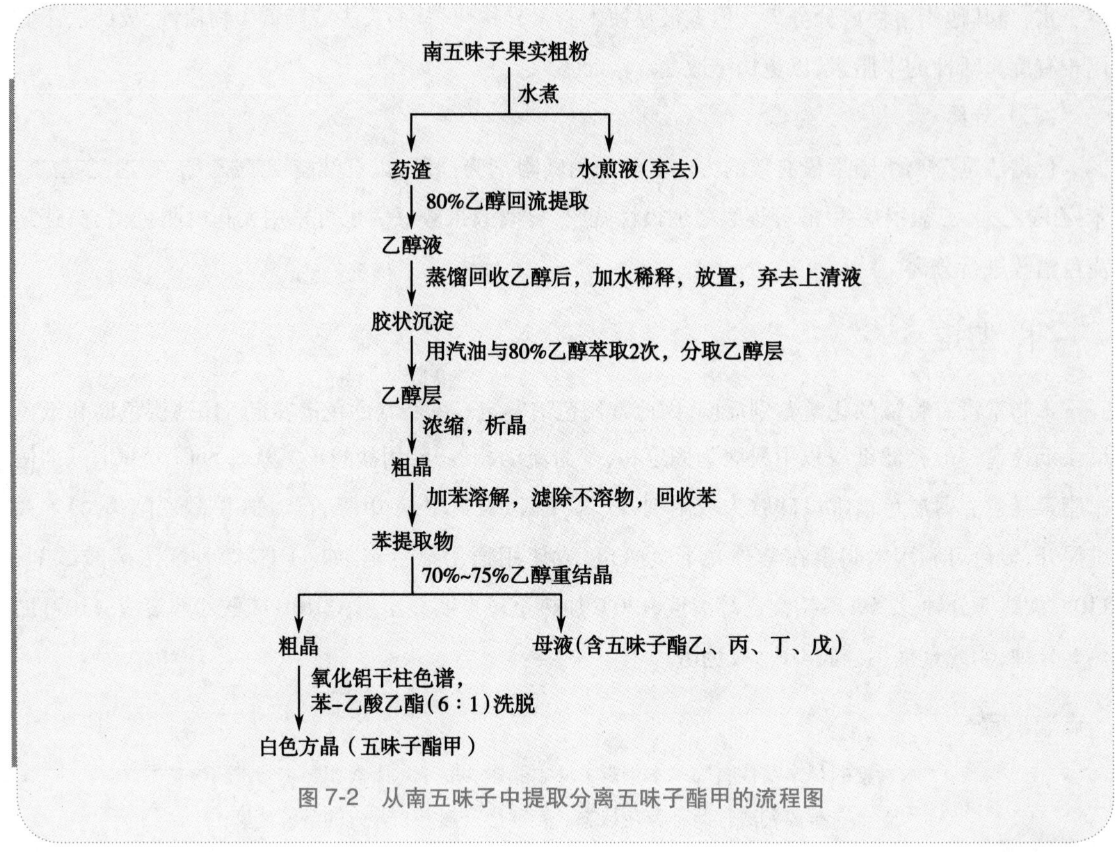

图 7-2　从南五味子中提取分离五味子酯甲的流程图

目标检测

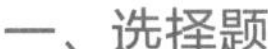

一、选择题

（一）单项选择题

1. 香豆素的基本结构是

A. 苯骈 α-呋喃酮　　B. 苯骈 γ-呋喃酮　　C. 苯骈 α-吡喃酮

D. 苯骈 γ-吡喃酮　　E. 苯骈 β-吡喃酮

2. 补骨脂中的香豆素属于

A. 简单香豆素　　B. 呋喃香豆素　　C. 吡喃香豆素

D. 双香豆素　　E. 异香豆素

3. 秦皮中含有下列哪个香豆素

A. 七叶内酯　　B. 花椒内酯　　C. 白芷内酯

D. 邪蒿内酯　　E. 茵陈内酯

4. 五味子酯甲的结构类型为

A. 简单木脂素　　B. 环木脂素　　C. 联苯木脂素

D. 木脂素　　E. 双环氧木脂素

5. 游离香豆素可溶于热的氢氧化钠水溶液，是由于其结构中存在

A. 甲氧基　　B. 亚甲二氧基　　C. 内酯环

D. 酮基　　E. 苯环

6. 区别七叶内酯和七叶苷可用的显色反应是

A. 异羟肟酸铁反应　　B. Emerson 反应　　C. Molish 反应

D. 三氯化铁反应　　E. Labat 反应

7. 7-羟基香豆素在紫外灯下的荧光颜色为

A. 红色　　B. 黄色　　C. 蓝色

D. 绿色　　E. 橙色

8. 此香豆素结构类型为

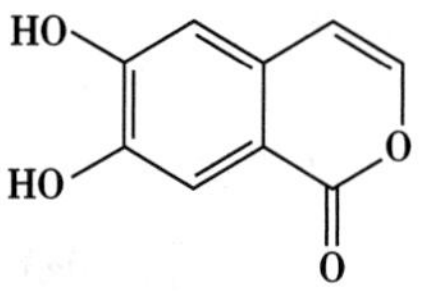

HO, HO, O, O

A. 简单香豆素　　B. 呋喃香豆素　　C. 吡喃香豆素

D. 异香豆素　　E. 双香豆素

9. 香豆素及其苷发生异羟肟酸铁反应的条件为

A. 在酸性条件下　　B. 在碱性条件下　　C. 先碱后酸

D. 先酸后碱　　E. 在中性条件下

10. Labat 反应的作用基团是

A. 亚甲二氧基　　B. 内酯环　　C. 芳环

D. 酚羟基　　E. 甲氧基

11. Emerson 试剂为

A. 没食子酸硫酸试剂　　B. 2,6-二氯(溴)苯醌氯亚胺

C. 4-氨基安替比林-铁氰化钾　　D. 三氯化铁-铁氰化钾

E. 无色亚甲蓝

12. 判断香豆素 6 位是否有取代基团可用的反应为

A. 异羟肟酸铁反应　　B. Emerson 反应　　C. 三氯化铁反应

D. Molish 反应　　E. Labat 反应

13. 组成木脂素的单体结构为

A. $C_5—C_3$　　B. $C_6—C_6$　　C. $C_6—C_4$

D. $C_6—C_3$　　E. $C_3—C_3$

14. 游离香豆素采用碱溶酸沉法提取的依据是

A. 结构中含有羟基　　B. 结构中含有内酯环　　C. 结构中含有亚甲二氧基

D. 结构中含有糖　　E. 结构中含有芳环

15. 厚朴酚的结构属于

A. 香豆素　　B. 木脂素　　C. 苷类

D. 黄酮类　　E. 醌类

（二）多项选择题

1. 下列含香豆素类成分的中药是

A. 牛蒡子　B. 厚朴　C. 补骨脂

D. 前胡　E. 蛇床子

2. 香豆素类成分的荧光与结构的关系是

A. 羟基香豆素显蓝色荧光　B. 在碱溶液中荧光加强

C. 7 位羟基取代，荧光增强　D. 7 位非羟基取代，荧光减弱

E. 呋喃香豆素荧光更强

3. 小分子游离香豆素的性质是

A. 可溶于乙醇　B. 有香气　C. 有挥发性

D. 可发生 Molish 反应　E. 可发生异羟肟酸铁反应

4. 香豆素成分的提取方法有

A. 溶剂提取法　B. 活性炭脱色法　C. 碱溶酸沉法

D. 水蒸气蒸馏法　E. 色谱分离法

5. 区别连翘脂素和芝麻脂素的显色反应有

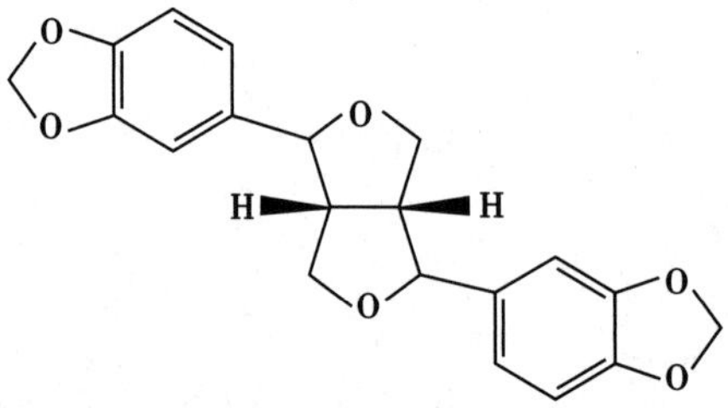

芝麻脂素（sesamin） 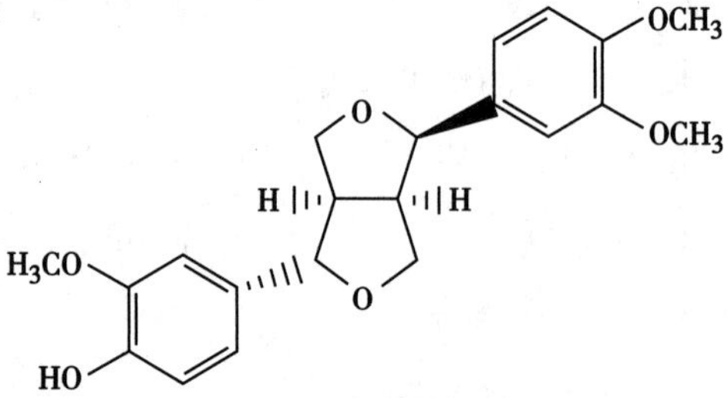　连翘脂素（phillygenol）

A. 三氯化铁反应　B. Emerson 反应　C. Labat 反应

D. Molish 反应　E. 碘化铋钾试剂反应

6. 属于木脂素的性质是

A. 为无色或白色结晶　B. 有挥发性

C. 能溶于乙醇　D. 有光学活性易异构化不稳定

E. 均能发生 Labat 反应

7. Emerson 反应呈阳性的化合物是

A. 6,7-二羟基香豆素　B. 5,7-二羟基香豆素　C. 7,8-二羟基香豆素

D. 3,6-二羟基香豆素　E. 6-羟基香豆素

8. 香豆素类成分的生物活性主要有

A. 抗菌作用　B. 光敏活性　C. 强心作用

D. 保肝作用　E. 抗凝血作用

9. 异羟肟酸铁反应试剂包括

A. 异羟肟酸　　B. 盐酸　　C. 氢氧化钠

D. 三氯化铁反应　　E. 醋酐-浓硫酸反应

10. Labat 反应的试剂包括

A. 浓硫酸　　B. 柠檬酸　　C. 氢氧化钠

D. 浓硝酸　　E. 没食子酸

二、问答题

1. 香豆素的结构分哪些类型？指出代表成分及存在的天然药物。

2. 香豆素的荧光性有哪些规律？荧光性有何应用？

3. 为什么可用碱溶酸沉法提取分离香豆素类成分？说明提取分离时应注意什么问题？

4. 木脂素的结构有哪些类型？代表的天然药物有哪些？

三、实例分析

民间草药窝儿七中含有抗癌成分鬼臼毒素、脱氧鬼臼毒素、脱氢鬼臼毒素等，试设计其提取总木脂素的流程，若用硅胶色谱法分离，分析三者的 R_f 值大小顺序。

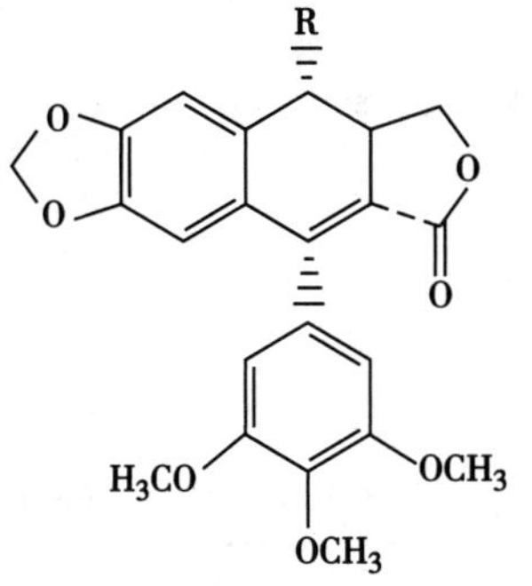

鬼臼毒素　R=OH

脱氧鬼臼毒素　R=H

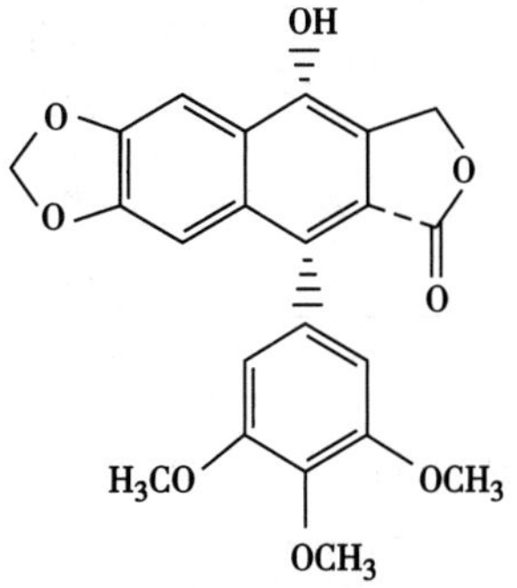

脱氢鬼臼毒素

实训 2　秦皮中香豆素的提取分离与鉴定

一、实训目的

1. 能够运用回流法、萃取法和结晶法的操作技术对秦皮中的七叶内酯和七叶苷进行提取和分离。

2. 运用薄层色谱法和化学法鉴定七叶内酯和七叶苷。

3. 熟悉基本操作过程及注意事项。

二、实训内容

（一）实训用品

1. 仪器　圆底烧瓶、水浴锅、冷凝管、三角烧瓶、分液漏斗、布氏漏斗、抽滤瓶、烧杯、试管、层析缸等。

2. 试药　秦皮粗粉、乙醇、甲醇、三氯甲烷、乙酸乙酯、甲苯、甲酸甲酯、甲酸、Na_2SO_4、HCl、NaOH、$FeCl_3$、硅胶、七叶内酯对照品、七叶苷对照品等。

（二）实训方法与操作步骤

七叶内酯又称秦皮乙素，为黄色针晶，mp. 276℃；溶于稀碱呈蓝色荧光，易溶于热乙醇、冰醋酸、微溶于沸水、乙醇、乙酸乙酯，不溶于乙醚，具有还原性，与三氯化铁试剂有绿色反应。

七叶苷又称秦皮甲素，为白色或淡黄色结晶，mp. 206℃（165℃变软）。难溶于冷水，溶于沸水、热乙醇、甲醇、吡啶、乙酸乙酯和醋酸。

本试验利用七叶内酯与七叶苷易溶于乙醇进行提取。利用七叶内酯有亲脂性，用乙酸乙酯萃取而与七叶苷分离。利用荧光性和内酯环的性质进行鉴别。

1. 提取与分离　秦皮中香豆素的提取分离流程见图 7-3。

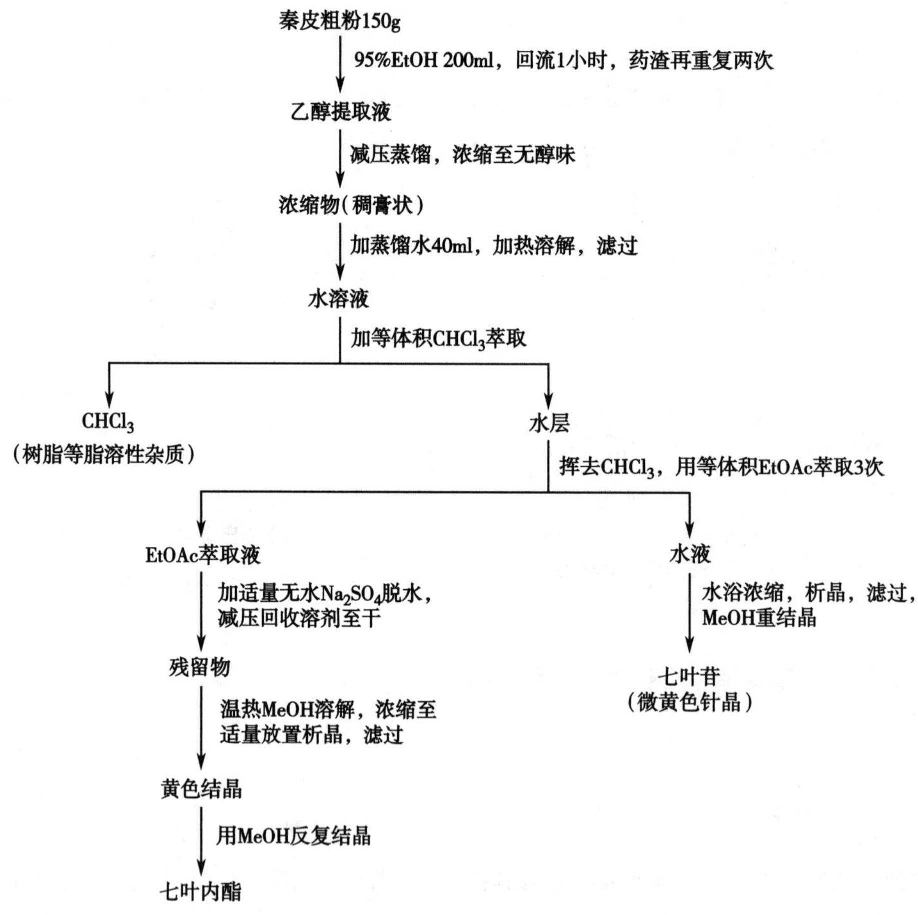

图 7-3　秦皮中香豆素的提取分离流程

2. 检识

（1）荧光试验：取七叶内酯和七叶苷的甲醇溶液分别滴一滴于滤纸上，在紫外灯下观察荧光的颜色，然后在原斑点上滴加一滴 NaOH 溶液，观察荧光有何变化。

（2）异羟肟酸铁试验：取七叶内酯和七叶苷分别置于试管中，加入盐酸羟胺甲醇溶液 2～3 滴，再加 1%NaOH 溶液 2～3 滴，在水浴中加热数分钟，至反应完全，冷却，再用盐酸调 pH 3～4，加

1% $FeCl_3$ 试剂 1～2 滴，溶液变红～紫红色。

（3）薄层色谱

吸附剂：硅胶 G 板。

展开剂：甲苯-甲酸甲酯-甲酸（5∶4∶1）。

样品：七叶苷、七叶内酯及其对照品的甲醇溶液。

显色剂：紫外灯下观察荧光。

三、实训注意

1. 商品秦皮混杂品种较多，有些伪品中不含香豆素，因此在选择原料时应注意鉴定真伪。
2. 萃取过程应注意避免乳化，以轻轻旋转式萃取为宜。
3. 三氯甲烷、乙酸乙酯应水饱和后再进行萃取操作，防止萃取过程中有机溶剂层吸收水层水分，使水层溶剂减少导致样品析出。
4. 加无水硫酸钠的目的是为了脱水，因此，盛放乙酸乙酯的容器应干燥。
5. 残留物用温热甲醇溶解时，要在通风橱中进行。
6. 使用分液漏斗要注意，用三氯甲烷与水萃取时，分液漏斗下口活塞要用甘油-淀粉为润滑剂，当用乙酸乙酯与水萃取时，要用凡士林作润滑剂。

四、思考题

1. 减压蒸馏操作应如何进行？
2. 萃取操作应注意何问题？
3. 秦皮中的七叶内酯和七叶苷除了采用乙醇提取外，还可用何种方法提取？请设计流程。

秦皮中香豆素的提取分离与鉴定实训报告

班级＿＿＿＿＿＿姓名＿＿＿＿＿＿学号＿＿＿＿＿＿实训时间＿＿＿＿＿＿成绩＿＿＿＿＿＿

1. 实训目的

2. 描述提取分离的实验原理和操作流程

3. 写出薄层色谱的操作流程

4. 实训记录(表 7-3~表 7-5)

表 7-3　记录提取结果

提取物名称	提取物重量	提取率（%）
七叶内酯重量(g)		
七叶苷重量(g)		

表 7-4　记录定性试验结果

样品	鉴定项目	现象	结论及解释
七叶内酯			
七叶苷			

表 7-5　记录薄层色谱结果

	对照品溶液	试样溶液
荧光斑点颜色		
原点至斑点中心的距离(cm)		
原点至溶剂前沿的距离(cm)		
R_f		

5. 实训小结与讨论

6. 实训思考

7. 教师评语

教师签字____________　　年　　月　　日

实训测试一　秦皮的回流提取和薄层色谱鉴别

【实训仪器与试药】

1. 仪器　托盘天平、牛耳勺、回流装置、水浴锅、量筒、漏斗、滤纸、试管、硅胶G薄层板、紫外灯(365nm)等。

2. 试药　秦皮药材粉末、甲醇、三氯甲烷、甲酸等。

【实训操作步骤与考核评分标准】

1. 操作步骤　取本品粉末2g,加甲醇20ml,加热回流10分钟,放冷,滤过,滤液为供试品溶液。以秦皮甲素、秦皮乙素的甲醇溶液(每1ml含2mg的甲醇溶液)为对照品溶液。用毛细管分别吸取上述溶液,点于同一硅胶G薄层板上,以三氯甲烷-甲醇-甲酸(6∶1∶0.5)为展开剂,展开,取出晾干,置紫外灯(365nm)下检视。供试品色谱中,在与对照品色谱相应的位置上应显示相同颜色的斑点。

2. 实训项目测试考核评分标准见表7-6。

表7-6　实训项目测试考核评分标准

序号	项目	技能测试标准	分值	扣分	备注
1	准备	(1)个人着装、实验台面清洁符合要求; (2)准备回流装置并检查仪器是否干燥、洁净,若不符合要求,清洗后干燥	10	违反一项扣5分	
2	药材粉末的称取	(1)选择量程适宜的天平; (2)调节平衡; (3)准确称取药材粗粉,置于圆底烧瓶中; (4)还原天平	10	任一项不符合要求扣2.5分	

续表

序号	项目	技能测试标准	分值	扣分	备注
3	甲醇的量取	（1）选择适当量器并检查应清洁干燥； （2）量取时注意双手的动作是否符合规定； （3）观察刻度时视线与要求量取的刻度保持水平； （4）观察结果，若合格则倒入装有药材粉末的圆底烧瓶中；若不到刻度酌情添加，过量酌情倾出至废液缸中	10	任一项不符合要求扣2.5分	
4	回流	（1）正确安装回流装置：铁架台、固定夹子的安装、冷凝水的调节； （2）加热与计时正确； （3）回流结束的操作顺序正确	15	任一项不符合要求扣5分	
5	滤过	（1）将滤纸折叠成4折后，置于漏斗中，滤纸边缘应低于漏斗边缘； （2）将圆底烧瓶内溶液倾倒入漏斗中，进行过滤至小锥形瓶	10	任一项不符合要求扣5分	
6	薄层色谱	（1）将样品与对照品分别用毛细管吸取适量点于硅胶 GF_{254} 板的适当位置，将板置色谱缸中； （2）按上述3量取的步骤准确量取三氯甲烷-甲醇-甲酸，并置干燥洁净的具塞量筒中混合后，加入色谱缸中进行展开； （3）展开结束时，取出色谱板，标记溶剂前沿，挥干溶剂后，置紫外灯下观察，记录荧光斑点，得出结论	30	一项不符合要求扣10分	
7	整理	（1）清洗实验仪器； （2）整理实验台	5	一项不符合要求扣2.5分	
8	评价	（1）操作时间应<90min； （2）操作熟练、准确	10	（1）超时未完成扣5分； （2）操作不符合熟练、准确的要求扣5分	
		合计	100	得分合计	

（陈筱清）

第八章

蒽醌类化合物

导学情景

情景描述

2011 年 12 月，国家食品药品监督管理局对四川某中药饮片有限公司涉嫌制造假药进行了严厉打击，该企业在生产过程中使用土大黄冒充大黄而被停产整顿。

学前导语

上述情景描述中为什么不能用土大黄代替大黄？ 大黄里面究竟含有哪些有效成分？ 土大黄和大黄一样，都含有蒽醌类有效成分，但是二者所含的有效成分含量不同，差异较大，同时二者的功效有一定的区别，不能混用。蒽醌是天然药物中一类重要的有效成分，具有较高的药用价值，在医学上做出了不小的贡献。天然的蒽醌类化合物具有抗菌，抗病毒，治疗冠心病、心肌梗死，抗肿瘤等作用，还有一些蒽醌类化合物具有驱虫、解痉、利尿、利胆、镇咳、平喘等作用。本章将带领大家一起学习蒽醌类化合物的基本知识。

蒽醌(anthraquinones)是醌类化合物的四种类型之一，其余是苯醌、萘醌和菲醌。醌类化合物是指分子中具有不饱和环己二酮结构的一系列化合物。植物中常见的醌的基本结构有：

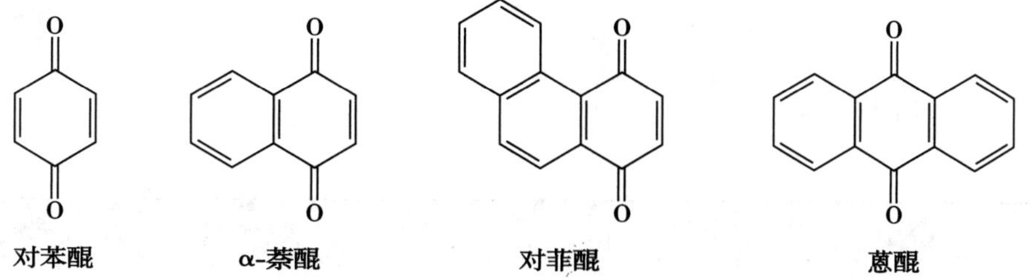

在自然界中，蒽醌类成分及其衍生物、不同还原程度的产物数量较多，分布较广，生物活性亦较强，还是一类重要的天然色素。大部分蒽醌存在于高等植物中，如蓼科、茜草科、芸香科、鼠李科、豆科、紫葳科、马鞭草科、玄参科及百合科植物中蒽醌类化合物较多。地衣类和真菌中的曲霉属、青霉属中蒽醌也较多，在动物及细菌中偶有发现。在植物中主要分布在根、皮、叶及心材中，多和糖结合成苷或以游离形式存在。常见含蒽醌类有效成分的天然药物有：大黄、何首乌、番泻叶、虎杖、决明子、芦荟、茜草等。蒽醌类化合物具有泻下、抑菌、利尿、止血、抗癌等作用，实验研究表明，蒽醌苷的泻下作用大于蒽醌苷元，而蒽醌苷元的抑菌作用大于蒽醌苷。但蒽醌类药物会导致结肠黑变病。

知识链接

结肠黑变病（MC）

蒽醌类药物致结肠黑变病（MC）是消化道黑变病的一种，指结肠黏膜固有层内有很多吞噬脂褐素样物质的巨噬细胞的一种黏膜色素沉着性病变，结肠镜下可见结肠黏膜呈棕褐色或黑色，除可累及结肠外，食道、胃、十二指肠、回肠等，甚至结肠周围淋巴结和阑尾也会发生黑变。MC 临床多有腹胀、便秘、食欲不佳，甚至有腹部隐痛等症状。其病因、发病机制、色素来源均尚不清楚。多见于便秘和长期服用蒽醌类药物的患者，主要是含有蒽醌类泻剂，如番泻叶、大黄、波希鼠李皮、决明子等；以及由含有上述药味组成的中成药，如牛黄解毒片、通便灵、复方芦荟胶囊、枳实导滞丸、新清宁片、胆宁片、麻仁润肠丸、六味安消胶囊以及现在被广泛应用的减肥药排毒养颜胶囊等。有研究认为 MC 可能与蒽醌所致结肠上皮细胞凋亡关系密切，亦有研究指出 MC 与结肠肿瘤甚则恶变相关联。国外对 MC 较为重视，文献报道较多，西方国家报道总人群中约有 10%患有本病，老年人群约 20%。目前中国尚未对该病进行深入研究。

ER-8-1

蒽醌类化合物的结构类型

第一节　结构类型

蒽醌类成分的基本结构母核为：

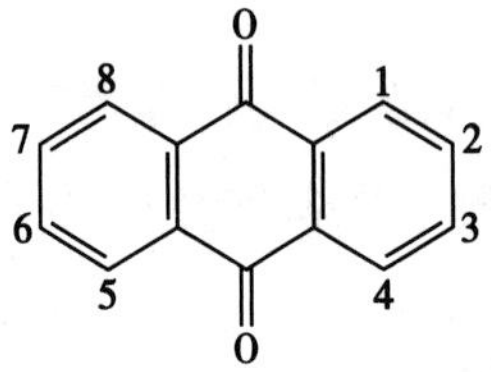

1，4，5，8位为α-位
2，3，6，7位为β-位

蒽醌类成分的结构类型见表 8-1。

表 8-1　蒽醌类成分的结构类型及实例

结构类型	活性成分	主要来源	作用
蒽醌类化合物	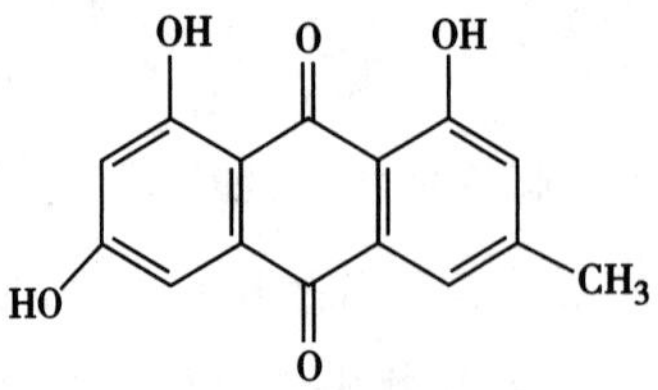 大黄素(emodin)	蓼科多年生草本植物掌叶大黄(*Rheum palmatum* L.)、唐古特大黄(*Rheum tanguticum* Maxim. ex Balf.)、药用大黄(*Rheum officinale* Baill)的干燥根及根茎	致泻、抑菌、利尿、抗肿瘤等
	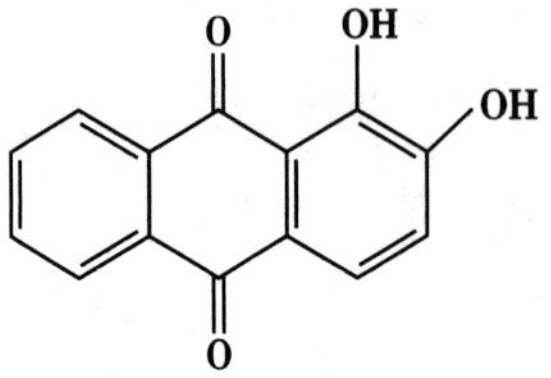 茜草素(alizarin)	茜草科植物茜草 *Rubia cordifolia* L.的干燥根及根茎	抗菌、止血、兴奋子宫等

续表

结构类型	活性成分	主要来源	作用
蒽酚类化合物	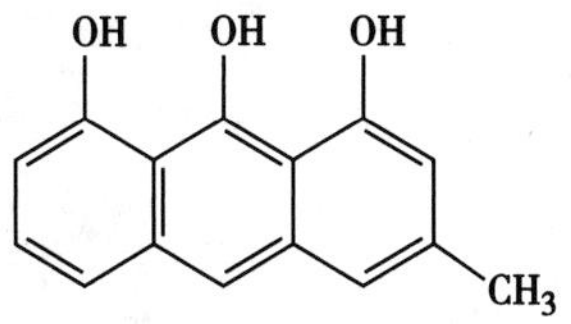 柯桠素(chrysarobin)	鼠李科植物长叶冻绿 *Rhamnus crenata* Sieb. et Zucc 的根或根皮	消毒、杀菌
蒽酮类化合物	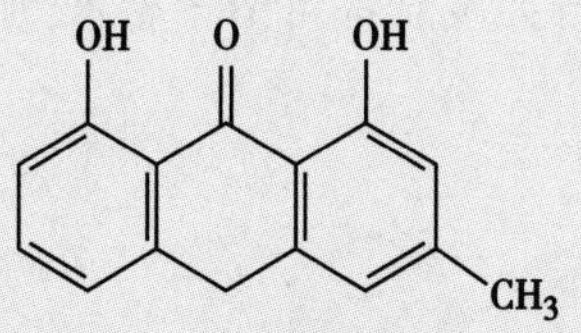 大黄酚蒽酮(chrysophanic acid anthrone)	蓼科多年生草本植物掌叶大黄(*Rheum palmatum* L.)、唐古特大黄(*Rheum tanguticum* Maxim. ex Balf.)、药用大黄(*Rheum officinale* Baill.)的干燥根及根茎	致泻等
二蒽酮类化合物	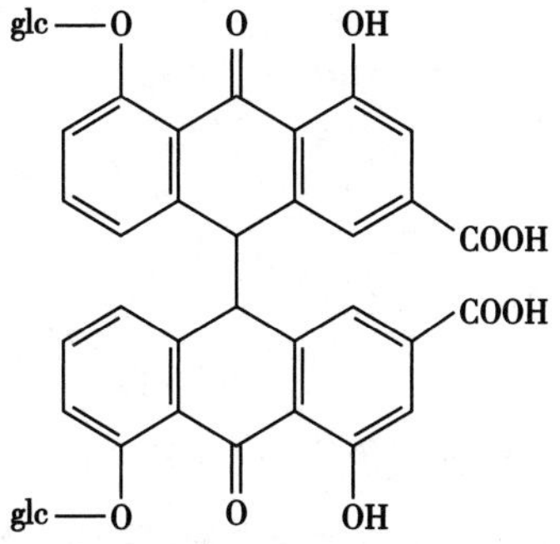 番泻苷A(sennoside A)	豆科植物狭叶番泻 *Cassia angustifolia* Vahl 或尖叶番泻 *Cassia acutifolia* Delile 的干燥小叶	致泻、抑菌

点滴积累

1. 蒽醌类化合物按化学结构分为蒽醌类、蒽酚类、蒽酮类、二蒽酮类化合物。
2. 通过蒽醌类化合物结构的分析，理解蒽醌类成分的理化性质，从而提高提取、分离及鉴定蒽醌类化合物的能力。

第二节　理化性质

一、性状

天然苯醌、萘醌及菲醌类化合物多以游离态存在，具有良好的晶型，有固定的熔点；而蒽醌一般以苷的形式存在于植物体中，因极性较大往往难以得到完好的结晶，多为无定形粉末。天然的醌类化合物多为黄色至橙红色结晶，并且随着酚羟基等助色团数目的增多，颜色加深，而呈现出黄、橙、棕红色以及紫红色等，如果母核上没有酚羟基取代，基本无色。醌类化合物多数有荧光，并且在不同的 pH 条件下显示不同的荧光。

二、溶解性

游离蒽醌类化合物因极性较小，可溶于甲醇、乙醇、丙酮、乙酸乙酯、三氯甲烷、乙醚、苯等有机溶剂，微溶或不溶于水，而与糖结合成苷后极性显著增大，易溶于甲醇、乙醇，可溶于热水，在冷水中溶解度较小，不溶或难溶于苯、乙醚、三氯甲烷等极性较小的有机溶剂中。蒽醌的碳苷在水中的溶解度小，也难溶于有机溶剂，但易溶于吡啶。羟基蒽醌的苷元及苷都可溶于碱水，加酸又析出沉淀，这一性质可用于蒽醌的提取分离。

三、升华性

游离蒽醌类化合物一般具有升华性，常压下加热可升华而不分解，常用于鉴别。如大黄酚与大黄素甲醚升华温度是 124℃左右，芦荟大黄素是 185℃左右，大黄素是 206℃左右，大黄酸是 210℃左右，一般升华的温度随酸性的增强而升高。

四、酸碱性

（一）酸性

蒽醌类化合物结构中多具有酚羟基、羧基，因此具有酚的一般性质，呈弱酸性，酸性的强弱与分子中存在酚羟基、羧基的数目及结合位置有关。其酸性强弱规律如下：

1. 具有羧基的蒽醌类化合物的酸性强于不具羧基的蒽醌类化合物，其具有芳香酸的一般性质，能溶于 $NaHCO_3$溶液。

2. β-羟基蒽醌的酸性大于 α-羟基蒽醌。这是由于 α-羟基蒽醌中 α-羟基上的氢和相邻的羰基上有孤对电子的氧容易形成分子内氢键，降低了质子的解离度，而使酸性减弱。而 β-羟基受羰基吸电子效应的影响，使羟基上氧的电子云密度降低，对质子的吸引能力降低，质子的解离度增大，因此酸性较强。含 β-羟基的蒽醌可溶于 Na_2CO_3溶液，而含 α-羟基的蒽醌只能溶于一定浓度的 NaOH 溶液。

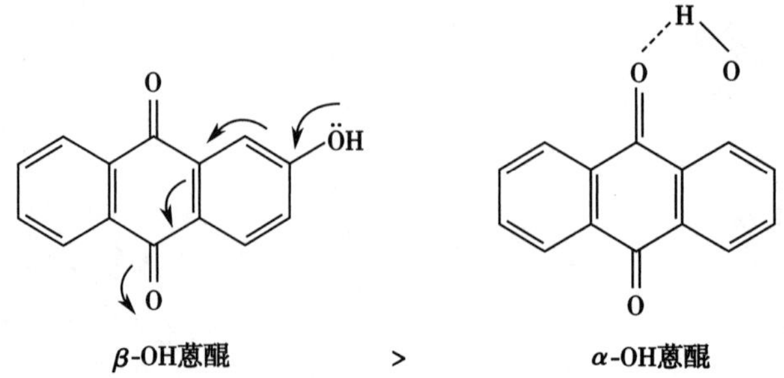

3. 随着酚羟基数目的增多，酸性增强，与位置也有关。1,8-二羟基蒽醌上的两个酚羟基与同一羰基形成氢键，而 1,5-二羟基蒽醌上的酚羟基分别与不同的羰基氧形成分子内氢键，因此 1,8-二羟基蒽醌酸性强于 1,5-二羟基蒽醌；1,2-二羟基蒽醌由于在分子内形成连续内氢键，尽管其羟基数目多于 β-羟基蒽醌，但其酸性要小于 β-羟基蒽醌。

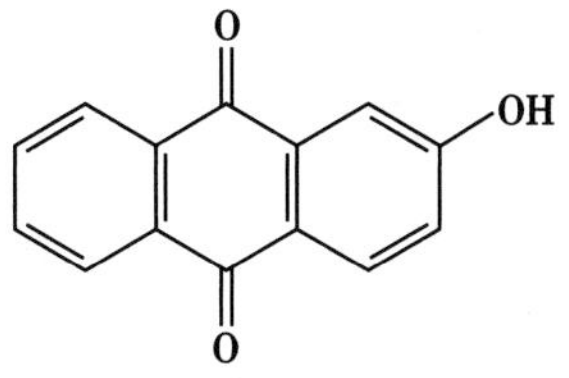

β-羟基蒽醌 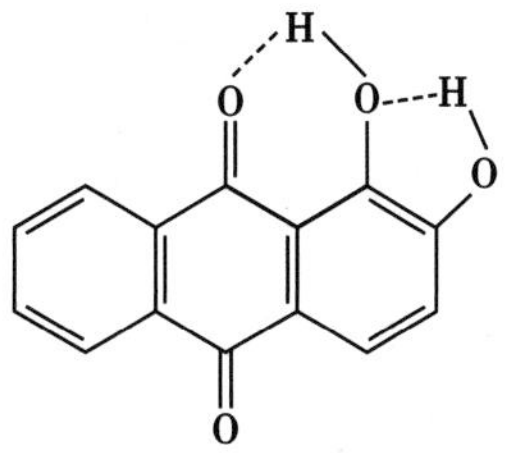 > 1,2-二羟基蒽醌 >

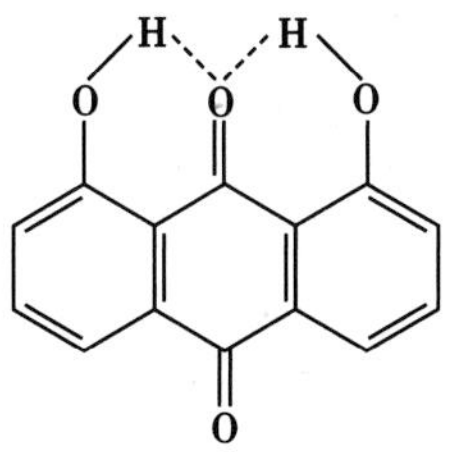

1,8-二羟基蒽醌 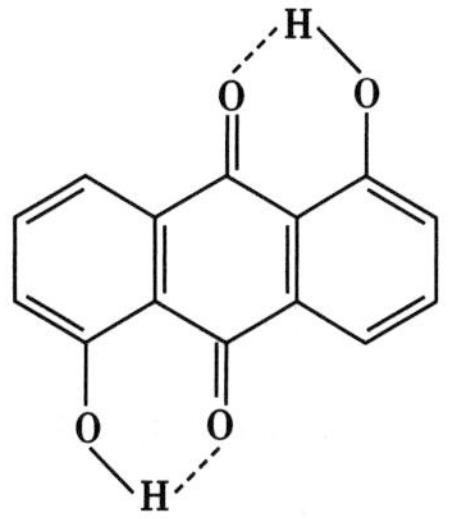 > 1,5-二羟基蒽醌

由于蒽醌类化合物大多具有酸性，在碱性溶液中可成盐而溶解，加酸酸化后被置换游离从而在水中以沉淀形式析出，因此常利用碱溶解酸沉淀法从天然药物中提取蒽醌类化合物。利用其结构中取代基种类、数量、位置的不同，其酸性强弱也不同的规律，可用碱性强弱不同的碱水，采用 pH 梯度萃取法分离酸性不同的蒽醌类化合物。例如用碱性强弱不同的水溶液顺次提取，则酸性较强的蒽醌类化合物（含-COOH 或两个 β-酚羟基）则能被 $NaHCO_3$溶液提出；酸性较弱的蒽醌类化合物（含一个 β-酚羟基）则能被 Na_2CO_3溶液提出；酸性更弱的蒽醌类化合物（含两个或两个以上 α-酚羟基）则能被 1%的 NaOH 溶液提出；酸性最弱的蒽醌类化合物（含一个 α-酚羟基）则只能被 5%的 NaOH 溶液提出。综上所述，可将蒽醌类化合物的酸性强弱顺序大致排列如下：

酸性顺序：	含-COOH>	含多个 β-OH>	含一个 β-OH>	含多个 α-OH>	含一个 α-OH
依次溶于：		5% $NaHCO_3$ 水溶液	5% Na_2CO_3 水溶液	1% NaOH 水溶液	5% NaOH 水溶液

难点释疑

蒽醌类中酚羟基位置与酸性强弱的关系：

蒽醌类的酸性是由于蒽醌上的酚羟基电离出氢离子而显示酸性，氢附近电子云密度影响着氢离子的电离，即电子云密度越低，氢离子越容易电离则酸性越强；反之电子云密度越高，氢离子电离越困难则酸性减弱。α-羟基上的氢和相邻的羰基上有孤对电子的氧容易形成分子内氢键，相当于氢附近电子云密度升高，其酸性弱。β-羟基与吸电子基团羰基处于 p-π 共轭体系，使氢附近电子云密度降低，其酸性强。

（二）碱性

蒽醌化合物结构中羰基上的氧原子有未共用电子对，显示微弱的碱性，能溶于浓酸中生成盐再转成阳碳离子，同时颜色会显著加深，羟基蒽醌在浓 H_2SO_4中一般呈红至红紫色。如大黄酚为暗黄色，溶于浓 H_2SO_4后转为红色，大黄素由橙红色变为红色，生成的盐不稳定，加水稀释即分解（颜色褪去）。

▶▶ 课堂活动

比较大黄中 5 种游离羟基蒽醌化合物的酸性。

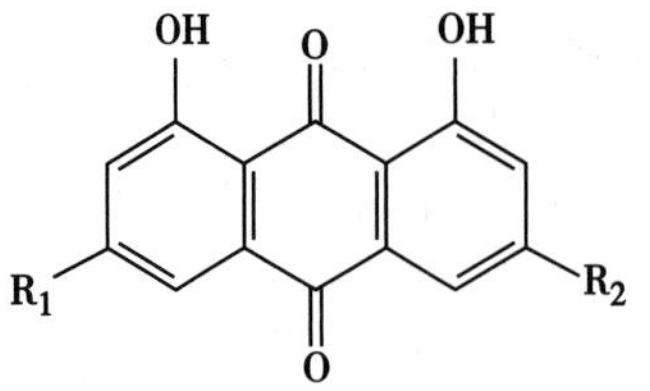

	R_1	R_2
大黄酚	CH_3	H
大黄素	CH_3	OH
大黄素甲醚	CH_3	OCH_3
芦荟大黄素	H	CH_2OH
大黄酸	H	COOH

五、显色反应

（一）碱液呈色反应（Bornträger's 反应）

羟基蒽醌衍生物遇碱性溶液（NaOH、Na_2CO_3、NH_4OH 等）显红色或红紫色等，是最常用的检识中药中羟基蒽醌成分存在的方法之一。显色反应与羟基蒽醌的酚羟基和羰基在碱性条件下形成了新的共轭体系有关。

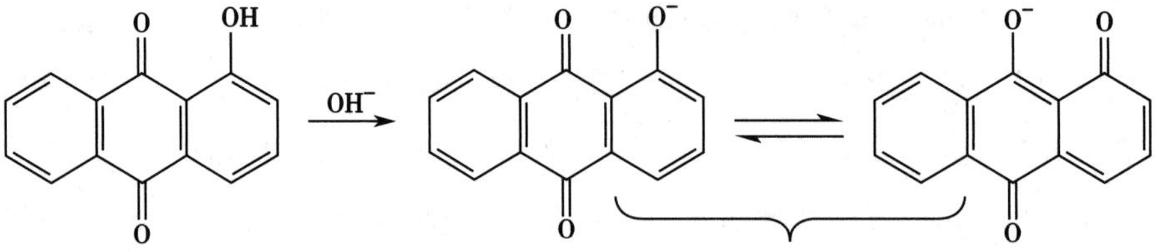

α-羟基蒽醌　OH^-　红色

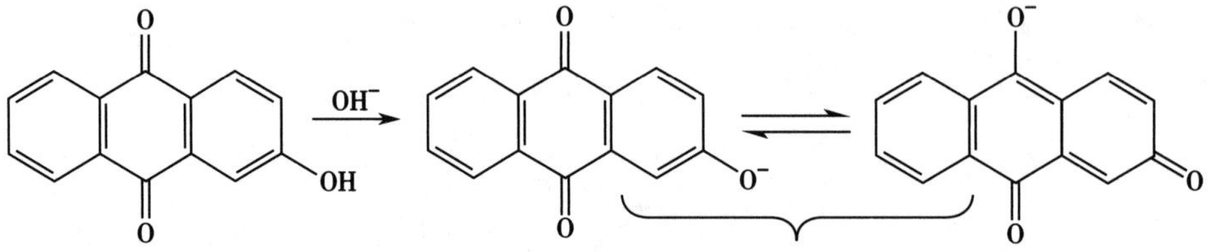

β-羟基蒽醌　OH^-　红色

羟基蒽酚、蒽酮、二蒽酮类化合物遇碱呈黄色，且往往带有绿色荧光，需在空气中放置或先行氧化成蒽醌后，才显示特征的颜色。常用 3% 过氧化氢作为氧化剂，过强的氧化剂会导致羟基蒽醌分解。

（二）醋酸镁反应

羟基蒽醌能与 0.5%醋酸镁甲醇或乙醇溶液生成稳定的橙红色、紫红色或紫色的络合物，反应很灵敏，生成的颜色随分子中羟基的位置的不同而有所不同，可借此帮助识别羟基在蒽醌环中的结合位置，并可作为蒽醌类成分色谱显色、定性定量的试剂。显色反应的条件是蒽醌母核上至少有一个 α-羟基或有邻二酚羟基，反应机制是羟基蒽醌和镁离子产生络合物所致。

一般来讲，母核上只有 1 个 α-羟基，络合物的颜色为橙色；每个苯环上各有 1 个 α-羟基或还有间位酚羟基，络合物的颜色为橙红色至红色；若为对二酚羟基则显红至紫红色，而邻二酚羟基则显蓝至蓝紫色。试验时可将羟基蒽醌滴于滤纸上，干燥后喷 0.5%醋酸镁甲醇溶液，并在 90℃条件下，加热 5 分钟即可显色。

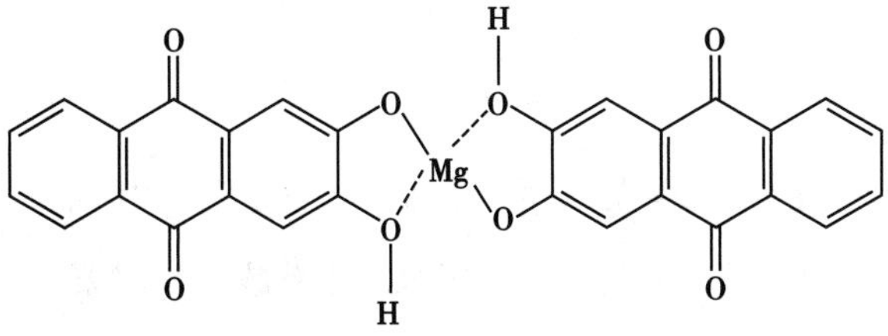

蒽醌镁络合物(蓝色) 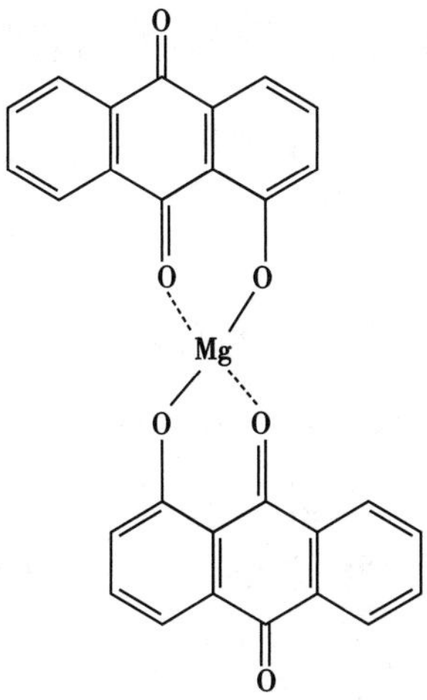　　蒽醌镁络合物(橙色)

（三）对亚硝基-二甲基苯胺反应

蒽酮类化合物尤其是1,8-二羟基蒽酮及其衍生物,其羰基对位亚甲基上的氢很活泼,可与0.1%对亚硝基-二甲苯胺吡啶溶液反应缩合而成共轭体系较长的化合物,呈现各种颜色,如紫、绿、蓝、灰等颜色。缩合物的颜色随结构不同而异,1,8-二羟基蒽酮类均为绿色。据此可用于蒽酮类化合物的鉴定。

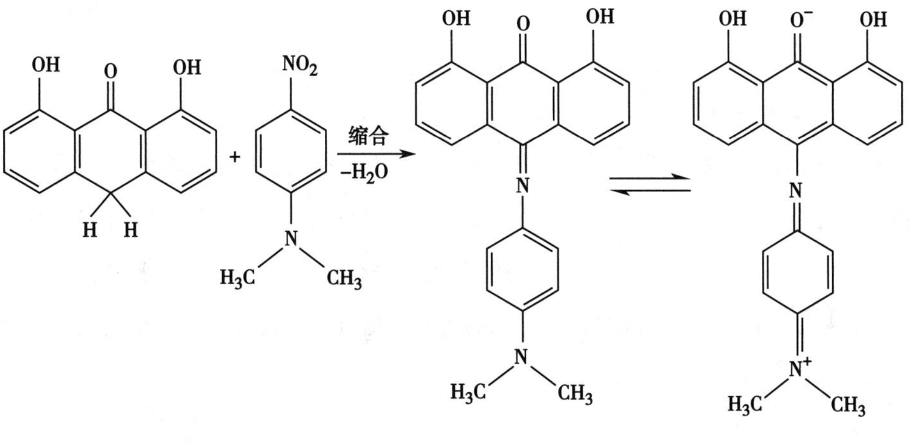

缩合 $-H_2O$

1,8-二羟基蒽酮　　绿色

点滴积累

1. 性状　蒽醌类化合物固体颜色有所不同，多为黄至橙红色固体。
2. 溶解性　不同蒽醌溶解性有所差异，游离蒽醌偏于亲脂，蒽醌苷偏于亲水。
3. 升华性　游离蒽醌常压下加热可升华而不分解，一般升华的温度与酸性有关。
4. 酸碱性　蒽醌类化合物因具有酚羟基而显酸性，酸性强弱与酚羟基的数目与位置有关。
5. 显色反应　不同蒽醌遇到不同的化学物质显示有所不同。一般用碱液显色反应、醋酸镁显色反应、对亚硝基-二甲苯胺显色来进行鉴别。

第三节　提取与分离

一、提取

蒽醌类化合物在生物体内主要以苷和苷元的形式存在，提取原生苷时要破坏酶的活性，比如沸水提取或有机溶剂（甲醇或60%以上的乙醇）提取抑制酶的活性。提取次生苷或苷元时要利用酶的活性，比如温水35℃放置1~2天，即可发生部分酶解，酶解不彻底还需要酸水解。

1. 溶剂提取法　游离醌类的极性小，可用亲脂性有机溶剂乙酸乙酯、三氯甲烷、乙醚、苯等有机溶剂提取。醌苷类极性较大，可用甲醇、乙醇和水提取。在实际工作中，通常选用甲醇或乙醇作为提取溶剂，把不同类型、不同存在状态、性质各异的醌类成分都提取出来，所得的混合醌类进一步纯化与分离。

2. 碱溶酸沉淀法　具有游离酚羟基和羧基的醌类化合物，可以与碱生成盐而溶于碱水溶液中，酸化后酚羟基游离醌类化合物又沉淀析出。利用这种方法可以用于醌类化合物的提取分离。

3. 水蒸气蒸馏法　适用于分子量小的具有挥发性的游离苯醌及萘醌类化合物的提取。

二、分离

（一）蒽醌苷与游离蒽醌衍生物的分离

将含有蒽醌苷与游离蒽醌的乙醇提取浓缩液用水分散，加与水不相混溶的有机溶剂如苯、三氯甲烷、乙醚等反复萃取，游离蒽醌则转溶于有机溶剂中，而蒽醌苷在有机溶剂中不溶仍留于水溶液中实现分离。若再以正丁醇为溶剂进行萃取，蒽醌苷类则转移至正丁醇中而与水溶性杂质得以分离。也可将浓缩液减压蒸干，置回流提取器中，用乙醚等有机溶剂提取游离蒽醌衍生物，蒽醌苷则留在残渣内。

（二）游离蒽醌衍生物的分离

分离游离蒽醌衍生物一般采取pH梯度萃取法、溶剂分步结晶法和色谱法。对于结构差别大的蒽醌混合物，造成各类游离蒽醌的极性差别较大，可利用不同极性的溶剂分别萃取分离。

pH梯度萃取法是分离游离蒽醌衍生物的常用方法。即可用碱性强度由弱至强的不同水溶液，分别从有机溶剂中提取酸性由强到弱的游离蒽醌衍生物，但对于结构相似，酸性相差不大的蒽醌类混合物则很难分离，需借助色谱等其他分离方法。

色谱法对蒽醌衍生物的分离效果较好，一般用经典的pH梯度萃取法对蒽醌类化合物进行初步分离后，再结合柱色谱或制备性薄层色谱进一步的分离。游离蒽醌衍生物多采用吸附柱色谱法加以分离，由于羟基蒽醌能与氧化铝形成牢固的螯合物，很难洗脱，所以一般用硅胶或聚酰胺等作为吸附剂。

点滴积累

1. 提取　依据提取目的选择溶剂进行提取。一般选用醇提法，此外还可使用碱溶酸沉法进行提取。
2. 分离　根据混合物中各成分之间的极性和酸性差异而选择分离方法。对于酸性差异显著的蒽醌类化合物，宜使用 pH 梯度萃取法进行分离；而对于极性大小不同的蒽醌类化合物，则多采用色谱法分离。

第四节　鉴定

一、薄层色谱法

羟基蒽醌及其苷类常采用薄层法检识，常见的吸附剂为硅胶，也可选用聚酰胺。

展开剂多用混合溶剂。游离蒽醌由于极性较弱可选用亲脂性溶剂系统，如苯-乙酸乙酯（75：25）、庚烷-苯-三氯甲烷(1：1：1)、甲苯-二氯甲烷-冰醋酸(6：3：1)、苯-甲醇(9：1)等；蒽醌苷由于极性较强则需采用极性大的溶剂系统，如三氯甲烷-甲醇(3：1)、丁醇-丙酮-水(10：2：1)、苯-吡啶-水(5：1：10)等。

蒽醌及其苷类本身具有颜色，在日光下多呈现黄色，在紫外光下则显黄棕、红、橙色等荧光，若再用氨熏或喷碱溶液，出现颜色加深或变红。亦可用0.5%醋酸镁甲醇溶液，喷后90℃加热5分钟，再观察颜色。几种常见的游离蒽醌薄层色谱的 R_f 值见表8-2。

表 8-2　几种常见游离蒽醌薄层色谱的 R_f 值

蒽醌名称	硅胶板 苯-乙酸乙酯-醋酸（75：24：1）	聚酰胺板 甲醇-苯（4：1）
大黄酚	0.76	0.53
大黄素甲醚	0.75	0.42
大黄素	0.52	0.18
芦荟大黄素	0.36	0.53
大黄酸	0.24	0.03

二、纸色谱法

游离蒽醌的纸色谱一般在中性溶剂系统中进行，常用水、乙醇、丙醇等饱和的石油醚、苯等，如石油醚-丙酮-水(1：1：3 上层)，97%甲醇饱和的石油醚；也可用酸性溶剂系统，如正丁醇-醋酸-水(4：1：5 上层)；非水溶剂系统，如以10%甲酰胺的乙醇液处理滤纸，石油醚-三氯甲烷(94：6)为展开剂，羟基蒽醌苷元可获得较好的色谱效果。几种常见游离蒽醌纸色谱的 R_f 值见表8-3。

表 8-3　几种常见游离蒽醌纸色谱的 R_f 值

蒽醌名称	石油醚-丙酮-水（1：1：3）上层	石油醚-97%甲醇（1：1）上层
大黄酚	0.98	0.98
大黄素甲醚	0.98	0.98
大黄素	0.56	0.30
芦荟大黄素	0.26	0.07
大黄酸	0.00	0.00

蒽醌苷类极性较强，需要选用极性较大的溶剂系统，如正丁醇-乙酸乙酯-水（4：3：3）的上层，三氯甲烷-甲醇-水（2：1：1）的下层。几种蒽醌苷类纸色谱结果见表 8-4。

表 8-4　几种蒽醌苷类纸色谱的 R_f 值

种类	大黄酚葡萄糖苷	大黄素甲醚葡萄糖苷	大黄素葡萄糖苷	芦荟大黄素葡萄糖苷	大黄酸葡萄糖苷
R_f 值	0.79	0.79	0.26	0.06	0.00

注：展开剂：三氯甲烷-甲醇-水（2：1：1）的下层

点滴积累

薄层色谱法和纸色谱法是蒽醌类化合物的常用检识方法，主要根据 R_f 值对此类化合物进行鉴定。在实际工作中，也常常用于柱色谱分离蒽醌苷和游离蒽醌及不同极性游离蒽醌的预实验。

第五节　结构测定

蒽醌类化合物的结构测定，一般是在与碱反应、醋酸镁反应初步确定为蒽醌化合物之后，再进行必要的化学试验和波谱分析才能做出判断。

一、紫外光谱

羟基蒽醌的 UV 光谱主要由 a、b 两个部分引起。

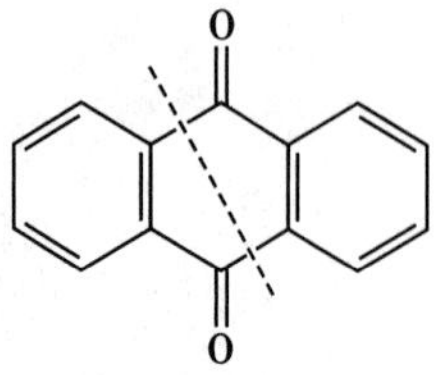

a 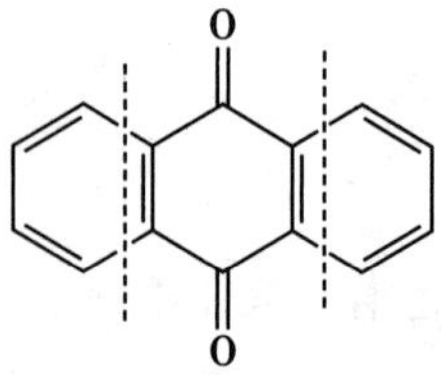　　b

a 部分具有苯样结构（苯甲酰基），可给出两组吸收峰；b 部分具有醌样结构（苯醌基），也给出两组吸收峰；此外羟基蒽醌多在 230nm 附近有一强大的吸收峰，五个主要吸收峰如下：

第Ⅰ峰：230nm 左右。

第Ⅱ峰：240～260nm（有苯甲酰基结构引起）。

第Ⅲ峰：262～295nm（由对醌结构引起）。

第Ⅳ峰：305～389nm（由苯甲酰基结构引起）。

第Ⅴ峰：400nm 以上（由对醌结构中 C ═ O 引起）。

以上各吸收谱带的具体峰位与吸收强度与蒽醌母核上的取代基性质、数目及位置有关，大致规律如下：

1. 第Ⅰ峰与羟基数目的关系 羟基蒽醌母核上羟基数目越多则峰带Ⅰ越向长波方向移动，与羟基的位置无关。如蒽醌母核上带有一个、两个、三个、四个 α-酚羟基或 β-酚羟基时，峰带Ⅰ位置分别出现在 222.5nm、225nm、230nm±2.5nm、236nm 处。

2. 第Ⅲ峰与 β-羟基的关系 峰带Ⅲ的峰位及吸收强度主要与 β-羟基有关。由于 p-π 共轭的原因，具有 β-羟基能通过蒽醌母核向羰基供电子，因而使吸收峰波长向长波方向移动，吸收强度也增加。一般情况下，峰带Ⅲ的吸收强度 $\log \varepsilon$ 值均在 4.1 以上，则推测有 β-羟基，若低于 4.1，则表明无 β-羟基。

3. 第Ⅴ峰与 α-酚羟基的关系 峰带Ⅴ主要与 α-酚羟基数目有关，羟基数目越多，峰带Ⅴ的吸收峰波长向长波方向移动就越明显，规律见表 8-5。

表 8-5 羟基蒽醌类第Ⅴ峰的 UV 吸收

α-酚羟基数目	λ_{max}（nm）
0	356～362.5
1	400～420
2（1,5-二羟基）	418～440
2（1,8-二羟基）	430～450
2（1,4-二羟基）	470～500（靠 500nm 处有一肩峰）
3	485～530（2 至多个吸收）
4	540～560（多个重峰）

多数天然蒽醌化合物具有 4 个以上的取代基，因此吸收光谱并不十分规律，在运用鉴别蒽醌衍生物时应与已知标准品进行对照，如果样品与标准品为同一物质，则光谱表现为两者完全一致。

二、红外光谱

蒽醌类化合物 IR 光谱的主要特征为羰基吸收峰以及双键和苯环的吸收峰。羟基蒽醌类化合物在红外区域有 $\nu_{c=o}$（1675～1653cm^{-1}）、ν_{OH}（3600～3130cm^{-1}）、ν_{Ar}（1600～1480cm^{-1}）的吸收。其中 $\nu_{c=o}$ 吸收峰与分子中 α-酚羟基的数量及位置具有较强的规律性，对推测结构中 α-酚羟基的取代情况有重要的参考价值。

当蒽醌母核上无取代时，两个羰基的化学环境相同，在石蜡糊中，1675cm^{-1}处只显示一个羰基吸收峰，当 α 位有羟基取代基时，能与羰基形成氢键缔合，则出现缔合羰基峰，其频率低于正常峰。

1. 具有 1 个 α-羟基的蒽醌 IR 光谱有两个吸收峰，一个为未缔合的正常羰基峰，频率在 1675～1647cm^{-1}区间，另一个是缔合的羰基峰，频率在 1637～1621cm^{-1}，两峰相距约 24～38cm^{-1}。

2. 具有 2 个 α-羟基的蒽醌　1,8-二羟基蒽醌，有 2 个 C═O 峰，一个是正常的 C═O 峰，出现在 1678～1661cm^{-1}，吸收强度较低，另一个是缔合峰，出现在 1626～1616cm^{-1}，两峰相距 40～57cm^{-1}；1,4-二羟基或 1,5-二羟基蒽醌，只出现一个缔合 C═O 峰，但频率更低些，约 1645～1608cm^{-1}。

3. 有多个 α-羟基的蒽醌　具有 3 个 α-羟基蒽醌，只出现一个缔合的吸收峰，频率为 1616～1592cm^{-1}；具有 4 个 α-羟基蒽醌，只出现一个缔合的吸收峰，频率为 1592～1572cm^{-1}，并与苯环的 C═C 骨架吸收峰重叠，难以分辨。

上述规律的概括见表 8-6。

表 8-6　羟基蒽醌衍生物羰基红外光谱数据

α-羟基数目	羟基位置	游离 C═O 频率（cm^{-1}）	缔合 C═O 频率（cm^{-1}）	C═O 频率差（cm^{-1}）
0	无 α-羟基	1678～1653	—	—
1	1-OH	1675～1647	1637～1621	24～38
2	1,4 或 1,5-二 OH	—	1645～1608	—
2	1,8-二 OH	1678～1661	1626～1616	40～57
3	1,4,5-三 OH	—	1616～1592	—
4	1,4,5,8-四 OH	—	1592～1572	—

羟基蒽醌的羟基伸缩振动谱带常随取代位置不同而有很大变化，一般 α-羟基因与相邻的羰基缔合，其吸收频率均在 3150cm^{-1}以下；β-羟基振动频率比 α-羟基高得多，在 3600～3150cm^{-1}区间，若只有一个 β-羟基（包括一个—CH_2OH）则大多数在 3300～3390cm^{-1}之间有一个吸收峰，若在 3600～3150cm^{-1}之间有几个吸收峰，则可能有两个以上的 β-羟基。

点滴积累

1. 蒽醌类化合物的紫外光谱有 5 个吸收峰，酚羟基的数目与位置主要与第Ⅰ、Ⅲ、Ⅴ吸收峰的峰位和峰强有关。
2. 红外光谱的羰基吸收峰可用于测定蒽醌母核的羟基取代模式。

实例分析

实例 1：从大黄中提取分离 5 种游离蒽醌化合物

大黄为蓼科多年生草本植物掌叶大黄（*Rheum palmatum* L.）、唐古特大黄（*Rheum tanguticum* Maxim. ex Balf.）、药用大黄（*Rheum officinale* Baill.）的干燥根及根茎。具有清热泻下、活血化瘀等多种作用。

大黄中化学成分复杂，主要以蒽醌衍生物为主。主要有游离蒽醌、蒽醌苷、二蒽酮苷，此外还含鞣质等。游离蒽醌主要有大黄酚、大黄素、大黄素甲醚、芦荟大黄素、大黄酸。

这些游离羟基蒽醌都为亲脂性成分，难溶于水，易溶于苯、乙醚、三氯甲烷等亲脂性有机溶剂，有升华性，且都有蒽醌的显色反应。

蒽醌苷是上述游离蒽醌的葡萄糖苷，糖基大部分结合在 C_8 羟基上，也有结合在 C_1 羟基上。除单糖苷外，也有双糖苷，如大黄素甲醚-8-O-*β*-*D*-龙胆双糖苷。苷类不具升华性，且水溶性增大，并与游离蒽醌有相同的显色反应。大黄中的二蒽酮苷主要是番泻苷 A、B、C、D，其中番泻苷 A 的含量最多。

工艺流程如图 8-1 所示。

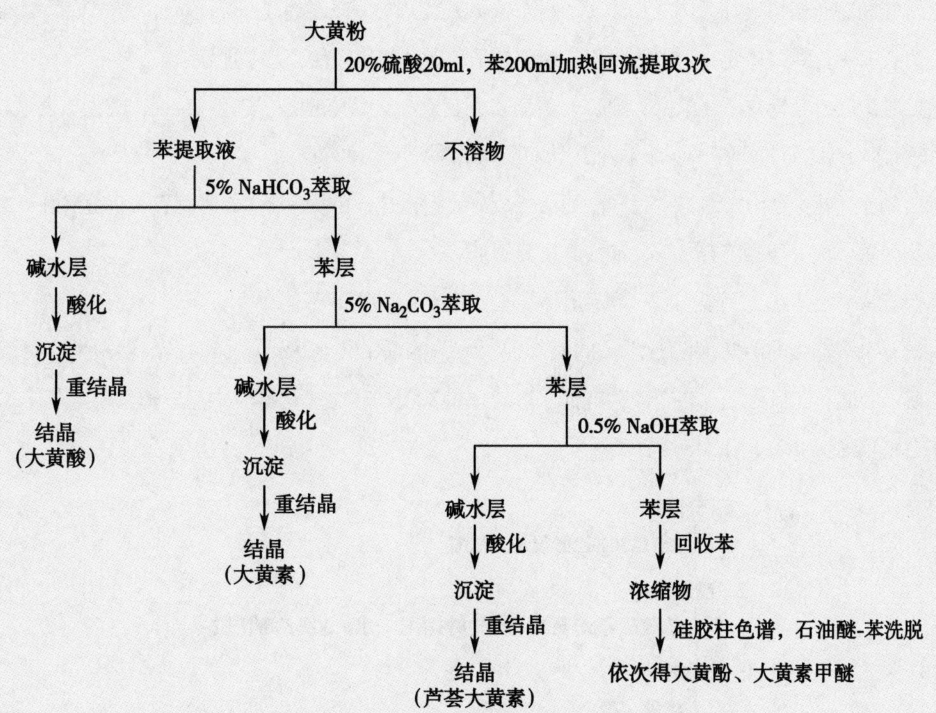

图 8-1 从大黄中提取分离 5 种游离蒽醌化合物工艺流程图

分析：

1. 本流程为从大黄中提取分离游离蒽醌类成分，因此，首先用 H_2SO_4 进行水解，再根据羟基蒽醌化合物酸性强弱不同，采用 pH 梯度萃取法分离。大黄中所含蒽醌化合物酸性强弱顺序是：大黄酸>大黄素>芦荟大黄素>大黄素甲醚与大黄酚。

2. 苯液以 5% $NaHCO_3$ 振摇萃取数次，大黄酸的酸性较强，即被萃取出。提取液酸化，析出黄色沉淀，过滤、水洗，再以小量丙酮和乙醇混合液洗去杂质，最后用吡啶或冰醋酸重结晶，得黄色细针状结晶大黄酸。

3. 5% $NaHCO_3$ 萃取后的苯液，以 5% Na_2CO_3 溶液振摇萃取数次，大黄素可被萃取出。提取液酸化，析出黄色沉淀，过滤、水洗，再以小量丙酮洗去杂质，最后用吡啶或苯重结晶，得橙色针状结晶大黄素。

4. 5% Na_2CO_3 萃取后的苯液，以 0.5% NaOH 溶液振摇萃取数次，芦荟大黄素可被萃取出。提取液酸化，析出橙色沉淀，过滤、水洗，干燥后溶于三氯甲烷，静置 2~3 天，得橙黄色析出物。过滤，滤液再以 0.5% NaOH 提取数次。提取液酸化，又可得部分芦荟大黄素沉淀。合并两次芦荟大黄素溶液，用乙酸乙酯重结晶数次，得橙黄色长针状结晶芦荟大黄素。

5. 苯溶液中尚含酸性相当的大黄酚和大黄素甲醚，很难用萃取分得，必须用硅胶柱色谱分离。用石油醚和苯的混合溶剂洗脱，可分别得到大黄酚、大黄素甲醚。

除上述用苯-硫酸混合溶剂提取外，亦可用乙醇为溶剂提取，回收浓缩后用苯或三氯甲烷分出总游离蒽醌后再进行分离。

实例 2：从番泻叶中提取分离番泻苷 A

番泻叶为豆科植物狭叶番泻（*Cassia angustifolia* Vahl）或尖叶番泻（*Cassia acutifolia* Delile）的干燥小叶。具有泻热行滞，通便，利水的作用。用于热结积滞，便秘腹痛，水肿胀满。

狭叶番泻叶含番泻苷 A、B、C、D，大黄酚，大黄素，大黄素甲醚，3-甲基-8-甲氧基-2-乙酰基-1，6-萘二酚-6-O-β-D-葡萄糖苷，小叶中含山柰酚。尖叶番泻叶含番泻苷 A、B、C、D，大黄素，大黄素甲醚，大黄酚。嫩叶中含山柰酚。番泻叶主要活性成分是番泻苷 A、番泻苷 B、番泻苷 C、番泻苷 D，番泻叶提取物中主要成分是番泻苷 A，其他成分含量很低。

番泻苷 A 黄色长方形片状结晶（稀丙酮），熔点 200～240℃。不溶于水、苯、乙醚和氯仿，但在与水相混的有机溶剂中的溶解度随含水量的增加而增大，溶剂中含水量达 30% 时溶解度最大。略溶于甲醇、乙醇、丙酮和二氧六环，溶于碳酸氢钠水溶液。在 80℃的碳酸氢钠溶液中能异构化成番泻苷 B。

工艺流程如图 8-2 所示。

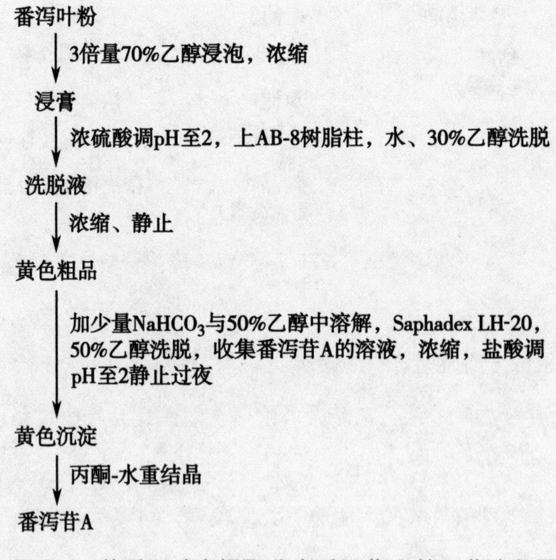

图 8-2　从番泻叶中提取分离番泻苷 A 的工艺流程图

分析：

1. 本流程为从番泻叶中提取分离番泻苷 A，番泻苷 A 不溶于水、苯、乙醚和氯仿，但在与水相混的有机溶剂中的溶解度随含水量的增加而增大，溶剂中含水量达 30% 时溶解度最大，所以首先选用 70% 的乙醇溶液进行提取。

2. 调 pH＝2 使番泻苷 A 以游离的形式。利用 AB-8 型大孔凝胶树脂柱，用水进行洗脱主要除去水溶性杂质。

3. 番泻苷 A 中的羧基，可与 $NaHCO_3$ 反应生成盐，此时番泻苷 A 的极性增强，先被洗脱出来。再调 pH＝2 使番泻苷 A 以游离的形式，不溶于水，静置析出。

ER-08章习题

目标检测

一、选择题

（一）单项选择题

1. 大黄素型蒽醌母核上的羟基分布情况是

A. 在一个苯环的β位　　B. 在二个苯环的β位　　C. 在一个苯环的α或β位

D. 在二个苯环的α或β位　　E. 都不是

2. 下列蒽醌类化合物中，酸性强弱顺序是

A. 大黄酸>大黄素>芦荟大黄素>大黄酚

B. 大黄酸>芦荟大黄素>大黄素>大黄酚

C. 大黄素>大黄酸>芦荟大黄素>大黄酚

D. 大黄酚>芦荟大黄素>大黄素>大黄酸

E. 大黄酸>大黄酚>大黄素>芦荟大黄素

3. 蒽醌类化合物在何种条件下最不稳定

A. 溶于有机溶剂中露光放置　　B. 溶于碱液中避光保存

C. 溶于碱液中露光放置　　D. 溶于有机溶剂中避光保存

E. 避光保存

4. 具有升华性的化合物是

A. 大黄酸葡萄糖苷　　B. 番泻苷　　C. 大黄素

D. 芦荟苷　　E. 大黄素葡萄糖苷

5. 以下化合物，何者酸性最弱

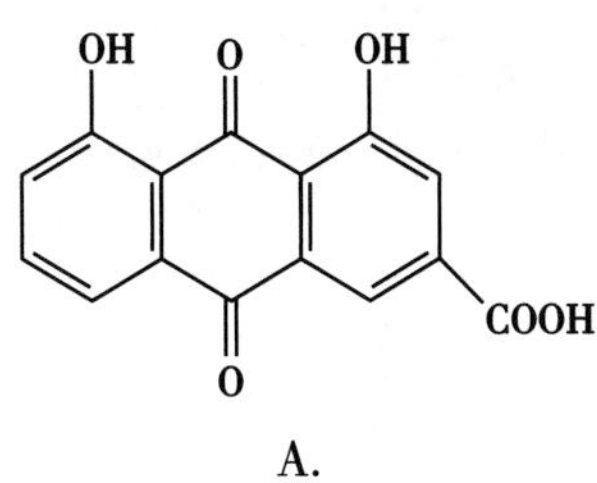

A.

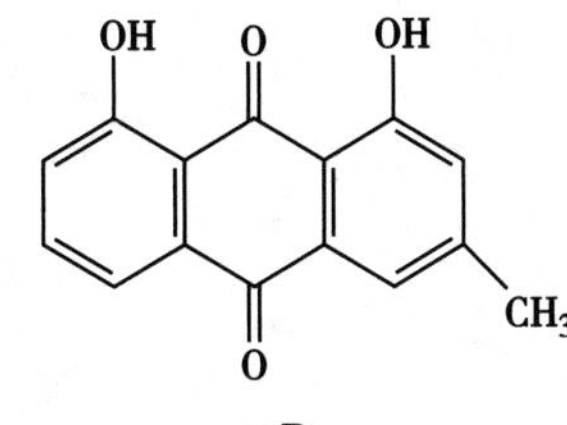

B.

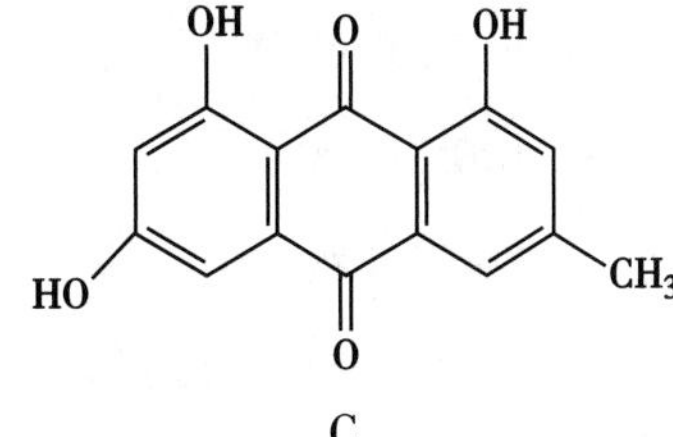

C.

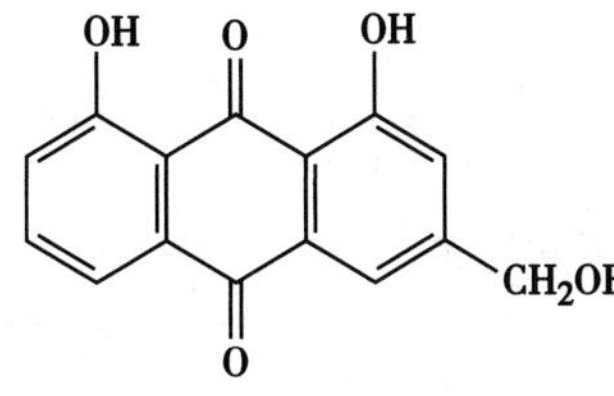

D.

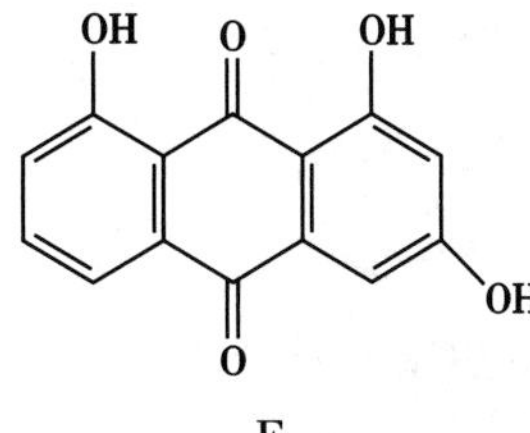

E.

6. 若羟基蒽醌对醋酸镁试剂呈蓝紫色，则其羟基位置可能是

A. 1,8-二羟基　　B. 1,5-二羟基　　C. 1,2,3-三羟基

D. 1,4,8-三羟基　　E. 1,3-二羟基

7. 某中草药水煎剂经内服后有显著致泻作用，可能含有的成分是

A. 蒽醌苷　　B. 游离蒽醌　　C. 游离蒽酚

D. 游离蒽酮　　E. 葡萄糖苷

8. 在总游离蒽醌的乙醚液中，用 5% Na_2CO_3水溶液可萃取到

A. 带一个 α-酚羟基的蒽醌　　B. 带一个 β-酚羟基的蒽醌　　C. 带两个 α-酚羟基的蒽醌

D. 不带酚羟基的蒽醌　　E. 都不对

9. 下列几种成分，其酸性大小顺序为

①1,2-二羟基蒽醌　②1,4-二羟基蒽醌　③1,8-二羟基蒽醌　④2-羟基蒽醌　⑤1-羟基蒽醌

A. ④>③>②>⑤>①　　B. ③>④>⑤>①>②　　C. ①>⑤>②>④>③

D. ④>①>③>②>⑤　　E. ④>③>⑤>①>②

10. 下列物质在吸附硅胶薄层上完全被分离开后的 R_f值大小顺序为

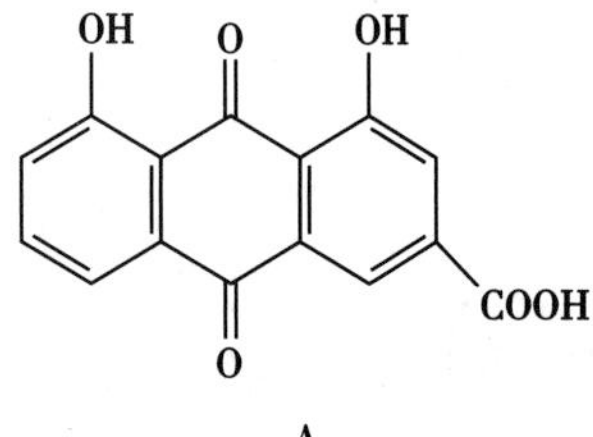

A

B

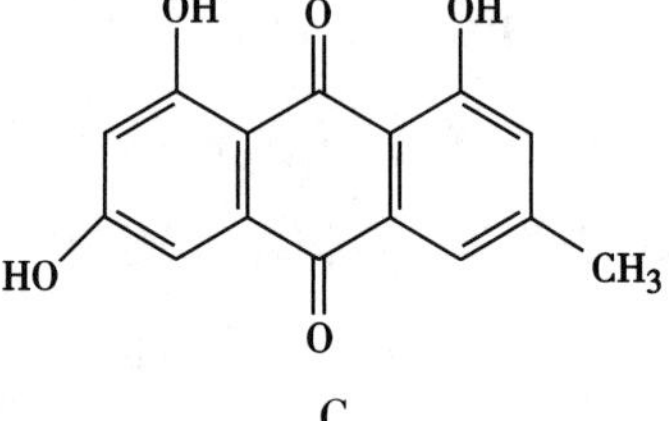

C

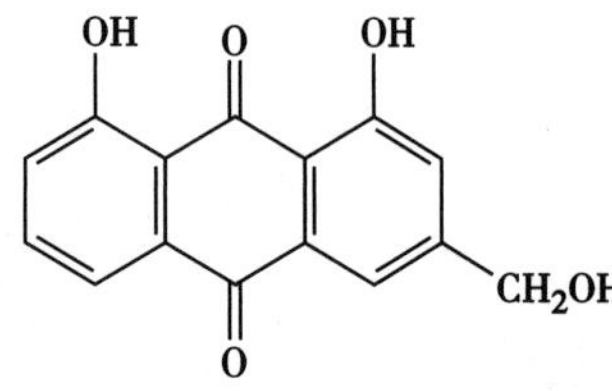

D

E

A. B>E>D>C>A　　B. B>E>C>D>A　　C. A>D>C>E>B

D. C>B>D>A>E　　E. A>C>D>E>B

（二）多项选择题

1. 在碳酸钠溶液中可溶解的化合物有

A. 番泻苷 B　　B. 大黄酸　　C. 大黄素

D. 大黄酚　　E. 芦荟大黄素

2. 蒽醌类化合物的酸性和下列哪些取代基有关

A. 醇羟基　　B. 酚羟基　　C. 羰基

D. 羧基　　E. 甲基

3. 大黄中致泻的主要成分是

A. 番泻苷 A　　B. 番泻苷 B　　C. 番泻苷 C

D. 番泻苷 D　　E. 大黄酸

4. 下列属于蒽醌类化合物的是

A. 茜草素　　B. 大黄素　　C. 葛根素
D. 丹参醌　　E. 黄芩素

5. 能溶于 Na_2CO_3 水溶液的化合物有
A. 羟基茜草素　　B. 伪羟基茜草素　　C. 大黄素
D. 大黄酸　　E. 番泻苷

6. 下列能与 KOH 反应呈红色的是
A. 甘草酸　　B. 大黄酸　　C. 茜草素
D. 大黄素　　E. 阿魏酸

7. 下列哪些成分可用 pH 梯度萃取法进行分离
A. 糖类　　B. 生物碱　　C. 黄酮
D. 蒽醌　　E. 挥发油

8. 下列成分中可溶于稀 NaOH 溶液中的有
A. 羟基蒽醌苷元　　B. 羟基蒽醌苷　　C. 黄酮苷元
D. 小分子有机酸　　E. 挥发油

9. 关于蒽醌类化合物的酸性,下列描述正确的是
A. 1,5-二羟基蒽醌酸性小于 1,8-二羟基蒽醌
B. β-羟基蒽醌的酸性大于 α-羟基蒽醌
C. 1,2-二羟基蒽醌酸性小于 β-羟基蒽醌
D. 含羧基蒽醌酸性大于不含羧基蒽醌
E. 2-羟基蒽醌酸性大于 1,4-二羟基蒽醌

10. 下列成分中不能发生碱显色反应的是
A. 羟基蒽醌　　B. 蒽酮　　C. 蒽酚
D. 二蒽酮　　E. 二蒽醌

二、问答题

1. 新鲜大黄与贮存 2~3 年的大黄在所含的化学成分上有何差异?

2. pH 梯度萃取法的原理是什么?如何利用该法分离大黄中的 5 种游离羟基蒽醌化合物?

三、实例分析

1. 某中药粉末 0.5g 置试管中,加入稀 H_2SO_4 10ml,置水浴中加热煮沸 10 分钟,放冷后,加入 2ml 乙醚振摇,则醚层显黄色。取出醚层加 0.5% NaOH 水溶液振摇,此时水层显红色,则醚层退至无色。试问:

(1) 药材可能含有哪类成分?

(2) 为何加酸煮沸?

(3) 碱水层为何显红色?

2. 止血药血当归的根茎中含有大黄酚、大黄素、大黄素甲醚、芦荟大黄素等蒽醌类成分及其苷,另含有糖类、鞣质、蛋白质等成分,试设计一个提取分离蒽醌类成分的流程。

实训3 大黄中游离蒽醌的提取分离与鉴定

一、实训目的

1. 能够运用回流和连续回流法、pH 梯度萃取法对大黄中游离蒽醌进行提取和分离。
2. 会用显色反应、色谱法进行蒽醌类成分的检识。
3. 熟悉基本操作过程及注意事项。

二、实训内容

（一）实训用品

1. 仪器 500ml 圆底烧瓶、冷凝管、研钵、索氏提取器、水浴锅、分液漏斗、烧杯。

2. 试药 大黄粗粉、20% H_2SO_4、三氯甲烷、pH 8 缓冲溶液、pH 9.9 缓冲溶液、盐酸、乙酸、吡啶、5% Na_2CO_3、5% NaOH、乙酸乙酯、2% NaOH、石油醚（沸程 60~90℃）、纤维素粉（柱色谱）、新华色谱滤纸（20cm×7cm）、苯-乙酸乙酯（8：2）、氨水、甲苯、0.5%醋酸镁、1%大黄酸对照品三氯甲烷溶液、1%大黄素对照品三氯甲烷溶液、1%芦荟大黄素对照品三氯甲烷溶液、硅胶 CMC-Na 薄层板。

（二）实训方法与操作步骤

大黄系蓼科植物掌叶大黄、唐古特大黄和药用大黄的干燥根及根茎。大黄中含有多种游离羟基蒽醌类化合物及其糖苷，总含量 2%~5%。结构见前述。

本实验是根据大黄中的羟基蒽醌苷经酸水解成游离蒽醌苷元，苷元可溶于三氯甲烷而被提出。再利用各羟基蒽醌类化合物酸性不同，采用 pH 梯度萃取法分离而得到各单体苷元。

1. 游离蒽醌的提取 取大黄粗粉 50g，置于 500ml 圆底烧瓶中，加 20% H_2SO_4 水溶液 100ml，在水浴中加热回流 4 小时，稍放冷，过滤，滤渣用水洗至近中性后，于 70℃左右干燥。

取干燥后的药渣置研钵中研碎，装入滤纸筒内，置于索氏提取器中，以三氯甲烷为溶剂（约 200ml），在水浴上回流提取 3~4 小时，得游离蒽醌的三氯甲烷提取液。

2. 大黄酸的分离 向三氯甲烷提取液中一次性加入 pH 8 的缓冲溶液 70ml（约为三氯甲烷溶液的 1/3 量），振摇萃取，静置，充分分层后，分取缓冲液于烧杯中，保留三氯甲烷溶液。缓冲液用盐酸调至 pH 3，可析出黄色大黄酸沉淀，静置，过滤，沉淀用蒸馏水洗至近中性，低温干燥，再用冰醋酸重结晶，得大黄酸黄色针晶。

3. 大黄素的分离 分离大黄酸后的三氯甲烷溶液，再一次性地加入 pH 9.9 缓冲液 100ml（约为三氯甲烷溶液的 1/2 量），振摇萃取，静置，使充分分层，分取缓冲液于烧杯中，保留三氯甲烷溶液。缓冲液用盐酸调至 pH 3，析出大黄素沉淀，静置，过滤，沉淀用蒸馏水洗至近中性，低温干燥，再用吡啶重结晶。得大黄素橙色结晶。

4. 芦荟大黄素的分离 分离大黄素后的三氯甲烷液，一次性地加入 5% Na_2CO_3-5% NaOH（9：1）碱性溶液 200ml（约为三氯甲烷液的 1 倍），振摇萃取，静置充分分层，分取碱性溶液于烧杯中，保留三氯甲烷液。碱液用盐酸调 pH 3，析出芦荟大黄素沉淀，静置。过滤，沉淀用蒸馏水洗至近中性，低温干燥，用乙酸乙酯重结晶，得芦荟大黄素橙色结晶。

5. 大黄酚和大黄素甲醚的分离 分离芦荟大黄素的三氯甲烷液，再以 2% NaOH 水溶液振摇萃取至碱水层近无色为止（3~4 次），合并 NaOH 萃取液于烧杯中，用盐酸调至 pH 3，析出沉淀，静置。过滤，沉淀用蒸馏水洗至近中性，低温干燥。取干燥后的沉淀溶于小体积石油醚中，作为柱色谱的样品溶液。

装柱：取纤维素粉约 8g，加入已装有水饱和石油醚（沸点 60~90℃）的色谱柱中，待纤维素粉完全沉降后，打开色谱柱下端活塞，将色谱柱内液体放至与柱床面平齐，关闭活塞。

样品上柱：将样品溶液用移液管小心加于色谱柱柱床顶端。

洗脱：用水饱和的石油醚（沸程 60~90℃）洗脱，分段收集，每份 10ml，分别浓缩，经纸色谱检查，相同组分合并，分别得到大黄酚和大黄素甲醚。

6. 鉴定

（1）碱液试验：分别取蒽醌化合物结晶少许，置试管中，加 1ml 乙醇溶解，加数滴 10%氢氧化钾试剂振摇。溶液呈红色。

（2）醋酸镁试验：分别取各蒽醌化合物结晶少许，置试管中，加 1ml 乙醇溶解，加数滴醋酸镁试剂，产生橙、红、紫等颜色。

（3）薄层检识

吸附剂：硅胶 CMC-Na 薄层板。

样品：各蒽醌成分的 1%三氯甲烷溶液。

对照品：1%大黄酸对照品三氯甲烷溶液；1%大黄素对照品三氯甲烷溶液；1%芦荟大黄素对照品三氯甲烷溶液。

展开剂：苯-乙酸乙酯（8∶2）；苯-甲醇（8∶1）。

显色：氨熏后观察或喷 5%氢氧化钾溶液后观察。

（4）纸色谱检识

支持剂：新华色谱滤纸（中速、20cm×7cm）。

样品：各蒽醌成分 1%三氯甲烷溶液。

对照品：1%大黄酸对照品三氯甲烷溶液；1%大黄素对照品三氯甲烷溶液；1%芦荟大黄素对照品三氯甲烷溶液。

展开剂：甲苯。

显色剂：0.5%醋酸镁甲醇溶液。

三、实训注意

1. pH 8 缓冲液为磷酸氢二钠-柠檬酸缓冲液。配制方法 0.2mol/L 磷酸氢二钠溶液 194.5ml 与 0.1mol/L 柠檬酸溶液 5.5ml 混合，即得；pH 9.9 的缓冲溶液为 Na_2CO_3-$NaHCO_3$缓冲液。配制方法：取 0.1mol/L Na_2CO_3溶液 50ml 与 0.1mol/L $NaHCO_3$溶液 50ml 混合，即得。

2. 用各缓冲液进行萃取时，采用一次性加入的方法，实验证明，如将缓冲液分次萃取，分离效果不理想。

四、实训思考

1. 简述本次实验应用的基本原理。
2. 大黄中5种游离羟基蒽醌化合物的极性如何？薄层鉴别时比移值顺序如何？

大黄中游离蒽醌的提取分离与鉴定实训报告

班级_________姓名_________学号_________实训时间_________成绩_________

1. 实训目的

2. 描述提取和分离的操作流程

3. 实训记录（表8-7～表8-10）

表8-7　记录提取结果

提取物名称	提取物重量	提取率（%）
大黄酸（g）		
大黄素（g）		
芦荟大黄素（g）		

表8-8　记录定性试验结果

样品	鉴定项目	现象	结论及解释
大黄酸	碱液试验		
大黄素	碱液试验		
芦荟大黄素	碱液试验		
大黄酸	醋酸镁试验		
大黄素	醋酸镁试验		
芦荟大黄素	醋酸镁试验		

表 8-9　记录薄层色谱结果

样品	斑点颜色	斑点距离	R_f	色谱示意图
对照品溶液 1				
试样溶液 1				
对照品溶液 2				
试样溶液 2				
对照品溶液 3				
试样溶液 3				

表 8-10　记录纸色谱结果

样品	斑点颜色	斑点距离	R_f	色谱示意图
对照品溶液 1				
试样溶液 1				
对照品溶液 2				
试样溶液 2				
对照品溶液 3				
试样溶液 3				

4. 实训小结与讨论

5. 实训思考

6. 教师评语

教师签字＿＿＿＿＿＿　　年　　月　　日

实训测试二　采用 pH 梯度萃取法分离大黄中的游离蒽醌类

【实训仪器与试药】

pH 梯度萃取法

1. **仪器**　托盘天平、药匙、锥形瓶、烧杯、量筒、分液漏斗、pH 试纸、布氏漏斗、抽滤瓶、真空泵等。

2. **试药**　大黄的乙醚提取液、5% $NaHCO_3$溶液、5% Na_2CO_3溶液、盐酸等。

【实训操作步骤与考核评分标准】

1. 操作步骤　取50ml大黄的乙醚提取液转入分液漏斗中，一次性加入5% $NaHCO_3$溶液30ml，振摇萃取，静置，待充分分层后，分出下层液即$NaHCO_3$水溶液于烧杯中，保留上层的乙醚液。分出的$NaHCO_3$水溶液用盐酸调pH为3，析出黄色沉淀为大黄酸。过滤洗涤得大黄酸结晶。

经一次萃取后的乙醚液，重新加入5% Na_2CO_3溶液30ml，振摇萃取，静置，待充分分层后，分出下层液即Na_2CO_3水溶液于另一烧杯中。分出的Na_2CO_3水溶液用盐酸调pH为3，析出橙色沉淀为大黄素。过滤洗涤得大黄素结晶。

2. 实训项目测试考核评分标准　见表8-11。

表8-11　实训项目测试考核评分标准

序号	项目	技能测试标准	分值	扣分	备注
1	准备	(1)检查仪器是否干燥、洁净，若不符合要求，清洗后干燥； (2)选择容积较待分离液体体积大1~2倍的分液漏斗； (3)将分液漏斗的活塞和玻璃塞用橡皮套扎在漏斗上； (4)在活塞粗端和活塞孔道细端内涂好一薄层润滑油（注意不要抹在活塞的孔中），旋转数圈，关好活塞； (5)于漏斗中加入水振摇，检查是否漏水，确保不漏才能进行下面的操作	15	违反一项扣3分	
2	萃取	(1)取50ml大黄的乙醚提取液转入分液漏斗中，一次性加入5% $NaHCO_3$溶液30ml。盖好塞子； (2)右手握住漏斗口颈，示指(食指)压紧漏斗塞，左手握在漏斗活塞处，拇指压紧，把漏斗放平振摇； (3)把漏斗上口向下倾斜，下部支管指向斜上方(注意不能朝向周围的人)。左手仍握在活塞支管处，示指和拇指配合开启活塞放气； (4)经几次振荡、放气后，把漏斗架在铁圈上，并把上口塞子上的小槽对准漏斗口颈上的通气孔； (5)待液体分层后，将下层液由下部支管放出，得$NaHCO_3$水溶液于烧杯中。保留上层液； (6)$NaHCO_3$水溶液用盐酸调pH 3，可析出大黄酸； (7)按照上面的操作进行第二次萃取得Na_2CO_3水溶液于烧杯中。用盐酸调pH 3，可析出大黄素	60	1~6项不符合要求每一项扣5分；第7项不符合要求总计扣30分(分为1~6小项，亦为每1项扣5分)	

续表

序号	项目	技能测试标准	分值	扣分	备注
3	过滤	（1）剪滤纸，所用滤纸应和布氏漏斗底部恰好合适； （2）用水湿润滤纸，使滤纸与漏斗底部贴紧； （3）组装减压抽滤装置。（布氏漏斗斜口应远离抽滤瓶的侧口，接好抽气管）； （4）打开真空泵后，接抽气管； （5）过滤烧杯中的溶液，分别得到大黄酸和大黄素粗品。（每过滤完一次要求先拔下抽气管再关闭真空泵）	15	任一项不符合要求扣3分	
4	整理	（1）清洗实验仪器； （2）整理实验台	5	一项不符合要求扣2.5分	
5	评价	（1）操作时间应<45分钟； （2）操作熟练、准确	5	（1）每超过1分钟扣1分； （2）操作不符合熟练、准确的要求扣2分	
		合计	100	得分合计	

（张建海）

第九章 黄酮类化合物

导学情景

情景描述

1945 年 8 月 6 日，美国空军在日本广岛投下了一枚原子弹，蘑菇云腾空而起，原子弹的爆炸力瞬间夺去了 20 万人的生命，爆炸中心周围的建筑物被夷为平地。由于原子辐射，很多幸存者也相继发病陆续死亡。但据调查发现，凡是长期坚持喝茶的幸存者存活率较高，这是因为茶叶中含有黄酮类化合物，包括黄烷醇类、花色苷类、黄酮类、黄酮醇类等。研究表明这些黄酮类活性物质具有解毒和抗辐射作用，能有效地阻止放射性物质侵入体内，一个喝茶的习惯就能够拯救生命，不能不使我们对黄酮类化合物充满好奇。

学前导语

黄酮类化合物广泛存在于蔬菜、水果和茶叶中，生活中随处可见。很多药用植物也都含有此类成分，如银杏、葛根、甘草、红花等，生物活性丰富多样，在天然药物防病治病中发挥了重要作用。本章我们将和同学们一起学习黄酮类化合物的结构类型，理化性质、提取分离以及成分鉴定和结构测定。

黄酮类(flavonoids)化合物广泛存在于自然界，其数量之多位于天然酚性化合物之首。多数分布于双子叶植物及裸子植物中，如芸香科、唇形科、豆科、伞形科、银杏科与菊科。在植物体内主要以与糖结合成苷的形式存在，部分以游离形式存在。因大部分呈黄色并具有酮基，故称之为黄酮。黄酮类化合物生物活性多样，如芦丁(rutin)具有调节血管渗透性的类似维生素 P 样作用，黄芩苷已制成注射剂用于抗菌消炎，牡荆素(vitexin)有抑制肿瘤细胞的作用，儿茶素(catechin)和水飞蓟素(silymarin)治疗慢性肝炎，银杏双黄酮更以其良好的防治心脑血管疾病作用受到国内外肯定。

第一节　结构类型

黄酮类化合物主要指基本母核为 2-苯基色原酮(2-phenyl-chromone)类化合物，现泛指两个苯环(A 环与 B 环)通过三碳链相互连接而成的一系列化合物。它们大多具有如下 C_6-C_3-C_6 的基本骨架，在 A、B 环上常连接有羟基、甲氧基或异戊烯基等取代基。

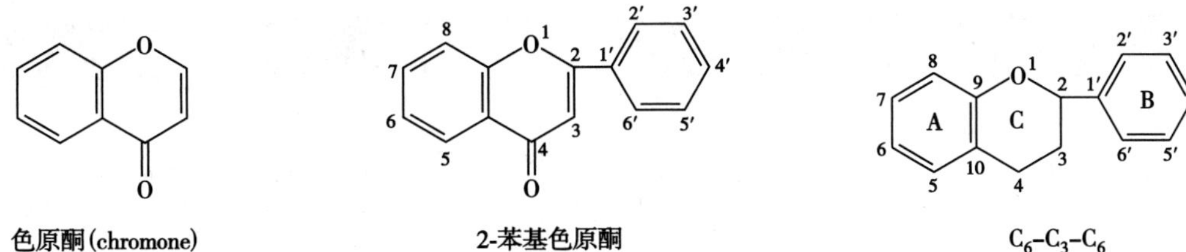

色原酮(chromone)　　2-苯基色原酮　　C_6-C_3-C_6

黄酮类化合物主要根据母核中三碳链的氧化程度，三碳链是否成环以及 B 环的连接位置不同进行分类。常见的结构类型见表 9-1。

表 9-1　黄酮类化合物的主要结构类型及实例

结构类型	活性成分	主要来源	作用
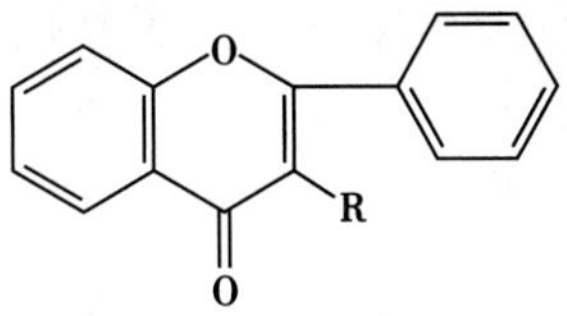 R=H，黄酮类（flavones） R=OH，黄酮醇类（flavonols）	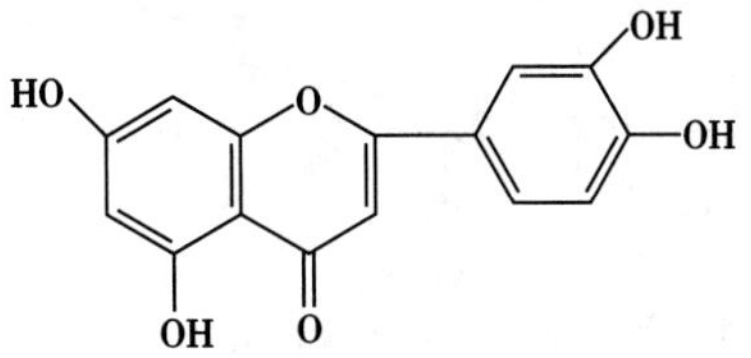 木犀草素（luteolin）	忍冬科植物忍冬 *Lonicera japonica* Thunb.的花蕾，菊科植物菊 *Chrysanthemum morifolium* Ramat 的干燥头状花序等	抑菌、抗炎、抗氧化、抗肿瘤等
	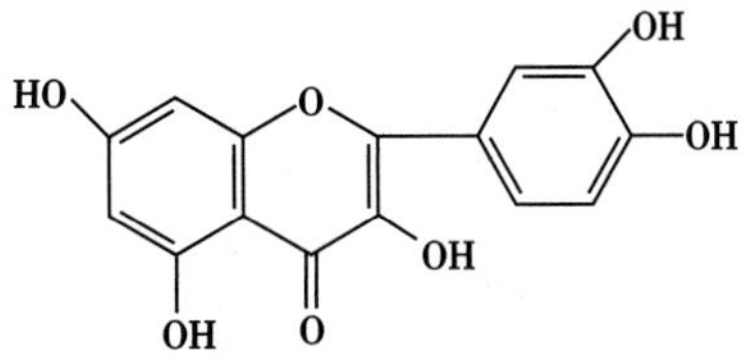 槲皮素（quercetin）	壳斗科植物伊比利亚栎 *Quercus iberica* 的皮和叶，金丝桃科植物红旱莲 *Hyperium ascyron* L.的全草等	祛痰、止咳、抗肿瘤等
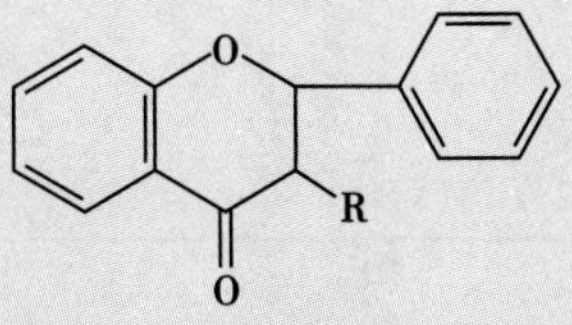 R=H，二氢黄酮类（flavanones） R=OH，二氢黄酮醇（flavanonols）	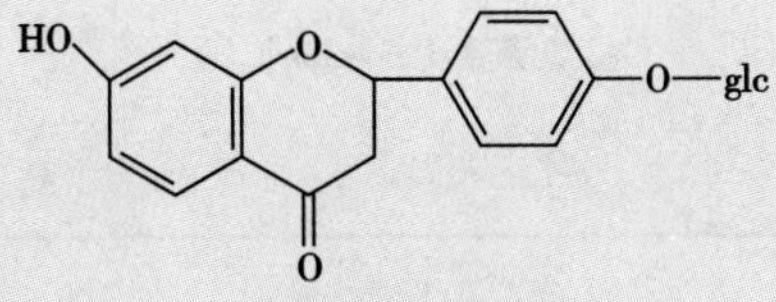 甘草苷（liquiritin）	豆科植物甘草 *Glycyrrhiza uralensis* Fisch 的干燥根及根茎	抗抑郁、保肝、抗氧化等
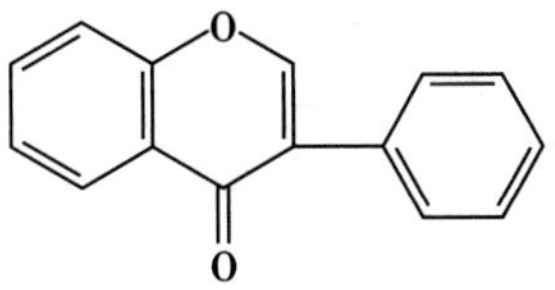 异黄酮类（isoflavones）	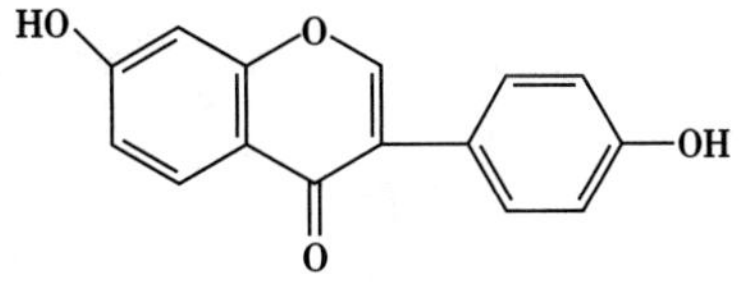 大豆素（daidzein）	豆科植物野葛 *Pueraria lobata*（Willd.）Ohwi 或甘葛藤 *Pueraria thomsonii* Benth.的干燥根	雌激素样作用、抗溶血、抗动脉硬化等
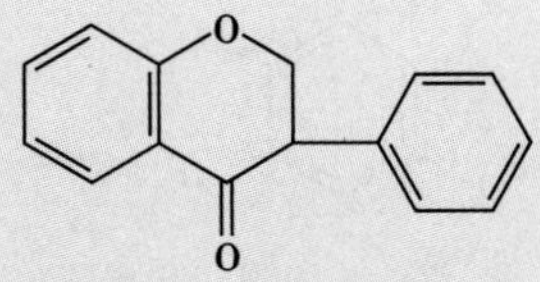 二氢异黄酮类（isoflavanones）	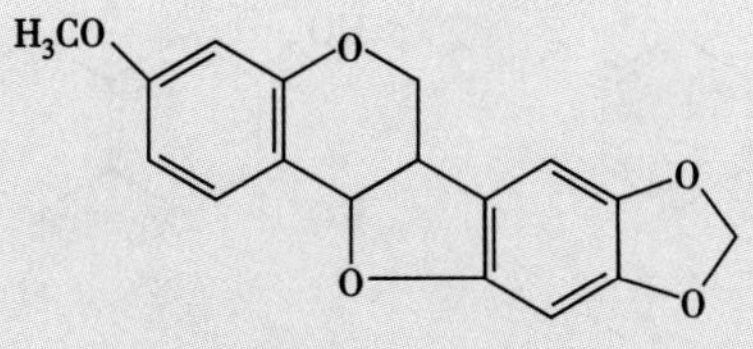 紫檀素（pterocarpin）	豆科植物柔枝槐 *Sophora subprostrata* Chun et T. Chen 的根	抗肿瘤、抗真菌等

续表

结构类型	活性成分	主要来源	作用
查耳酮类（chalcones）	红花苷（carthamin）	菊科植物红花 *Carthamus tinctorius* L.的干燥花	抗氧化、增加冠脉流量等
花色素类（anthocyanidins）	飞燕草素（delphinidin）R_1=R_2=OH 矢车菊素（cyaniding）R_1=OH R_2=H 天竺葵素（pelargonidin）R_1=R_2=H	植物的花、果、叶、茎等，是形成植物蓝、红、紫色的色素	抗氧化、抗凝血等
黄烷醇类（flavanols）	（+）儿茶素（catechin）	豆科植物儿茶 *Acacia catechu*（L.f）Willd 的树皮	抗氧化、防治肿瘤和心血管疾病等

此外，常见的黄酮类化合物结构类型还有二氢查耳酮类（dihydrochalcones）、橙酮类（aurones）、高异黄酮类（homoisoflavones）、屾酮类（xanthones）等，屾酮类又称双苯吡酮类化合物。

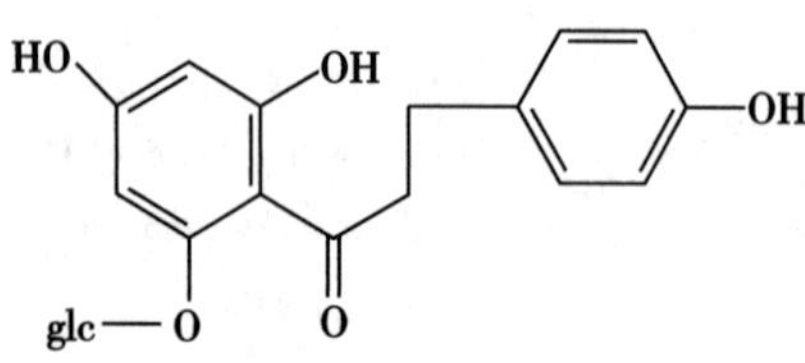

梨根苷(phloridzin)

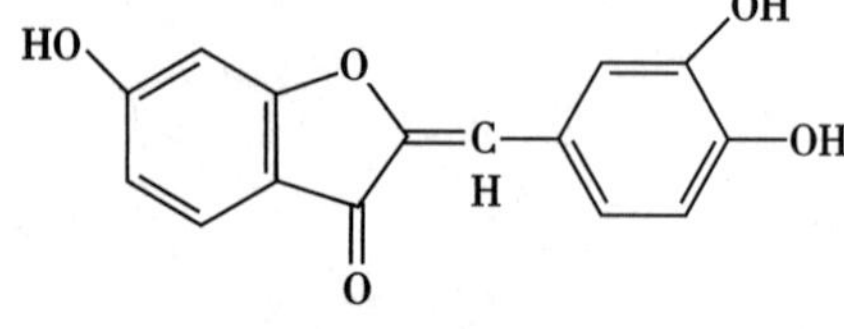

硫磺菊素(sulphuretin)

高异黄酮类

麦冬高异黄酮A(ophiopogonone A)

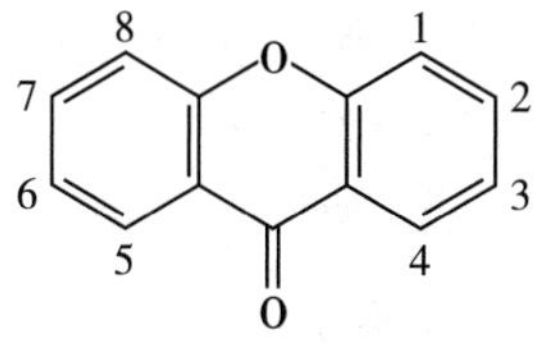

呫酮类 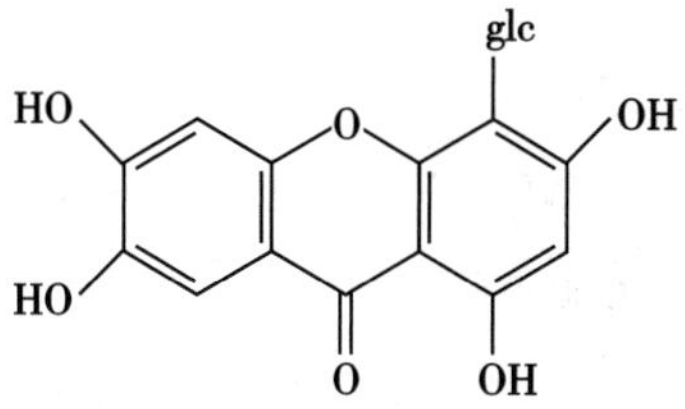　　　　异芒果苷（isomangiferin）

除上述结构类型外，较常见的还有双黄酮类（bisflavones）化合物。这类化合物较集中地分布于除松科以外的裸子植物中，尤以银杏纲最为普遍。它们是由两分子黄酮衍生物聚合而成的二聚体。如从银杏叶中分离出的银杏素（ginkgetin）、异银杏素（isoginkgetin）和白果素（bilobetin）等即为$C_{3'}$-$C_{8''}$键相结合的双黄酮衍生物。柏科植物侧柏叶中含有的扁柏黄酮（hinokiflavone）是以 $C_{4'}$-$C_{6'}$醚键相结合的双黄酮衍生物。

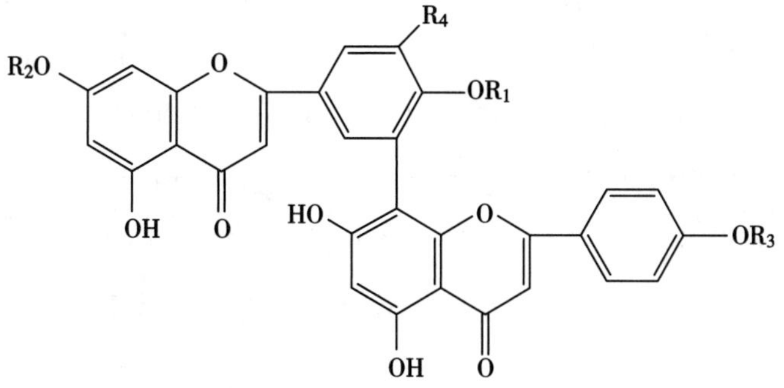

去甲银杏双黄酮（白果素）	$R_1=CH_3$	$R_2=R_3=R_4=H$
银杏双黄酮（银杏素）	$R_1=R_2=CH_3$	$R_3=R_4=H$
异银杏双黄酮（异银杏素）	$R_1=R_3=CH_3$	$R_2=R_4=H$

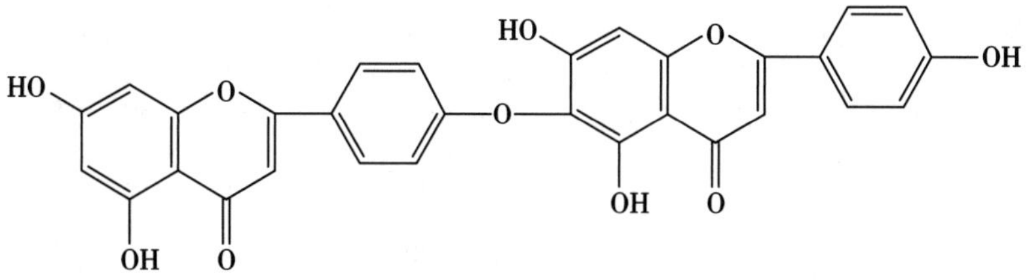

扁柏黄酮

黄酮类化合物天然多以苷的形式存在，由于糖的种类、数目、连接位置、连接方式以及苷元的不同，可以形成各种各样的黄酮苷。组成黄酮苷的糖类主要有：

单糖类：D-葡萄糖（D-glc）、L-鼠李糖（L-rha）、D-半乳糖（D-gal）、L-阿拉伯糖（L-ara）、D-芹糖（D-Api）及 D-葡萄糖醛酸（D-glu A）等。

双糖类：芸香糖（rhaα1→6glc；rutinose）、新橙皮糖（rhaα1→2glc；neohesperidose）、槐糖（glcβ1→2glc；sophorose）、刺槐双糖（rhaα1→6gal；robinobiose）、龙胆双糖（glcβ1→6glc；gentiobiose）。

三糖类：龙胆三糖（glcβ1→6glcβ1→2fru）、槐三糖（glcβ1→2glcβ1→2glc）等。

在黄酮 O-苷中，糖的连接位置与苷元结构类型有关。如黄酮醇类单糖苷常连接在苷元的 C_3、C_7、$C_{3'}$、$C_{4'}$位上，双糖链苷连接在 $C_{3,7}$或 $C_{3,4'}$及 $C_{7,4'}$位上。

点滴积累

1. 黄酮类化合物的主要结构类型分为六类：黄酮和黄酮醇类；二氢黄酮和二氢黄酮醇类；异黄酮和二氢异黄酮类；查耳酮和二氢查耳酮；花色素类；黄烷醇类。
2. 根据黄酮母核中 C 环的 2、3 位是否饱和、B 环的连接位置、三碳链是否成环、4 位有无羰基、1 位是否带正电荷，归纳不同类型黄酮化合物的结构特点。
3. 天然黄酮类多以苷的形式存在，糖常常连接在黄酮苷元的 3 位上。

第二节　理化性质

一、性状

黄酮类化合物苷元常为结晶性固体，黄酮苷类多为无定形粉末。

黄酮类化合物的颜色主要与分子中是否存在交叉共轭体系，以及助色团（$-OH$、$-OCH_3$等）的种类、数目及位置有关。交叉共轭体系是指两个双键互不共轭，但分别与第三个双键共轭所形成的体系，交叉共轭体系长的容易呈色。黄酮的色原酮部分是无色的，但 C_2位上引入苯基后，使共轭链延长而呈现颜色。若在 C_7位或 $C_{4'}$位引入$-OH$、$-OCH_3$等供电子基后，p-π 共轭促使电子转移、重排，使得整个 π 电子云向羰基方向移动增加，分子极化增加，最大吸收向长波区移动，从而使化合物的颜色加深。其他位置引入这些助色团对颜色的影响则较小。

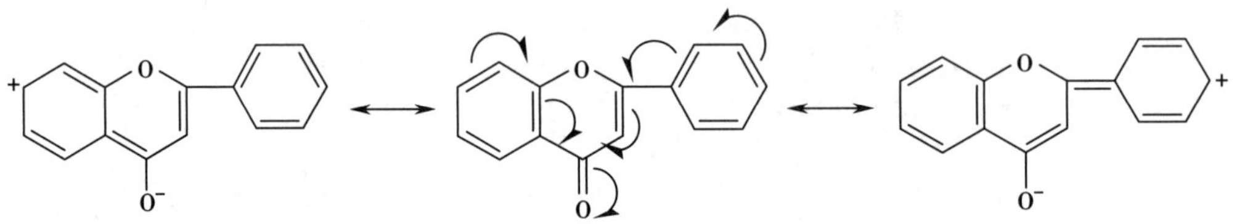

一般情况下，黄酮、黄酮醇及其苷类、查耳酮多为黄色，二氢黄酮及二氢黄酮醇因 C_2、C_3间的双键被氢化饱和，无交叉共轭体系而几乎无色。异黄酮类 B 环与色原酮环共轭链短，也不显色或仅显微黄色。花色苷及其苷元一般具鲜艳的颜色，并随 pH 不同而改变，显红（pH<7）、紫（pH 8.5）、蓝（pH>8.5）等颜色。

知识链接

红花不同花期颜色与结构的关系

红花在开花的不同时期，花冠呈现不同颜色，开花初期，花冠呈淡黄色，开花中期深黄色，后期花冠变成红色，究其原因是由于红花中含红花苷、新红花苷（neocarthamin）和醌式红花苷（carthamone）。红花苷结构为查耳酮显黄色，新红花苷结构为二氢黄酮无色，醌式红花苷显红色。红花开花初期，花冠呈淡黄色，这是由于此时花中主要含有无色的新红花苷及微量的红花苷；新红花苷到开花中期异构化转变为红花苷，花冠为深黄色；而后期由于植物体内酶的作用，氧化成红色的醌式红花苷，故花冠变成红色。

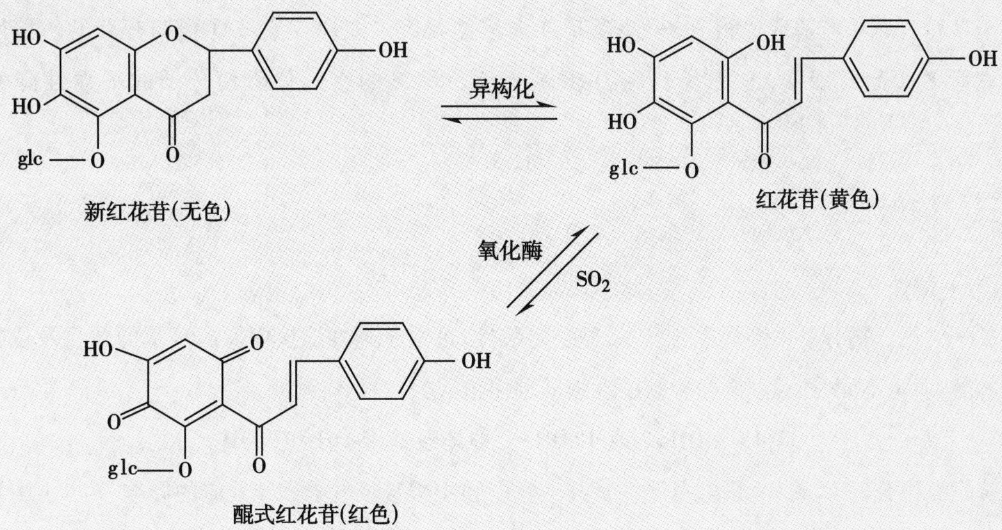

新红花苷(无色)　异构化　红花苷(黄色)

氧化酶　SO_2

醌式红花苷(红色)

苷元中因二氢黄酮类、二氢黄酮醇及黄烷醇类具不对称碳原子而显旋光性。苷类结构中由于糖分子的存在，故有旋光性且多为左旋。

二、溶解性

黄酮类苷元一般难溶或不溶于水，易溶于甲醇、乙醇、乙酸乙酯、乙醚等有机溶剂及稀碱液中。

不同结构类型的黄酮在水中的溶解度不同，主要与分子的平面性有关。黄酮、黄酮醇、查耳酮等分子中因存在交叉共轭体系而为平面型分子，分子与分子之间排列紧密，分子间引力较大，故难溶于水；二氢黄酮、二氢黄酮醇由于2、3位的双键被氢化饱和，而成为近似于半椅式结构，破坏了分子的平面性，使分子排列不紧密，分子间引力降低，有利于水分子进入，故水中溶解度稍大，异黄酮类B环由于受4位羰基的立体障碍，分子的平面性降低，亲水性也比平面性分子增加；花色素苷元类虽是平面型结构，但因以离子形式存在，具有盐的通性，故亲水性较强，水溶度较大。

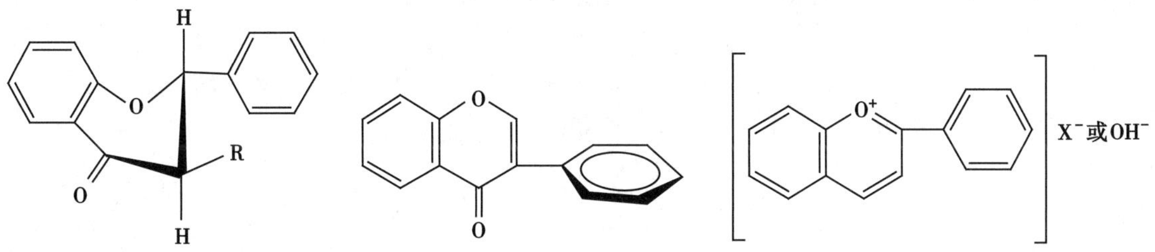

二氢黄酮　R=H

二氢黄酮醇　R=OH

异黄酮

花色素苷元　X^-或OH^-

黄酮苷元的溶解性还与取代基的种类、数目和位置有关。结构中羟基数目多则亲水性增强，羟基甲基化后则亲水性降低，亲脂性增加。黄酮类化合物大多是多羟基化合物，故一般不溶于石油醚中，借此可与脂溶性杂质分开。

黄酮苷一般易溶于热水、甲醇、乙醇、乙酸乙酯等极性较大的溶剂中，难溶于三氯甲烷、乙醚、苯等极性小的溶剂。黄酮苷中糖基的数目和结合位置，亦对溶解性有影响。一般多糖苷的水溶度大于单糖苷，C_3-羟基苷比相应的 C_7-羟基苷水溶度要大。如槲皮素-3-O-葡萄糖苷的水溶度大于槲皮素-7-O-葡萄糖苷，这是由于 C_3-O-糖基与4-位羰基的空间位阻使分子的平面性降低的缘故。

三、酸碱性

（一）酸性

黄酮类化合物分子中多具有酚羟基，显一定酸性，可溶于碱性溶液中。酚羟基的数目及位置不同，酸性强弱也不同，如黄酮的酚羟基酸性强弱顺序依次为：

7，4′-二 OH>7-或 4′-OH>一般酚羟基>5-OH 和 3-OH

黄酮类化合物 C_7或 $C_{4'}$-酚羟基受 p-π 共轭效应和4-羰基吸电子诱导效应的影响，7 与 4′酚羟基解离度大，故酸性较强；C_5-位和 C_3-位酚羟基在羰基的邻位，虽也受共轭及诱导效应的影响，但因与羰基形成分子内氢键，故酸性最弱。利用黄酮类化合物的酸性，以及酸性差异所造成的与碱成盐能力的不同，可进行该类成分的提取、分离和鉴定。

课堂活动

分析下列化合物酸性强弱顺序：

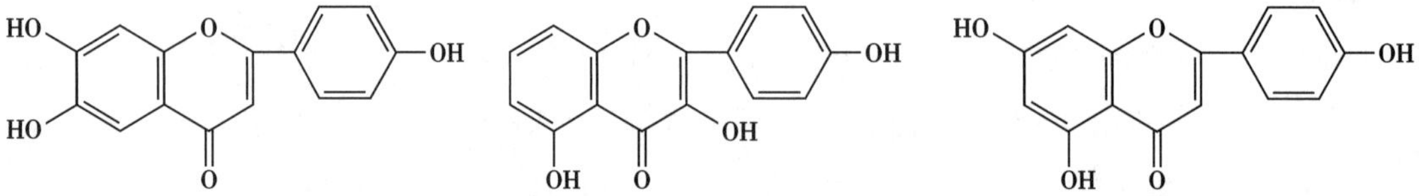

A　B　C

（二）碱性

黄酮类化合物分子中 γ-吡喃酮环上的1-位氧原子，因有未共用的电子对，故表现出微弱的碱性，可与强无机酸如浓硫酸、盐酸等生成𨦡盐，但该𨦡盐极不稳定，加水后即分解。

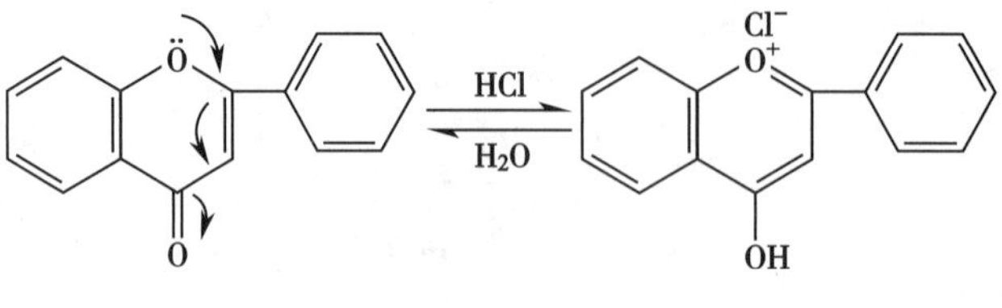

HCl　H_2O

四、显色反应

黄酮类化合物的显色反应主要是利用分子中酚羟基及 γ-吡喃酮环的性质。

（一）还原反应

1. 盐酸-镁粉（或锌粉）反应　将试样溶于甲醇或乙醇中，加入少许镁粉（或锌粉）振摇，再滴加几滴浓盐酸，1～2 分钟即可显色。多数黄酮、黄酮醇、二氢黄酮及二氢黄酮醇类化合物显橙红～紫红色，个别显紫～蓝紫色；查耳酮、橙酮、异黄酮、儿茶素类则几乎不显色，除少数例外；花色素及部分橙酮、查耳酮等在只有浓盐酸的情况下也会显红色，必要时应做对照试验，即在试样溶液中只加浓盐酸，不加镁粉，若产生红色则表明试样溶液中含有花色素类、某些橙酮类或查耳酮类化合物。

该反应是黄酮类化合物最常用的鉴别反应，显色可能与最终产物形成阳碳离子有关。

2. 四氢硼钠（钾）反应　二氢黄酮、二氢黄酮醇类与四氢硼钠（$NaBH_4$）反应呈红~紫红色，而其他黄酮类化合物均不显色，故可用于区别。方法是在试管中加入试样的甲醇液，再加等量2%四氢硼钠的甲醇液，1分钟后，加浓盐酸或浓硫酸数滴，生成红~紫红色。该反应一般作为二氢黄酮、二氢黄酮醇类区别于其他黄酮类的专属性反应。

（二）金属盐类试剂的络合反应

因黄酮类化合物分子中具有 C_3-羟基、C_4-羰基或 C_5-羟基、C_4-羰基或邻二酚羟基，故常可与铝盐、锆盐、镁盐等试剂反应，生成有色络合物而用于鉴别。

1. 三氯化铝反应　样品加1%三氯化铝（$AlCl_3$）甲醇液，生成的铝络合物显鲜黄色并有荧光。主要用于薄层色谱和纸色谱的定性分析。

2. 锆盐-枸橼酸反应　样品加2%二氯氧锆（$ZrOCl_2$的甲醇液，具有 C_3-羟基或 C_5-羟基的黄酮类化合物均可生成黄色的锆络合物，但两种锆络合物对酸的稳定性不同，加入2%枸橼酸甲醇液后，由于 C_5-羟基、C_4-羰基络合物稳定性差，在弱酸的作用下即可分解，C_5-羟基黄酮的黄色溶液显著褪色。而 C_3-羟基、C_4-羰基络合物稳定性强，不因弱酸的加入而分解，C_3-羟基黄酮溶液仍呈鲜黄色。该反应常用于 C_3-羟基黄酮和 C_5-羟基黄酮和其他黄酮的鉴别，并用于区别 C_3-羟基黄酮和 C_5-羟基黄酮。

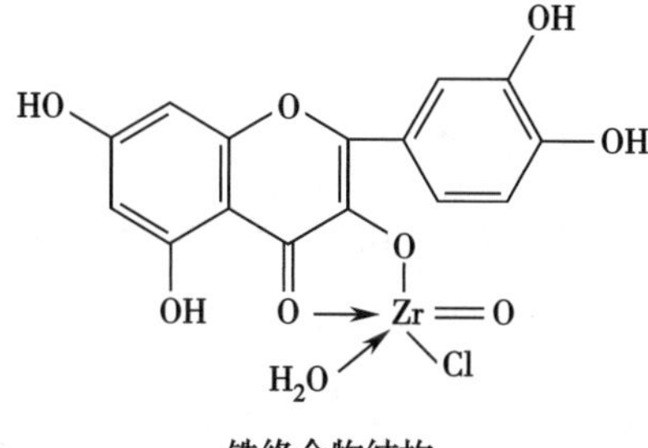

锆络合物结构

3. 醋酸镁反应　该反应常在纸上进行，实验时在滤纸上滴加试样溶液，喷以醋酸镁的甲醇液，加热干燥后于紫外灯下观察，二氢黄酮、二氢黄酮醇类呈天蓝色荧光，若具5-羟基，色泽更为明显。而黄酮、黄酮醇、异黄酮类等则显黄至橙黄至褐色。该反应可将二氢黄酮、二氢黄酮醇类化合物与其他黄酮类化合物加以区别。

4. 氯化锶反应　具有邻二酚羟基的黄酮类化合物，可在氨性甲醇液中，与氯化锶（$SrCl_2$）反应生成绿色至棕色沉淀用于鉴别。

5. 三氯化铁反应 此反应为常用的酚类显色剂，在黄酮类化合物中，含有氢键缔合的酚羟基（3-OH，5-OH，邻二酚羟基）时，可显红、绿等较明显的颜色。

课堂活动

请将各显色反应与鉴定类别连线：

四氢硼钠反应	鉴定黄酮类化合物最常用的颜色反应
锆盐-枸橼酸反应	与二氢黄酮、二氢黄酮醇类反应
盐酸-镁粉反应	与二氢黄酮（醇）类反应呈天蓝色荧光
醋酸镁反应	区别 3-羟基黄酮和 5-羟基黄酮类
三氯化铁反应	用于邻二酚羟基黄酮类的鉴别
氯化锶反应	含有氢键缔合酚羟基黄酮类显明显颜色

点滴积累

1. 黄酮类交叉共轭体系指 A 环的苯甲酰基系统与 B 环的桂皮酰基系统同时与 C 环的 4 位羰基发生共轭，该类化合物颜色、水溶性、酸碱性以及紫外光谱特征等都与交叉共轭结构相关。
2. 黄酮类化合物的溶解度因分子的存在状态（苷或苷元、单糖苷、双糖苷或多糖苷），分子的平面性，取代基的种类、数目和位置等因素的影响而不同。
3. 黄酮类化合物的酸性强弱与连接酚羟基的数目和位置有关，可利用其酸性及酸性差异所造成的与碱成盐能力不同，进行该类成分的提取、分离和鉴定。
4. 黄酮类显色反应主要用于定性判断黄酮类成分的存在和鉴别其不同的结构类型。

第三节 提取与分离

一、提取

黄酮类化合物的提取，主要是根据被提取物的性质及伴存的杂质而定。黄酮苷类多存在于植物的花、果、叶等组织中，而在木质部中，则多以游离苷元的形式存在。黄酮苷类和极性较大的苷元，一般可用乙醇、甲醇、丙酮、乙酸乙酯或极性较大的混合溶剂如甲醇-水（1∶1）进行提取。一些多糖苷类可以用沸水提取。大多数苷元宜用极性较小的溶剂，如乙醚、三氯甲烷、乙酸乙酯等提取，而亲脂性较强的多甲氧基黄酮苷元则可用苯进行提取。常见提取方法有：

（一）碱溶酸沉法

黄酮类化合物大多具有酚羟基，故常用饱和石灰水 $Ca(OH)_2$溶液、5%Na_2CO_3溶液及稀 NaOH 溶液等碱水进行提取，借此与其他不溶于碱水的化合物分离。再将碱水提取液调成酸性，黄酮类化合物即可沉淀析出。该方法简便、经济，在实际生产中应用较广泛。

当药材中含有鞣质和大量含羧基的果胶、黏液质等水溶性杂质时，如花、果类药材，宜用石灰水溶液进行提取,因石灰水可使上述杂质生成钙盐沉淀而不被溶出,有利于黄酮类化合物的纯化处理。

用碱溶酸沉法提取纯化时,应当注意所用碱液浓度不宜过高,以免在强碱性下,尤其是在加热时破坏黄酮母核;加酸酸化时,也不宜调 pH 值过低,以免生成镁盐致使析出的黄酮类化合物又重新溶解,降低产品收率。

(二)溶剂提取法

1. 醇提取法　乙醇和甲醇是最常用的提取溶剂,黄酮苷与苷元均可溶出。

醇提取液中有时因伴存较多杂质而影响后续步骤中黄酮类的结晶析出。如植物叶子的醇浸液中,常含有叶绿素、胡萝卜素等脂溶性色素,可用石油醚萃取除去这类杂质。

2. 水提取法　用热水可以提取黄酮苷类,如从槐米中提取芦丁等。

热水提取液常伴有较多的多糖、蛋白质等水溶性大的杂质,影响精制和分离,纯化处理时可将溶液浓缩后加入多倍量的浓醇将水溶性杂质沉淀除去。

3. 系统溶剂提取法　由于植物体内黄酮类化合物存在形式和化学类型不同,实验室常用极性由小到大的溶剂依次将同样极性顺序的黄酮类分别提取出来。例如可先用石油醚或正己烷脱脂,然后用苯提取含多个甲氧基的黄酮苷元;用三氯甲烷、乙醚、醋酸乙酯等可以提取出大多数的黄酮苷元;再用丙酮、乙醇、甲醇等提取多羟基黄酮苷元;最后用稀醇、沸水提取黄酮苷类。

(三)炭粉吸附法

黄酮苷类的精制常常适于炭粉吸附法,将活性炭分次加入到植物的甲醇提取液中,直至上清液黄酮类定性检查显阴性,搅拌静置,滤过。收集吸苷炭粉,依次用沸水、沸甲醇、7%酚/水溶液、15%酚/醇溶液进行洗脱,对各洗脱部位定性检查或采用纸色谱鉴定,实验证明,大部分黄酮苷类存在于7%酚/水洗脱液中。

二、分离

用于黄酮类化合物分离的方法很多,本章重点介绍 pH 梯度萃取法和柱色谱中的聚酰胺柱色谱法、硅胶柱色谱法。

(一)pH 梯度萃取法

本法适用于酸性强弱不同的黄酮苷元的分离。利用黄酮苷元酚羟基数目及位置不同,其酸性强弱也不同的性质进行,可将混合物溶于有机溶剂(如乙醚)中,依次用 5% $NaHCO_3$、5% Na_2CO_3、0.2% NaOH、4% NaOH 溶液萃取,以达到分离目的。一般规律如下:

酸性:

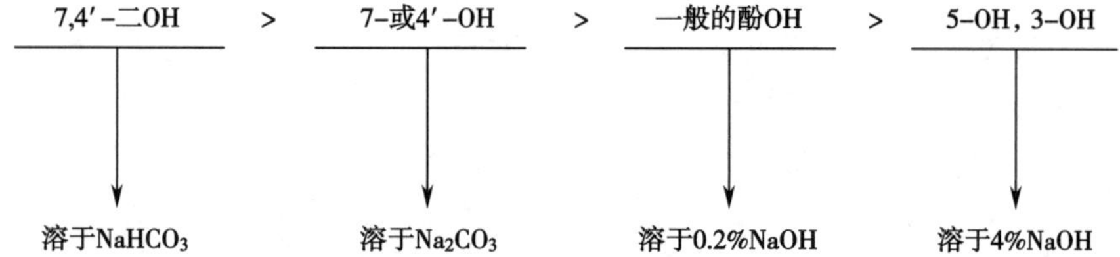

值得注意的是：萃取时采用不同碱液的碱性顺序需由弱至强，方能将黄酮化合物由强至弱依次萃取出来，从而达到分离目的。

（二）柱色谱法

1. 聚酰胺柱色谱法 聚酰胺对各种黄酮类化合物（包括苷和苷元）均有较好的分离效果，由于其承载容量大，还可用于制备性分离，是目前较为理想的分离黄酮类化合物的方法。聚酰胺的吸附作用主要是通过其酰胺基与黄酮类化合物分子上的酚羟基形成氢键缔合而产生。黄酮类化合物在聚酰胺柱上洗脱的先后顺序，取决于分子中酚羟基的数目和位置，也受洗脱剂的种类与极性大小的影响。黄酮类化合物从聚酰胺柱上洗脱时，有如下规律：

（1）苷元相同，洗脱先后顺序一般是：三糖苷>双糖苷>单糖苷>苷元。

（2）母核上增加酚羟基，洗脱速度相应减慢。

（3）分子中酚羟基数目相同时，酚羟基位置也有影响。处于羰基间位或对位的酚羟基，吸附力大于羰基邻位的酚羟基（形成分子内氢键），故后者将先被洗脱。

（4）分子中芳香核、共轭双键多者吸附力强。如查耳酮结构中的共轭双键较二氢黄酮多，故洗脱先后顺序为：二氢黄酮>查耳酮。

（5）不同类型的黄酮类化合物，洗脱先后顺序一般是：异黄酮>二氢黄酮>黄酮>黄酮醇。

聚酰胺柱色谱分离黄酮类化合物时，常用不同浓度的甲醇或乙醇作梯度洗脱。

2. 硅胶柱色谱法 硅胶主要适用于分离二氢黄酮、二氢黄酮醇、异黄酮及高度甲基化（或乙酰化）的黄酮及黄酮醇类苷元。通常采用三氯甲烷-甲醇混合溶剂作洗脱剂，若分离黄酮苷类，则需增加洗脱剂极性，可用三氯甲烷-甲醇-水或醋酸乙酯-丙酮-水作为洗脱剂。

难点释疑

分离黄酮苷和黄酮苷元时，为何采用硅胶色谱法与聚酰胺色谱法的流出顺序不同。

这是由于硅胶色谱法和聚酰胺色谱法吸附原理的差异而致。在硅胶色谱中，因为被分离物极性越大吸附越强，黄酮苷元先于黄酮苷被洗脱出来。而在聚酰胺色谱中，苷元相同，连接糖基越多，吸附越弱，故黄酮苷先于黄酮苷元被洗脱出来。

点滴积累

1. 黄酮类化合物的提取方法主要为碱溶解酸沉淀法和溶剂提取法。碱溶酸沉法需注意酸碱度要适中，以免结构发生变化。溶剂法需注意杂质的去除，一般醇提液中脂溶性杂质用石油醚萃取，水提液中水溶性杂质采用水醇法沉淀除去。
2. 根据黄酮类化合物的酸性强弱、极性大小和氢键缔合能力，采用 pH 梯度萃取法、硅胶柱色谱法和聚酰胺柱色谱法进行分离，为达到分离目的，几种方法常常配合应用。

第四节　鉴定

一、薄层色谱法

薄层色谱是分离和鉴定黄酮类化合物的常用方法，一般采用硅胶薄层色谱和聚酰胺薄层色谱。

（一）硅胶薄层色谱

硅胶薄层色谱主要用于分离和鉴定大多数黄酮苷元，常用展开剂有甲苯-甲酸甲酯-甲酸（5∶4∶1），可根据待分离成分的极性大小适当调整甲苯与甲酸的比例。黄酮苷元的甲醚化（或乙酰化）衍生物，因其极性降低，可用苯-丙酮（9∶1）、苯-乙酸乙酯（3∶1）等弱极性的展开剂。分离苷类时可用丁醇-乙酸-水等。

（二）聚酰胺薄层色谱

聚酰胺薄层色谱适用范围较广，特别适合于分离鉴定具有游离酚羟基的黄酮苷及苷元。由于大多数黄酮类化合物有一定的极性，在聚酰胺上的吸附力较强，因此展开剂大多为含有醇、酸或水的极性溶剂。鉴定苷元常用的展开剂有三氯甲烷-甲醇（94∶6），三氯甲烷-甲醇-丁酮（12∶2∶1），苯-甲醇-丁酮（90∶6∶4，4∶3∶3）等。鉴定黄酮苷类需要极性更强的展开剂，常用甲醇-水（1∶1），甲醇-乙酸-水（90∶5∶5），三氯甲烷-甲醇-丁酮（63∶25∶10）等。

从表 9-2 可以看出，以极性较弱的溶剂系统苯-丁酮-甲醇（60∶20∶20）为展开剂，黄酮苷元类化合物可以较好地分离，分子中酚羟基数目越多，R_f值越小。

表 9-2　黄酮苷元在聚酰胺薄层上的 R_f 值

黄酮苷元	取代基	hR_f（R_f×100）
山柰素	3,5,7,4′-OH	12
槲皮素	3,5,7,3′,4′-OH	8
杨梅素	3,5,7,3′,4′,5′-OH	4
异鼠李素	3,5,7,4′-OH,3′-OCH_3	31
芹菜素	5,7,4′-OH	30
四羟黄酮	5,7,3′,4′-OH	19
桑色素	3,5,7,2′,4′-OH	10

二、纸色谱法

纸色谱适合于分离鉴定包括苷和苷元的各种黄酮类化合物。

鉴定植物粗提取物中黄酮苷和苷元的混合物时可用双相纸色谱法。第一相通常用“醇性”展开剂，如正丁醇-醋酸-水（4∶1∶5 上层，BAW）或叔丁醇-醋酸-水（3∶1∶1，TBA）等。第二相通常用“水性”展开剂，如 2%～5%醋酸水溶液、3%氯化钠溶液等。

检识黄酮类苷元一般用极性相对较小的“醇性”展开剂，检识黄酮苷类宜用极性较大的“水性”展开剂，检识花色苷及花色苷元，可用含盐酸或醋酸的溶剂进行展开。黄酮类化合物在纸色谱上展开时，R_f值与结构之间有如下关系：

1. 醇性展开剂

（1）苷元相同时R_f值大小通常为：苷元>单糖苷>双糖苷。以BAW系统为例，多数黄酮苷元（花色苷元除外）R_f值在0.70以上，而苷则小于0.70。

（2）同一类型黄酮苷元，分子中羟基数目增多，极性增强，R_f值相应减小，羟基甲基化后，极性降低，R_f值增大。

2. 水性展开剂

（1）苷元相同时R_f值大小顺序与上述相反，即：双糖苷>单糖苷>苷元。苷元几乎留于原点，苷类R_f值可在0.5以上，且糖链越长，则R_f值越大。

（2）不同类型黄酮苷元中，平面型分子如黄酮、黄酮醇、查耳酮、橙酮等，用2%～5%乙酸展开时，几乎停留在原点不动，R_f<0.02；而非平面型分子如二氢黄酮、二氢黄酮醇、异黄酮等，因亲水性较强，R_f值较大（0.10～0.30）。

多数黄酮类化合物因为具有颜色，斑点易于观察。另外在紫外光下还能显示不同颜色的荧光，亦可配合显色剂以增强显色效果，常喷以1%三氯化铝甲醇溶液，氨熏或10%Na_2CO_3水溶液等。

难点释疑

如何正确应用双相色谱法分离极性大小不同的各种黄酮及其苷类。

双相纸色谱中，“醇性”展开剂洗脱为正相色谱行为，固定相（水）极性大于流动相，极性小的化合物R_f大，用于苷元的鉴别；“水性”展开剂洗脱为反相色谱行为，流动相极性大于固定相（水），极性大的化合物R_f大，用于黄酮苷及花色素类的鉴别。

点滴积累

1. 硅胶薄层色谱适用于分离与鉴定弱极性黄酮类化合物。
2. 聚酰胺薄层色谱适用于分离与鉴定含游离酚羟基的黄酮及其苷类。
3. 纸色谱薄层色谱可采用双相色谱法，广泛分离与鉴定极性大小不同的黄酮及其苷类。

第五节　结构测定

一、紫外-可见光谱

紫外-可见分光光度法是鉴定黄酮类化合物结构的一种重要手段。一般测定程序为：①测定试样在甲醇溶液中的紫外光谱。②测定试样在甲醇溶液中加入各种诊断试剂后的紫外光谱，常见的诊断试剂有：甲醇钠（NaOMe）、醋酸钠（NaOAc）、醋酸钠/硼酸（$NaOAc/H_3BO_3$）、三氯化铝（$AlCl_3$）及三氯化铝/盐酸（$AlCl_3/HCl$）等。③若试样为苷类，可进行水解或甲基化后水解，然后再测定苷元或其衍生物的紫外光谱。

UV 在黄酮类化合物结构鉴定中的应用

多数黄酮类化合物在 200～400nm 范围内有两个主要吸收带，带Ⅰ在 300～400nm 之间，是由 B 环桂皮酰基系统的电子跃迁引起的吸收，带Ⅱ在 220～280nm 之间，是由于 A 环苯甲酰基系统所致。黄酮类化合物的类型不同，其带Ⅰ或带Ⅱ的峰位、峰形和峰强不同，因此根据每类黄酮类化合物在甲醇中的紫外光谱特征，可以推测它们的结构类型，见表 9-3。

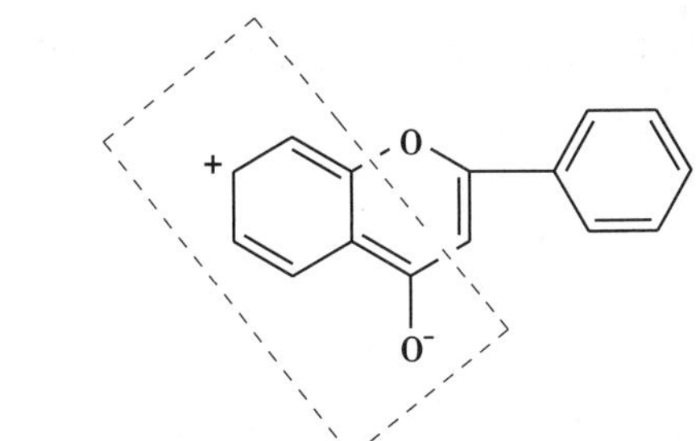

峰带Ⅱ(220~280nm，苯甲酰基)　　峰带Ⅰ(300~400nm，桂皮酰基)

表 9-3　黄酮类化合物 UV 吸收光谱的主要特征（甲醇）

结构类型	峰位（nm）		峰型
	带Ⅰ	带Ⅱ	
黄酮	304～350	240～280	Ⅰ、Ⅱ皆强
黄酮醇	352～385	240～280	Ⅰ、Ⅱ皆强
异黄酮	310～330（肩峰）	245～270	Ⅰ弱Ⅱ强
二氢黄酮（醇）	300～330（肩峰）	270～295	Ⅰ弱Ⅱ强
查耳酮	340～390	220～270	Ⅰ强Ⅱ弱

黄酮及黄酮醇类的紫外光谱图形相似，但带Ⅰ位置不同，黄酮带Ⅰ位于 304～350nm，黄酮醇带Ⅰ位于 352～385nm，借此可以区别这两类化合物。黄酮和黄酮醇母核上取代基的性质和位置也影响吸收带的峰位和峰的形状，如在母核上 7 或 4′-位引入羟基、甲氧基等供电子基，将促进结构重排，引起相应吸收带红移，通常整个母核上氧取代程度越高，带Ⅰ越向长波方向位移。B 环上的取代基主要影响带Ⅰ的峰位，而对带Ⅱ峰位几乎没有影响。同样，A 环供电子基的取代程度主要影响带Ⅱ的峰位，对带Ⅰ影响不大。但 5-OH 因能与 4-位羰基形成氢键，对带Ⅰ、带Ⅱ都有影响，一般使带Ⅰ红移 3～10nm，带Ⅱ红移 6～17nm。因此，根据带Ⅰ、带Ⅱ的峰位及峰形，可以初步推测黄酮和黄酮醇母核上羟基的数目及位置。黄酮及黄酮醇母核上的 3、5 或 4′-羟基被甲基化或苷化后，将引起相应吸收带向紫移，尤其是带Ⅰ紫移更明显。见表 9-4。

表 9-4　B 环上引入羟基对黄酮类化合物 UV 光谱带 Ⅰ 的影响

化合物	B 环羟基位置	带 Ⅰ（nm）	
3,5,7-三羟基黄酮(高良姜素)	—	359	
3,5,7,4′-四羟基黄酮(山柰酚)	4′	367	红移↓
3,5,7,3′,4′-五羟基黄酮(槲皮素)	3′,4′	370	
3,5,7,3′,4′,5′-六羟基黄酮(杨梅素)	3′,4′,5′	374	

上述为一般规律,实际操作中,还需综合其他光谱特征和化学方法等进行分析判断。

在黄酮类化合物的甲醇溶液中分别加入甲醇钠、醋酸钠、醋酸钠/硼酸,三氯化铝、三氯化铝/盐酸等诊断试剂,可使黄酮类化合物的酚羟基解离或形成络合物,导致紫外吸收光谱发生改变,根据这些变化可以推断酚羟基等取代基的位置或数目。见图 9-1 和表 9-5。

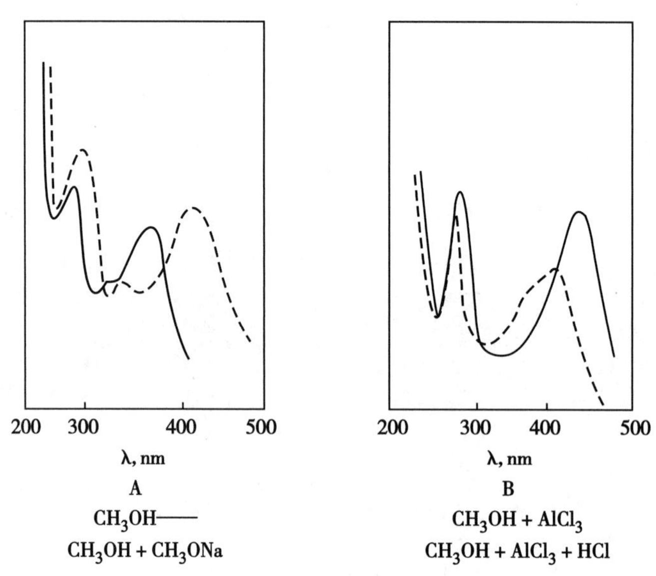

图 9-1　位移试剂对芦丁 UV 光谱的影响

表 9-5　加入诊断试剂的黄酮类化合物 UV 图谱及结构特征的归属

诊断试剂	带 Ⅰ	带 Ⅱ	归属
甲醇	300~400nm	220~280nm	两峰强度基本相同,具体位置与母核上含氧取代基有关,-OH、-OCH 越多红移越多
甲醇钠	红移 40~60nm 强度不降		示有 4′-OH
	红移 50~60nm 强度下降		示有 3-OH,但无 4′-OH
	Ⅰ、Ⅱ吸收谱随加 NaOMe 时间延长而衰退		示有对碱敏感的取代结构,如 3,4′-;3,3′,4′-;5,6,7-;5,7,8-;3′,4′,5′-羟基取代结构等

续表

诊断试剂	带Ⅰ	带Ⅱ	归属
醋酸钠(未熔融)		红移5~20nm	示有7-OH
	在长波一侧有明显肩峰		示有4′-OH,但无3-及(或)7-OH
醋酸钠/硼酸	红移12~30nm		示B环有邻二酚羟基结构
		红移5~10nm	示A环有邻二酚羟基结构(但不含5,6位二酚羟基)
三氯化铝及三氯化铝/盐酸	三氯化铝/盐酸图谱=三氯化铝图谱		示结构中无邻二酚羟基
	三氯化铝/盐酸图谱≠三氯化铝图谱		示结构中可能有邻二酚羟基
	峰带Ⅰ紫移30~40nm		示B环上有邻二酚羟基
	峰带Ⅰ紫移50~65nm		示A、B环上均可能有邻二酚羟基
	三氯化铝/盐酸图谱=甲醇图谱		示无3-OH及5-OH
	三氯化铝/盐酸图谱≠甲醇图谱		示可能有3-OH及(或)5-OH
	峰带Ⅰ红移35~55nm		示只有5-OH
	红移60nm		示只有3-OH
	红移50~60nm		示可能同时有3-OH及5-OH
	红移17~20nm		除5-OH外尚有6-含氧取代

二、氢核磁共振谱

氢核磁共振(^{1}H-NMR)是黄酮类结构分析的一种重要方法。根据氢质子共振吸收峰的化学位移(峰位)、偶合常数(峰形)和峰面积(峰强)等特征参数,可以获取黄酮类化合物母核类型及取代基的种类、位置和数目等结构信息。黄酮类化合物一般多用氘代二甲基亚砜(DMSO-d_6)作为测定溶剂,DMSO-d_6能溶解多数黄酮类化合物,而且各质子信号分辨率高,是较理想的溶剂。

黄酮类化合物中,A环、B环及取代基质子化学位移的大小顺序一般为:酚羟基质子>B环质子>A环质子>甲基质子。

黄酮类^{1}H-NMR谱有以下主要规律:

(一) A环质子

1. 5,7-二羟基黄酮类化合物

A环上有H-6及H-8两个芳香质子,化学位移δ在5.70~6.90之间,且H-6化学位移总比H-8位于较高磁场区。间位偶合使两个质子均分裂为二重峰(d,J=2.5Hz)。当7-OH成苷时,则H-6及H-8信号均向低磁场方向位移,见表9-6。

表 9-6　5,7-二羟基黄酮类化合物中 H-6 及 H-8 的化学位移

化合物	H-6	H-8
黄酮、黄酮醇、异黄酮	6. 00~6. 20d	6. 30~6. 50d
黄酮、黄酮醇、异黄酮 7-O-糖苷	6. 20~6. 40d	6. 50~6. 90d
二氢黄酮、二氢黄酮醇	5. 75~5. 95d	5. 90~6. 10d
二氢黄酮、二氢黄酮醇 7-O-糖苷	5. 90~6. 10d	6. 10~6. 40d

2. 7-羟基黄酮类化合物

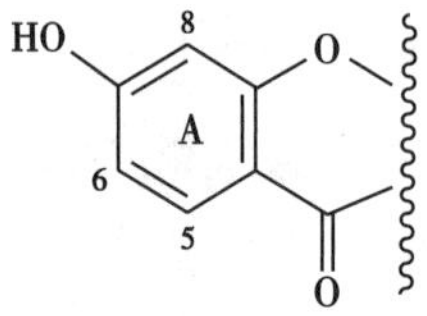

A 环上有 H-5、H-6 及 H-8 三个芳香质子，H-5 处于 4-位羰基的负屏蔽区，且因 H-6 的邻位偶合作用，表现为一个二重峰（J=9. 0Hz）出现在 δ8. 00 左右的较低磁场区，化学位移比其他 A 环质子大；H-6 因有 H-5 的邻位偶合（J=9. 0Hz）和 H-8 的间位偶合（J=2. 5Hz），以双二重峰的形式出现；H-8 因 H-6 的间位偶合作用，呈现一个裂距较小的二重峰。见表 9-7。

表 9-7　7-OH 黄酮类化合物中 H-5、H-6、H-8 的化学位移

化合物	H-5	H-6	H-8
黄酮、黄酮醇、异黄酮	7. 90~8. 20d	6. 70~7. 10dd	6. 70~7. 00d
二氢黄酮、二氢黄酮醇	7. 70~7. 90d	6. 40~6. 50dd	6. 30~6. 40d

注：d 为二重峰，dd 为双二重峰

（二）B 环质子

1. 4′-氧取代黄酮类化合物

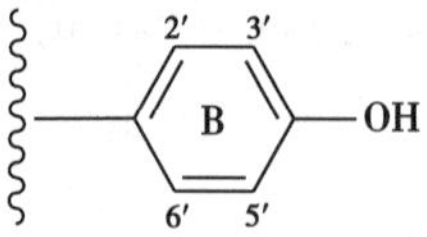

B 环四个质子可分为 H-2′，H-6′及 H-3′，H-5′两组，构成 AA′BB′偶合系统，谱形与 AB 偶合系统相似，两组质子均为二重峰（J=8. 5Hz）。位于比 A 环质子较低的磁场区，出现在 δ6. 50~7. 90 处。

2. 3′，4′-二氧取代黄酮及黄酮醇

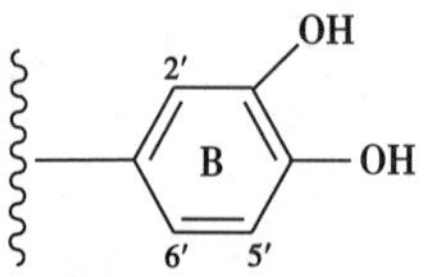

H-5′作为一个二重峰（d，J=8. 5Hz）出现在 δ6. 70~7. 10 处。H-2′（d，J=2. 5Hz）及 H-6′（dd，J=8. 5及 2. 5Hz）的信号出现在 δ7. 20~7. 90 范围内。

（三）C 环质子

C 环质子的吸收峰特征是区别各类型黄酮类化合物的主要依据。黄酮类的 H-3 常以一个尖锐的峰出现在约 δ6.30~6.80 处，但在 5,6,7-或 5,7,8-三含氧取代黄酮中，A 环上孤立芳氢（H-6 或 H-8）的单峰信号可能会与其重叠，应当注意区别；二氢黄酮中的 C_2，C_3位已被饱和，H-2，H-3 的共振信号将出现在较高场。H-2 化学位移比 H-3 大，位于 δ5.20 处，因受两个磁不等价的 H-3 耦合（J_{trans} = 11Hz；J_{cis} = 5Hz），被裂分为一个双二重峰。两个 H-3 因相互偕偶（J = 17Hz）和 H-2 的邻偶，也各被裂分成一个双二重峰，中心位于 δ2.80 处；异黄酮的 H-2 因受 1-位氧原子及 4-位羰基的吸电子影响，常以一个单峰出现在 δ7.60~7.80 处，化学位移比一般芳香质子大。

知识链接

黄酮在 EI-MS 中的两种裂解方式

黄酮类化合物苷元在电子轰击质谱（EI-MS）中的分子离子峰［$M^{+\cdot}$］较强，往往作为基峰，一般无须作成衍生物即可测定。对黄酮化合物而言，下列两种裂解方式得到的碎片离子 $A_1^{+\cdot}$、$B_1^{+\cdot}$、B_2^{+}等，因为保留着 A 环及 B 环的基本骨架，且 $A_1^{+\cdot}$碎片与相应的 $B_1^{+\cdot}$碎片的质荷比之和又等于分子离子［$M^{+\cdot}$］的质荷比，故在鉴定工作中具有重要意义。裂解方式如下：

裂解方式Ⅰ（RDA 裂解）：

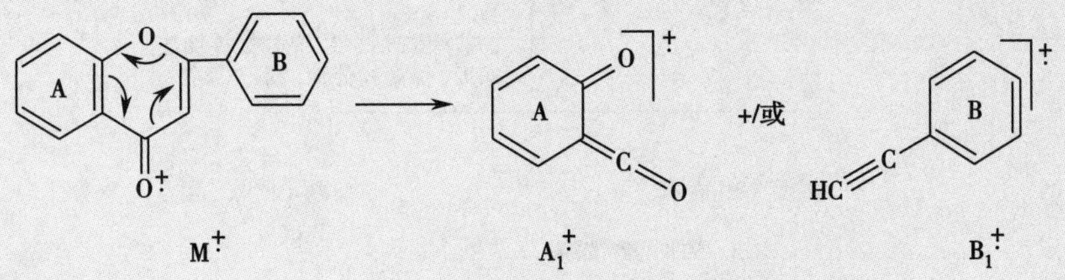

$M^{+\cdot}$ → $A_1^{+\cdot}$ +/或 $B_1^{+\cdot}$

裂解方式Ⅱ：

$M^{+\cdot}$ → A + O=C=Ċ—H + $^{+}$O≡C—B（B_2^{+}）

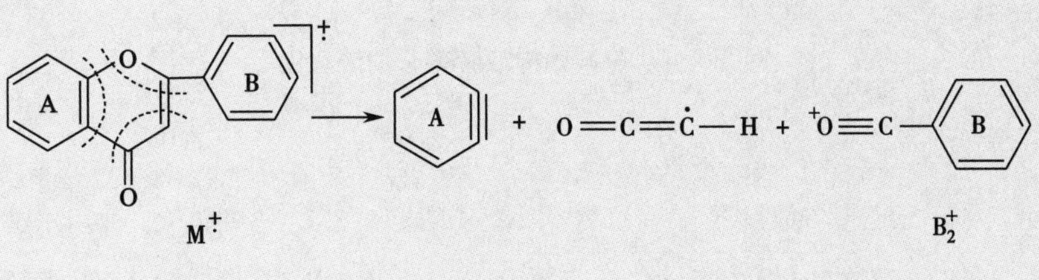

点滴积累

1. 黄酮类化合物在 200~400nm 范围内有两个主要吸收峰，带Ⅰ（300~400nm）和带Ⅱ（220~280nm）。化学结构类型不同，其带Ⅰ或带Ⅱ的峰位、峰形及峰强不同，因此可根据各类黄酮在甲醇中的紫外光谱特征，推测结构类型。还可根据加入诊断试剂引起的紫外光谱变化，推测羟基取代位置。
2. 根据氢核磁共振谱质子的化学位移、积分值、裂分数目及偶合常数的大小，可推测黄酮类化合物母核上的取代模式和结构类型。在结构鉴定应用中，一般黄酮类 A 环质子信号可推测 A 环取代模式，B 环质子信号推测 B 环取代模式，而 C 环质子信号则推测黄酮母核的结构类型。

实例分析

实例 1：黄芩中黄芩苷的提取分离

黄芩为唇形科植物黄芩 *Scutellaria baicalensis* Georgi 的干燥根，为常用清热解毒药，具清热燥湿、泻火解毒、止血、安胎的功能。黄芩苷是黄芩的主要有效成分，是黄酮 7-羟基与葡萄糖醛酸结合成的苷，分子中具有羧基，在植物体内多以镁盐的形式存在。它对革兰氏阳性和阴性细菌都有抑制作用。提取工艺流程如图 9-2。

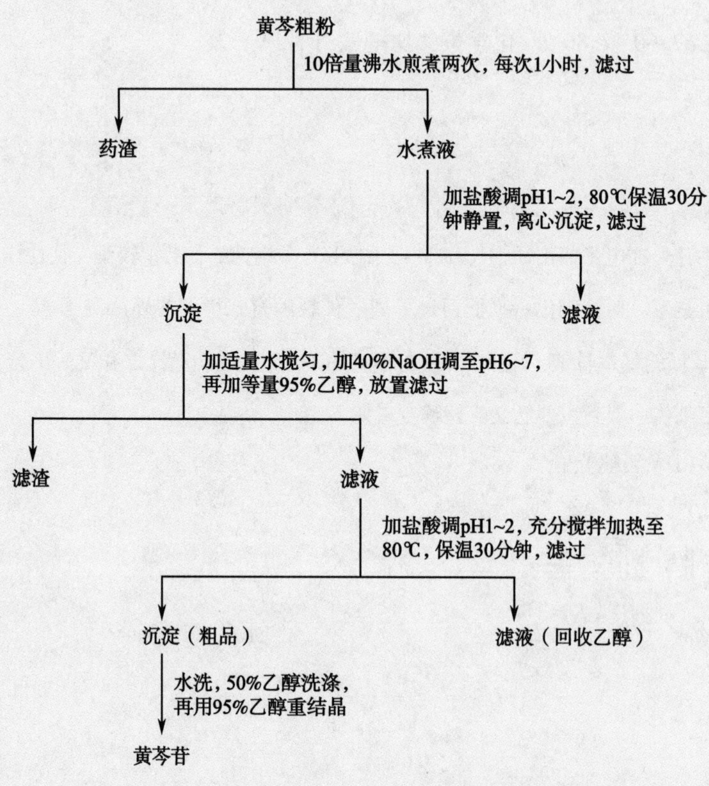

图 9-2　从黄芩中提取黄芩苷的流程图

分析：

黄芩苷分子中含有羧基，酸性较强，在植物体以盐的形式存在，水溶性较大，故用水进行提取，由于在黄芩中与黄芩苷共存的有水解黄芩苷的酶，故在提取时加入沸水破坏酶的活性防止酶解。水提液中杂质较多，酸化使黄芩苷等总黄酮苷沉淀析出，初步与杂质分离。酸化时需加热至 80℃保温半小时，使析出的沉淀细粒合并成大颗粒下沉，易于滤过。碱化时要严格控制 pH 值不大于 7，否则黄芩苷钠盐在 50%左右浓度的乙醇中溶解度降低，以冻胶状物析出，减少黄芩苷的收得率。在碱液中加 95%乙醇，使含醇量控制在 50%左右，可降低杂质的溶解度，使杂质与黄芩苷钠盐分离。

实例 2：黄芩中化学成分结构测定示例

从黄芩中分离出一化合物为淡黄色结晶，$FeCl_3$ 反应阳性；Mg-HCl 反应阳性。EI-MS m/z：300（M^+），285，118。

UV λ_{max}（nm）：

MeOH	277	303（sh）	328	360（sh）	
NaOAc	284	310（sh）	396		
$AlCl_3$	264（sh）	284	312	353	400
NaOMe	284	300（sh）	400		

IR v_{rmax}^{KB}（cm^{-1}）：3430，3200，1660，1610，1580

^{1}H-NMR（DMSO-d_6）δ：3.82（3H，s），6.20（1H，s），6.68（1H，s），6.87（2H，d，J=9.0Hz），7.81（2H，d，J=9.0Hz），12.35（1H，s）。

分析：

根据显色反应、UV 光谱和^{1}H-NMR 谱推断该化合物为羟基黄酮类化合物。红外吸收光谱显示有 OH（3400cm^{-1}，3200cm^{-1}）、C=O（1660cm^{-1}）和芳环（1610cm^{-1}、1580cm^{-1}）。^{1}H-NMR δ3.82 处的信号示 A 环有一个 OCH_3，6.20、6.68 处的信号示有 H-6 和 H-3，6.87 和 7.81 处一对双峰（2H，d，J=9.0Hz）信号示有 H-3′、H-5′和 H-2′、H-6′，12.35 处的信号示 5 位上具有形成分子内氢键的羟基。MS m/z 300（M）是分子离子峰、m/z 285 是［M-CH_3］，m/z 118 是 B 环产生的碎片离子（如下所示）。综上所述，从黄芩中分离出的化学成分为 5，7，4′-三羟基-8-甲氧基黄酮，结构如下：

B环碎片离子m/z 118

5，7，4′-三羟基-8甲氧基黄酮

目标检测

一、选择题

（一）单项选择题

1. 黄酮类化合物的基本骨架是

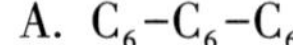

A. C_6-C_6-C_6　　B. C_3-C_6-C_3　　C. C_6-C_3-C_6

D. C_6-C_3-C_3　　E. C_6-C_6-C_3

2. 黄酮类化合物呈色的最主要原因是

A. 具有酚羟基　　B. 具有交叉共轭体系　　C. 具有苯环

D. 具有羰基　　E. 具有三碳链

3. 引入哪类基团可使黄酮类化合物脂溶性增加

A. $-OCH_3$　　B. $-CH_2OH$　　C. $-OH$

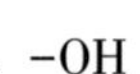

D. 邻二酚羟基　　E. 间二酚羟基

4. 下列黄酮中酸性最强的是

A. 3-OH 黄酮　B. 3′,4′-二 OH 黄酮　C. 5,7-二 OH 黄酮

D. 5-OH 黄酮　E. 7,4′-二 OH 黄酮

5. 可用于区别 3-OH 黄酮和 5-OH 黄酮的反应试剂是

A. 盐酸-镁粉试剂　B. 三氯化铝试剂　C. α-萘酚-浓硫酸试剂

D. 锆-枸橼酸试剂　E. 氯化锶试剂

6. 鉴别黄酮类化合物最常用的显色反应是

A. 醋酸镁反应　B. 盐酸-镁粉反应　C. 三氯化铁反应

D. 三氯化铝反应　E. 四氢硼钠反应

7. 四氢硼钠反应可用于鉴别

A. 黄酮醇类　B. 二氢黄酮类　C. 异黄酮类

D. 查耳酮类　E. 花色素类

8. 属于黄酮类平面型分子的是

A. 二氢黄酮　B. 异黄酮　C. 黄酮醇

D. 二氢黄酮醇　E. 二氢异黄酮

9. 黄酮苷和黄酮苷元一般均能溶解的溶剂是

A. 乙醚　B. 酸水　C. 乙醇

D. 水　E. 碱水

10. 提取黄酮苷除采用碱溶解酸沉淀法外，还可采用

A. 冷水浸取法　B. 石油醚萃取法　C. 乙醚提取法

D. 酸水提取法　E. 乙醇回流法

11. 采用碱溶解酸沉淀法提取芦丁，用石灰乳调 pH 时，应调至

A. pH 6~7　B. pH 7~8　C. pH 8~9

D. pH 9~10　E. pH 10~11

12. 2′-查耳酮与下列哪个化合物互为异构体

A. 黄酮　B. 黄酮醇　C. 二氢黄酮

D. 异黄酮　E. 黄烷醇

13. 在黄酮化合物的醇溶液中，加入二氯氧锆甲醇液呈鲜黄色，再加入枸橼酸甲醇液，黄色不褪表示该化合物具有

A. C_3-OH　B. C_7-OH　C. C_5-OH

D. C_6-OH　E. C_8-OH

14. 纸色谱法分离黄酮类化合物，以 2%~5%乙酸水溶液为展开剂，R_f值最大的是

A. 山柰素　B. 杨梅素

C. 山柰素-3-O-葡萄糖苷　D. 槲皮素

E. 山柰素-3-O-芸香糖苷

15. 硅胶柱色谱法分离下列黄酮类化合物,最先流出色谱柱的是

A. 山柰素　　B. 槲皮素　　C. 木犀草素

D. 杨梅素　　E. 芦丁

16. 为保护黄酮母核中的邻二酚羟基,碱溶解酸沉淀法提取时可加入

A. 石灰乳　　B. 硼砂　　C. NaOH

D. 氨水　　E. $NaHCO_3$

17. 组成芸香糖的双糖是

A. 一分子葡萄糖,一分子鼠李糖　　B. 两分子葡萄糖

C. 一分子半乳糖,一分子葡萄糖　　D. 一分子鼠李糖,一分子果糖

E. 两分子鼠李糖

18. 梯度萃取法分离黄酮苷元类化合物时,加碱液萃取的顺序是

A. $NaHCO_3 \rightarrow NaOH \rightarrow Na_2CO_3$　　B. $NaOH \rightarrow Na_2CO_3 \rightarrow NaHCO_3$

C. $NaOH \rightarrow NaHCO_3 \rightarrow Na_2CO_3$　　D. $Na_2CO_3 \rightarrow NaHCO_3 \rightarrow NaOH$

E. $NaHCO_3 \rightarrow Na_2CO_3 \rightarrow NaOH$

19. 聚酰胺色谱法分离黄酮类化合物,以醇(由低到高浓度)洗脱,最先流出色谱柱的是

A. 山柰素　　B. 槲皮素　　C. 芦丁

D. 芹菜素　　E. 木犀草素

20. 紫外光谱中,加入诊断试剂主要是推断黄酮类化合物结构中的

A. 酚羟基　　B. 甲氧基　　C. 羰基

D. 异戊烯基　　E. 醇羟基

(二)多项选择题

1. 黄酮苷元结构分类的主要依据是

A. 三碳链的氧化程度　　B. 来自何种植物　　C. B 环的连接位置

D. 是否连接糖链　　E. 三碳链是否成环

2. 影响黄酮类化合物与聚酰胺吸附力强弱的因素有

A. 酚羟基数目　　B. 酚羟基位置　　C. 芳香化程度

D. 化合物类型　　E. 洗脱剂种类

3. 芦丁具有的反应有

A. 盐酸-镁粉反应　　B. α-萘酚-浓硫酸反应　　C. 四氢硼钠反应

D. 三氯化铝反应　　E. 锆-枸橼酸反应

4. 可用于鉴别二氢黄酮类化合物的反应有

A. 醋酸镁反应　　B. 盐酸-镁粉反应　　C. 三氯化铁反应

D. 四氢硼钠反应　　E. 醋酸铅反应

5. 黄酮苷类化合物常用的提取方法有

A. 碱提取酸沉淀法　　B. 乙醇提取法　　C. 水蒸气蒸馏法

D. 沸水提取法　　　　　　E. 酸提取碱沉淀法

二、问答题

1. 试述黄酮类化合物的基本母核及分类依据，常见黄酮类化合物结构类型可分为哪几类？

2. 试述黄酮（醇）类难溶于水，而二氢黄酮、异黄酮类水溶液性比黄酮（醇）大的原因。

3. 为什么黄酮类化合物显酸性？其酸性强弱有什么规律？判断下列三种化合物的酸性强弱顺序。

A.

B.

C.

4. 聚酰胺柱色谱法分离黄酮类化合物，洗脱时有什么规律？

三、实例分析

1. 中药补骨脂是豆科植物补骨脂的种子，所含的化学成分有补骨脂甲素、补骨脂乙素，结构如下，用聚酰胺色谱法进行分离，不同浓度的乙醇梯度洗脱，洗脱顺序如何？

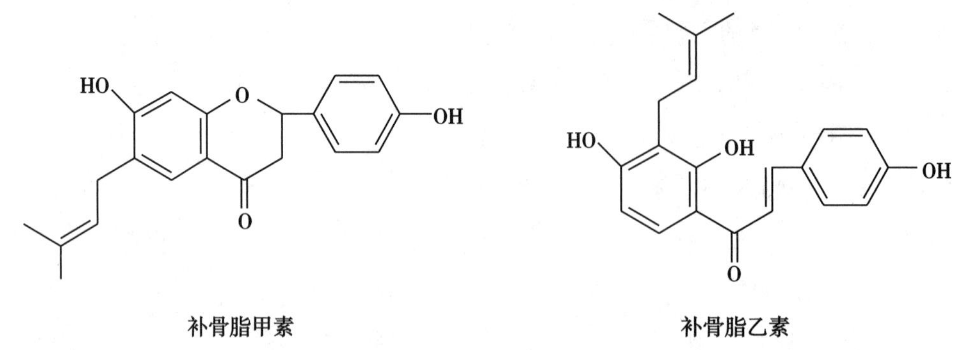

补骨脂甲素　　　　　　补骨脂乙素

2. 在《中华人民共和国药典》2015 年版中，槐米的薄层色谱鉴别方法如下：

取槐米粉末 0.2g，加甲醇 5ml，密塞，振摇 10 分钟，滤过，取滤液作为供试品溶液。另取芦丁对照品，加甲醇制成每 ml 含 4mg 的溶液，作为对照品溶液。照薄层色谱法（附录ⅥB）试验，吸取上述两种溶液各 10μl，分别点于同一硅胶 G 薄层板上，以乙酸乙酯-甲酸-水（8：1：1）为展开剂，展开，取出，晾干，喷以三氯化铝试液，待乙醇挥干后，置紫外光灯（365nm）下检视。供试品色谱中，在与对照品色谱相应的位置上，显相同颜色的荧光斑点。请解释，为什么用甲醇提取？为什么喷以三氯化铝试液？

3. 从槐米中提取芦丁的工艺流程如下：

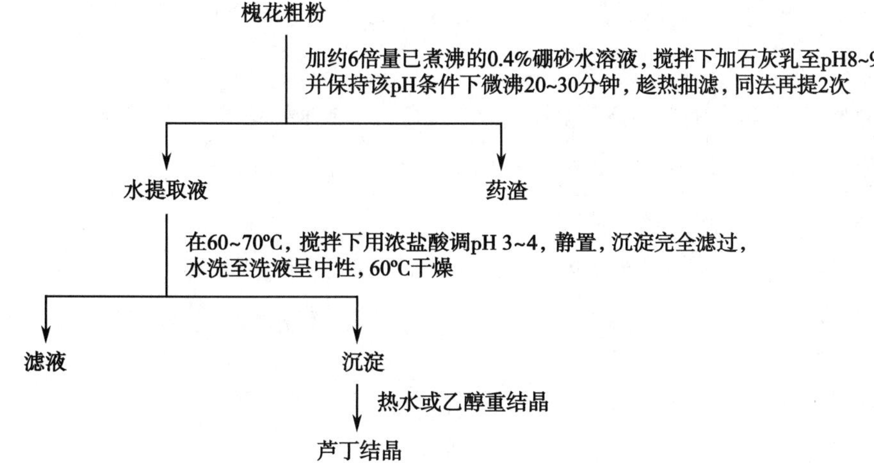

请回答：

（1）工艺流程中采用的提取方法与依据是什么？

（2）提取液中加入 0.4%硼砂水的目的是什么？

（3）加石灰乳调 pH 8~9 的目的是什么？如果碱性太强会怎样？

（4）酸化时加盐酸为什么要控制在 pH 3~4？如果 pH<2 以上会怎样？

（5）为什么用热水或乙醇重结晶？

实训 4　槐米中芦丁的提取分离与鉴定

一、实训目的

1. 能够运用碱溶解酸沉法和结晶法的操作技术对槐米中的芦丁进行提取分离。
2. 能够运用酸水解的操作技术对槐米中芦丁进行水解。
3. 能够运用纸色谱、聚酰胺薄层色谱法和化学法鉴定芦丁和槲皮素。
4. 熟悉基本操作及注意事项。

二、实训内容

（一）实训用品

1. 仪器　紫外光分析仪、水泵、试管、烧杯、三角烧瓶、回流提取器、抽滤瓶、玻璃漏斗、布氏漏斗、聚酰胺薄膜、色谱缸等。

2. 试药　槐米、盐酸、硫酸、硼砂、石灰水、镁粉、三氯化铝试剂、醋酸镁试剂、α-萘酚-浓硫酸试剂、锆-枸橼酸试剂、芦丁和槲皮素对照品等。

（二）实训方法与操作步骤

槐米是豆科植物槐 *Sophora japonica* L.的干燥花蕾，能凉血止血、清肝泻火。药理实验证明芦丁有调节毛细血管渗透作用，临床上可作为毛细血管脆弱引起的出血症，常作为高血压症的辅助治疗药。其有效成分为芦丁(rutin)，又称芸香苷，含量可高达12%～20%。以芦丁为原料可制备槲皮素。

芦丁结构如下，是槲皮素-3-O-芸香糖苷。为淡黄色粉末或细针状结晶，mp. 188～190℃。在冷水中的溶解度为1∶10 000，沸水中1∶200，冷乙醇1∶650，沸乙醇1∶60，可溶于丙酮、醋酸乙酯、吡啶及碱液中，不溶于氯仿、乙醚、苯及石油醚。

芦丁水解后得槲皮素，槲皮素为黄色针状结晶，mp. 316℃。在热乙醇中的溶解度为1∶23，冷乙醇中1∶300，可溶于甲醇、丙酮、醋酸乙酯、吡啶与冰醋酸等，不溶于水、三氯甲烷、乙醚、苯与石油醚等。

芦丁

芦丁分子中具有酚羟基，显弱酸性，能与碱成盐而溶于碱液中，加酸酸化后又可沉淀析出，因此可用碱溶解酸沉淀法提取芦丁。芦丁的精制根据其在热水中溶解度大，冷水中溶解度小的溶解度差异来进行。

芦丁分子中因有邻二酚羟基结构，暴露在空气中可被缓慢氧化变为暗褐色，在碱性条件下更易氧化分解。硼酸盐能与其邻二酚羟基结合，起到保护作用，因此碱性溶液中加热提取芦丁时，常加入少量硼砂。提取方法如下：

1. 芦丁的提取(碱溶酸沉法)　称取槐米粗粉20g(压碎)，加约6倍量已煮沸的0.4%硼砂水溶液，搅拌下加入石灰乳调至pH 8～9，并保持该pH煮沸20分钟，随时补充失去的水分和保持pH 8～9，趁热用四层纱布滤过，残渣同法再操作一次，合并两次滤液，在60～70℃用浓盐酸调pH 2～3，搅拌，静置使沉淀完全，减压抽滤，沉淀用蒸馏水洗涤2～3次，抽干，60℃干燥或室温下晾干得芦丁粗品，称重。

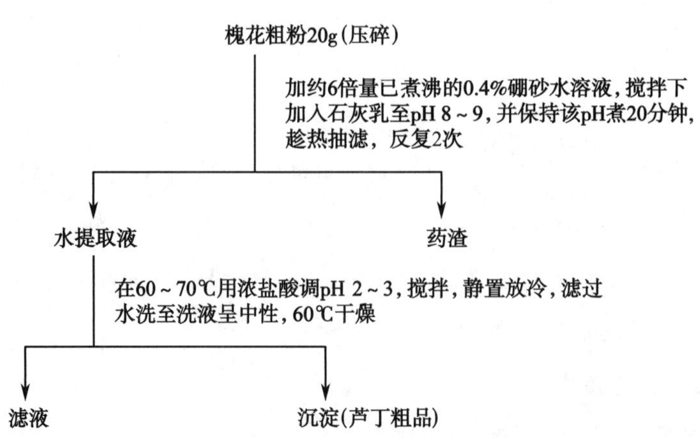

2. 芦丁的精制 取粗制芦丁2g,加蒸馏水400ml,煮沸至芦丁全部溶解,趁热抽滤,冷却析出结晶,抽滤,得芦丁精制品。

3. 芦丁的水解 取精制芦丁1g,研细后置于250ml圆底烧瓶中,加入2%硫酸80ml,加热回流30分钟,水解过程中,瓶中的浑浊液逐渐变为澄清的棕黄色液体,最后生成鲜黄色沉淀。放冷沉淀,抽滤,保存滤液(应为澄清无色液体),作为糖的检查,沉淀物为芦丁的苷元即槲皮素,用蒸馏水洗至中性,抽干水分,晾干,称重。得粗制槲皮素,再用乙醇重结晶得精制槲皮素。

取芦丁水解后的滤液20ml,加饱和氢氧化钡溶液中和至中性(搅拌下进行),滤去白色的硫酸钡沉淀,滤液浓缩至2~3ml或蒸干,加2~3ml乙醇溶液,作为糖的供试液。

4. 鉴定

(1) 呈色反应:取芦丁和槲皮素精品约10mg,各用5ml乙醇溶解,制成样品溶液,按下列方法进行试验,比较苷元和苷的呈色反应情况。

①Molisch反应:取样品溶液1ml,加α-萘酚乙醇溶液1ml,振摇后斜置试管,沿管壁滴加1ml浓硫酸,静置,观察并记录液面交界处颜色变化。

②盐酸-镁粉反应:溶液分别置于两试管中,加入金属镁粉少许,盐酸2~3滴,观察并记录颜色变化。

③醋酸镁纸片反应:取两张滤纸片,分别滴两滴芦丁,槲皮素的乙醇溶液,然后各加1%醋酸镁甲醇溶液两滴,于紫外光灯下观察荧光变化,记录现象。

④三氯化铝纸片反应:取两张滤纸片,分别滴两滴芦丁,槲皮素的乙醇溶液,然后各加1%三氯化铝醇溶液两滴,于紫外光灯下观察荧光变化,记录现象。

⑤锆-枸橼酸反应:取样品溶液2ml,加入二氯氧锆甲醇溶液两滴,观察并记录颜色,然后加入2%枸橼酸甲醇溶液两滴,观察并记录颜色变化。

(2) 色谱鉴定

①芦丁和槲皮素的纸色谱

色谱材料:新华色谱滤纸NO.2。

样品:自制1%芦丁乙醇溶液,自制1%槲皮素乙醇溶液。

对照品:1%芦丁对照品乙醇溶液,1%槲皮素对照品乙醇溶液。

展开剂:正丁醇-醋酸-水(4:1:5上层)或15%醋酸溶液。

展开方式:预饱和后,上行展开。

显色:喷洒三氯化铝试剂前后,置日光及紫外光灯(365nm)下检视色斑的变化。

观察记录:记录图谱及斑点颜色。

②芦丁和槲皮素的聚酰胺色谱

色谱材料:聚酰胺薄膜。

样品:自制1%芦丁乙醇溶液,自制1%槲皮素乙醇溶液。

对照品:1%芦丁对照品乙醇溶液,1%槲皮素对照品乙醇溶液。

展开剂：水饱和的正丁醇-醋酸（10∶0.2）。

显色剂：1）在可见光下观察斑点颜色，再在紫外灯下观察斑点颜色。

2）喷雾三氯化铝试剂后，再在紫外灯下观察斑点颜色。

③糖的色谱鉴定

层析材料：新华层析滤纸 NO.2。

样品：糖的供试液。

对照品：葡萄糖、鼠李糖对照品溶液。

展开剂：正丁醇-醋酸-水（4∶1∶5）上层溶液。

展开方式：上行展开。

显色：氨性硝酸银试液，喷洒后先用电吹风冷吹至干，再吹热风至出现斑点为止。

观察记录：记录图谱及斑点颜色。

三、实训注意

1. 提取前将槐米捣碎，使有效成分易于被热水溶出。直接用沸水提取芦丁，破坏酶的活性，收率稳定，操作简便。

2. 用碱溶酸沉法提取，加入石灰乳既可达到调节碱性的目的，还可以除去槐米中的多糖类，黏液质等，但碱性不宜过高，一般不超过 pH 10，如碱性太强，加热可使芦丁水解破坏。酸化时加盐酸控制 pH 在 2～3，如果 pH<2，容易使芦丁形成鲜盐，不易析出沉淀，降低收率。

3. 提取液中加入 0.4%硼砂水的目的，是因为硼砂可以与邻二羟基络合，保护邻二羟基不被氧化，又避免了钙离子与酚羟基、羰基形成难溶于水的螯合物，降低收率。

4. 以热水或乙醇重结晶，是利用芦丁在热水和热乙醇中溶解度较大，在冷水及冷乙醇中溶解度较小的性质。

5. 芦丁水解时，应注意观察使水解完全。水解液处理采用氢氧化钡，可生成硫酸钡的沉淀，有利于进一步鉴定。

四、思考题

1. 槐米中提取芦丁的过程中应注意哪些问题？

2. 试解释在水解过程中出现的浑浊→澄清→浑浊现象的原因？

3. 实验中的色谱原理是什么？解释化合物结构与 R_f 值的关系？

4. 怎样正确鉴定芦丁？

槐米中芦丁的提取分离与鉴定实训报告

班级__________　姓名__________　学号__________　实训时间__________　成绩__________

1. 实训目的

2. 写出芦丁提取、精制和水解的操作流程

3. 写出芦丁和槲皮素的色谱鉴定操作步骤,并绘出色谱结果示意图

4. 实训记录(表 9-8~表 9-10)

表 9-8　记录提取结果

槐米重量(g)	芦丁重量(g)	提取率(%)

表 9-9　记录定性试验结果

试剂	现象	结论及解释

表 9-10　记录色谱鉴定结果

	对照品溶液	试样溶液
斑点颜色		
荧光斑点颜色		
原点至斑点中心的距离(cm)		
原点至溶剂前沿的距离(cm)		
R_f		

5. 实训小结与讨论

6. 实训思考

7. 教师评语

教师签字＿＿＿＿＿＿　　年　　月　　日

实训测试三　芦丁的水解与鉴定

【实训仪器与试药】

1. 仪器　锥形瓶、水浴锅、量筒、试管夹、漏斗、回流提取器、抽滤瓶。

2. 试药　盐酸、硫酸、镁粉、三氯化铝试剂、醋酸镁试剂、α-萘酚-浓硫酸试剂、锆-枸橼酸试剂。

【实训操作步骤与考核评分标准】

1. 芦丁的水解　取精制芦丁1g,研细后置于250ml圆底烧瓶中,加入2%硫酸80ml,加热回流30分钟,瓶中浑浊液逐渐变为澄清的棕黄色液体,最后生成鲜黄色沉淀。放冷沉淀,抽滤,得粗制槲皮素。

2. 呈色反应　取槲皮素精品约5mg,用5ml乙醇溶解,制成样品溶液,做下列试验:①Molisch反应;②盐酸-镁粉反应;③三氯化铝纸片反应;④锆-枸橼酸反应。

实训项目测试考核评分标准见表9-11。

表9-11　实训项目测试考核评分标准

序号	项目	技能测试标准	分值	扣分	备注
1	准备	(1) 选择合适仪器; (2) 检查仪器是否干燥、洁净,若不符合要求,清洗后干燥	10	任一项不符合要求扣5分	
2	芦丁称取	(1) 选择量程适宜的天平; (2) 调节平衡; (3) 准确称取样品; (4) 还原天平	10	任一项不符合要求扣2.5分	
3	水解	(1) 选择回流方法和仪器(可用空气冷凝法); (2) 正确安装(包括冷凝管、固定架等的安装和连接); (3) 选择圆底烧瓶或锥形瓶放置样品; (4) 观察水解颜色和沉淀的变化,应为浑浊→澄清→鲜黄色沉淀,沉淀不再增加时水解完全	20	任一项不符合要求扣5分	
4	滤过	(1) 布氏漏斗中铺大小合适的圆形滤纸两张; (2) 用水湿润,开泵吸紧滤纸; (3) 逐渐倒入结晶液进行滤过,不得振摇; (4) 停止时与大气相通后再关泵	10	任一项不符合要求扣2.5分	
5	呈色反应	(1) 用乙醇制备样品溶液; (2) Molisch反应:取样品溶液1ml,加α-萘酚乙醇溶液1ml,振摇后斜置试管,	30	任一项不符合要求扣6分	

续表

序号	项目	技能测试标准	分值	扣分	备注
5	呈色反应	沿管壁滴加 1ml 浓硫酸,静置,观察并记录液面交界处颜色变化; (3) 盐酸-镁粉反应:样品溶液置试管中,加入金属镁粉少许,盐酸 2~3 滴,观察并记录颜色变化; (4) 三氯化铝纸片反应:样品溶液滴于滤纸上,晾干。喷三氯化铝试剂,干燥后,在紫外灯下观察并记录斑点颜色; (5) 锆-枸橼酸反应:取样品溶液 2ml,加入二氯氧锆甲醇溶液两滴观察并记录颜色,然后加入 2%枸橼酸甲醇溶液两滴,观察并记录颜色变化	30	任一项不符合要求扣 6 分	
6	整理	(1) 拆卸实验装置; (2) 清洗实验仪器; (3) 整理实验台	10	第一项不符合要求扣 5 分,二、三项不符合要求各扣 2.5 分	
7	评价	(1) 操作时间应≤45 分钟; (2) 操作熟练、准确	10	(1) 每超过 1 分钟扣 1 分,超过 10 分钟计不合格。 (2) 操作不符合熟练、准确的要求扣 2 分	
		合计	100		

(吴剑峰)

第十章

萜类和挥发油

导学情景

情景描述

惊蛰节气后，随着气温升高，蚊虫也多了起来，各大药房及网店热卖起各类中药香囊。中药香囊源自中医里的“衣冠疗法”，民间曾有“戴个香草袋，不怕五虫害”之说，其制作和佩戴，可追溯到战国时期，古人为了确保孩子们的健康，用中药制成香袋拴在孩子们的衣襟和肩衣上，以作驱虫祈福之用。专家指出，传统香袋中的香料可以预防感冒、手足口病等，对防蚊驱虫也有一定的作用。随着年代的不同，香囊内的草药配方也有变化，但常用的无外乎都是具有芳香开窍的中草药。研究表明，富有芳香气味的中草药含有大量挥发油，这些挥发油具有抗菌、抗病毒等作用。

学前导语

挥发油广泛分布于植物界，供药用的很多，如艾叶、橙皮、薄荷、八角茴香、生姜、小茴香等，有着广泛的生物活性，在天然药物防病治病中发挥了重要的作用。本章我们将和同学们一起学习挥发油类化合物的结构类型、理化性质、提取分离以及成分鉴定，以及学习与挥发油结构相关的萜类化合物。

第一节　萜类

萜类化合物(terpenoids)是概括所有异戊二烯聚合物及其含氧衍生物的总称。它是自然界中分布广泛、种类繁多、骨架庞杂且具有广泛生物活性的一类重要成分。如紫杉醇等具有抗癌生物活性；青蒿素具有抗疟活性；银杏内酯(ginkgolide)为治疗心血管疾病的有效药物等。萜类化合物常根据分子中异戊二烯的单位数进行分类，见表10-1。开链萜烯一般符合$(C_5H_8)_n$通式，随着分子中碳环数目的增加，氢原子数的比例相应减少，萜类化合物除以萜烃的形式存在以外，多数是以各种含氧衍生物，如醇、醛、酮、羧酸、酯类以及苷等形式存在于自然界，也有少数是以含氮、硫的衍生物存在。

表10-1　萜类化合物的分类与分布

名称	碳原子数	通式$(C_5H_8)_n$	存在
半萜(hemiterpenoids)	5	$n=1$	植物叶
单萜(monoterpenoids)	10	$n=2$	挥发油
倍半萜(sesquiterpenoids)	15	$n=3$	挥发油、苦味素、树脂

续表

名称	碳原子数	通式 $(C_5H_8)_n$	存在
二萜(diterpenoids)	20	$n=4$	树脂、苦味素、叶绿素
二倍半萜(sesterterpenoids)	25	$n=5$	海绵、植物病菌、昆虫代谢物
三萜(triterpenodis)	30	$n=6$	皂苷、树脂、植物汁等
四萜(tetraterpenodis)	40	$n=8$	植物胡萝卜素类
多萜(polyterpenoids)	>40	$n>8$	橡胶、古塔胶等

知识链接

萜类化合物的分布

单萜和倍半萜是构成植物中挥发油的主要成分，是香料和医药工业的重要原料。单萜在唇形科、伞形科、樟科及松科等植物的腺体、油室及树脂道内大量存在。倍半萜集中分布于木兰科、芸香科、菊科等植物中。二萜主要分布于五加科、马兜铃科、菊科、橄榄科、杜鹃科、大戟科、豆科、唇形科及茜草科等植物中，是形成树脂的主要物质。二倍半萜数量较少，主要分布于菌类、地衣类、海洋生物及昆虫的分泌物等中。三萜是构成植物皂苷、树脂等的重要物质。四萜主要是一些脂溶性色素，广泛分布于植物中，一般为红色、橙色或黄色结晶。

一、结构类型

根据各萜类分子结构中碳环的有无和数目的多少，进一步分为链萜、单环萜、双环萜、三环萜等，常见的结构类型及实例见表10-2。

表10-2　萜类常见的结构类型及实例

结构类型	活性成分	主要来源	作用
链状单萜	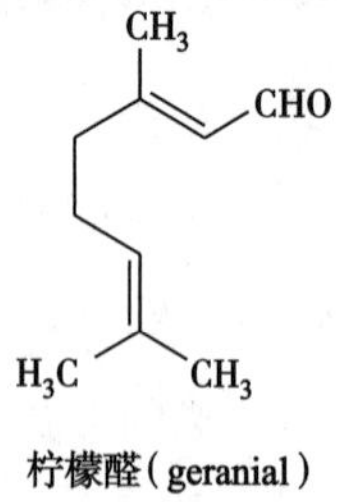 柠檬醛(geranial)	存在于香茅属植物柠檬草 *Cymbopogon citrates* Stapf.等多种植物挥发油中	具有止痛、驱蚊作用，同时作为柠檬香味原料应用于香料和食品工业中
单环单萜	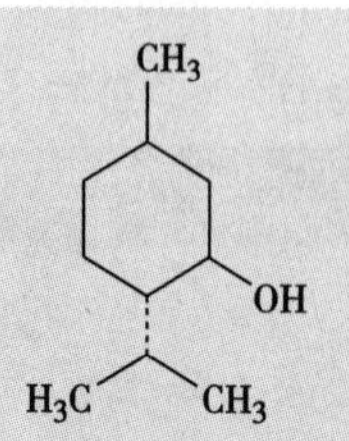 薄荷醇(menthol)	存在于唇形科植物薄荷 *Mentha haplocalyx* Briq.的全草中，是薄荷挥发油的主要成分	具有祛风、消炎、局部止痛作用

续表

结构类型	活性成分	主要来源	作用
双环单萜	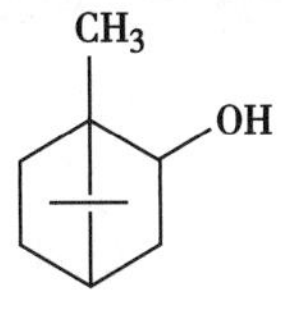 *D*-龙脑(*D*-borneol)	存在于白龙脑香树 *Dryobalan Ops aromatic* Gaertn.的挥发油中	具有发汗、兴奋、解除痉挛、防虫蛀、抗缺氧作用
	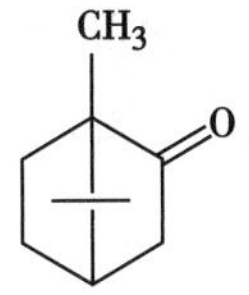 樟脑(camphor)	主要存在于樟 *Cinnamomum camphora* Presl 挥发油中	具有局部刺激和防腐作用,可用于炎症、神经痛和跌打损伤擦剂
环烯醚萜	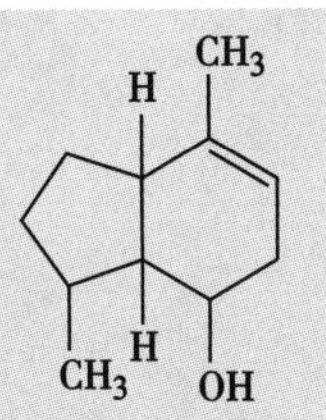 梓醇(catalpol)	存在于玄参科地黄 *Rehmannia lutinosa* Libosch.块根中	具有降血糖、利尿作用
链状倍半萜	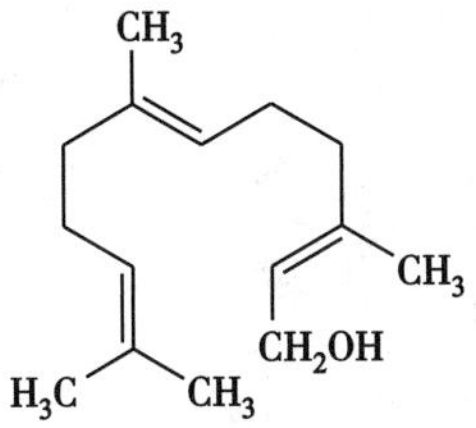 金合欢醇(farnesol)	存在于豆科植物合欢 *Albizia julibrissin* Burazz. 干燥花序的挥发油中	具有芳香味,为重要的高级香料
环状倍半萜	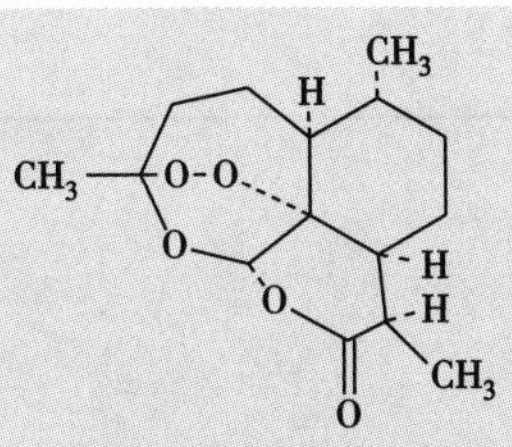 青蒿素(artemisinin)	存在于菊科植物黄花蒿 *Artemisia annua* L. 的干燥地上部分中	具有抗恶性疟疾作用
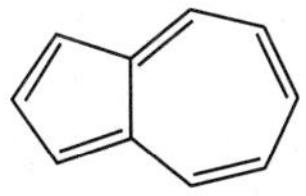 薁类化合物(azulenoids)	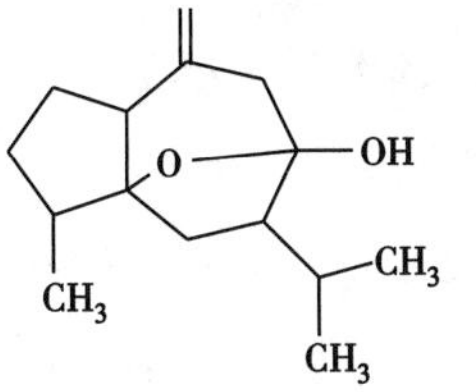 莪术醇(curcumol)	存在于姜科植物温郁金 *Curcuma wenyujin* Y. H. Chen et C. Ling 的干燥根茎的挥发油中	具有抗肿瘤作用
链状二萜	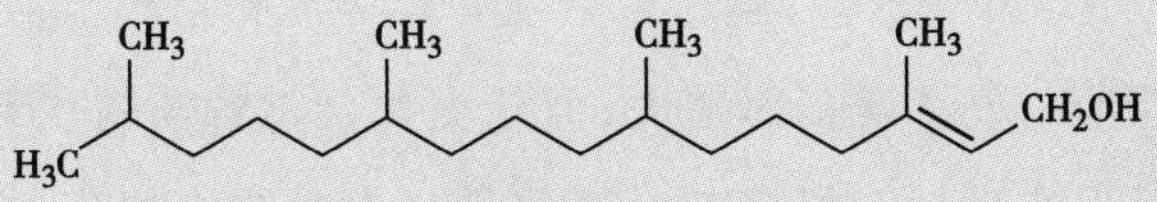 植物醇(phytol)	与叶绿素分子中的卟啉结合成酯广泛存在于植物中	为合成维生素 E、维生素 K_1 的原料

续表

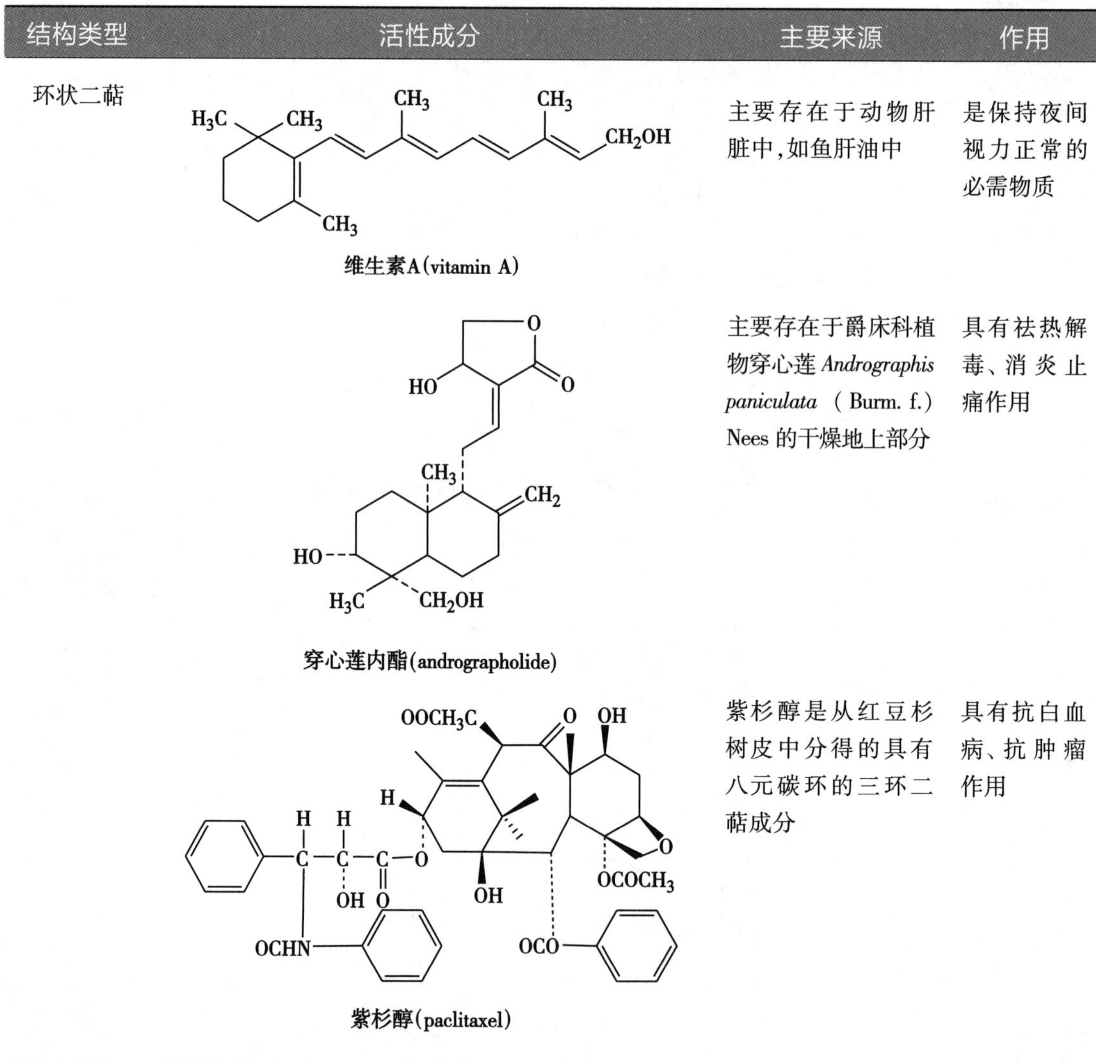

结构类型	活性成分	主要来源	作用
环状二萜	维生素A（vitamin A）	主要存在于动物肝脏中，如鱼肝油中	是保持夜间视力正常的必需物质
	穿心莲内酯（andrographolide）	主要存在于爵床科植物穿心莲 *Andrographis paniculata*（Burm. f.）Nees 的干燥地上部分	具有祛热解毒、消炎止痛作用
	紫杉醇（paclitaxel）	紫杉醇是从红豆杉树皮中分得的具有八元碳环的三环二萜成分	具有抗白血病、抗肿瘤作用

二、理化性质

（一）性状

低分子量的萜类化合物如单萜、倍半萜类化合物多为具有特殊香气的油状液体，具挥发性，是挥发油的组成成分；分子量较高的萜类化合物为固态，多数可形成结晶体，不具挥发性。大多数萜类一般具有不对称碳原子和光学活性，且多有异构体存在。萜类化合物多具有苦味，有的味极苦，所以萜类化合物又称苦味素，如穿心莲内酯；但有些萜类化合物却有很强的甜味，如甜菊苷的甜味是蔗糖的300倍。

（二）溶解性

萜类化合物一般为亲脂性成分，难溶于水，易溶于亲脂性有机溶剂和乙醇。在水中的溶解度随着分子中含氧官能团的极性增大、数量增多而增大，但萜类化合物若与糖成苷，则具亲水性，能溶于热水，易溶于乙醇，难溶于亲脂性有机溶剂。某些具有内酯结构的萜类化合物能在热碱水溶液中开环成盐而溶于水，酸化后，又自水中析出，利用这一性质可用于此类结构化合物的分离与纯化。

（三）化学反应

1. 加成反应　含有双键和醛、酮等羰基的萜类化合物，可与卤素、卤化氢、亚硝酰氯、亚硫酸氢钠和吉拉德（Girard）试剂等发生加成反应，其产物往往是结晶性的。这不但可供识别萜类化合物分子中不饱和键的存在和不饱和程度，还可借助加成产物完好的晶型，用于萜类的分离与纯化。例如柠檬烯与氯化氢的加成反应，得到的反应产物是柠檬烯二氢氯化物，具有完好的结晶形状。

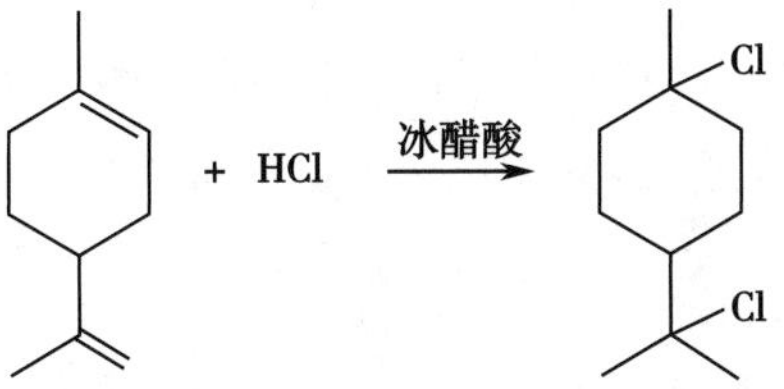

+ HCl　冰醋酸→

柠檬烯　　柠檬烯二氢氯化物(加冰水即析出结晶)

2. 氧化反应　不同的氧化剂在不同的条件下，可以将萜类成分中各种基团氧化，生成不同的氧化产物。此性质在工业生产中应用较多。常用的氧化剂有臭氧、铬酐（三氧化铬）、高锰酸钾和二氧化硒等，其中以臭氧的应用最为广泛。例如臭氧氧化萜类化合物中的烯烃反应，既可用来测定分子中双键的位置，亦可用于萜类化合物的醛酮合成。

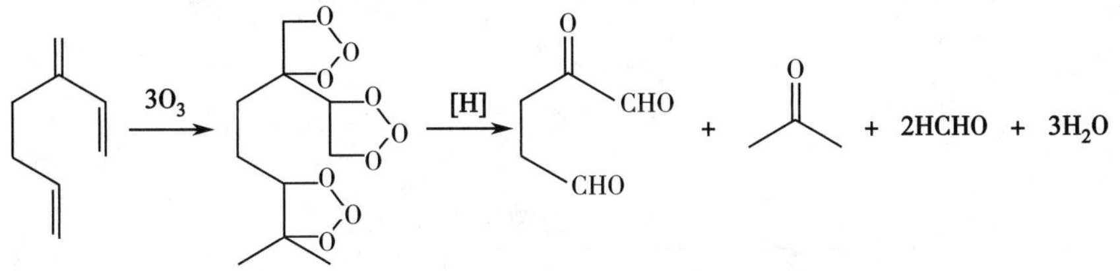

$3O_3$ →　[H] →　CHO　CHO　+　+ 2HCHO + $3H_2O$

β-月桂烯　　α-羰基戊二醛　　丙酮　　甲醛

3. 脱氢反应　脱氢反应通常在惰性气体的保护下，用铂黑或钯做催化剂，将萜类成分与硫或硒共热（200~300℃）而实现脱氢。环萜的碳架因脱氢转变为芳香烃类衍生物，所得芳烃衍生物容易通过波谱或化学方法鉴定，因此，脱氢反应可用作萜类化合物的结构测定。例如，对百里香素（p-cymene）的合成，可由柠檬烯与硫或硒共热而得。在脱氢反应中，萜环的碳架因脱氢转变为芳烃衍生物，易于鉴定。

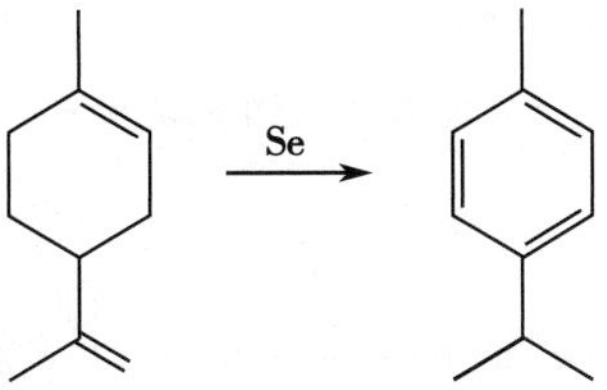

Se →

柠檬烯　　对百里香素

（四）环烯醚萜化合物

自然界的环烯醚萜多以苷的形式存在，味苦，为白色结晶体或粉末。易溶于水和甲醇，可溶于乙醇、丙酮、正丁醇，难溶于三氯甲烷、苯、石油醚等亲脂性有机溶剂。这类成分的分子结构中具有半缩醛羟基，性质活泼，能与酸、碱、羰基化合物和氨基酸产生颜色反应，可用于环烯醚萜及其苷类的鉴别。环烯醚萜苷中的苷键易被酸或酶水解断键生成苷元和糖，产生的苷元为半缩醛结构，其化学性质活泼，易进一步发生聚合等反应，产生不同颜色的物质。

课堂活动

中药材玄参、地黄加工后变黑，请解释为什么？

（五）薁类化合物

薁类化合物的沸点较高，一般在250～300℃。在挥发油分馏时，高沸点馏分可见到美丽的蓝色、紫色或绿色的现象时，表示可能有薁类化合物存在。薁类化合物溶于石油醚、乙醚、乙醇、甲醇等有机溶剂，不溶于水，溶于强酸。借此可用60%～65%硫酸或磷酸从挥发油中提取薁类成分，酸提取液加水稀释后，薁类成分即沉淀析出。

实例分析

实例：从黄花蒿中提取分离青蒿素

青蒿素是自菊科植物黄花蒿（*Artemisia annua* L.）中提取分离得到的倍半萜过氧化物（消除过氧基团，则抗疟活性消失），是抗恶性疟疾的有效成分，疗效优于传统的抗疟药氯喹。青蒿素可用乙醇、乙醚和丙酮等溶剂提取，现将青蒿素传统的提取方法之一简要介绍，如图10-1所示：

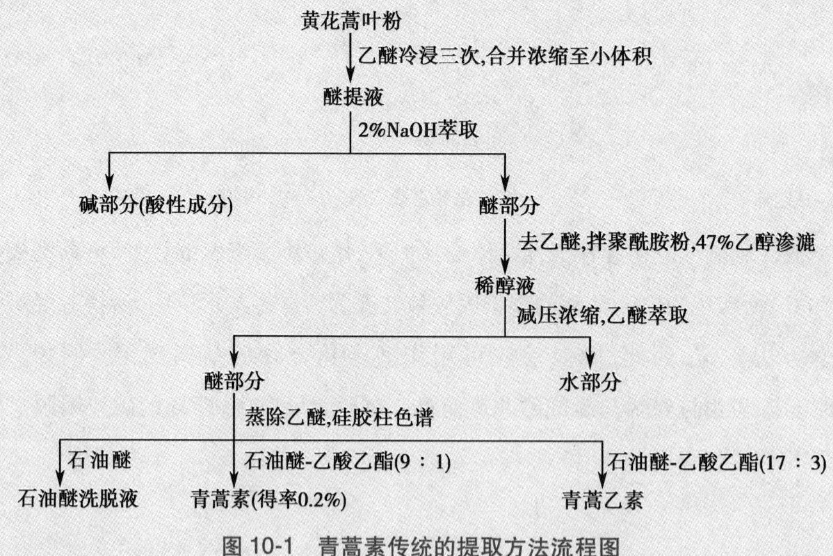

图10-1　青蒿素传统的提取方法流程图

分析：

利用青蒿素可溶于乙醚、乙醇等有机溶剂的性质和结构中有过氧键对热不稳定的特点，采用乙醚浸渍法提取。得到的乙醚提取液通过碱萃取和渗漉处理进行精制。最后经硅胶柱色谱分离，在石油醚-乙酸乙酯（9:1）部分获得青蒿素。

青蒿素在水中及油中溶解度小，影响治疗效果和临床应用，为了改善其溶解性，对它进行结构改造，合成大量衍生物，从中筛出具有抗疟效价高、原虫转阴快、速效、低毒等特点的双氢青蒿素，对其再进行甲基化，将它制成油溶性的蒿甲醚及水溶性的青蒿琥珀酸单酯，目前已有多种制剂用于临床。

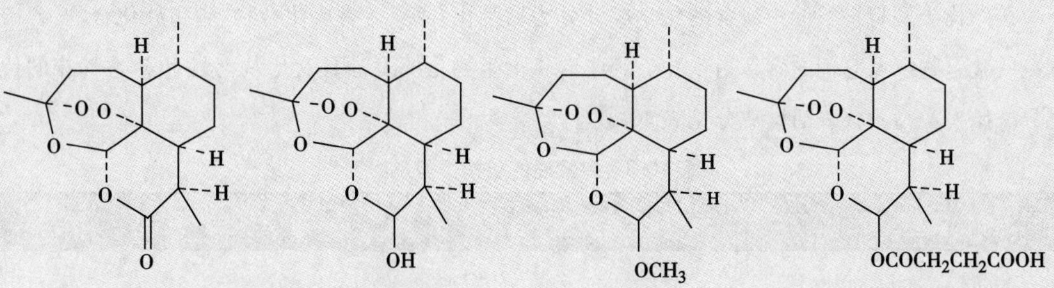

青蒿素　　双氢青蒿素　　蒿甲醚　　青蒿琥珀酸单酯

点滴积累

1. 根据分子中异戊二烯单位数将萜类化合物分为单萜、倍半萜、二萜等，多数萜类化合物是含氧化合物，具有抗疟活性的青蒿素是倍半萜类化合物的典型代表。
2. 萜类化合物一般具有亲脂性，可发生加成、氧化和脱氢反应，环烯醚萜及薁类化合物的理化性质各有特点，可应用于此类化学成分的提取、分离与鉴定。

第二节　挥发油

挥发油又称精油(essential oils)，是存在于植物体内，具有芳香气味、常温下可挥发、可随水蒸气蒸馏、与水不相混溶多成分的油状液体的总称。

挥发油广泛分布于植物界，在我国野生与栽培的芳香植物有56科136属约近300种，供药用的很多。如菊科的苍术、艾叶、白术等，芸香科的吴茱萸、枳实等，唇形科的薄荷、荆芥、藿香等，木兰科的八角茴香、厚朴等，姜科的生姜、豆蔻等，桃金娘科的桉叶、丁香等，伞形科的小茴香、当归、川芎等。挥发油存在于植物的根、茎、叶、花、果实、果皮或全株植物的一些特殊组织中，如腺毛、油室、油管、分泌细胞或树脂道，大多数呈油滴状存在，有些与树脂、黏液质共存，还有少数以苷的形式存在。挥发油在植物中的含量一般在1%以下，也有少数达10%以上，如丁香中含丁香油高达14%～21%。挥发油一般具有祛风和局部刺激作用，另外还有着广泛的生物活性，临床上主要用于止咳、平喘、祛痰、发汗、解表、镇痛及抗菌消炎等功效。如生姜挥发油对中枢神经系统有镇静催眠、解热、抗惊厥、抗氧化作用；大蒜油可治疗肺结核、支气管炎、肺炎和真菌感染；丁香油有局部麻醉、止痛作用；细辛根中的挥发油具有镇咳、祛痰的作用；月见草挥发油具有降血脂、抗血小板凝集和增强免疫作用等。挥发油不仅在医药上有重要的用途，在香料工业、食品工业及化学工业上也是重要的原料。

一、挥发油的组成

挥发油是混合物，化学组成比较复杂，一种挥发油多含有数十种乃至数百种成分，如在保加利亚玫瑰油中已发现了 275 种化合物，茶叶挥发油含有 150 多种成分，不同的挥发油所含的成分也不一致，但其中往往以某种或某数种成分占较大的分量。如薄荷油中含薄荷醇可达 80% 以上，樟脑油中含樟脑约 50%。

按结构类型将挥发油中所含的化学成分分为萜类化合物、芳香族化合物、脂肪族化合物、含硫和含氮的化合物以及它们的含氧衍生物。其中含氧衍生物是挥发油具有生物活性和芳香气味的代表成分。结构类型及代表活性成分见表 10-3。

表 10-3　挥发油的结构类型及实例

结构类型	活性成分	主要来源	作用
萜类化合物 是挥发油中存在最多的成分，主要是单萜、倍半萜以及他们的含氧衍生物，如醇、酚、醚、醛、酮、酯等	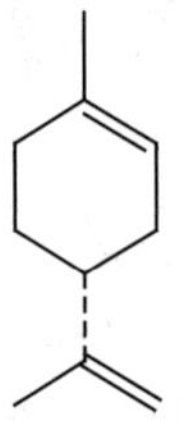 柠檬烯(limonene)	主要存在于柑属柠檬 *Citrus limon* (Linn.) Burm.F 等果皮的挥发油中	具有镇咳、祛痰、抗菌作用
	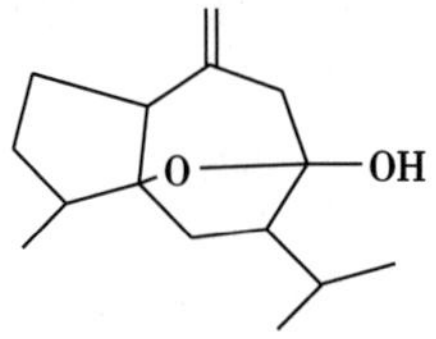 莪术醇(curcumol)	存在于姜科植物温郁金 *Curuma wenyujin* Y. H. Chen et C. Ling 的干燥根茎	具有抗肿瘤作用
芳香族化合物 芳香族化合物在挥发油中，仅次于萜类，挥发油中的芳香族化合物，大多是苯丙素衍生物，其结构多具有 C_6-C_3 基本骨架	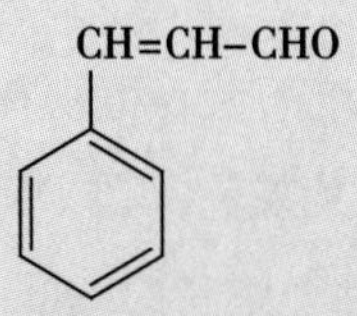 CH=CH-CHO 桂皮醛(cinnamaldehyde)	存在于樟科植物肉桂 *Cinnamomum cassia* Presl 的干燥树皮中	具有镇痛、镇静、抗惊厥作用
	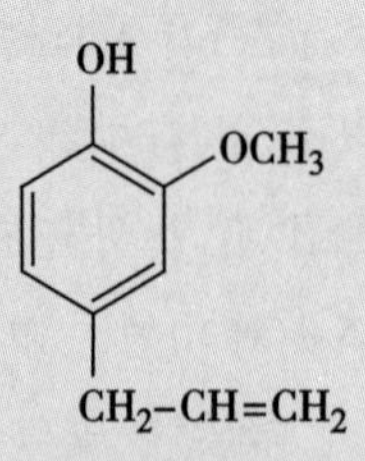 OH OCH_3 CH_2-CH=CH_2 丁香酚(eugenol)	存在于桃金娘科植物丁香 *Eugenia caryophyllata* Thunb. 的花蕾中	具有局麻、止痛、抗菌、消炎、防腐作用
脂肪族化合物 主要是一些小分子的脂肪族化合物，占的比例较少	$H_3C-\overset{O}{\overset{\|}{C}}-(CH_2)_8CH_3$ 甲基正壬酮(methyl nonyketone)	存在于三白草科植物蕺菜 *Houttuynia cardata* Thunb. 地上部分	具抗菌消炎、镇痛镇咳等作用

续表

结构类型	活性成分	主要来源	作用
含硫、含氮化合物 少数挥发油中有含 S 和含 N 的化合物	$H_2C=CH-CH_2-N=C=S$ 异硫氰酸烯丙酯	存在于十字花科黑芥子 *Brassica nigra* (L.) Koch 挥发油中	具有抗菌作用
	$H_2C=CH-CH_2-S(=O)-S-CH_2-CH=CH_2$ 大蒜辣素(allicin)	由大蒜中大蒜氨酸经酶水解后产生的物质	具有抗菌、抗病毒等作用

难点释疑

挥发油是多种成分组成的混合物，如何正确理解挥发油的组成。

每种挥发油都有多种成分组成，组成挥发油的成分包括：萜类化合物、芳香族化合物、脂肪族化合物、含硫和含氮的化合物以及它们的含氧衍生物。对某一种挥发油而言，并不是每种挥发油中都含有上述成分，往往以某一类为主兼有其他成分。如从薄荷油中已分离出成分在 15 种以上，主要是单萜类及其含氧衍生物；丁香油中主要以丁香酚和乙酰基丁香酚等芳香族化合物为代表，分析多种挥发油组成成分显示，萜类化合物最常见，其次为芳香族化合物，再者是脂肪族化合物，含硫和含氮的化合物出现的几率最小。

二、理化性质

（一）性状

1. 状态　挥发油在常温下大多为无色或淡黄色的油状液体，有些挥发油含有薁类成分或溶有色素而显特殊颜色。如麝香草油显红色，洋甘菊油显蓝色等。

2. 挥发性　挥发油在常温下可挥发不留痕迹，可与脂肪油区别。

3. 气味　大多数挥发油具有强烈的香气和辛辣味，少数有其他特殊的气味，如鱼腥草油有腥气，土荆芥油有臭气。挥发油的气味往往作为其品质优劣或鉴别的重要依据。

（二）溶解性

挥发油易溶于石油醚、乙醚、三氯甲烷、苯和二硫化碳等有机溶剂中，挥发油在乙醇中的溶解度随乙醇浓度的增高而增大。挥发油难溶于水，在水中只能溶解极少量，溶解的部分主要是含氧化合物。医药上常利用这一性质制备芳香水剂，如薄荷水等。

（三）物理常数

挥发油由多种成分组成，由于各种挥发油的化学成分种类及比例基本稳定，所以其物理常数有一定的范围。据此可对不同的挥发油进行鉴别。

1. 相对密度　挥发油多数比水轻，少数比水重，如丁香油、桂皮油等，相对密度在 0.85~1.065 之间。

2. 旋光性　挥发油几乎均有光学活性，比旋度在+97～117°范围内。

3. 折光性　挥发油具有强折光性，折光率在 1.43～1.61 之间。

4. 沸点　挥发油无确定的沸点，通常沸点在 90～300℃之间。

（四）结晶性

挥发油在常温下为透明液体，低温时某些挥发油中含量高的主要成分可析出结晶，这种析出物习称为“脑”，滤除脑的油称之为“脱脑油”。

（五）稳定性

挥发油对光、空气和热均比较敏感，挥发油与空气、光线长期接触会逐渐氧化变质使其相对密度增加、颜色变深、失去原有的香气，并逐渐聚合成树脂样物质，不能再随水蒸气蒸馏，故挥发油宜贮存于密闭棕色瓶中，装满并在低温处保存。

三、提取与分离

（一）提取

1. 水蒸气蒸馏法　水蒸气蒸馏法是从中草药中提取挥发油最常用的方法，根据操作方式的不同，共分为水蒸馏法和通入水蒸气蒸馏法两种形式。水蒸馏法是将已粉碎的药材放入蒸馏器中，加水浸泡，直火煮沸，使挥发油与水蒸气一起蒸出。此法操作简单，但因局部受热温度过高，有可能使挥发油中的某些成分发生分解，同时因过热还可能使药材焦化，所得挥发油的芳香气味发生改变，影响挥发油的质量。通入水蒸气蒸馏法是将水蒸气通入待提取的药材中，使挥发油和水蒸气一起蒸出，避免了直火高温对挥发油质量的影响。

馏出液中的挥发油，大多数因挥发油难溶或不溶于水而油水分层，如果挥发油在水中溶解度稍大，不易分层，可加氯化钠或硫酸钠等进行盐析，降低挥发油在水中的溶解度，使挥发油自水中析出，从而与水分层，或盐析后用低沸点有机溶剂萃取，低温蒸去萃取溶剂即得挥发油。

课堂活动

1. 请学生代表安装实验室水蒸气蒸馏装置，并讲述水蒸气蒸馏法提取挥发油时的操作要领和注意事项。

2. 请其他同学给予评价，大家讨论。

2. 溶剂提取法　选用低沸点的有机溶剂如乙醚、石油醚（30～60℃）等回流提取或冷浸，提取液低温蒸去溶剂即得浸膏。此法所得浸膏含杂质较多，原料中其他脂溶性成分如树脂、油脂、蜡等也同时被提出。可利用乙醇对植物蜡等脂溶性杂质的溶解度随温度的下降而降低的特性除去杂质，一般用热乙醇溶解浸膏，放置冷却，滤除杂质，减压蒸去乙醇可得较纯的挥发油。

3. 冷压法　挥发油含量较高的新鲜药材，如橘、柑、柠檬果皮等原料，可经撕裂、捣碎冷压后静置分层，或用离心机分出油分，即得粗品。此法在常温下进行，产品保持原有挥发油的新鲜香味，但所得的挥发油含有水分、黏液质及细胞组织等杂质需进一步处理，同时此法也很难将挥发油全部压榨出来，需再将压榨后的药渣进行水蒸气蒸馏，才能使挥发油提取完全。

4. 吸收法 此法较少应用。油脂类一般具有吸收并保留植物花朵中的挥发油的性质，常利用该性质来提取比较贵重的挥发油，如玫瑰油、茉莉花油等。以油脂吸收植物香气较佳的部分，再经酒精处理机器搅拌，待酒精蒸发后，所得即为芳香精油。

5. 超临界流体萃取法 超临界流体萃取具有低温处理、不发生氧化变质、萃取效率高、没有溶剂残留、可以选择性分离等特点，用这种技术提取挥发油，所得的挥发油气味芳香纯正，明显优于其他方法。现在此项技术在月见草、桂花、柠檬、生姜等药材挥发油的提取应用上均获得了良好的效果，目前在制药、食品工业已有多种产品问世。

6. 微波辅助萃取法 微波具有很强的穿透力，可以在物料内外均匀快速的加热，促使细胞破裂，细胞内成分自由流出，传递到溶剂而被溶解，具有选择性高、设备简单、适用范围广、萃取率高、重现性好、提取时间短节省试剂、污染少等特点。

知识链接

超临界流体萃取

超临界流体（supercritical fluid，SF）是处于临界温度（T_c）和临界压力（P_c）以上，介于气体和液体之间的流体。超临界流体具有气体和液体的双重特性。SF 的密度和液体相近，黏度与气体相近，但扩散系数约比液体大 100 倍。由于溶解过程包含分子间的相互作用和扩散作用，因而 SF 对许多物质有很强的溶解能力。这些特性使得超临界流体成为一种好的萃取剂。

超临界流体对物质进行溶解和分离的过程就叫超临界流体萃取，就是利用超临界流体的这一强溶解能力特性，从动、植物中提取各种有效成分，再通过减压将其释放出来的过程。可作为 SF 的物质很多，如二氧化碳、一氧化亚氮、六氟化硫、乙烷、庚烷、氨等，其中多选用 CO_2（临界温度接近室温，且无色、无毒、无味、不易然、化学惰性、价廉、易制成高纯度气体）。

（二）分离

1. 冷冻结晶法 将挥发油置于 0~20℃环境下放置，使含量高的成分析出结晶（脑），即可将脑与挥发油中的其他成分分离，取出结晶再经重结晶可得纯品。此法优点是操作简单，但有时分离不完全。例如薄荷油冷至-10℃，12 小时析出第一批粗脑，油继续在-20℃冷冻 24 小时后可析出第二批粗脑，粗脑加热熔融，在 0℃冷冻即可得较纯的薄荷脑。

2. 分馏法 挥发油的成分大多为单萜、倍半萜类化合物，因其结构中所含的双键数和含氧功能基的不同，所以各成分之间沸点各异，以此作为分离的依据。采用分馏法初步分离，一般单萜烃的沸点小于倍半萜烃的沸点；同一萜烃中，双键越少，沸点越低；萜烃的沸点小于相应含氧衍生物的沸点；在同一类萜烃的含氧衍生物中，含氧官能团的极性越大，沸点越高。为了防止结构发生改变，一般采用减压分馏法。按温度的不同一般可分为三个馏分。

（1）低沸程馏分（35~70℃/1.333kPa）为单萜烯类化合物；

（2）中沸程馏分（70~100℃/1.333kPa）为单萜含氧化合物，包括醛、酮、醇、酚和酯等；

(3) 高沸程馏程(100~140℃/1.333kPa)为倍半萜烯及其含氧衍生物和薁类化合物。

将各馏分分别进行薄层层析或气相层析,必要时结合物理常数折光率、比旋度等的测定,分析纯化程度,再经适当的处理分离获得纯品。如薄荷油在200~220℃的馏分,主要是薄荷醇,在0℃下低温放置,即可得到薄荷脑的结晶,再进一步重结晶可得纯品。

3. 化学法 根据挥发油中的各组成成分的结构或功能基的不同,用化学方法进行处理,使各成分达到分离目的。

(1) 碱性成分的分离:可将挥发油溶于乙醚,用1%~2%的盐酸或硫酸萃取,分取酸水层,碱化后用乙醚萃取,蒸去乙醚即可得碱性成分。

(2) 酸、酚性成分的分离:将挥发油溶于乙醚中,先以5%$NaHCO_3$溶液进行萃取,分出碱水层,加稀酸酸化后,用乙醚萃取,蒸去乙醚即得酸性成分。乙醚层继用2%NaOH溶液萃取,分出碱水层,加稀酸酸化后,用乙醚萃取,蒸去乙醚即得弱酸性成分。

(3) 醛酮类化合物的分离

1)亚硫酸氢钠法:将分出碱性、酸性、酚性成分的挥发油母液经水洗至中性,以无水硫酸钠干燥后,加饱和亚硫酸氢钠溶液低温短时间振摇提取,使之与醛、酮类化合物发生可逆性加成反应。分出水层或加成物结晶,加酸或碱液处理,使加成物分解,以乙醚萃取,回收溶剂,得到挥发油中原有的醛、酮类化合物。但注意提取时间不宜过长或温度过高,否则有使双键与亚硫酸氢钠加成的可能,形成不可逆的双键加成物。如从柠檬挥发油中分离柠檬醛,反应条件不同加成产物也各不相同。

($SO_3^-Na^+$, CHO, $SO_3^-Na^+$) ← 过量$NaHSO_3$ — (CHO) — $NaHSO_3$ ⇌ NaOH — (OH, $SO_3^-Na^+$, H)

2)吉拉德(Girard)试剂反应法:将分出碱性、酸性、酚性成分的挥发油,加入吉拉德试剂的乙醇溶液和10%乙酸以促进反应的进行,加热回流,待反应完全后加水稀释,用乙醚萃取,分出的水层加酸酸化后,用乙醚萃取,萃取液蒸去乙醚可得原羰基化合物。

$$R_2C{=}O + NH_2NHCOCH_2—N^+C_5H_5 \rightleftharpoons R_2C{=}NNCHOCH_2—N^+C_5H_5$$

羰基化合物 Girard P Girard 腙

(4) 醇类成分的分离:挥发油中的醇类成分,可利用其与邻苯二甲酸等反应生成酸性酯,再将生成物溶于碳酸钠溶液,用乙醚萃取剩余挥发油成分而分离。碱溶液经皂化反应,再用乙醚萃取出挥发油中醇类成分。

R—OH + (邻-苯二甲酸酐) → (COOH, COOH) —NaOH→ (COONa, COONa) + R—OH

萜醇 邻-苯二甲酸酐 酸性邻-苯二甲酸酯 萜醇

（5）其他成分的分离：具有不饱和双键的萜烃可与溴、盐酸或氢溴酸等生成加成物结晶析出；挥发油中的薁类化合物可用浓酸萃取，萃取液稀释后析出；醚类化合物可与浓磷酸反应，生成白色磷酸盐沉淀。以上性质可用于挥发油的分离与纯化。

挥发油中的成分可用以下方法系统分离，其流程如图 10-2 所示。

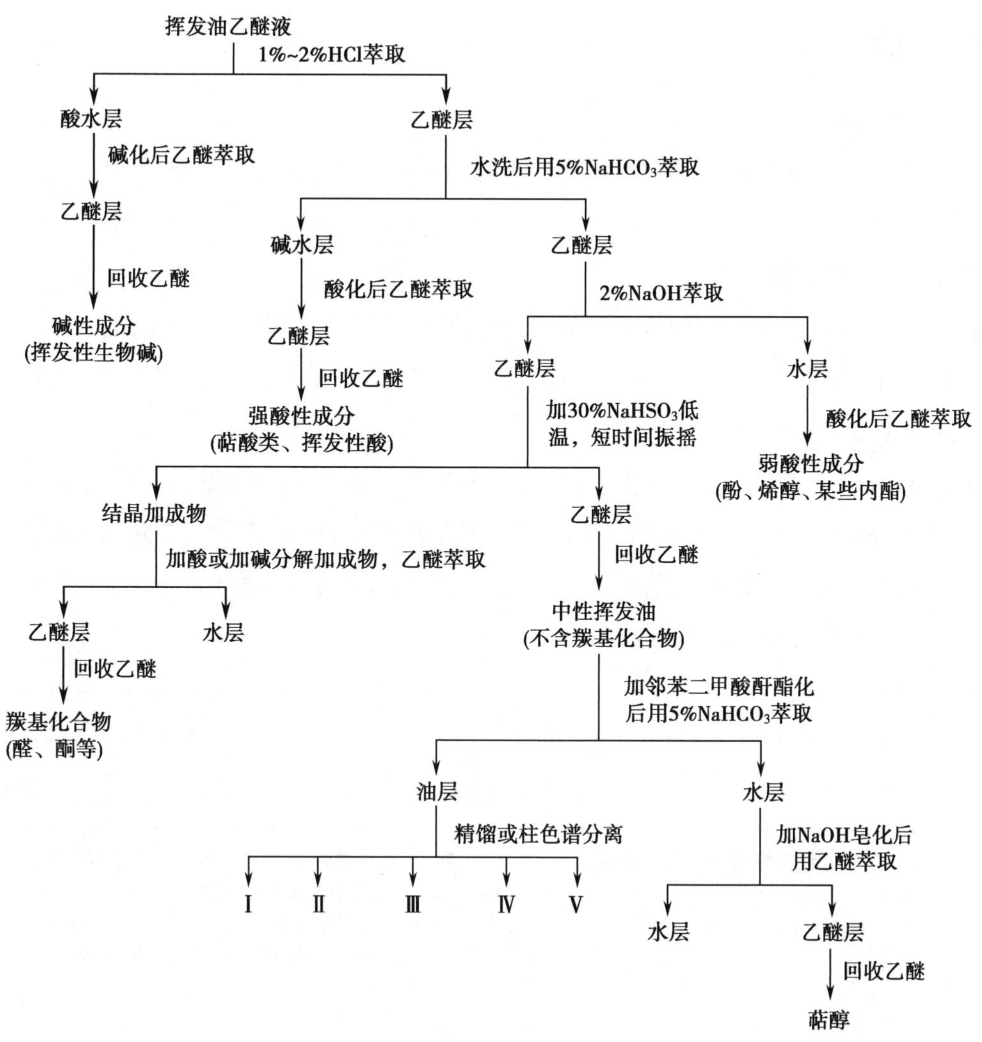

图 10-2 挥发油中的成分系统分离方法流程图

4. 色谱法 由于挥发油化学组成复杂，部分结构和性质比较相近的组分，一般先用分馏法、化学法做适当的分离后，再用色谱法分离。

（1）吸附色谱法：硅胶和氧化铝吸附柱层析应用最广泛，样品一般溶于石油醚或己烷等极性小的溶剂，使其通过硅胶或氧化铝吸附柱，依次用石油醚、己烷、乙酸乙酯等按一定比例组成的混合溶剂进行洗脱，分段收集，结合薄层色谱检识，相同组分合并，经进一步处理得到单体化合物。如香叶醇和柠檬烯常常共存于许多植物的挥发油中，若用氧化铝吸附柱层析分离，由于柠檬烯极性小于香叶醇，可被石油醚先洗脱下来，然后用石油醚与甲醇混合液洗脱香叶醇，使两者得到分离。

（2）硝酸银配合薄层色谱：挥发油中的不饱和化合物，可根据其双键的数目、位置、和顺反异构体的不同，与银离子形成 π-络合物难易程度及稳定性的差异进行分离。一般双键数目多的化合物易形成配合物，吸附牢固；末端双键较其他双键形成的配合物稳定；顺式双键大于反式双键的配合能力。如α-细辛醚、β-细辛醚和欧细辛醚的混合物，用2.0%硝酸银-硅胶柱分离，苯-乙醚（5∶1）洗脱，分离效果较好，α-细辛醚为反式，与硝酸银络合不牢固，先被洗脱下来，其次是顺式的β-细辛醚，最后是末端具双键的欧细辛醚。

四、鉴定

（一）一般检查

将样品制成石油醚溶液滴在滤纸上，如滤纸上的油斑在空气中能挥散，可能含有挥发油；如油斑不消失，可能含油脂。

（二）物理常数测定

折光率、比旋度、相对密度是鉴定挥发油常用的物理常数。测定挥发油的物理常数，一般先测定其折光率，若折光率不合格，其余项目不再进行，提示此挥发油品质不合格。

（三）色谱法

1. 薄层色谱　多采用硅胶G或2~3级中性氧化铝G为吸附剂。取挥发油点样后，若用1号展开剂：石油醚-醋酸乙酯（85∶15）为展开剂时，可将不含氧的化合物展至前沿，而含氧化合物较好地展开，见图10-3；若用2号展开剂：石油醚或正己烷为展开剂，可使挥发油中的不含氧化合物较好地展开，而极性较大的含氧化合物仍留在原点，见图10-4。

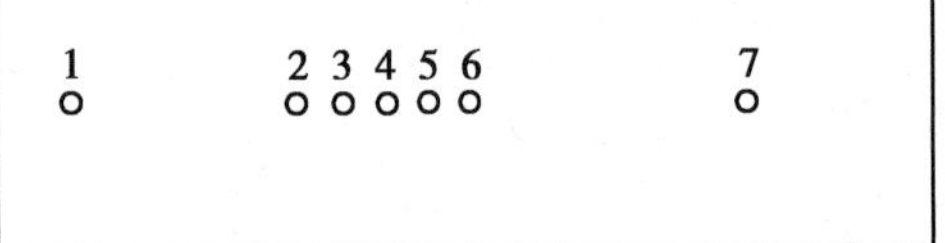

图10-3　挥发油薄层分离示意图（含氧）
1. 原点；2. 酸；3. 醇、酚；4. 醛、酮；5. 酯；6. 醚；7. 烃（集中前沿成一线）

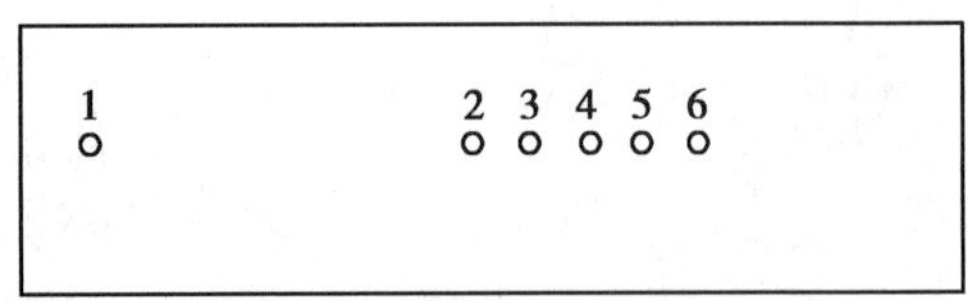

图10-4　挥发油薄层分离示意图（不含氧）
1. 含氧成分（在原点）；2. 薁类；3. 含三个双键或共轭双键的烯类；4. 含二个双键的烯类；5. 含一个双键的烯类；6. 饱和烃

课堂活动

吸附薄层色谱分析检识挥发油组成

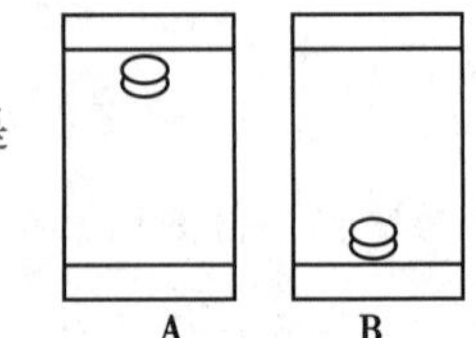

首先给出两个薄层色谱展板示例A和B，其中A是以乙醇为展开剂，B是以乙醚为展开剂，提出以下问题：

1. A、B两种薄层色谱情况，说明存在什么问题？

2. 在吸附剂，被分析样品不变的情况下，如何调整展开剂？为什么？

3. 引导学生分析思考，针对挥发油中存有含氧和不含氧两组极性相差较大的化合物，须选用两组极性不同的展开剂展开，才能得到较好的分离效果，应选择哪种展开方式？

在实际应用中，为了得到好的分离效果，常分别用1号和2号这两种展开剂，对同一薄层做单向二次展开或双向二次展开。

知识链接

挥发油二次展开薄层图

单向二次展开一般在长16~18cm的薄层板上进行，被分离样品点在起始线上，以1号展开剂展至中线处取出挥去溶剂，再以2号展开剂沿同一方向做第二次展开至前沿，经过两次展开，含氧和不含氧两组化合物彼此分离，斑点形成一条直线排列。

双向二次展开一般在20cm×20cm的正方形薄层板上进行，将样品点在一个角上，先用1号展开剂展开，取出薄层板，挥尽展开剂后，转90°后，再以2号展开剂展开，经过双向两次展开后，含氧与不含氧两组化合物彼此相互分离，斑点排成相互垂直的两条直线。

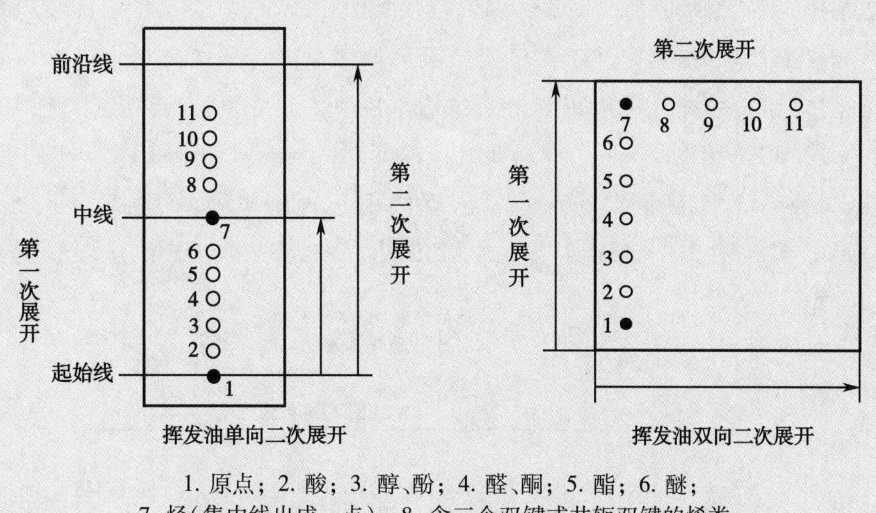

挥发油单向二次展开　　挥发油双向二次展开

1. 原点；2. 酸；3. 醇、酚；4. 醛、酮；5. 酯；6. 醚；
7. 烃(集中线出成一点)；8. 含三个双键或共轭双键的烯类；
9. 含两个双键的烯类；10. 含一个双键的烯类；11. 饱和烃

常用的显色剂有两大类：一类是通用显色剂，香草醛-浓硫酸试剂或香草醛-浓盐酸试剂，喷后105℃加热，挥发油中各种成分显不同的颜色；另一类是挥发油各成分官能团基显色剂，常用的有：

（1）碱性高锰酸钾溶液：如在粉红色背景上产生黄色斑点表明含有不饱和化合物。

（2）异羟肟酸铁试剂：如斑点显淡红色，可能是酯和内酯类化合物。

（3）三氯化铁试剂：如斑点显绿或蓝色，表明含有酚性物质。

（4）2,4-二硝基苯肼试剂：如呈现黄色斑点，表明含有醛或酮类化合物。

（5）0.05%溴酚蓝乙醇溶液：如产生黄色斑点，表明含有酸类化合物。

2. 气相色谱　气相色谱由于具有分离效果好、灵敏度高、分析速度快和样品用量少等特点，所以被广泛应用于挥发油成分的分离、鉴定和含量测定，是研究挥发油成分的重要手段。在一定的条件下，通过观察气相色谱图的出峰数目和各峰的峰面积，可初步了解某种挥发油中所含组分的种类及各组分的比例。用于挥发油中已知成分的鉴定，可利用已知成分标准品对照的方法，因为在相同的色谱条件下，同一物质具有相同的保留值。

对于挥发油中未知成分的鉴定，目前多采用气相色谱-质谱-数据系统连用(GC/MS/DS)技术，气相色谱具有分离的功能，质谱承担检测和结构分析的任务，分析时，首先将样品注入气相色谱仪内，经分离后得到的各个组分依次进入分离器，浓缩后的各组分又依次进入质谱仪。质谱仪对每个组分进行检测和结构分析，得到每个组分的质谱，通过计算机与数据库的标准谱对照组分，根据质谱碎片规律进行解析，并参考有关文献数据加以确认。气相色谱-质谱-数据系统的联用，大大提高了挥发油分析鉴定的速度和研究水平。

实例分析

实例1：从薄荷中提取挥发油并分离薄荷醇（薄荷脑）

薄荷是唇形科薄荷属植物薄荷 *Mentha haplocalyx* Briq.的地上全草，具有清凉解表、利咽和透疹等功效，用于治疗感冒发烧、头痛鼻塞、咽喉肿痛等。薄荷全草含挥发油约1%~3%。

薄荷油的化学组成复杂，从薄荷油中已分离出成分在15种以上，主要是单萜类及其含氧衍生物。如薄荷醇75%~85%，薄荷酮（menthone）10%~20%，乙酸薄荷酯（menthyl acetate）1%~6%等，此外尚有新薄荷醇（neomenthol）、异薄荷酮（isomenthone）、香薄荷酮（pulegone）、辣薄荷酮（piperitone）、樟烯（camphylene）等，其中薄荷醇是薄荷油质量优劣的重要评价指标，提取与分离方法如图10-5所示：

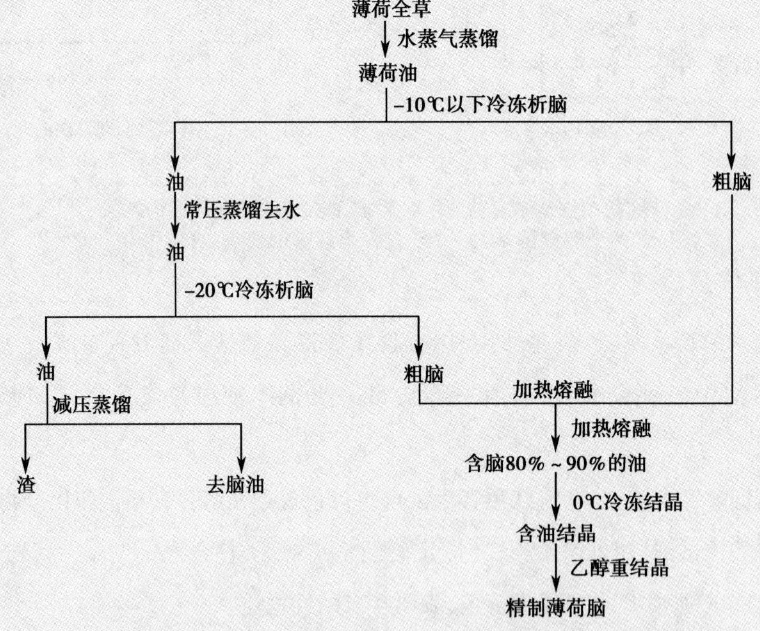

图10-5　从薄荷中提取并分离薄荷醇的流程图

分析：

薄荷油为无色或淡黄色的油状液体，有强烈的薄荷香气，利用薄荷油具有挥发性的特点，采用水蒸气蒸馏法进行提取。

薄荷醇为白色块状或针状结晶，根据薄荷醇具有结晶性的特点，经两次低温处理，得到粗制薄荷脑，将其进一步进行冷冻处理，利用薄荷醇可溶于乙醇、乙醚、三氯甲烷等有机溶剂的性质，经乙醇重结晶得到精制薄荷脑。

实例 2：从丁香中提取挥发油并分离丁香酚

丁香为桃金娘科植物丁香 *Eugenia caryophyllata* Thunb.的花蕾，具有芳香健脾、降气止痛的功效。丁香中挥发油的含量达 14%～21%。

丁香油具有止痛、抗菌消炎的作用。丁香油中的主要有效成分为丁香酚占 80%以上，另有乙酰基丁香酚（acetyleugenol）、β-石竹烯（β-caryophyllene）等成分。其中丁香酚在丁香药材中的含量，《中华人民共和国药典》规定以气相色谱法测定不得低于 11%。药理实验表明丁香酚具有消炎、防腐等作用，为局部镇痛药，用于龋齿，并有杀菌作用。丁香酚的提取分离方法如图 10-6 所示：

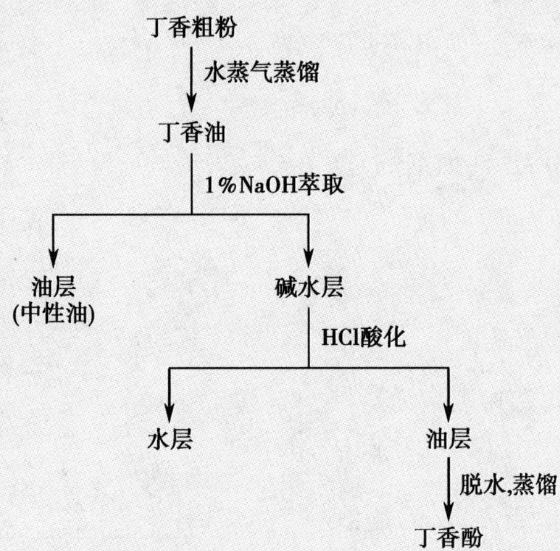

图 10-6　从丁香中提取并分离丁香酚的流程图

分析：

丁香油具有挥发性，采用水蒸气蒸馏法提取。

分离丁香酚则是利用其结构中含酚羟基，可与碱作用成盐而溶于水中，与其他亲脂性成分分离，碱水液经酸酸化，丁香酚即成油状液体分出，经脱水蒸馏即可得丁香酚纯品。

点滴积累

挥发油是以萜类化合物为主要组成成分的混合物。

1. 挥发油具有亲脂性，难溶于水易溶于有机溶剂，挥发油易氧化需低温避光保存，每种挥发油具有固定的物理常数。
2. 依据挥发油的理化性质，提取挥发油可采用水蒸气蒸馏法、溶剂提取法、吸收法、冷压法和超临界流体萃取法等。
3. 挥发油是液体混合物，可采用分馏法粗分成三个馏分，也可根据组成挥发油成分的结构与性质采用化学法、结晶法和色谱法等分离。
4. 鉴定挥发油可采用油斑试验，折光率是检查挥发油首选的物理常数，色谱检识分为薄层色谱和气相色谱，单项二次展开可使挥发油混合物较好的分离。

ER-10章习题

目标检测

一、选择题

（一）单项选择题

1. 下列哪种药材中所含的挥发油成分，具有抗癌活性

A. 薄荷　　B. 丁香　　C. 温莪术
D. 八角茴香　　E. 甘草

2. 在青蒿素的结构中，具有抗疟作用的活性基团是

A. 羰基　　B. 过氧基　　C. 醚键
D. 内脂环　　E. 苯环

3. 下列化合物可制成油溶性注射剂的是

A. 二氢青蒿素甲醚　　B. 青蒿琥珀酯钠
C. 青蒿素　　D. 穿心莲内酯磺酸钠
E. 穿心莲内酯丁二酸单酯钾

4. 评价挥发油的质量，首选物理指标是

A. 折光率　　B. 沸点　　C. 比重
D. 比旋度　　E. 酸值

5. 开链萜烯的分子组成符合下述哪项通式

A. $(C_6H_8)_n$　　B. $(C_4H_8)_n$　　C. $(C_3H_6)_n$
D. $(C_5H_8)_n$　　E. $(C_nH_n)_n$

6. 组成挥发油最主要的成分是

A. 四萜　　B. 三萜　　C. 二萜类
D. 单萜、倍半萜　　E. 二倍半萜类

7. 采用薄层色谱检识挥发油，为了能使含氧化合物及不含氧化合物较好地展开，且被分离成分排列成一条直线，应选择的展开方式为

A. 径向展开　　B. 上行展开　　C. 双向二次展开
D. 单向二次展开　　E. 下行展开

8. 挥发油经薄层展开后，欲了解挥发油的整体组成情况，常选用的显色剂是

A. 三氯化铁试剂　　B. 高锰酸钾溶液　　C. 香草醛-浓硫酸试剂
D. 异羟肟酸铁试剂　　E. 盐酸-镁粉试剂

9. 挥发油经薄层展开后，喷洒2%高锰酸钾水溶液，在粉红色背景上产生黄色斑点表明含有

A. 过氧化合物　　B. 不饱和化合物　　C. 饱和烃类
D. 酯类　　E. 薁类

10. 以溶剂提取法提取挥发油时，首选的溶剂是

A. 95%乙醇　　B. 三氯甲烷　　C. 石油醚（60~90℃）

D. 乙醚　　E. 水

11. 下列化合物应属于：

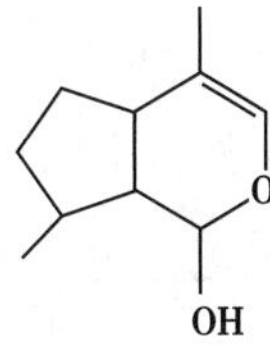

A. 双环单萜　　B. 单环单萜　　C. 薁类

D. 环烯醚萜　　E. 黄酮类

12. 提取某些含油量高，且是新鲜药材中的挥发油，常选用的方法是

A. 水蒸气蒸馏法　　B. 升华法　　C. 压榨法

D. 浸取法　　E. 吸收法

13. 分离挥发油中羰基成分，采用亚硫酸氢钠试剂，其反应条件为

A. 回流提取　　B. 酸性条件下加热回流

C. 碱性条件下加热回流　　D. 低温短时振摇萃取

E. 超声提取

14. 薄荷醇的结构是：

A.
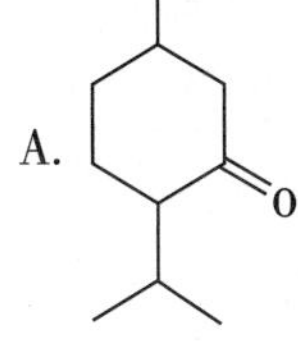

B.
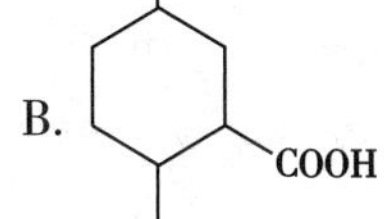

C.
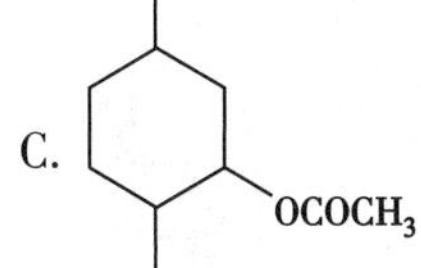

D. OH

15. 分离挥发油中的羰基成分，常采用的试剂为

A. 亚硫酸氢钠试剂　　B. 三氯化铁试剂　　C. 2%高锰酸钾溶

D. 异羟肟酸铁试剂　　E. 盐酸-镁粉试剂

16. 具有抗疟作用的成分是

A. 皂苷　　B. 黄酮　　C. 青蒿素

D. 强心苷　　E. 木质素类

17. 薄荷醇结构属于

CH_3

OH

H_3C　　CH_3

A. 开链单萜　B. 单环单萜　C. 双环单萜
D. 双环倍半萜　E. 酯类

18. 挥发油的组成成分中,能被 65%硫酸溶出的成分是

A. 芳香族化合物　B. 脂肪族化合物　C. 薁类化合物
D. 含氮化合物　E. 含氧化合物

19. 区别油脂和挥发油,一般可采用

A. 升华试验　B. 挥发性试验　C. 泡沫试验
D. 溶血试验　E. 沉淀反应

20. 挥发油经薄层展开后,喷洒三氯化铁试剂如斑点显绿色或蓝色,表明含有

A. 不饱和化合物　B. 酯类化合物　C. 薁类化合物
D. 酚性化合物　E. 黄酮

(二)多项选择题

1. 下列哪些类型化合物是挥发油的组成成分

A. 鞣质　B. 脂肪族　C. 芳香族
D. 萜类　E. 香豆素

2. 挥发油具备的性质有

A. 难溶于水　B. 具挥发性　C. 升华性
D. 易溶于有机溶剂　E. 能水蒸气蒸馏

3. 属于倍半萜类化合物的是

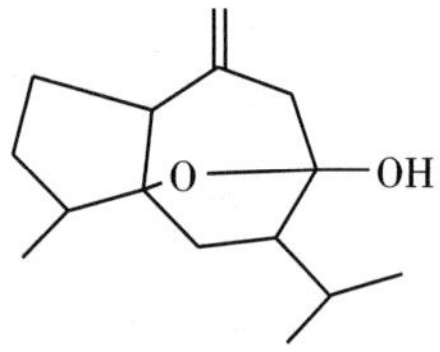

A. 莪术醇 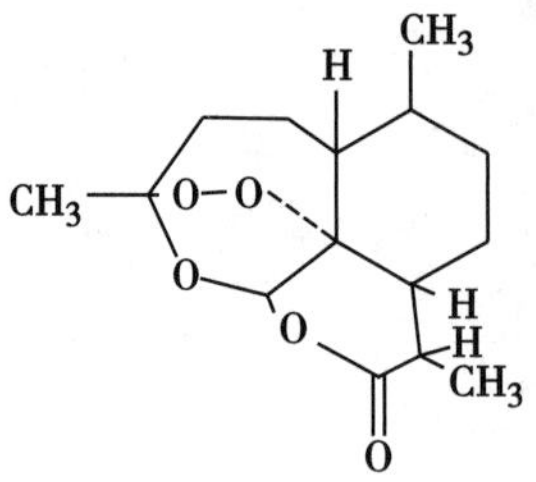　B. 青蒿素 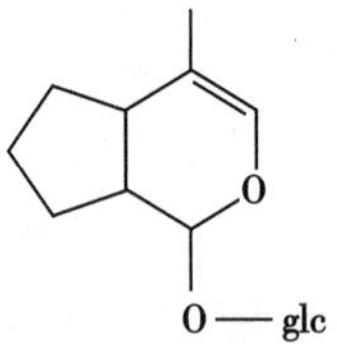　C. 环烯醚萜苷

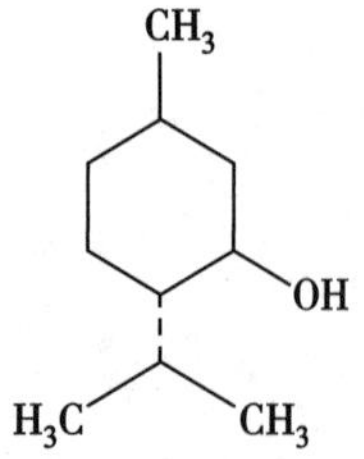

D. 薄荷醇 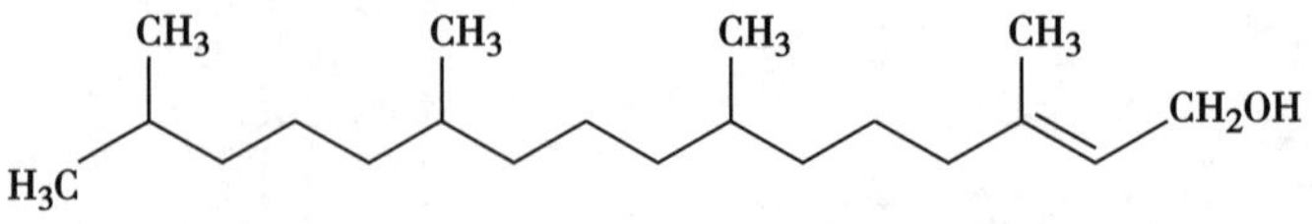　E. 植物醇

4. 提取挥发油可采用的方法是

A. 水蒸气蒸馏法　B. 冷压法
C. 超临界流体萃取法　D. 溶剂提取法
E. 升华法

5. 挥发油氧化变质后，一般表现为

A. 相对密度增加　　B. 颜色加深　　C. 失去香气

D. 聚合成树脂样物质　　E. 不能随水蒸气蒸馏

6. 下列哪些化合物属于单萜

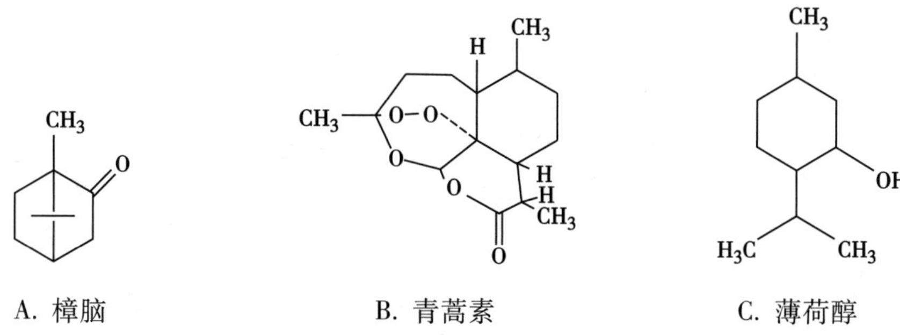

A. 樟脑　　B. 青蒿素　　C. 薄荷醇

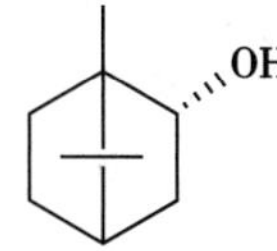

D. 冰片　　E. 植物醇

7. 薄荷油含有的成分是

A. 樟脑　　B. 乙酸薄荷酯　　C. 薄荷酮

D. 植物醇　　E. 薄荷醇

8. 挥发油中主要含有的萜类化合物是

A. 单萜　　B. 倍半萜　　C. 二萜

D. 二倍半萜　　E. 三萜

9. 在硝酸银薄层色谱中，影响化合物与银离子络合物稳定性的因素包括

A. 双键的位置　　B. 双键的数目　　C. 含氧官能团的数量

D. 双键的顺反异构　　E. 含氧官能团的种类

10. 挥发油易溶的溶剂有

A. 乙醚　　B. 苯　　C. 水

D. 石油醚　　E. 酸水

二、问答题

1. 萜类化合物的分类依据是什么？各类萜在植物体内的存在形式是什么？

2. 挥发油可由哪些化合物组成？其中哪些成分是挥发油的主要组成成分？

3. 青蒿素属于哪类化合物？具有何生物活性？为提高临床疗效制备了哪些主要衍生物？

4. 挥发油如何保存？为什么？

三、实例分析

1. 若某挥发油中含以下几种成分，如采用硅胶薄层检识，以乙酸乙酯-石油醚展开，试写出各成分 R_f 值大小排列顺序。

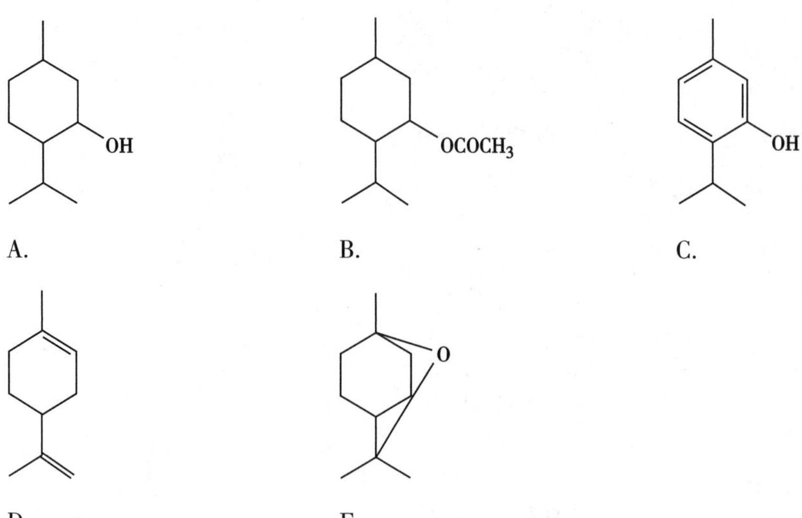

2. 若某挥发油中含以下几种成分，按照下列流程分离，各成分应在何部位得到？

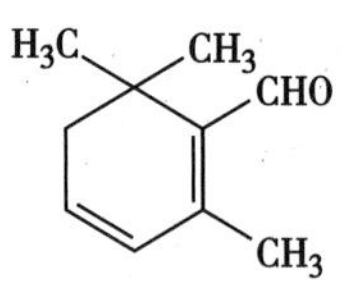

H_3C　CH_3　CHO　CH_3

A.

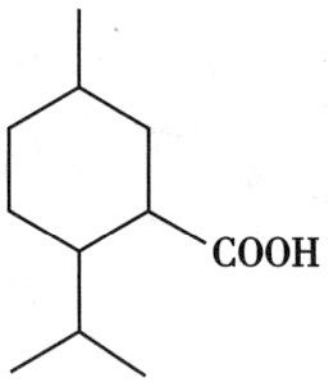

COOH

B.

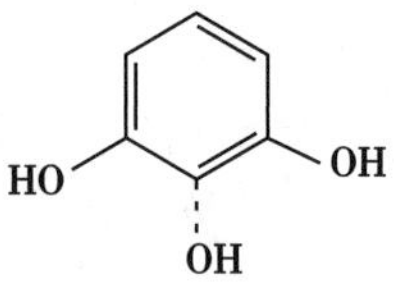

HO　OH　OH

C.

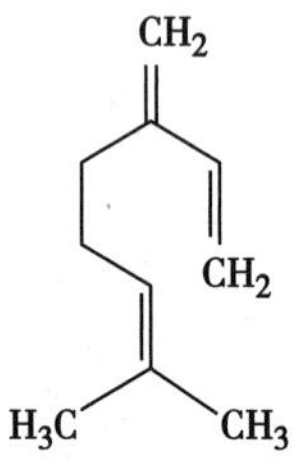

CH_2　CH_2　H_3C　CH_3

D.

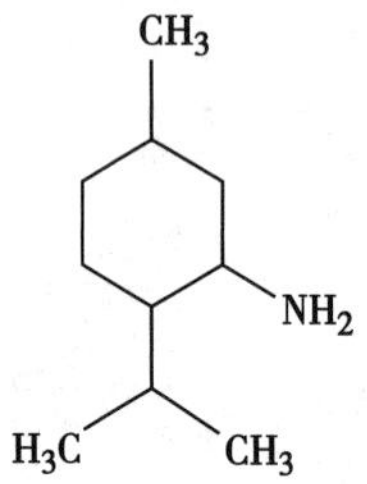

CH_3　NH_2　H_3C　CH_3

E.

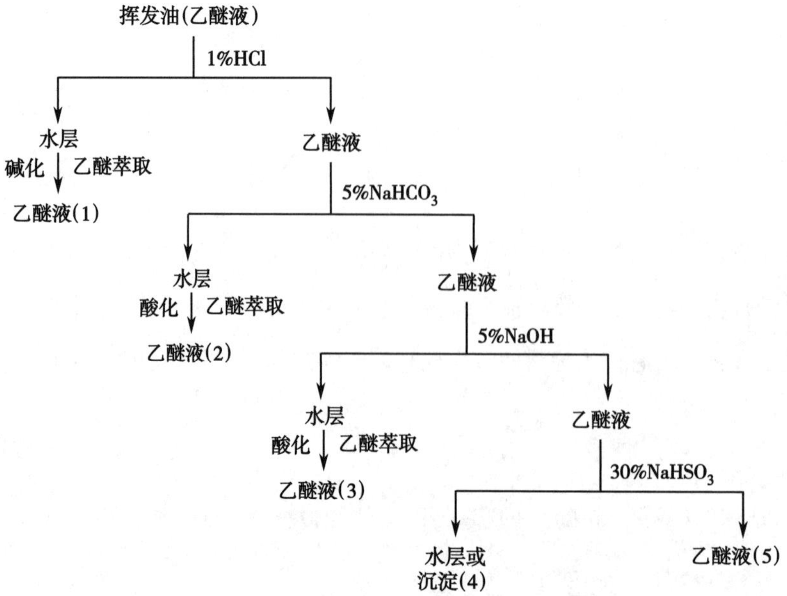

挥发油(乙醚液)

1%HCl

水层 → 碱化，乙醚萃取 → 乙醚液(1)

乙醚液

5%$NaHCO_3$

水层 → 酸化，乙醚萃取 → 乙醚液(2)

乙醚液

5%NaOH

水层 → 酸化，乙醚萃取 → 乙醚液(3)

乙醚液

30%$NaHSO_3$

水层或沉淀(4)

乙醚液(5)

3. 2015年版《中国药典》白术鉴别方法：取本品粉末0.5g，加正己烷2ml，超声处理15分钟，滤过，滤液作为供试品溶液。另取白术对照药材0.5g，同法制成对照药材溶液。照薄层色谱法试验，吸取上述新制备的两种溶液各10μl，分别点于同一硅胶G薄层板上，以石油醚（60~90℃）-乙酸乙酯（50∶1）为展开剂，展开，取出，晾干，喷以5%香草醛硫酸溶液，加热至斑点显色清晰。供试品色谱中，在与对照品色谱相应的位置上，显相同颜色的斑点，并应显有一桃红色主斑点（苍术酮）。请解释为什么用正己烷提取？为什么用香草醛-浓硫酸溶液做显色剂？

实训5 八角茴香中挥发油的提取分离与鉴定

一、实训目的

1. 能够运用水蒸气蒸馏提取法、冷冻结晶法的操作技术对八角茴香中的挥发油和茴香脑进行提取和分离。

2. 能够运用薄层点滴反应、薄层色谱法初步鉴定八角茴香油的化学组成。

3. 熟悉基本操作过程及注意事项。

二、实训内容

（一）实训用品

1. 仪器 挥发油含量测定器、层析缸、试管、烧杯、回流冷凝管、毛细管、滴管等。

2. 试药 八角茴香、硅胶G薄层板（8cm×14cm）、石油醚（30~60℃）、乙酸乙酯、三氯化铁试液、2,4-二硝基苯肼试液、碱性高锰酸钾试液、香草醛-浓硫酸试液等。

（二）实训方法与操作步骤

八角茴香为木兰科植物八角茴香 *Iuicium verum* 干燥成熟的果实，含挥发油约5%。主要成分是茴香脑（anethole），茴香脑为白色结晶，熔点21.4℃，溶于苯、乙酸乙酯、丙酮、二硫化碳及石油醚，几乎不溶于水，茴香脑约占总挥发油的80%~90%。此外，尚有少量甲基胡椒酚（methylchavicol）、茴香醛（Anisaldehyde）、茴香酸（anisaldehyde）等。

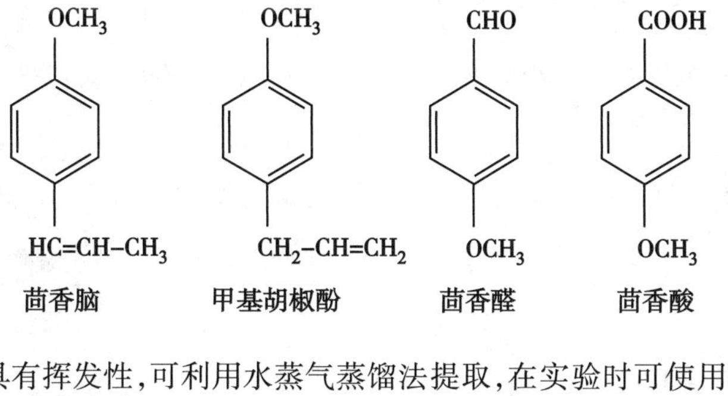

OCH_3 / $HC{=}CH{-}CH_3$ 茴香脑　OCH_3 / $CH_2{-}CH{=}CH_2$ 甲基胡椒酚　CHO / OCH_3 茴香醛　$COOH$ / OCH_3 茴香酸

八角茴香挥发油具有挥发性，可利用水蒸气蒸馏法提取，在实验时可使用挥发油含量测定器或一般的水蒸气蒸馏装置提取挥发油；挥发油的组成成分复杂，常含有烷烃、烯烃、醇、酚、醛酮、酸等官能团。因此，可选择适宜的检识试剂在薄层板上进行点滴试验，从而了解组成挥发油成分的结构类型；挥发油中各类成分的极性不相同，一般不含氧的萜烃类化合物极性小，在薄层板上可被石油醚较好地展开；而含氧的化合物极性较大，可被石油醚与乙酸乙酯混合溶剂较好地展开，为了使挥发油中各组分能在同一块薄层板上进行分离，可采用单向二次色谱法展开。

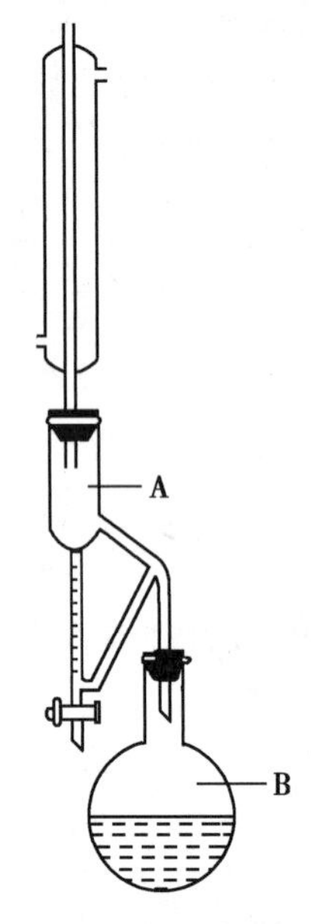

图 10-7　挥发油含量测定装置

1. 提取　取八角茴香 50g 捣碎，置挥发油含量测定器烧瓶中，见图 10-7，加 500ml 水与玻璃珠（3~5 粒），连接挥发油测定器与回流冷凝管，自冷凝管上端加水使充满挥发油测定器的刻度部分，并使溢流入烧瓶时为止，缓缓加热至沸提取，至测定器中油量不再增加，停止加热，放冷，分取油层，计算得率。也可将捣碎的八角茴香，置烧杯中，加适量的水浸泡湿润，按一般水蒸气蒸馏法蒸馏提取。

2. 分离茴香脑　将所得八角茴香油（留出少量做薄层检查）其余置冰箱中冷却 1 小时，可见白色结晶析出，低温滤过，得到茴香脑结晶，滤液为析出茴香脑后的八角茴香油。

3. 八角茴香油的检识

（1）油斑试验：将八角茴香油 1 滴，滴于滤纸片上，常温（或加热烘烤）观察油斑是否消失。

（2）薄层点滴反应：取硅胶 G 薄层板（8cm×14cm）1 块，将八角茴香挥发油用 95%乙醇稀释 5~10 倍，用滴管分别滴在薄层板上，再将各种试剂依次分别交叉点在相应的斑点上（每个斑点只点 1 种试剂）根据选用的显色剂，通过观察颜色的变化，初步推测八角茴香油中可能含有化学成分的结构类型。

（3）八角茴香挥发油的单向二次展开薄层色谱：取硅胶 G 薄层板（8cm×14cm）一块，在距底边 1.5cm、8cm 及 13cm 处分别用铅笔画出起始线、中线及前沿。将八角茴香挥发油点在起始线上，先在石油醚-乙酸乙酯（85∶15）展开剂中展开至薄板中线时取出，挥去展开剂，再以石油醚展开至前沿时取出，挥去展开剂，用香草醛-浓硫酸显色剂显色，喷后 105℃加热数分钟后，观察斑点的数量、位置及颜色，初步推测八角茴香挥发油中可能含有化学成分的数量。

三、实训注意

1. 挥发油含量测定装置分为两种。一种适用于相对密度小于 1.0 的挥发油测定；另一种用于测定相对密度大于 1.0 的挥发油。2015 年版《中国药典》规定，测定相对密度大于 1.0 的挥发油，也可在相对密度小于 1.0 的测定器中进行，其方法是在加热前，预先加入 1ml 二甲苯于测定器内，然后进行水蒸气蒸馏，使蒸出的相对密度大于 1.0 的挥发油溶于二甲苯中，由于二甲苯的相对密度为 0.8969，一般能使挥发油与二甲苯的混合溶液浮于水面。计算挥发油的含量时，扣除加入二甲苯的体积即可。

2. 提取完毕，须待油水完全分层后，再将挥发油放出。

3. 挥发油易挥发逸失，因此进行薄层点滴反应时，操作应及时，不易久放。

4. 喷洒香草醛-浓硫酸显色剂时，应于通风橱内进行。

5. 利用薄层点滴反应检查八角茴香挥发油组成时，点滴操作时试剂的斑点与八角茴香挥发油的斑点呈交叉状态，以便于对比观察颜色的变化。

6. 进行单向二次展开时，在第一次展开后，应将展开剂完全挥去，再进行第二次展开，否则将改变第二次展开剂的极性，从而影响分离效果。

四、实训思考

八角茴香中挥发油的提取

1. 用挥发油含量测定器提取挥发油应注意什么问题？

2. 挥发油的单向二次展开时，为什么先用石油醚与乙酸乙酯的混合溶剂进行第一次展开，再用石油醚进行第二次展开？

八角茴香中挥发油的提取分离与鉴定实训报告

班级＿＿＿＿＿　姓名＿＿＿＿＿　学号＿＿＿＿＿　实训时间＿＿＿＿＿　成绩＿＿＿＿＿

1. 实训目的

2. 描述利用挥发油含量测定器或一般水蒸气蒸馏法提取挥发油装置的安装顺序并绘出装置图。

3. 写出八角茴香挥发油的提取及分离茴香脑的操作流程。

4. 实训记录(表 10-4)

表 10-4　记录提取结果

八角茴香粗粉重量(g)	八角茴香挥发油提取量(ml)	提取率(%)

记录定性试验结果

试剂	现象	结论及解释
香草醛-浓硫酸试液		
三氯化铁试液		
2,4-二硝基苯肼试液		
碱性高锰酸钾试液		

绘图表示单向二次展开薄层色谱结果

5. 实训小结与讨论

6. 实训思考

7. 教师评语

教师签字＿＿＿＿＿＿　　年　　月　　日

实训测试四　挥发油薄层点滴反应鉴定方法

【实训仪器与试药】

1. 仪器　薄层板(8cm×14cm)、滴管、试管。

2. 试药　丁香挥发油(或其他挥发油)、95%乙醇、香草醛-浓硫酸试液、三氯化铁试液、2,4-二硝基苯肼试液、碱性高锰酸钾试液等。

【实训操作步骤与考核评分标准】

1. 操作步骤　取丁香挥发油5滴，置5ml试管中，加95%乙醇10滴，振摇混匀备用。取薄层板(8cm×14cm)一块，依据选用试剂的数量，用铅笔划分出不同试剂的点滴区域并予以标记。然后将供试液点滴在薄层板上，分别用不同试剂检查，初步确定供试丁香挥发油中所含化学成分的结构特征。

2. 实训项目　测试考核评分标准见表10-5。

表10-5　实训项目测试考核评分标准

序号	项目	技能测试标准	分值	扣分	备注
1	准备	(1)滴管、试管应洁净、干燥； (2)按使用要求用铅笔在薄层板上画线	14	任何一项不符合要求扣7分	
2	制备供试液	(1)取丁香挥发油5滴置试管中； (2)往试管中再加95%乙醇10滴； (3)混合液需振摇混匀备用	24	任何一项不符合要求扣8分	
3	点滴反应	(1)用滴管吸取供试液，分别点在薄层板的相应位置上； (2)第一个斑点，交叉点滴香草醛浓硫酸试液，交叉点滴处呈紫色； (3)第二个斑点，交叉点滴三氯化铁试液，交叉点滴处呈蓝色； (4)第三个斑点，交叉点滴2,4-二硝基苯肼试液，交叉点滴处呈黄色； (5)第四个斑点，交叉点滴碱性高锰酸钾试液，交叉点滴处由粉红色变为棕黄色； (6)交叉点滴后应立即观察	42	任何一项不符合要求扣7分	
4	整理	(1)清洗实验仪器； (2)整理实验室	10	任何一项不符合要求扣5分	
5	评价	(1)操作时间应<15分钟； (2)操作熟练、准确	10	任何一项不符合要求扣5分	
		合计	100	得分合计	

(史国玉)

第十一章

皂　苷

ER-11章PPT

导学情景

情景描述

地奥心血康是国家基本药物、中药保护品种，具有活血化瘀、行气止痛、扩张冠脉血管和改善心肌缺血等功效，主要用于冠心病的治疗和预防（适用于慢性稳定性冠心病，包括无症状的心肌缺血和慢性稳定性心绞痛），可以缓解和改善心绞痛与心肌缺血，对于高血压、高脂血症、某些心律失常亦有一定疗效。

学前导语

地奥心血康是我国特有薯蓣科植物穿龙薯蓣的根茎提取物，属于单味植物药，其活性物质基础为甾体皂苷，将其水解后所得苷元也是作为合成甾体激素药物的重要原料。本章我们将和同学们一起学习皂苷类化合物的结构类型、理化性质、提取分离以及成分鉴定。

皂苷(saponins)是一类结构比较复杂的苷类化合物。由于它的水溶液振摇后能产生大量持久性、似肥皂样的泡沫,故名皂苷。

皂苷广泛存在于自然界,在单子叶植物和双子叶植物中均有分布。常见于薯蓣科、百合科、五加科、远志科、玄参科、豆科、石竹科等植物中。许多重要的天然药物如人参、甘草、三七、桔梗、穿山龙、柴胡、薯蓣、黄芪、知母等的主要成分都是皂苷类。发现的新皂苷中约三百多个皂苷显示出多种生物活性,如抗菌消炎、抗肿瘤、抗病毒、免疫调节、降血脂、保肝活性等。

第一节　结构类型

皂苷是由皂苷元和糖两部分组成。常见组成皂苷的糖有葡萄糖、半乳糖、鼠李糖、阿拉伯糖、木糖以及葡萄糖醛酸、半乳糖醛酸等。这些糖多以糖链的形式与苷元连接成苷。按照皂苷分子中连接糖链数目的不同,可分为单糖链皂苷,双糖链皂苷和三糖链皂苷。按照皂苷分子中是否含有羧基,可分为酸性皂苷和中性皂苷。糖链若与苷元中羧基相结合形成酯苷键,这类皂苷称为酯皂苷(ester saponins)。皂苷可被共存于植物体内的酶水解生成次皂苷(prosapogenins),次皂苷也可进一步水解成苷元。

目前,最常用的方法是按照皂苷元的化学结构将皂苷分成两大类:甾体皂苷(steroidal saponins)和三萜皂苷(triterpenoid saponins)。

一、甾体皂苷

皂苷类化合物的结构类型

甾体皂苷是一类由螺甾烷(spirostane)类化合物与糖结合而成的苷类。此类皂苷元均为含27个碳原子的甾体衍生物。基本骨架为螺旋甾烷(spirostane)和异螺旋甾烷(isospirostane),具有下列结构通式:

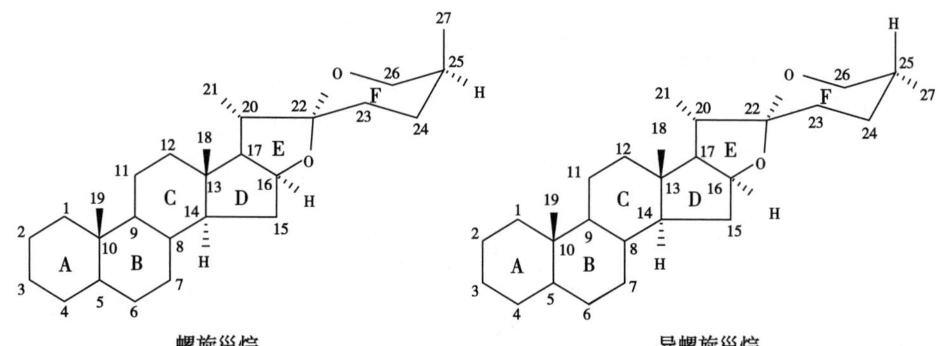
螺旋甾烷　　　　异螺旋甾烷

(一)甾体皂苷元的结构特点

1. 分子中有A、B、C、D、E和F六个环,其中A、B、C、D环组成甾体基本母核—环戊烷并多氢菲。E环为呋喃环,F环为吡喃环。E环和F环通过C_{22}(C_{22}是螺原子)以螺缩酮(spiroketal)形式连接,它们与甾体母核共同组成了甾体皂苷元的基本骨架。

2. A/B环有顺、反两种稠合方式,B/C、C/D环常为反式稠合。C_{10},C_{13},C_{17}位的侧链为β-构型。

3. E环与F环中有C_{20}、C_{22}和C_{25}三个手性碳原子。C_{20}甲基在E环背面,为α-构型(20αE);C_{22}对F环也是α-构型(22αF)。C_{25}上甲基为直立键时,为β取向,其绝对构型是*L*型,称为螺旋甾烷类;C_{25}上甲基为平伏键时,为α取向,其绝对构型是*D*型,称异螺旋甾烷类。一般来讲,*D*型比*L*型化合物稳定。*L*型母体为螺旋甾烷、*D*型母体为异螺旋甾烷。

4. 分子中常含多个羟基,C_3上连有的羟基多为β取向并与糖结合成苷,分子中也常含有羰基和双键。

5. 甾体皂苷的苷元和糖中一般不含有羧基,呈中性,因此甾体皂苷又称中性皂苷。

(二)甾体皂苷元的结构类型

甾体皂苷元的结构类型见表11-1。

表11-1　甾体皂苷元的结构类型

结构类型	活性成分	主要来源	作用
螺旋甾烷类	剑麻皂苷元(sisalagenin)	来源于龙舌兰科植物剑麻(*Agave sisalana* Perr. ex Engelm)的叶	是合成甾体激素类药物的基本原料

续表

结构类型	活性成分	主要来源	作用
异螺旋甾烷类	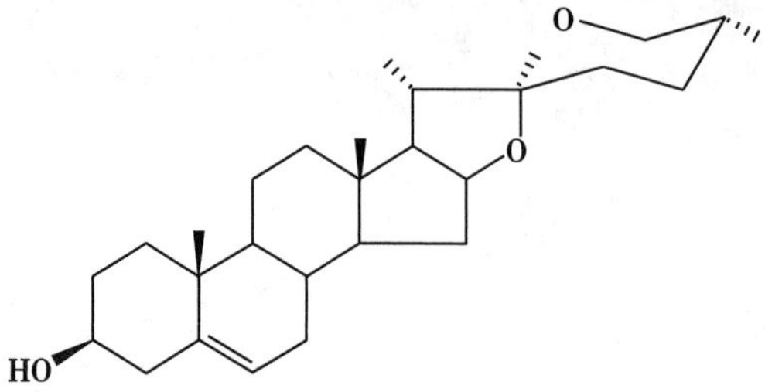 薯蓣皂苷元(diosgenin)	来源于薯蓣科植物穿龙薯蓣(*Dioscorea nipponica* Makino)的干燥根茎	祛风湿、止痛

知识链接

甾体皂苷简介

甾体皂苷是天然药物中一类重要的生物活性物质。研究表明，甾体皂苷具有良好的心血管活性、抗癌、降血脂、降血糖及雌激素样作用。许多主要含甾体皂苷的中成药早已上市，如地奥心血康胶囊、心脑舒通、冠心宁、宫血宁及金刚藤胶囊等。甾体皂苷已成为药物研究开发的重要先导化合物。

甾体皂苷元是合成甾体避孕药及激素类药物的重要基础原料。到目前为止我国已大量生产薯蓣皂苷元（diosgenin）、替告皂苷元（tigogenin）和海柯皂苷元（hecogenin）。

二、三萜皂苷

三萜皂苷是由三萜皂苷元(triterpene sapogenins)和糖组成的苷类。三萜皂苷元是三萜类衍生物,由 30 个碳原子组成,三萜皂苷在植物界分布比甾体皂苷广泛,结构复杂。三萜皂苷分子中常含有羧基,因此这类皂苷又称为酸性皂苷。根据苷元的结构主要分为四环三萜和五环三萜两大类。

（一）四环三萜皂苷

1. 四环三萜皂苷元的结构特点　此种类型的皂苷数量较少。基本骨架也是环戊烷并多氢菲的结构,母核的 17 位上连有一个由 8 个碳原子组成的侧链。母核上一般有 5 个甲基,即 4 位有偕二甲基,10 位和 14 位各有一个甲基,另一个甲基常连在 13 位或 8 位上。皂苷元除含 30 个碳的化合物外,也有 31 个碳和 32 个碳的衍生物。四环三萜皂苷元主要有以下三种类型:

(1) 羊毛脂甾烷(lanostane)型:也称羊毛脂烷,$C_{18}\beta$-甲基连接在 C_{13}位上。

(2) 达玛烷(dammarane)型:$C_{18}\beta$-甲基由 C_{13}位转位到 C_8位连接 C 环内。

(3) 葫芦烷(cucurbitane)型:与羊毛脂甾烷型骨架的主要区别在 A/B 环上的取代基不同,C_5-β-H、C_9-β-CH_3、C_{10}-α-H。

2. 四环三萜皂苷元的结构类型见表 11-2。

表 11-2　四环三萜皂苷元的结构类型

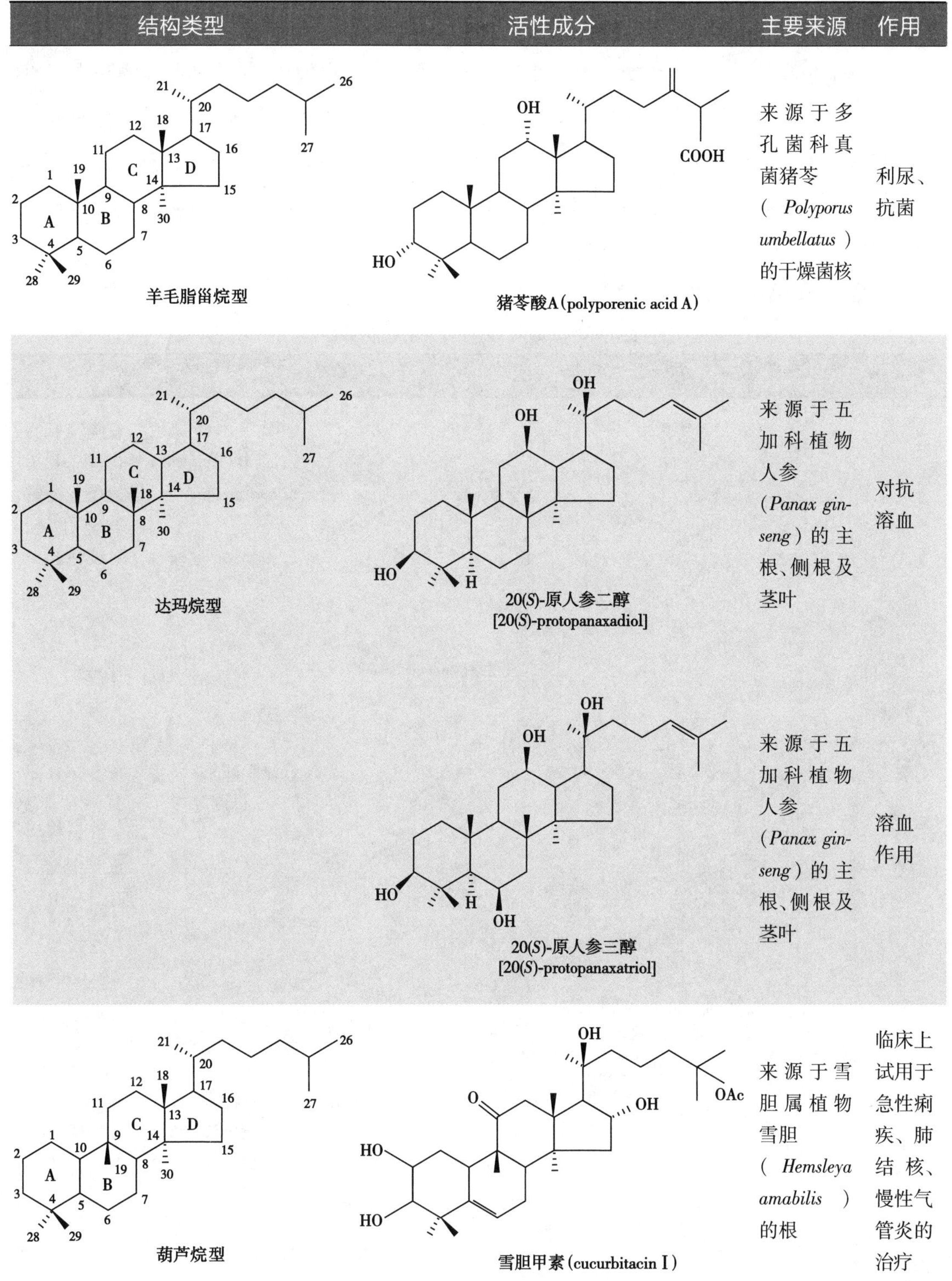

结构类型	活性成分	主要来源	作用
羊毛脂甾烷型	猪苓酸A(polyporenic acid A)	来源于多孔菌科真菌猪苓（*Polyporus umbellatus*）的干燥菌核	利尿、抗菌
达玛烷型	20(*S*)-原人参二醇 [20(*S*)-protopanaxadiol]	来源于五加科植物人参（*Panax ginseng*）的主根、侧根及茎叶	对抗溶血
	20(*S*)-原人参三醇 [20(*S*)-protopanaxatriol]	来源于五加科植物人参（*Panax ginseng*）的主根、侧根及茎叶	溶血作用
葫芦烷型	雪胆甲素(cucurbitacin I)	来源于雪胆属植物雪胆（*Hemsleya amabilis*）的根	临床上试用于急性痢疾、肺结核、慢性气管炎的治疗

（二）五环三萜皂苷

1. 五环三萜皂苷元的结构特点　这类皂苷在中药中较为常见，五环三萜皂苷元主要有以下三种类型。

（1）β-香树脂烷（β-amyrane）型：又称齐墩果烷（oleanane）型，其基本碳架为多氢蒎的五元环母核。环的稠合方式为 A/B、B/C、C/D 环均为反式，D/E 环为顺式。母核上有 8 个甲基，其中 C_4和 C_{20}位上均为偕二甲基，C_8、C_{10}、C_{17}的甲基均为 β-型，C_{14}位上甲基为 α-型。一般 C_3位上的羟基为 β-型，并与糖结合成苷。

（2）α-香树脂烷（α-amyrane）型：又称熊果烷型或乌苏烷（ursane）型。与 β-香树脂烷型不同之处是 E 环上 C_{29}甲基由 C_{20}位移至 C_{19}位，即 C_{29}、C_{30}甲基分别连接在 C_{19}、C_{20}位上，构型分别是 β 型和 α 型。

（3）羽扇豆烷（lupane）型：与齐墩果烷型不同的是 C_{21}与 C_{19}连成五元环 E 环，且在 C_{19}位上有 α-构型的异丙烷或异丙烯基取代，D/E 环为反式稠合，中药中此种类型较少，且大多以苷元形式存在，少数以皂苷形式存在。

2. 五环三萜皂苷元的结构类型见表 11-3。

表 11-3　五环三萜皂苷元的结构类型

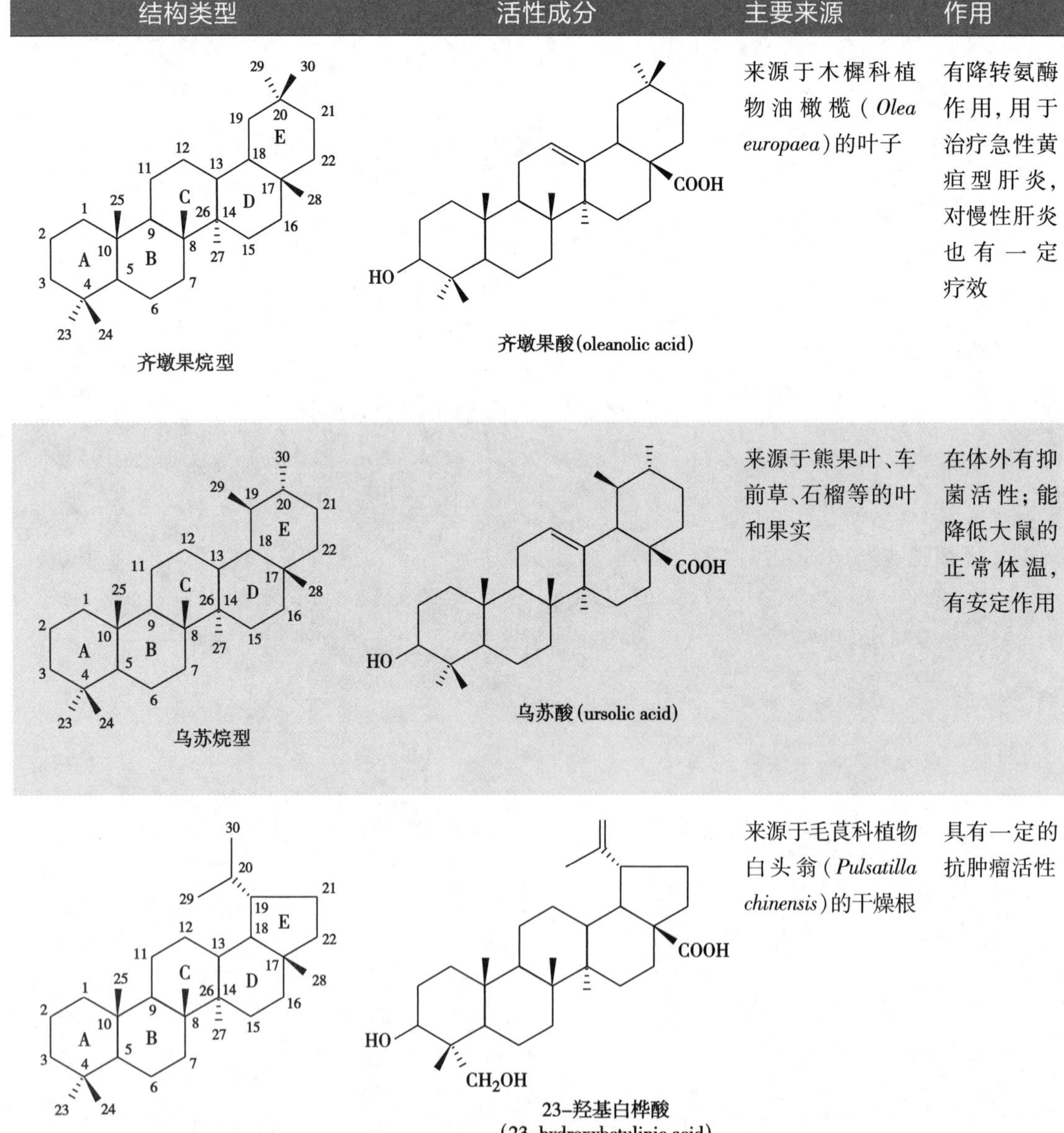

结构类型	活性成分	主要来源	作用
齐墩果烷型	齐墩果酸（oleanolic acid）	来源于木樨科植物油橄榄（*Olea europaea*）的叶子	有降转氨酶作用，用于治疗急性黄疸型肝炎，对慢性肝炎也有一定疗效
乌苏烷型	乌苏酸（ursolic acid）	来源于熊果叶、车前草、石榴等的叶和果实	在体外有抑菌活性；能降低大鼠的正常体温，有安定作用
羽扇豆烷型	23-羟基白桦酸（23-hydroxybetulinic acid）	来源于毛茛科植物白头翁（*Pulsatilla chinensis*）的干燥根	具有一定的抗肿瘤活性

点滴积累

1. 按照皂苷元的化学结构，皂苷主要分成甾体皂苷和三萜皂苷两大类。
2. 甾体皂苷为螺甾烷类衍生物，分子中一般不含有羧基，又称为中性皂苷。甾体皂苷的基本骨架为螺旋甾烷和异螺旋甾烷；三萜皂苷为三萜类衍生物，分子中一般含有羧基，又称为酸性皂苷。三萜皂苷主要分为四环三萜和五环三萜两类。

第二节　理化性质

一、性状

皂苷类化合物由于分子量较大，糖类又多为低聚糖，所以一般不易结晶，多为无色或白色无定形粉末，仅少数为结晶，而皂苷元大多为完好的结晶。

皂苷多味苦而辛辣，对黏膜有刺激性，可反射性地刺激呼吸道黏液腺分泌，使浓痰稀释，易于排出，从而用于止咳祛痰。如桔梗、远志、琵琶叶、紫菀等止咳化痰药均含有皂苷。少数皂苷如甘草皂苷有显著而强烈的甜味，对黏膜刺激性也弱。

皂苷多具有吸湿性，易吸潮，应干燥保存。

二、溶解性

皂苷一般可溶于水，易溶于热水、含水稀醇、热甲醇和热乙醇，几乎不溶或难溶于乙醚、苯等亲脂性有机溶剂。皂苷在含水正丁醇或戊醇中有较大溶解度，可利用此性质从含皂苷水溶液中用正丁醇或戊醇进行萃取，从而与糖类、蛋白质等亲水性大的成分分离。

皂苷糖链部分水解生成次皂苷后，由于糖的数目减少，极性降低，水溶性随之降低，易溶于醇、丙酮、乙酸乙酯。

皂苷元不溶于水，可溶于苯、乙醚、三氯甲烷等低极性溶剂。

三、表面活性

多数皂苷水溶液经强烈振摇后可产生大量持久性泡沫，并不因加热而消失，这是因为皂苷有降低水溶液表面张力的作用。因此皂苷可作为清洁剂、乳化剂应用。皂苷的表面活性与其分子内部亲水性和亲脂性结构的比例相关，只有二者比例适当，才能较好地发挥其表面活性。

利用发泡试验可初步判断皂苷的有无。但需注意的是，某些植物成分如糖类（树胶、黏液质）、氨基酸及蛋白质等成分的水溶液经振摇也能产生泡沫，但此泡沫加热后消失或不能持久，据此可与皂苷区别。另外还需注意的是某些皂苷起泡性不明显（如甘草皂苷）。

利用发泡试验还可以可区别甾体皂苷（中性皂苷）与三萜皂苷（酸性皂苷）：取两支试管分别加入 0.1mol/L 盐酸 5ml 和 0.1mol/L 氢氧化钠 5ml，再各加中药水提液 3 滴，振摇 1 分钟，如果两管泡沫高度相同，则提取液中含三萜皂苷；如果碱管泡沫比酸管泡沫高数倍，保持时间长，则提取液中含甾体皂苷。

四、溶血作用

大多数皂苷能破坏红细胞而有溶血作用。各种皂苷的溶血作用强弱不同，可用溶血指数表示。溶血指数是指在一定条件下（同一来源红细胞、等渗、恒温等）能使血液中红细胞完全溶解的最低皂苷溶液浓度。例如薯蓣皂苷的溶血指数为 1∶400 000，甘草皂苷的溶血指数为 1∶4 000。

皂苷的溶血作用是因为皂苷能与红细胞膜上胆甾醇结合生成不溶性的分子复合物，沉积于细胞膜上，破坏了细胞的正常渗透，使细胞内渗透压增高而使细胞破裂，从而导致溶血。

知识链接

皂苷的毒性

1. 皂苷通常又称皂毒类。皂苷水溶液注射进入静脉中，毒性极大，低浓度就能产生溶血作用；皂苷水溶液肌肉注射容易引起组织坏死；口服则无溶血作用。

2. 胆甾醇能解除皂苷的溶血毒性。

五、显色反应

皂苷在无水条件下，与强酸（硫酸、磷酸）、中强酸（三氯乙酸）或某些 Lewis 酸（氯化锌、三氯化锑、五氯化锑）作用，会出现颜色变化或显荧光。常用的显色反应有：

1. 醋酐-浓硫酸反应（Liebermann-Burchard 反应） 试样溶于醋酐中，加入冰冷的醋酐-浓硫酸（20∶1）数滴，可出现黄-红-紫-蓝-绿色等变化，最后可褪色。甾体皂苷颜色变化较快，最后显蓝绿色。而三萜皂苷只能显红或紫色，不出现绿色。用此法可初步区别甾体皂苷和三萜皂苷。

2. 三氯甲烷-浓硫酸反应（Salkowski 反应） 试样溶于三氯甲烷，加入浓硫酸后，三氯甲烷层显红或蓝色，硫酸层呈现绿色荧光。

3. 三氯醋酸反应（Rosen-Heimer 反应） 试样的三氯甲烷溶液滴在滤纸上，喷 25% 的三氯醋酸乙醇溶液，甾体皂苷在加热到 60℃时即可显示红色，三萜皂苷必须加热到 100℃才能显示颜色。此反应可用于纸色谱显色。

4. 五氯化锑反应（Kahlenberg 反应） 试样的三氯甲烷溶液点在滤纸上，喷以 20% 五氯化锑三氯甲烷溶液，干燥后显蓝紫色。用三氯化锑结果相同。

5. 冰醋酸-乙酰氯反应（Tschugaeff 反应） 试样溶于冰醋酸中，加乙酰氯数滴及氯化锌结晶数粒，稍加热，呈现淡红色或紫色。

课堂活动

根据皂苷的特性可以选择哪些试验对皂苷进行初步的鉴别？

点滴积累

1. 皂苷具有亲水性，尤其在正丁醇中具有较大溶解度，可利用此性质从含皂苷的水溶液中将皂苷类成分萃取出来。
2. 多数皂苷水溶液经强烈振摇后可产生大量持久性泡沫，并不因加热而消失；大多数皂苷能破坏红细胞而有溶血作用；甾体皂苷和三萜皂苷都具有甾体母核的显色反应。可利用这些性质初步判断皂苷的有无。

第三节　提取与分离

一、提取

（一）皂苷的提取

皂苷多以苷的形式存在，亲水性较强，因此常用不同浓度的乙醇或甲醇作为溶剂提取，然后回收溶剂，将残渣溶于水，滤除不溶物，水溶液再用石油醚、苯等亲脂性有机溶剂萃取，除去油脂、色素等脂溶性杂质，然后再用正丁醇对水溶液进行萃取，则皂苷转溶于正丁醇，而糖类等水溶性杂质留在水中，分取正丁醇溶液，回收正丁醇，得粗制总皂苷，此法被认为是皂苷提取的通法。

也可以先用石油醚或苯将药材进行脱脂处理，去除油脂、色素。脱脂后的药材再用乙醇或甲醇为溶剂加热提取，冷却提取液，由于多数皂苷难溶于冷乙醇或冷甲醇，就可能析出沉淀。或将醇提取液适当浓缩，再加入适量的丙酮或乙醚，皂苷就可以析出沉淀。

（二）皂苷元的提取

皂苷元极性小，易溶于苯、三氯甲烷、石油醚等弱极性有机溶剂而不溶或难溶于水。皂苷元的提取一般可采用两种方法：可先提取皂苷，将粗皂苷加酸水解后，再用弱极性有机溶剂提取，也可直接将药材加酸水解，使皂苷生成皂苷元，再用有机溶剂提取。

加酸水解皂苷时，要注意在剧烈的水解条件下，皂苷元结构可能发生变化。这时应降低反应条件或改用温和的水解方法以保证皂苷元结构不被破坏。另外先用酶解法再用酸水解，可以缩短酸水解时间，还能提高皂苷元的收率。

二、精制与分离

（一）分段沉淀法

利用皂苷可溶于醇，难溶于乙醚、丙酮等溶剂的性质，先将粗总皂苷溶于少量的甲醇或乙醇中，然后逐滴加入乙醚或丙酮至混浊，放置产生沉淀，滤过得极性较大的皂苷。母液继续滴加乙醚或丙酮至析出沉淀，得极性较小的皂苷。通过这样反复处理，可初步将不同极性的皂苷分离。

（二）铅盐沉淀法

利用此沉淀法可以分离酸性皂苷和中性皂苷。将粗皂苷溶于少量乙醇中，加入过量的饱和中性醋酸铅溶液，搅拌，使沉淀完全，过滤得酸性皂苷沉淀。在滤液中再加入饱和碱性醋酸铅溶液，搅拌，过滤得中性皂苷沉淀。然后将所得沉淀分别悬浮于乙醇中进行脱铅处理，脱铅后，将滤液减压浓缩，浓缩液加入乙醚析出沉淀，即得酸性皂苷及中性皂苷两部分。

（三）胆甾醇沉淀法

利用甾体皂苷可与胆甾醇生成难溶性的分子复合物的性质，与其他成分分离。先将粗皂苷溶于少量乙醇中，然后加入胆甾醇的饱和醇溶液，直至不再析出沉淀为止（混合后需稍加热），滤集沉淀，用水、乙醇、乙醚依次洗涤，以除去糖类、色素、油脂和游离的胆甾醇。最后将沉淀干燥，再用乙醚连续回流提取，此时甾体皂苷与胆甾醇形成的分子复合物分解，胆甾醇溶于醚中，残留物即为较纯的皂苷。

（四）色谱法

用以上方法分离，除少数皂苷可获得单体成分外，一般只能除去大部分杂质，获得相对纯的总皂苷，若需更进一步分离出单体，一般采用色谱法。

1. 分配色谱法　皂苷极性较大，用分配柱色谱分离效果较好。可用水饱和的硅胶或氧化铝做支持剂，用三氯甲烷-甲醇-水等极性较大的溶剂系统进行梯度洗脱。

2. 吸附色谱法　适用于分离亲脂性皂苷元。吸附剂常用硅胶，洗脱剂常用混合溶剂，如苯-三氯甲烷-水系统，按极性由小到大依次洗脱。若采用反相硅胶分离皂苷可取得较好效果。

3. 高效液相色谱法　是目前分离皂苷最常用的方法。常采用反相色谱柱，用甲醇-水或乙腈-水等溶剂系统为流动相，分离和纯化皂苷效果良好。

4. 大孔树脂吸附法　是近年来常用于分离极性较大化合物的一种方法，特别适用于皂苷的初步分离。可将植物先用甲醇提取，回收甲醇，残渣用水溶解，上树脂柱，先用水洗去糖类杂质，再用乙醇梯度洗脱，得到不同组分的皂苷混合物，初步分离后还需进一步用硅胶柱色谱或高效液相色谱分离得皂苷单体。

点滴积累

1. 提取皂苷时，多采用不同浓度的乙醇进行提取，回收溶剂后再用正丁醇进行萃取，将皂苷与水溶性杂质分离，这被认为是皂苷提取的通法。
2. 皂苷的分离，常采用分级沉淀法和胆甾醇沉淀法进行总皂苷的纯化，再用色谱法进行单体的分离。

第四节　鉴定

一、薄层色谱法

分离极性较大的皂苷，选用分配薄层色谱效果较好。一般要求展开剂的极性要大一些，才能取得较好的效果。常用的展开剂有三氯甲烷-甲醇-水（65 ∶ 35 ∶ 10 下层）、正丁醇-乙酸乙酯-水

（4∶1∶5 上层）、乙酸乙酯-吡啶-水（3∶1∶3）、乙酸乙酯-乙酸-水（8∶2∶1 上层）等。

分离皂苷元和亲脂性强的皂苷，可用吸附薄层色谱。以硅胶为吸附剂，常用苯-丙酮、苯-乙酸乙酯、三氯甲烷-乙酸乙酯、三氯甲烷-苯等亲脂性溶剂系统为展开剂。分离酸性皂苷时，可在展开剂中加入少量甲酸或乙酸，防止产生拖尾现象。

薄层色谱常用的显色剂有三氯乙酸试剂、10%硫酸乙醇液和磷钼酸等。

二、纸色谱法

对于亲水性强的皂苷，可直接用水做固定相，展开剂的极性也相应增大。常用水饱和的正丁醇、乙酸乙酯等混合溶剂。这种以水为固定相的纸色谱法，缺点是不易得到集中的斑点。

亲脂性皂苷和皂苷元，一般多用甲酰胺为固定相，用甲酰胺饱和的三氯甲烷、苯或它们的混合溶液做展开剂。

纸色谱常用三氯乙酸、五氯化锑等做显色剂。

点滴积累

皂苷的色谱检识方法常用薄层色谱法和纸色谱法。要根据皂苷的极性和亲水性强弱，选择合适的色谱鉴定方式和溶剂系统。

实例分析

实例 1：从穿山龙中提取薯蓣皂苷元

穿山龙为薯蓣科薯蓣属植物穿龙薯蓣（*Dioscorea nipponica* Makino）的根茎。穿山龙有祛风湿、止痛的功效，临床上常用于风湿腰腿痛的治疗。穿山龙及薯蓣属植物根茎含有大量的薯蓣皂苷，其苷元俗称薯蓣皂素，是制药工业中合成甾体激素和甾体避孕药的重要原料。从穿山龙中提取薯蓣皂苷元的提取流程如下：

1. 酸水解提取法流程：

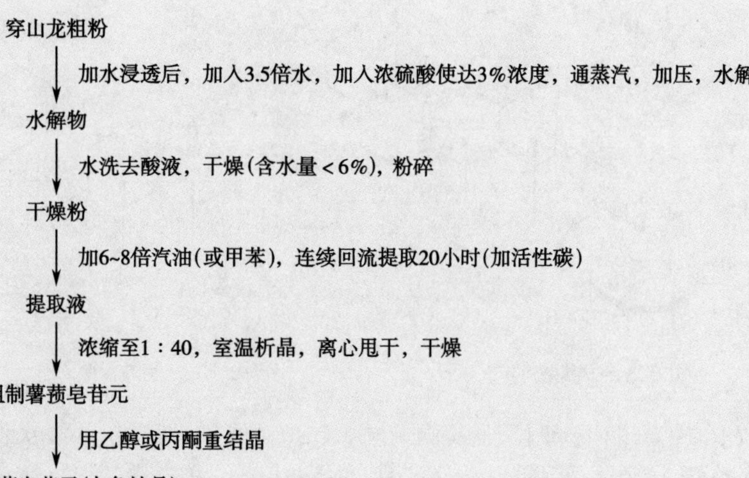

2. 预发酵提取法流程：

穿山龙粗粉

↓ **加水浸泡12小时，再加水(总量为原料的1.5~2倍)，于40℃恒温2天进行发酵**

发酵后原料

↓ **加3%硫酸(用量为原料量的3倍)，于152kPa，116~120℃，水解3小时**

水解后原料

↓ **水洗去酸液，干燥，用汽油(或甲苯)连续回流提取**

提取液

↓ **浓缩后析晶，重结晶**

精制薯蓣皂苷元

分析：

利用穿山龙中的薯蓣皂苷在酸性条件下水解得到薯蓣皂苷元，再利用薯蓣皂苷元在汽油（或甲苯）中溶解度较大，采用汽油（或甲苯）为溶剂进行提取。利用其在乙醇或丙酮中溶解度相差悬殊的性质进行精制。此法提取收率约2%，在此条件下水解时间长，且还有一部分皂苷未完全水解，降低了收率。如果将原料在酸水解之前经过预发酵处理，不但能缩短水解时间，还能提高薯蓣皂苷元的收率。据报道，经预发酵处理后薯蓣皂苷元的收率可提高54%。

实例2：从甘草中提取甘草酸和甘草次酸

甘草是豆科植物甘草属甘草（*Glycyrrhiza uralensis* Fisch）等的干燥根及根茎，具有补脾益气、润肺止咳、缓急止痛、调和诸药等功效。临床上用于治疗咽喉肿痛、痈肿疮毒、缓解药毒。炙用治疗脾胃虚弱、腹痛便溏、咳嗽痰多。近年研究表明，甘草还具有较强的抗炎、抗溃疡等作用，此外还有抗肿瘤的作用。

甘草中的主要有效成分为甘草皂苷（glycyrrhizin），含量约为7%~10%。甘草皂苷为β-香树脂烷型三萜皂苷，苷元部分有羧基，C_3羟基连接两分子葡萄糖醛酸，为酸性皂苷，因此甘草皂苷又称甘草酸。还因其具有甜味又称甘草甜素，可用于食品工业做甜味剂。

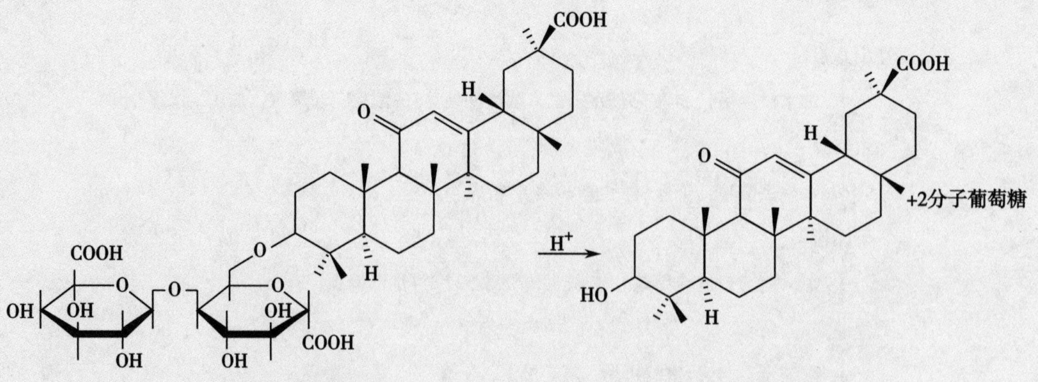

COOH H O O COOH O OH OH O OH OH COOH OH H $\xrightarrow{H^+}$ COOH H O +2分子葡萄糖 HO H

甘草皂苷(甘草酸)　　　　甘草次酸

从甘草中提取的甘草酸不易精制，一般通过制成钾盐后，才能得到精制品。甘草次酸（glycyrrhetinic acid）是甘草皂苷的苷元。从甘草中提取甘草酸和甘草次酸提取流程如下：

1. 甘草酸粗品的提取:

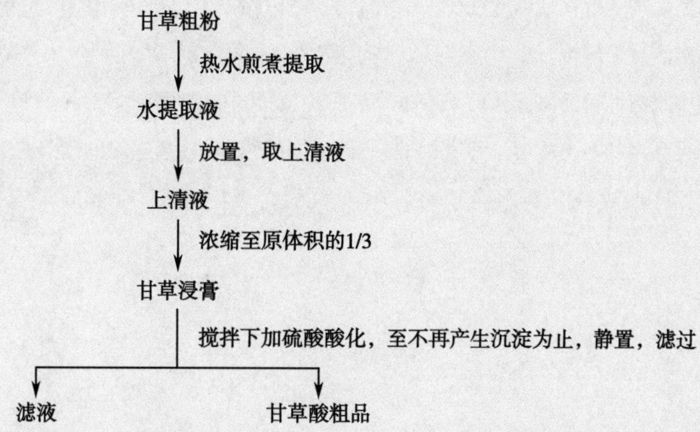

2. 甘草酸单钾盐的制备:

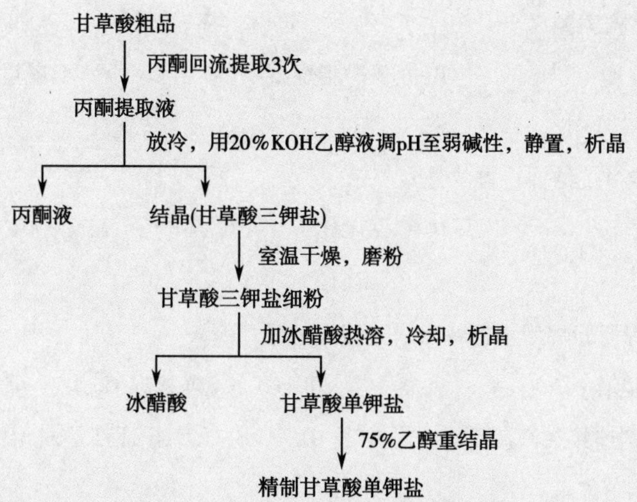

3. 甘草次酸的制备:

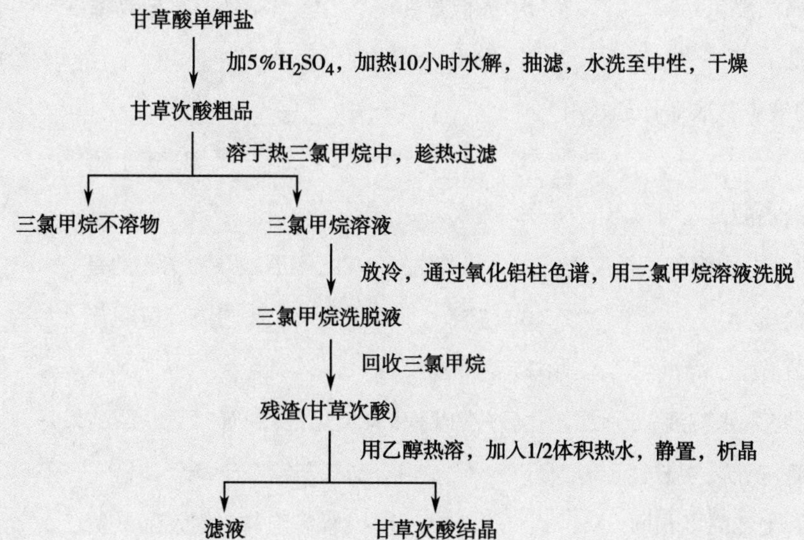

分析：

甘草中的甘草酸以钾盐或钙盐形式存在，易溶于水，利用水作为提取溶剂提取甘草酸。甘草酸呈酸性，在酸性条件下水溶性下降可析出沉淀得到甘草酸粗品。甘草酸与氢氧化钾生成甘草酸三钾盐，在丙酮与乙醇混合溶剂中难溶而析晶。此盐溶于热冰醋酸后生成甘草酸单钾盐，难溶于冷冰醋酸而析晶。甘草酸单钾盐的精制是利用其在乙醇中溶解度相差悬殊的性质进行。甘草次酸的制备是利用甘草酸在5%硫酸溶液中，加压、110~120℃进行水解而得到。

目标检测

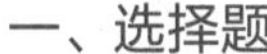

一、选择题

（一）单项选择题

1. 齐墩果酸的结构类型属于

A. β-香树脂烷型　B. α-香树脂烷型　C. 羽扇豆烷型

D. 达玛烷型　E. 葫芦烷型

2. 不符合异螺旋甾烷结构特点的是

A. $C_{25}\beta$-CH_3　B. $C_{25}\alpha$-CH_3　C. $C_{10}\beta$-CH_3

D. $C_{13}\beta$-CH_3　E. $C_{17}\beta$-CH_3

3. 下列关于β-香树脂烷型结构特点描述错误的是

A. 属于三萜皂苷　B. C_{29}、C_{30}连接在C_{20}上

C. C_{29}、C_{30}分别连接在C_{19}、C_{20}上　D. A、B、C、D、E环都是六元环

E. C_8、C_{17}均为β-CH_3

4. 溶血指数是指在一定条件下，能使血液中红细胞完全溶解的皂苷溶液

A. 最高浓度　B. 最低浓度　C. 较高浓度

D. 较低浓度　E. 物质的量浓度

5. 从水溶液中萃取皂苷最好用

A. 丙酮　B. 乙醚　C. 正丁醇

D. 乙酸乙酯　E. 碱水

6. 下列成分的水溶液振摇后能产生大量持久性泡沫，不因加热而消失的是

A. 蛋白质　B. 皂苷　C. 黄酮苷

D. 蒽醌苷　E. 生物碱

7. 含三萜皂苷水溶液，分别加入盐酸（酸管）和氢氧化钠（碱管）后振摇，结果是

A. 碱管泡沫高于酸管几倍　B. 酸管泡沫高于碱管几倍

C. 两管泡沫高度相同　D. 酸管有泡沫，碱管无碱管

E. 两管泡沫产生后立即消失

8. 制剂时皂苷不适宜的剂型是

A. 片剂　　B. 颗粒剂　　C. 合剂

D. 注射剂　　E. 糖浆剂

9. Liebermann-Burchard 反应所使用的试剂是

A. 香草醛-浓硫酸　　B. 醋酐-浓硫酸　　C. 三氯乙酸

D. 五氯化锑　　E. 三氯甲烷-浓硫酸

10. 分段沉淀法分离皂苷,是利用混合物中

A. 皂苷元结构类型的差异　　B. 皂苷极性的差异　　C. 皂苷酸碱性的差异

D. 皂苷分子量大小的差异　　E. 难溶于醇的性质

（二）多项选择题

1. 按照皂苷元的化学结构可将皂苷分成两大类

A. 甾体皂苷　　B. 单糖链皂苷　　C. 双糖链皂苷

D. 三萜皂苷　　E. 三糖链皂苷

2. 符合甾体皂苷元结构特点的是

A. 含 A、B、C、D、E 和 F 六个环　　B. E 环和 F 环以螺缩酮形式连接

C. E 环是呋喃环,F 环是吡喃环　　D. 分子中常含羧基,又称酸性皂苷

E. 含有 27 个碳原子,C_{22}为螺原子

3. 属于四环三萜皂苷元结构的是

A. 螺旋甾烷型　　B. 羽扇豆烷型　　C. 羊毛脂甾烷型

D. 达玛烷型　　E. 葫芦烷型

4. 属于五环三萜皂苷元结构的是

A. 齐墩果烷型　　B. 羽扇豆烷型　　C. 乌苏烷型

D. 达玛烷型　　E. 羊毛脂甾烷型

5. 下列关于皂苷性质的叙述正确的是

A. 泡沫加热会消失　　B. 对黏膜有刺激性

C. 吸湿性　　D. 溶血性

E. 能制成片剂、注射剂等剂型

6. 皂苷在哪些溶剂中溶解度较大

A. 含水稀醇　　B. 乙醚　　C. 热水

D. 苯　　E. 正丁醇

7. 甾体皂苷元由 27 个碳原子组成,其基本骨架称为

A. 螺旋甾烷　　B. 异螺旋甾烷　　C. 强心甾烯

D. 蟾蜍甾烯　　E. 胆甾醇

8. 区别三萜皂苷与甾体皂苷的方法有

A. 醋酐-浓硫酸反应　　B. 三氯甲烷-浓硫酸反应　　C. 五氯化锑反应

D. 三氯乙酸反应　　E. 冰醋酸-乙酰氯反应

9. 皂苷的精制与分离方法有

A. 分段沉淀法　　B. 胆甾醇沉淀法　　C. 乙醇沉淀法

D. 色谱法　　E. 酸溶碱沉法

10. 精制皂苷时，先将粗皂苷溶于甲醇或乙醇，然后加何溶剂可使皂苷析出

A. 正丁醇　　B. 乙醚　　C. 热水

D. 丙酮　　E. 乙醚-丙酮(1∶1)

二、问答题

1. 简述如何利用皂苷的泡沫反应区别三萜皂苷和甾体皂苷？

2. 皂苷溶血作用的原因及表示方法？含有皂苷的药物临床应用时应注意什么？

3. 哪些试验常用于检测药材中皂苷的存在？

三、实例分析

1. 写出胆甾醇沉淀法分离甘草皂苷（三萜皂苷）与薯蓣皂苷（甾体皂苷）的流程。

2. 某植物含有挥发油、生物碱、三萜皂苷、多糖等成分，请设计用溶剂法提取纯化总皂苷的方法。

（邱利芝）

第十二章

强 心 苷

导学情景

情景描述

充血性心力衰竭（简称为心力衰竭或者心功能不全），是由于心脏不能提供静脉回流及身体组织代谢所需的血液而发生的疾病，是各类心脏病发展到终末阶段所表现出来的一种临床综合征，是各种心脏病的严重阶段，是心脏病患者死亡的主要原因。200 年前 William Witbering 开始将洋地黄应用于治疗心力衰竭，从此，洋地黄在治疗心力衰竭时被广泛应用。

学前导语

洋地黄类药物是使用最早而且目前还在应用的强心苷类药物，常用制剂有地高辛、西地兰、毒毛旋花子苷 K、洋地黄毒苷等。这类药物可选择性作用于心脏，能增加心肌收缩力，影响心肌电生理特性，是最常用的强心药。本章我们将和同学们一起学习强心苷类化合物的结构类型、理化性质以及其提取分离方法和技术。

强心苷(cardiac glycosides)是存在于植物中的一类对心脏具有显著生理活性的甾体苷类化合物。

强心苷存在于许多有毒的植物中,目前已发现十几个科数百种植物中含有强心苷,尤其以玄参科和夹竹桃科植物中最普遍,其他如百合科、毛茛科、萝藦科、十字花科、大戟科、桑科、卫矛科等分布亦较普遍。常见含强心苷的植物有毛花洋地黄、紫花洋地黄、毒毛旋花、黄花夹竹桃、羊角拗、铃兰、万年青、海葱等。强心苷主要存在于植物的果、叶、花、鳞茎或根等部位。目前尚未在动物中发现有强心苷存在。中药蟾酥是一类具有强心作用的甾体化合物,但它不属于苷类,而属于蟾毒配基与脂肪酸或氨基酸形成的酯类。

强心苷具有选择性增强心肌收缩力和影响心肌电生理特性的作用,主要用于治疗充血性心力衰竭和节律障碍等心脏疾病,是治疗心率过快、心房颤动或扑动的首选药和慢性心功能不全的主要药物。但使用时剂量要适当,稍过量即导致中毒。目前临床上应用的强心苷类药物达二三十种,如地高辛(digoxin)、西地兰(cedilanid)、洋地黄毒苷(digitoxin)等。

第一节 结构类型

强心苷的结构比较复杂,是由强心苷元与糖缩合而成的一类苷。强心苷元中甾体母核的立体结构与一般甾醇类不同,所连接的糖也有一些是特殊的去氧糖。

一、强心苷元部分

天然存在的强心苷元是 C_{17} 侧链为不饱和内酯环的甾体化合物。其化学结构及结构特点如下：

R=五元或六元不饱和内酯

强心苷元

甾体母核稠合方式：B/C 环都是反式稠合；C/D 环都是顺式稠合，如为反式则无活性；而 A/B 环顺、反两种稠合方式都存在，但以顺式稠合为主。

甾体母核上取代基及其构型：①C_3 和 C_{14} 位都有羟基取代。C_3 位上羟基多为 β-构型，少数为 α 构型，命名时冠以表（epi）字，C_3 羟基与糖结合成苷；C_{14} 位上羟基，由于 C/D 环都是顺式稠合，所以均为 β-构型；另外，甾体母核其他位置上也可能有更多的羟基。②C_{10} 位上大多连接甲基，也可能是羟甲基、醛基或羧基，均为 β-构型。③C_{13} 位均连接 β-构型甲基。④C_{17} 位上取代基大多为 β-构型的不饱和内酯环。根据 C_{17} 位上连接的不饱和内酯环的不同，可将强心苷元分成两种类型。

（一）甲型强心苷元

甾体母核的 C_{17} 侧链为五元的不饱和内酯环，基本母核称为强心甾（cardenolide），由 23 个碳原子组成。甲型强心苷以强心甾为母核命名，已知的天然强心苷元大多数属于此种类型，见表 12-1。

（二）乙型强心苷元

甾体母核的 C_{17} 侧链为六元的不饱和内酯环，基本母核称为海葱甾（scillanolide）或蟾蜍甾（bufanolide），由 24 个碳原子组成。乙型强心苷以海葱甾或蟾蜍甾为母核命名，自然界中仅少数几种强心苷元属于此种类型，见表 12-1。

表 12-1　强心苷元的结构类型

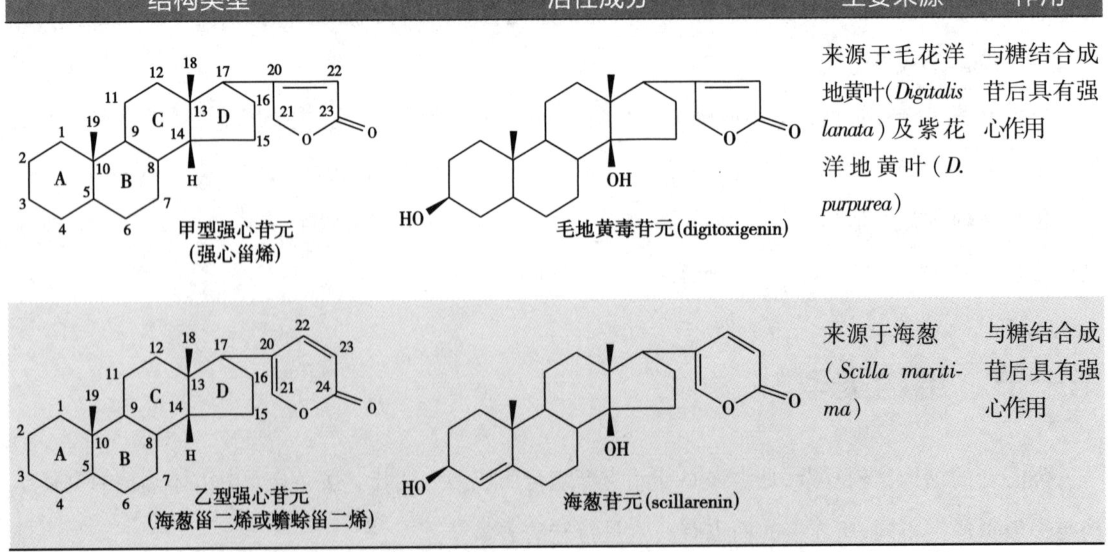

结构类型	活性成分	主要来源	作用
甲型强心苷元（强心甾烯）	毛地黄毒苷元（digitoxigenin）	来源于毛花洋地黄叶（*Digitalis lanata*）及紫花洋地黄叶（*D. purpurea*）	与糖结合成苷后具有强心作用
乙型强心苷元（海葱甾二烯或蟾蜍甾二烯）	海葱苷元（scillarenin）	来源于海葱（*Scilla maritima*）	与糖结合成苷后具有强心作用

课堂活动

根据强心苷　　C_{17}侧链不饱和内酯环的不同，可将强心苷分成两种类型，用连线对应连接。

甲型强心苷　　C_{17}位连接六元的不饱和内酯环

乙型强心苷　　C_{17}位连接五元的不饱和内酯环

二、糖部分

构成强心苷的糖类有20多种。根据糖分子C_2上有无羟基,可分为α-去氧糖(2-去氧糖)和α-羟基糖(2-羟基糖)两类。α-去氧糖常见于强心苷中,故可作为区别于其他苷类成分的重要特征之一。

(一) α-去氧糖

主要包括2,6-二去氧糖以及2,6-二去氧糖甲醚,如D-洋地黄毒糖、D-加拿大麻糖、L-夹竹桃糖等,是强心苷中的特殊糖。

(二) α-羟基糖

除常见的D-葡萄糖,还包括6-去氧糖及6-去氧糖甲醚,如L-鼠李糖、D-洋地黄糖、L-黄花夹竹桃糖等。

组成强心苷的糖的结构类型见表12-2。

表12-2　糖的结构类型

结构类型	代表化合物	
α-去氧糖	D-洋地黄毒糖	D-加拿大麻糖
α-羟基糖	D-葡萄糖	D-洋地黄糖
	L-鼠李糖	L-黄花夹竹桃糖

三、糖和苷元的连接方式

强心苷中的糖与苷元 C_3-OH 结合形成苷，通常由 1~5 个糖单元以直链连接。糖链中如果同时有去氧糖和葡萄糖，苷元总是先与去氧糖相连，再与葡萄糖相连。根据与苷元直接相连的糖的种类不同，可将强心苷分为下列三种类型：

Ⅰ型苷元 C_3-O-(2,6-二去氧糖)$_x$-(D-葡萄糖)$_y$

Ⅱ型苷元 C_3-O-(6-去氧糖)$_x$-(D-葡萄糖)$_y$

Ⅲ型苷元 C_3-O-(D-葡萄糖)$_x$

$$x=1\sim3, y=1\sim2$$

天然存在的强心苷大多属于Ⅰ型和Ⅱ型，Ⅲ型较少。

强心苷按连接方式分类，见表 12-3。

表 12-3　强心苷连接方式的分类

结构类型	活性成分	主要来源	作用
Ⅰ型	(洋地黄毒糖)$_3$ $\xrightarrow{4\quad1}$ 葡萄糖 紫花洋地黄苷A(purpurea glycoside A)	来源于紫花洋地黄(*Digitalis purpuea* L.)	具有强心作用
Ⅱ型	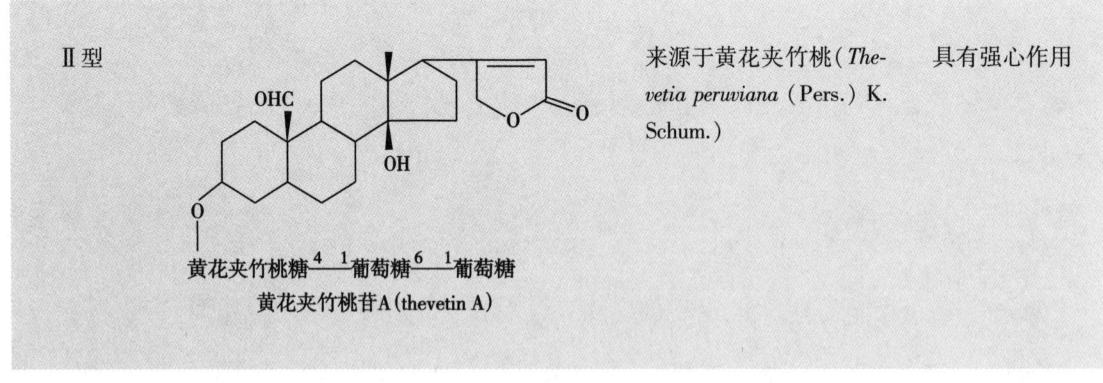 黄花夹竹桃苷A(thevetin A)	来源于黄花夹竹桃(*Thevetia peruviana* (Pers.) K. Schum.)	具有强心作用
Ⅲ型	葡萄糖 $\xrightarrow{6\quad1}$ 葡萄糖 乌沙苷(uzarin)	来源于马利筋(*Asclepias curassavica* L.)	具有强心作用

知识链接

强心苷的结构和强心作用的关系

甾体母核的立体结构：A/B 环可以是顺式或反式稠合，但是 C/D 环必须是顺式稠合（即 C_{14} 位取代基为 β 构型），若为反式，强心作用消失。

不饱和内酯环：甾体母核 C_{17} 位必须连接一个不饱和内酯环，且为 β-构型。如果为 α-构型或开环，强心作用很弱甚至消失；不饱和内酯环中的双键若被饱和，强心活性和毒性同时减弱，安全范围增大，有一定实用价值。

糖部分：苷元与 α-去氧糖连接形成的苷，强心活性及毒性强；与葡萄糖连接形成的苷，毒性较弱，有可能发展成为更安全的药物。

点滴积累

1. 根据 C_{17} 侧链上连接的不饱和内酯环不同，可将强心苷分为甲型强心苷和乙型强心苷；根据与苷元直接相连的糖种类不同，可将强心苷分为Ⅰ型、Ⅱ型和Ⅲ型三种类型。
2. 强心苷分子中的糖主要有 2，6-二去氧糖、6-去氧糖及 D-葡萄糖，其中 2，6-二去氧糖是强心苷中的特殊糖，是区别于其他苷的重要特征。

第二节 理化性质

一、性状

强心苷大多是无色结晶或无定形粉末；具有旋光性；对黏膜有刺激性；C_{17} 侧链为 β-构型的味苦，为 α-构型的不苦，但无活性。

二、溶解性

强心苷一般可溶于水、甲醇、乙醇、丙酮等极性较大的溶剂，微溶于乙酸乙酯、含醇三氯甲烷，几乎不溶于乙醚、苯、石油醚等弱极性有机溶剂。而苷元则易溶于乙酸乙酯、三氯甲烷等有机溶剂，难溶于水等极性溶剂。

强心苷的溶解性与分子中所含糖基的数目、种类有关。原生苷由于所含糖基数目多，比次生苷和苷元亲水性强，可溶于水、醇等溶剂；次生苷亲水性减弱，可溶于乙酸乙酯、含水三氯甲烷、三氯甲烷-乙醇(4∶1)等溶剂。含去氧糖的强心苷亲水性弱于含羟基糖的强心苷，去氧糖增多，亲脂性增强。

强心苷的溶解性除了考虑糖基的数目、种类外，还与苷元中羟基的数目和位置有关。羟基数目越多，亲水性越强。如乌本苷虽是单糖苷，但分子中有 8 个羟基，水溶性大(1∶75)，难溶于三氯甲烷；洋地黄毒苷虽是三糖苷，但分子只有 5 个羟基，在水中溶解度小(1∶100 000)，易溶于三氯甲烷

（1∶40）。当糖基和苷元上的羟基数目相同时，能形成分子内氢键者，亲水性弱，反之，亲水性强。

三、水解性

强心苷的水解反应

强心苷分子中的苷键能被酸、酶催化水解，内酯环和其他酯键能被碱水解。

（一）酸催化水解

1. 温和酸水解法　用稀酸如 0.02～0.05mol/L 的盐酸或硫酸，在含水醇中经短时间（半小时至数小时）加热回流，可水解去氧糖的苷键（即苷元与 α-去氧糖之间、α-去氧糖与 α-去氧糖之间的苷键），而 α-羟基糖的苷键在此条件下不易断裂，常常得到二糖或三糖。因此可使Ⅰ型强心苷水解成苷元、α-去氧糖以及 α-去氧糖与葡萄糖相连的二糖或三糖。此水解条件温和，对苷元影响较小，不致引起脱水反应。反应式如下：

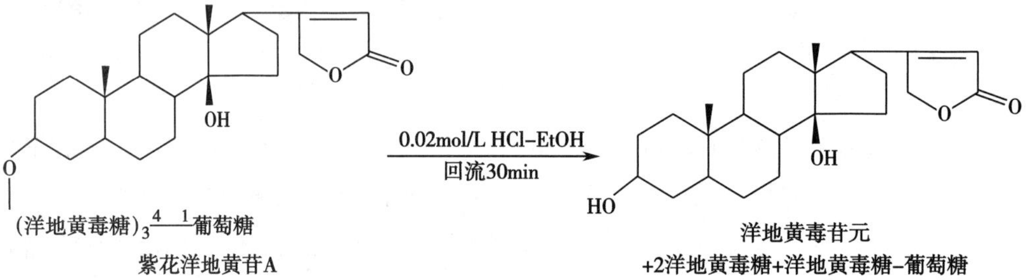

（洋地黄毒糖）$_3$ —4—1— 葡萄糖
紫花洋地黄苷A
0.02mol/L HCl-EtOH，回流30min →
洋地黄毒苷元
+2洋地黄毒糖+洋地黄毒糖-葡萄糖

2. 强烈酸水解法　Ⅱ型和Ⅲ型强心苷中与苷元相连的糖均为 α-羟基糖，由于 2-羟基的存在，阻碍了苷键原子的质子化，水解较困难，用温和条件难以使其水解，因此必须提高酸的浓度（3%～5%），延长水解时间或同时加压，才能使苷键全部水解。但是由于水解条件强烈，易引起苷元在含羟基位置发生脱水反应，所以产物是脱水苷元和单糖。反应式如下：

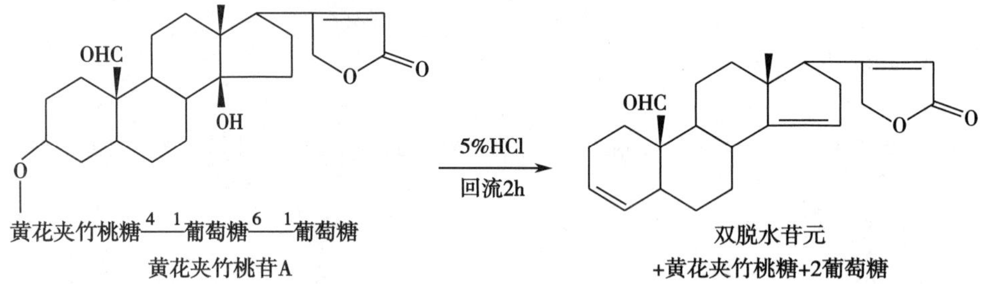

黄花夹竹桃糖 —4—1— 葡萄糖 —6—1— 葡萄糖
黄花夹竹桃苷A
5%HCl，回流2h →
双脱水苷元
+黄花夹竹桃糖+2葡萄糖

（二）酶催化水解

酶催化水解反应条件温和，具有一定的专属性。在含强心苷的植物中，只有水解葡萄糖的酶，不存在水解 α-去氧糖的酶，所以酶能水解除去葡萄糖，得到保留 α-去氧糖的次级苷。水解过程中不同性质的酶作用于不同性质的苷键。如毒毛旋花子中含有 β-D-葡萄糖苷酶和毒毛旋花子双糖酶，用不同的酶水解，得到的产物不同。反应式如下：

除了植物中共存的酶外，其他生物中的酶也能使某些强心苷水解，如纤维素酶、蜗牛消化酶等，尤其是蜗牛消化酶，它是一种混合酶，几乎能水解所有的苷键。可将强心苷分子中的糖链逐步水解，直至获得苷元，常用来研究强心苷的结构。

此外，苷元类型不同，酶水解的难易程度也不同，一般来说，乙型强心苷比甲型强心苷容易水解。糖上有乙酰基，酶水解时阻力增大，速度减慢。

CHO OH OH O O
加拿大麻糖 4—1 葡萄糖 6—1 葡萄糖
K-毒毛旋花子苷

β-D-葡萄糖苷酶

CHO OH OH O O
加拿大麻糖 4—1 葡萄糖+葡萄糖
K-毒毛旋花子次苷

毒毛旋花子双糖酶

CHO OH OH O O
加拿大麻糖+葡萄糖 6—1 葡萄糖
加拿大麻苷

（三）碱催化水解

强心苷的苷键不能被碱水解，但碱可使分子中的酯键水解脱去酰基、内酯环开裂及苷元异构化等。其中最易被碱水解的是 α-去氧糖上的酰基，其次是 α-羟基糖和苷元上的酰基，内酯环的水解难度大些。用不同的碱液，水解产物不同。

稀碳酸氢钠、碳酸氢钾碱性弱，水解能力较弱，只能使 α-去氧糖上的酰基水解，而其他糖和苷元上的酰基及内酯环不被水解；稀氢氧化钙、氢氧化钡能使所有的酰基水解，而内酯环不被水解。

氢氧化钠、氢氧化钾水解能力最强，不但使分子中的酰基全部水解，还能使内酯环开裂。在水溶液中，内酯环开裂，酸化后可以重新环合，这种变化是可逆的；在醇溶液中，内酯环开裂并发生异构化，不能重新环合成原来的内酯环，这种变化是不可逆的。

四、显色反应

强心苷的显色反应由甾体母核、不饱和内酯环和 α-去氧糖产生。

（一）甾体母核的反应

甾体化合物在无水条件下，与强酸或某些 Lewis 酸作用，会出现颜色变化或显荧光。常用的显色反应有：

1. 醋酐-浓硫酸反应（Liebermann-Burchard 反应）　将样品溶于醋酐（或三氯甲烷）中，加入冰冷的醋酐-浓硫酸（20：1）数滴，出现黄→红→紫→蓝→绿等颜色变化，最后可褪色。

2. 三氯甲烷-浓硫酸反应（Salkowski 反应）　将样品溶于三氯甲烷中，沿管壁滴加浓硫酸后，三氯甲烷层显红色或蓝色，硫酸层显绿色荧光。

3. 三氯醋酸反应（Rosen-Heimer 反应）　A：将样品的三氯甲烷溶液点在滤纸上，喷 25% 的三氯醋酸乙醇溶液，显红色至紫色。B：将 25% 的三氯醋酸乙醇溶液和 3% 氯胺 T 水溶液以 4：1 混合，喷在滤纸上与样品的三氯甲烷溶液反应，晾干后于 90℃ 加热数分钟，紫外灯下观察，可显黄绿色、蓝色、灰蓝色荧光，可用于区别洋地黄类强心苷的各种苷元。

4. 冰醋酸-乙酰氯反应（Tschugaev 反应）　将样品溶于冰醋酸中，加乙酰氯数滴和氯化锌数粒，加热煮沸，呈现紫红→蓝→绿颜色的变化。

5. 三氯化锑或五氯化锑反应　将样品的醇溶液点在滤纸上，喷20%三氯化锑（或五氯化锑）三氯甲烷溶液，干燥后于60~70℃加热3~5分钟，显蓝色、灰蓝色、灰紫色。

（二）五元不饱和内酯环的反应

甲型强心苷C_{17}位上有五元不饱和内酯环，在碱性醇溶液或吡啶液中，内酯环中的双键由$C_{20(22)}$转移到$C_{20(21)}$，形成C_{22}活性次甲基，能与一些活性次甲基试剂缩合显色。常见的反应有：

1. 3,5-二硝基苯甲酸试剂反应（Kedde反应）　取样品的醇溶液，加碱性3,5-二硝基苯甲酸试剂3~4滴，溶液显红色或深红色。该反应可用于强心苷纸色谱和薄层色谱鉴别，喷雾后显紫红色，几分钟后褪色。

2. 碱性苦味酸试剂反应（Baljet反应）　取样品的醇溶液，加碱性苦味酸试剂数滴，放置15分钟，溶液显橙色或橙红色。《中国药典》中收载的强心苷类药物均以此法测定含量。

3. 间二硝基苯试剂反应（Raymond反应）　取样品的醇溶液，加1%间二硝基苯试剂，摇匀后再加入20%氢氧化钠溶液，溶液显紫红色或蓝紫色。

4. 亚硝酰铁氰化钠试剂反应（Legal反应）　取样品的乙醇液，水浴蒸干，残渣溶于吡啶溶液中，加3%亚硝酰铁氰化钠溶液和2mol/L氢氧化钠溶液各2滴，溶液显深红色，并渐渐褪去。

乙型强心苷C_{17}位上为六元不饱和内酯环，在碱性醇溶液或吡啶液中，不能产生活性次甲基，不发生上述反应。因此可利用此类反应区分甲型强心苷与乙型强心苷。

（三）α-去氧糖的反应

α-去氧糖是强心苷区别于其他苷类成分的重要特征，常见的显色反应有：

1. 三氯化铁-冰醋酸试剂反应（Keller-Kiliani反应）　取少量样品用冰醋酸溶解，加入20%的三氯化铁溶液1滴，混匀，沿壁加入浓硫酸，观察界面和乙酸层颜色变化。如果有α-去氧糖，则乙酸层逐渐显蓝色或蓝绿色，界面的颜色随苷元不同可显红色、绿色、黄色等，久置后逐渐转为暗色。

此反应只对游离的α-去氧糖或在反应条件下能水解产生α-去氧糖的强心苷显色。如K-毒毛旋花子苷分子中虽然有加拿大麻糖，但因其与葡萄糖相连，反应呈阴性。因此，对此反应不显色的，并不能绝对证明其分子中不含有α-去氧糖，还需要用其他α-去氧糖的显色反应进一步证实。

2. 呫吨氢醇试剂反应（Xanthydrol反应）　取固体样品少许，加呫吨氢醇试剂（10mg呫吨氢醇溶于100ml冰醋酸，加入1ml浓硫酸），置水浴上加热3分钟，只要分子中有α-去氧糖即显红色。本反应非常灵敏，分子中的α-去氧糖可定量的发生反应，因此还可用于定量分析。

3. 对二甲氨基苯甲醛试剂反应　将样品的醇溶液点在滤纸上，干后，喷对二甲氨基苯甲醛试剂（1%对二甲氨基苯甲醛乙醇溶液-浓盐酸，4∶1混匀），于90℃加热半分钟，如有α-去氧糖，显灰红色斑点。

4. 过碘酸-对硝基苯胺反应　将样品的醇溶液点在滤纸上，先喷过碘酸钠水溶液（过碘酸钠的饱和水溶液加蒸馏水，1∶2稀释），于室温放置10分钟，再喷对硝基苯胺试液（1%对硝基苯胺乙醇溶液-浓盐酸，4∶1混匀），如有α-去氧糖，则迅速在灰黄色背底上出现深黄色斑点，紫外灯下观察则为棕色背底上出现黄色荧光斑点。再喷5%氢氧化钠甲醇溶液，则斑点转为绿色。

课堂活动

将下列强心苷的显色反应，用连线一一对应连接。

甾体母核的显色反应	三氯化铁-冰醋酸试剂反应
五元不饱和内酯环的显色反应	醋酐-浓硫酸试剂反应
α-去氧糖的显色反应	3，5-二硝基苯甲酸试剂反应

点滴积累

1. 强心苷可溶于水、醇、丙酮等极性溶剂，难溶于石油醚、苯、乙醚等弱极性溶剂。可利用此性质提取强心苷。
2. 温和酸水解可用于水解Ⅰ型强心苷，产物为苷元和糖；强烈酸水解主要用于水解Ⅱ型和Ⅲ型强心苷，产物为脱水苷元和单糖；酶水解主要生成次生苷和葡萄糖；碱水解主要作用于酰基和内酯环。可用水解反应研究强心苷的结构。
3. 五元不饱和内酯环的显色反应，可用于区别甲型和乙型强心苷；α-去氧糖的显色反应可用于区别强心苷和其他苷类成分。

第三节　提取与分离

一、提取

植物中存在的强心苷类成分比较复杂，多数含量较低（一般小于1%）。强心苷多为双糖苷，常与糖类、皂苷、鞣质等成分共存，这些成分的存在往往能影响或改变强心苷在许多溶剂中的溶解度。同时植物中还含有能水解强心苷的酶，在原料保存或提取过程中有可能使强心苷酶解生成次级苷，增加了成分的复杂性。此外提取过程中酸、碱也可能对结构产生影响。因此，在强心苷的提取过程中，要注意这些问题。

（一）原生苷的提取

提取原生苷时首先要注意抑制酶的活性，防止酶解。药材新鲜、采集后低温快速干燥、保存期间注意防潮、用甲醇或70%乙醇作为提取溶剂或加入硫酸铵等无机盐可以破坏酶的活性。同时要避免酸、碱对强心苷结构的影响。

原生苷一般极性较大，易溶于水、甲醇、乙醇等溶剂，常用70%～80%的乙醇为提取溶剂，如毛地黄毒苷的提取。若药材为种子类或含脂类杂质较多，一般应先用石油醚等溶剂脱脂后再进行提取，也可先进行提取再除去亲脂性杂质；若药材为叶或全草含叶绿素较多，可用稀碱皂化除去，也可用活性炭吸附法、析胶法、萃取法等脱色除杂；提取液用醋酸铅处理，可除去鞣质、三萜皂苷等成分；提取液过氧化铝柱，可除去多糖、皂苷等水溶性杂质。实际操作中，可根据具体情况选用适当的方法进行纯化。

（二）次生苷的提取

如果提取次生苷，可利用酶的活性进行酶解，获得次级苷。具体方法是：将药材粉末加适量水拌匀润湿后，于25～40℃保持6～12小时以上进行发酵酶解，然后再根据次生苷的极性大小选择合适的溶剂和方法进行提取。也可以先提取原生苷，再进行酶解或用稀酸水解生成次生苷后进行提取。

二、分离

（一）两相溶剂萃取法

利用强心苷在两种互不相溶的溶剂中分配系数的差异而达到分离。例如毛花洋地黄总苷中苷甲、苷乙和苷丙的分离，由于苷丙在三氯甲烷中的溶解度小于苷甲和苷乙在三氯甲烷中的溶解度，因此可用三氯甲烷-甲醇-水（5∶1∶5）进行两相溶剂萃取，将苷丙从总苷中分离出来。

（二）色谱分离法

要分离出纯度较高的强心苷，一般需要用色谱法。分离亲脂性强的强心苷及苷元，常选用硅胶吸附色谱，用苯-丙酮、乙酸乙酯-甲醇或三氯甲烷-甲醇为溶剂，进行梯度洗脱；分离亲脂性弱的强心苷，宜选用分配色谱，可用硅胶、硅藻土、纤维素为支持剂，以三氯甲烷-甲醇-水或乙酸乙酯-甲醇-水为溶剂，进行梯度洗脱。此外，液滴逆流色谱法（DCCC）也是分离强心苷的一种有效方法。

多数情况下，因强心苷的组成比较复杂，往往需要几种方法配合反复分离，才能达到满意的效果。

点滴积累

1. 原生苷的提取要注意抑制酶的活性，防止酶解；通常用70%～80%的乙醇为提取溶剂。
2. 次生苷的提取要利用酶的活性，先酶解再提取；也可先提取原生苷，再用酶或稀酸水解生成次生苷。

第四节　鉴定

一、薄层色谱法

分配薄层色谱分离强心苷效果较好，承载样品量较大，所得斑点集中。常用硅胶、硅藻土、纤维素为支持剂，甲酰胺、二甲基甲酰胺等为固定相，用三氯甲烷、乙酸乙酯、苯等与水组成的混合溶剂为移动相，但因水在这些溶剂中的溶解度较小，可加入适量的乙醇以增加移动相的极性，以利于弱亲脂性强心苷的分离。

对亲脂性强的强心苷，也可用吸附薄层法分离。吸附薄层色谱常用的吸附剂有硅胶和反相硅胶。在硅胶薄层色谱中，分离效果较好的溶剂系统有二氯甲烷-甲醇-甲酰胺（80∶19∶1）、乙酸乙酯-甲醇-水（80∶5∶5）。反相硅胶色谱中可用甲醇-水和三氯甲烷-甲醇-水等溶剂系统展开，这些展开剂中往往含有少量的水或甲酰胺，可以减少拖尾现象。

二、纸色谱法

强心苷结构差异较大，性质不同，纸色谱条件也各不相同。对于亲脂性较强的强心苷类，常用甲酰胺作为固定相，以甲酰胺饱和的苯、甲苯或苯-三氯甲烷（9∶1）作为移动相，一般可以获得较满意的分离效果。对于亲脂性较弱的强心苷类，也可用甲酰胺为固定相，但是必须适当增加移动相的极性，如以二甲苯-丁酮-甲酰胺（25∶25∶2），三氯甲烷-四氢呋喃-甲酰胺（50∶50∶6.5）等溶剂系统为移动相。对于亲水性较强的强心苷类，宜用水作为固定相，以水饱和的丁酮或丁醇-甲苯-水（6∶3∶1）为展开剂，可以获得较满意的分离效果。

三、显色剂

薄层色谱或纸色谱常用的显色剂有如下几种：

1. 碱性 3,5-二硝基苯甲酸试剂　喷洒后，显红色，放置后褪色。

2. 碱性苦味酸试剂　喷洒后于 90~100℃，加热 4~5 分钟，显橙红色。

3. 三氯醋酸-氯胺 T 试剂　喷洒后于 90℃加热数分钟，紫外灯下观察，显黄绿色、蓝色、灰蓝色荧光。

实例分析

实例：毛花洋地黄中西地兰和地高辛的提取

毛花洋地黄是玄参科植物毛花洋地黄（*Digitalis lanata* Ehrhl.）的叶。具有强心利尿的功能，具有兴奋心肌，增加心肌收缩力，使收缩期的血液输出量大为增加，改善血液循环等作用。临床上主要用于治疗心力衰竭、心脏性水肿。临床应用已有百年，至今仍是治疗心力衰竭的有效药物。

毛花洋地黄中的强心苷类成分比较复杂，主要由洋地黄毒苷元、羟基洋地黄毒苷元等 5 种苷元与不同的糖缩合而成。其中毛花洋地黄苷甲、乙、丙、丁、戊（lanatoside A、B、C、D、E）是原生苷，其余均为次生苷。

毛花洋地黄是制备强心药西地兰（cedilanid-D，又称去乙酰毛花苷丙）和地高辛（digoxin，又称异羟基洋地黄毒苷）的主要原料。

（一）西地兰的提取分离

西地兰的提取分离可分为提取总苷、分离毛花苷丙和去乙酰基三个步骤。

1. 提取总苷的工艺流程，见图 12-1。

流程分析：

总苷中主要含有毛花洋地黄苷甲、苷乙、苷丙。总苷可溶于乙醇，在水中几乎不溶，因此可选用 70% 乙醇为提取溶剂，渗透力强，提取效率高，并可抑制酶的活性；提取液浓缩至乙醇含量 15%~20% 时，叶绿素等脂溶性杂质以胶质状析出，而总苷保留在稀醇溶液中；总苷不溶于三氯甲烷，可溶于三氯甲烷-乙醇混合液，利用此性质将总苷与脂杂和水杂分开。

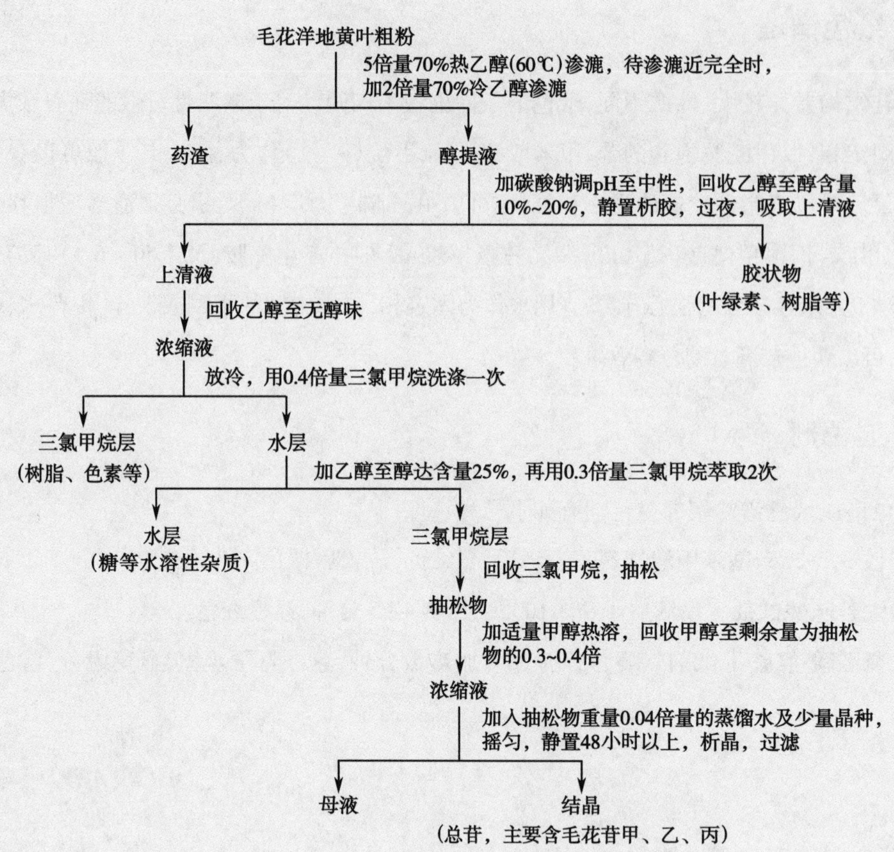

图 12-1　毛花洋地黄中总苷提取流程图

2. 分离毛花苷丙的工艺流程，见图 12-2。

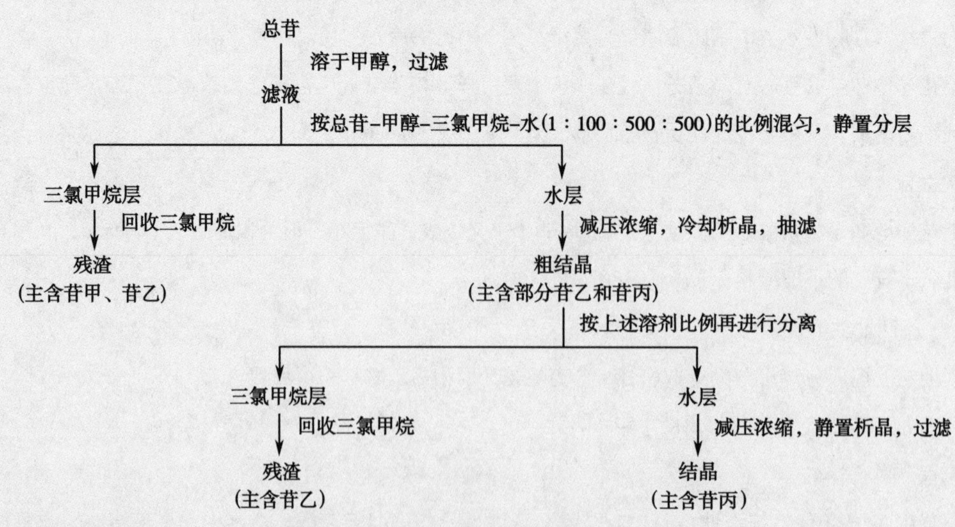

图 12-2　毛花洋地黄苷丙分离流程图

流程分析：

总苷中苷丙的极性最大，在三氯甲烷中溶解度小于苷甲、苷乙在三氯甲烷中的溶解度。 利用三者极性和溶解度差别，采用总苷-甲醇-三氯甲烷-水（1∶100∶500∶500）的比例进行两相溶剂萃取分离。 苷甲和苷乙容易分配到三氯甲烷层，苷丙集中在水层。分出水层，浓缩至原体积的1/50，放置，苷丙可沉淀或析出结晶。

3. 毛花苷丙去乙酰基的工艺流程，见图12-3。

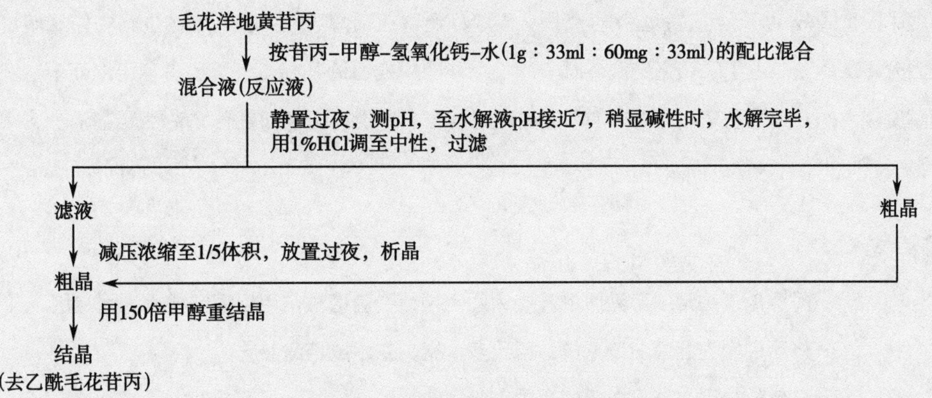

图12-3 毛花洋地黄苷丙水解去乙酰基流程图

分析：

毛花洋地黄苷丙的乙酰基水解比较容易，通常采用氢氧化钙催化水解。方法是按苷丙-甲醇-氢氧化钙-水（1∶33ml∶60mg∶33ml）的比例，将苷丙溶于热甲醇中，氢氧化钙溶于水中，分别滤过后混合均匀，放置24小时后，测pH接近中性时，表示反应达到终点。减压浓缩至约1/5量，放置过夜，滤集析出的沉淀或结晶，用甲醇重结晶即得西地兰纯品。

（二）地高辛的提取分离

地高辛的提取分离过程为：原药材酶水解、乙醇提取、除脂溶性杂质、分离次生苷、脱去乙酰基、分离地高辛。从毛花洋地黄叶中提取分离地高辛的工艺流程，见图12-4。

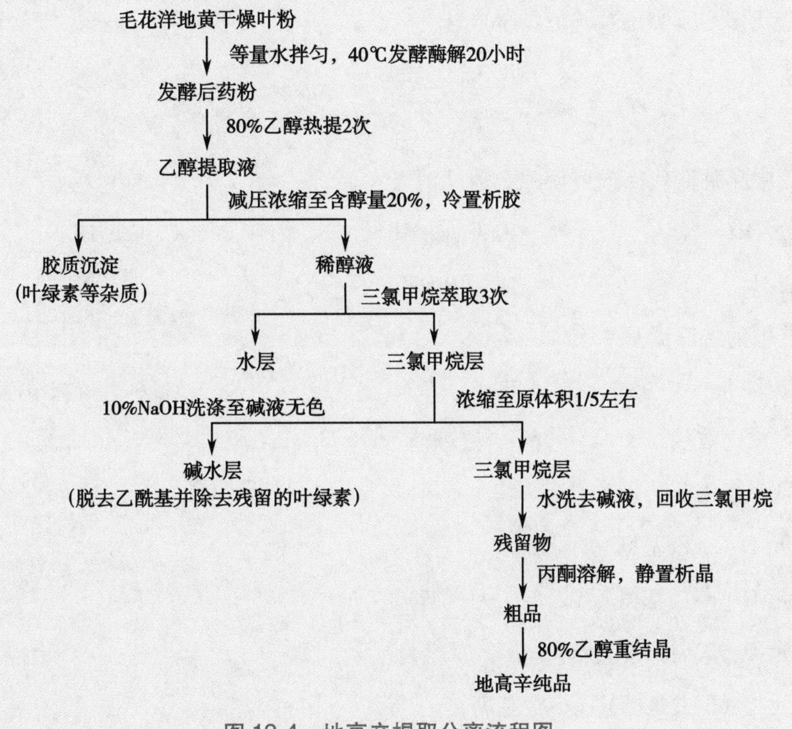

图12-4 地高辛提取分离流程图

分析：

利用叶中存在的 β-D-葡萄糖酶水解去除葡萄糖，再用乙醇提取。提取液浓缩至 20%时脂溶性杂质溶解度小，析胶效果好，可去除脂溶性杂质，而成分保留在稀醇溶液中。利用次生苷在三氯甲烷中溶解度较大分离次生苷。再用氢氧化钠洗涤脱去乙酰基并除去残留的叶绿素。最后再利用地高辛在三氯甲烷中溶解度较大，得到地高辛。地高辛的精制是利用其在乙醇中溶解度相差悬殊的性质进行。

点滴积累

1. 薄层色谱法常用甲酰胺或硅胶为固定相；纸色谱法常用甲酰胺或水为固定相。
2. 移动相均为混合溶剂系统，且大多含有少量水或甲酰胺。
3. 显色剂与强心苷显色反应有关。

目标检测

一、选择题

（一）单项选择题

1. 甲型强心苷元与乙型强心苷元主要区别是
   A. A/B 环稠合方式不同　　B. C/D 环稠合方式不同
   C. 糖链连接位置不同　　D. 内酯环连接位置不同
   E. C_{17}不饱和内酯环不同
2. 强心苷元多在哪个位置与糖结合成苷
   A. C_{14}　　B. C_{10}　　C. C_{17}
   D. C_3　　E. C_{13}
3. 强心苷中哪种取代方式可使强心活性消失
   A. $C_{14}\beta$-OH　　B. $C_{14}\alpha$-OH　　C. $C_5\alpha$-H
   D. $C_5\beta$-H　　E. $C_3\beta$-OH
4. 强心苷中的特殊糖是
   A. 葡萄糖　　B. 6-去氧糖　　C. 6-去氧糖甲醚
   D. 2,6-二去氧糖　　E. 鼠李糖
5. Ⅰ-型强心苷分子结合形式为
   A. 苷元-O-(α-羟基糖)$_x$
   B. 苷元-O-(α-羟基糖)$_x$-(2,6-二去氧糖)$_y$
   C. 苷元-O-(2,6-二去氧糖)$_x$-(α-羟基糖)$_y$
   D. 苷元-O-(6-去氧糖)$_x$-(α-羟基糖)$_y$
   E. 苷元-O-(α-羟基糖)$_x$-(6-去氧糖)$_y$

6. 在Ⅰ型强心苷的水解中，用下列何法进行水解苷元结构不发生变化

A. 0.02～0.05mol/L HCl　　B. 3%～5%HCl

C. 2%NaOH 水溶液　　D. $NaHCO_3$ 水溶液

E. NaOH 乙醇溶液

7. 能将强心苷的苷键全部水解的条件是

A. 3%～5%HCl　　B. 0.02～0.05mol/L HCl

C. 5%$Ca(OH)_2$水溶液　　D. NaOH 水溶液

E. NaOH 醇溶液

8. Ⅱ型强心苷水解时，常用酸的浓度为

A. 3%～5%　　B. 6%～10%　　C. 20%

D. 30%～50%　　E. 80%以上

9. Ⅲ型强心苷经酶催化水解后可得到的水解产物是

A. 原生苷　　B. 次生苷　　C. 苷元

D. 脱水苷元　　E. 均有可能

10. 强心苷 α、β 不饱和内酯环与活性次甲基试剂的反应溶液是

A. 酸水　　B. 碱水　　C. 水

D. 酸性醇　　E. 碱性醇

11. 强心苷甾体母核的反应不包括

A. 3,5-二硝基苯甲酸反应　　B. 醋酐-浓硫酸反应　　C. 三氯乙酸反应

D. 五氯化锑反应　　E. 三氯甲烷-浓硫酸反应

12. 用于区别甲型强心苷和乙型强心苷的反应是

A. 香草醛-浓硫酸反应　　B. 醋酐-浓硫酸反应　　C. 三氯乙酸反应

D. 亚硝酰铁氰化钠反应　　E. K-K 反应

13. Keller-Kiliani 反应所用的试剂是

A. 醋酐-浓硫酸　　B. 三氯甲烷-浓硫酸　　C. 三氯化锑

D. 亚硝酰铁氰化钠　　E. 三氯化铁-冰醋酸，浓硫酸

14. 游离 2,6-二去氧糖显阳性的反应是

A. 香草醛-浓硫酸反应　　B. 呫吨氢醇反应　　C. 三氯乙酸反应

D. 3,5-二硝基苯甲酸反应　　E. 醋酐-浓硫酸反应

15. 提取强心苷的常用溶剂是

A. 正丁醇　　B. 酸水　　C. 70%乙醇

D. 碱水　　E. 乙酸乙酯

（二）多项选择题

1. 属于 α-去氧糖的是

A. β-D-加拿大麻糖　　B. α-L-鼠李糖　　C. α-L-夹竹桃糖

D. β-D-洋地黄毒糖　　E. β-D-夹竹桃糖

2. 符合甲型强心苷元结构特征的是

A. C/D 环顺式稠合　　B. B/C 环反式稠合

C. A/B 环顺式或反式稠合　　D. C_{17}连接五元不饱和内酯环

E. C_{17}连接六元不饱和内酯环

3. 强心苷的性状为

A. 结晶或无定性粉末　　B. 有旋光性　　C. 无色

D. 无味　　E. 对黏膜有刺激

4. 影响强心苷溶解性能的因素有

A. 苷键构型　　B. 糖基的数目　　C. 糖基的种类

D. 苷元羟基的数目　　E. 苷元羟基位置

5. 下列有关强心苷溶解性的描述,正确的说法是

A. 强心苷可溶于乙醚　　B. 强心苷可溶于乙醇　　C. 次生苷亲水性强

D. 苷元亲水性强　　E. 原生苷比苷元亲水性强

6. 温和酸水解可以切断的苷键有

A. 苷元与 α-去氧糖之间　　B. 苷元与葡萄糖之间　　C. 葡萄糖之间

D. α-去氧糖之间　　E. α-去氧糖与葡萄糖之间

7. 强心苷羟基糖上的酰基水解常用的碱有

A. NaOH 水溶液　　B. $Ca(OH)_2$水溶液　　C. $Ba(OH)_2$水溶液

D. $NaHCO_3$水溶液　　E. $KHCO_3$水溶液

8. 氢氧化钠水溶液能水解的结构类型有

A. 甾体母核上的酰基　　B. 内酯环上的酯键　　C. α-去氧糖上的酰基

D. 6-去氧糖上的酰基　　E. 葡萄糖上的酰基

9. 强心苷甾体母核的显色反应有

A. 醋酐-浓硫酸反应　　B. 三氯甲烷-浓硫酸反应　　C. 三氯乙酸反应

D. 3,5-二硝基苯甲酸反应　　E. 五氯化锑反应

10. 即可以检测皂苷又可以检测强心苷的试剂有

A. 香草醛-浓硫酸　　B. 醋酐-浓硫酸　　C. 三氯乙酸

D. 五氯化锑　　E. 3,5-二硝基苯甲酸

11. 鉴别甲型强心苷与乙型强心苷的反应有

A. Legal 反应　　B. Raymond 反应　　C. Kedde 反应

D. Keller-Kiliani 反应　　E. Baljet 反应

12. 作用于 α-去氧糖的反应有

A. K-K 反应　　B. 呫吨氢醇反应　　C. 碱性苦味酸反应

D. 对二甲氨基苯甲醛反应　　E. 对硝基苯肼反应

13. 提取植物中原生苷的方法是

A. 沸水提取　B. 80%乙醇回流提取

C. 80%乙醇温浸　D. 40℃水温浸

E. 药材加硫酸铵水润湿，再用水提取

14. 除去强心苷中的叶绿素可采用的方法是

A. 稀碱液皂化法　B. 活性炭吸附法　C. 氧化铝吸附法

D. 醇提取浓缩放置析胶法　E. 聚酰胺吸附法

15. 强心苷的薄层色谱或纸色谱常用的显色剂有

A. 香草醛-浓硫酸试剂　B. 香草醛-浓盐酸试剂

C. 25%三氯乙酸乙醇液　D. 碱性苦味酸试剂

E. 碱性 3,5-二硝基苯甲酸试剂

二、问答题

1. 依据分子中苷元和糖的连接方式，可将强心苷分为哪几种类型？

2. 强心苷按苷元结构特点分为几种类型？如何用化学方法鉴别？

3. 简述强心苷的一般溶解规律及影响溶解性的因素？

4. 强心苷的酸水解类型有几种？简述其特点及其应用。

5. 提取原生苷时应注意哪些因素？

三、实例分析

1. 写出去乙酰毛花洋地黄苷 A 在(1) 0.02mol/L HCl 回流 30 分钟；(2) 5%的盐酸回流 3 小时，条件下的水解产物。

2. 2015 版《中国药典》地高辛鉴别方法：取本品约 1mg，置小试管中，加含三氯化铁的冰醋酸（取冰醋酸 10ml，加三氯化铁试液 1 滴制成）1ml 溶解后，沿管壁缓缓加硫酸 1ml，使成两液层，接界处即显棕色；放置后，上层显靛蓝色。试解释原理。

（白雪洁）

第十三章

生 物 碱

导学情景

情景描述

2012年，最高法院、最高检察院、公安部等单位联合下发《关于办理走私、非法买卖麻黄碱类复方制剂等刑事案件适用法律若干问题的意见》，规定“以加工、提炼制毒物品制造毒品为目的，购买麻黄碱类复方制剂，或者运输、携带、寄递麻黄碱类复方制剂进出境的，以制造毒品罪定罪处罚”。

学前导语

麻黄碱是从中药麻黄中提取的一种生物碱，具有镇咳平喘、扩张气管和缓和鼻黏膜充血等作用，用于治疗感冒、咳嗽、哮喘等常见疾病，疗效较好。而且由于麻黄碱容易被消化道吸收，24小时内就可排出体外，因此现在很多临床使用的平喘、镇咳及感冒药中都加入了麻黄碱及伪麻黄碱成分。其中含麻黄碱类复方制剂是老百姓的常用药品，有的被列为处方药，有的是非处方药。麻黄碱也是合成苯丙胺类毒品（冰毒）最主要的原料。通常服用了麻黄碱后可以刺激脑神经、加快心脏跳速和扩张支气管，对于运动员的效果是明显增加其兴奋程度，使运动员在不感疲倦的情况下超水平发挥。因此国际奥委会和国际足联明令禁止使用。

本章我们将和同学们一起学习生物碱的结构类型、理化性质、提取分离以及鉴定方法。

生物碱（alkaloids）是生物界的一类含氮有机化合物，大多数具有氮杂环结构，呈碱性并有较强的生物活性。但也有一些例外，如麻黄碱的氮原子不在环内，秋水仙碱几乎没有碱性，有些来源于生物界的含氮衍生物如氨基酸、蛋白质、维生素等化合物不属于生物碱的范畴。

生物碱主要分布在植物界，在动物中也存在（如麝香中的麝香吡啶等）。绝大多数生物碱分布在高等植物中，尤其是双子叶植物，例如毛茛科、防己科、罂粟科、茄科等100多科的植物中。单子叶植物中分布较少，如百合科、石蒜科等。裸子植物中分布更少，如麻黄科等。低等植物中只有极个别植物存在，如麦角。生物碱在植物体的各种器官和组织都可能存在，但对某种植物来说，往往集中在某一器官，其含量高低还受生长环境和季节等因素的影响。在植物体内，绝大多数生物碱与共存的有机酸（如酒石酸、草酸等）结合成生物碱盐；少数生物碱与无机酸（硫酸、盐酸等）成盐；还有的生物碱呈游离状态；极少数生物碱以酯、苷、氮氧化物的形式存在。生物碱是生药中一类重要的有效成分，目前已分离10 000余种，其中80余种已用于临床，如鸦片中分离的吗啡具有强烈的镇痛作用；可待因具有止咳作用；黄连中的小檗碱用于抗菌消炎；喜树中的喜树碱用于抗肿瘤；从金鸡纳树皮提取的奎宁具有抗疟作用等。

知识链接

奎宁的故事

1638 年当时秘鲁总督的夫人金琼（Condessa de Chinchon）染上间日疟，由统治安地斯地区的西班牙省长带来了金鸡纳树树皮磨成的粉。据当地的原住民告诉省长，这种树皮能退烧，结果很有效。后来女伯爵把药带回故乡西班牙，当时疟疾在欧洲大陆肆虐，这种树皮粉成为欧洲人首次治疗疟疾的药品。但历史研究发现，可能无此事，总督夫人没有得过疟疾。奎宁治疗疟疾被发现于 1737 年，1820 年二位法国化学家白里悌（Pelletier）和卡芬土（Caventou），从规那（quia）的树皮中分离出来，称为奎宁或金鸡纳霜（quinine）。1850 年左右开始大规模使用。二战期间美国的 Sterling Winthrop 公司以此为引导，合成了氯奎宁（chloroquine），药效良好，成为抗疟最重要的药物。

第一节　结构类型

生物碱化学结构的主要类型见表 13-1。

表 13-1　生物碱化学结构的主要类型及实例

结构类型	活性成分	主要来源	作用
有机胺类生物碱	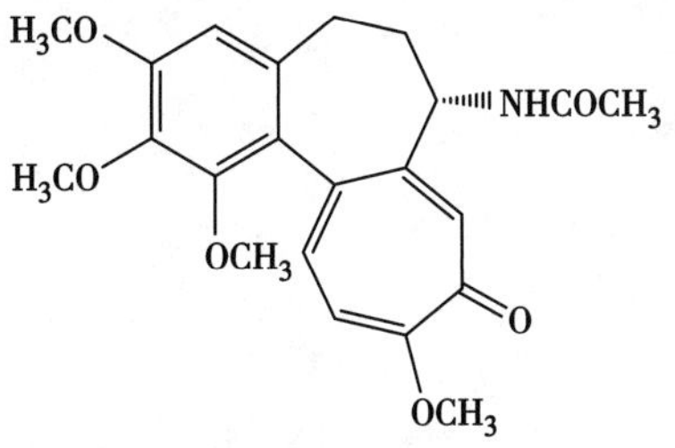 秋水仙碱	百合科植物丽江山慈菇 *Iphigenia indica* Kunth et Benth.的鲜茎	抗癌
	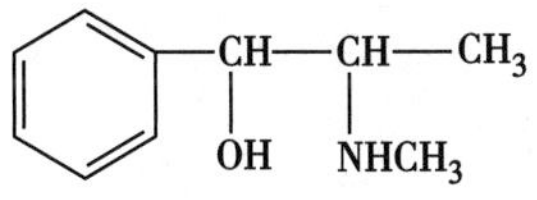 麻黄碱	麻黄科植物草麻黄 *Ephedra sinica* Stapf、中麻黄 *Ephedra intermedia* Schrenk et C.A.Mey.或木贼麻黄 *Ephedra equisetina* Bge.的干燥草质茎	平喘
吡啶类生物碱	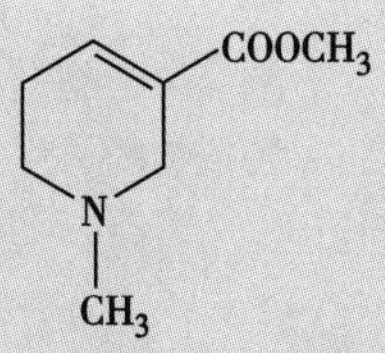 槟榔碱(arecoline)	棕榈科植物槟榔 *Areca catechu* L.的种子	驱绦虫

续表

结构类型	活性成分	主要来源	作用
莨菪烷类生物碱	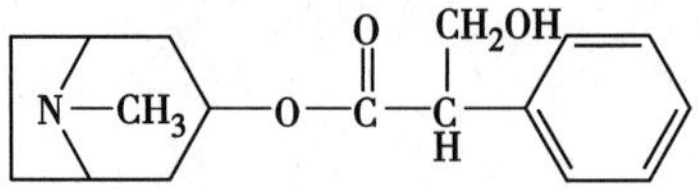 莨菪碱(hyoscyamine)和阿托品	茄科植物白曼陀罗 *Datura metel* L.的花	解痉、镇痛和解毒
异喹啉类生物碱	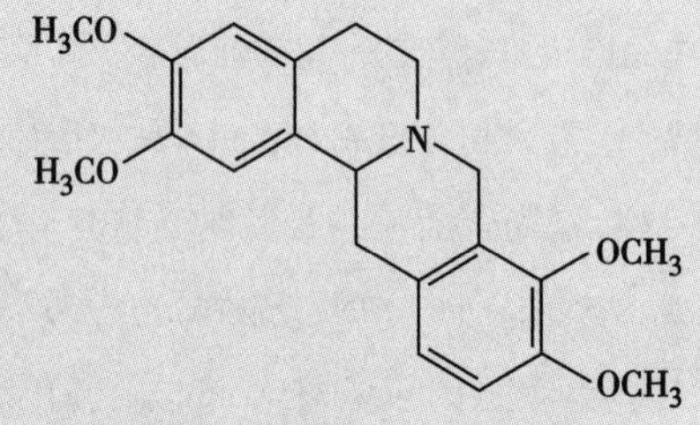 四氢帕马丁(tetrahydropalmatine)	罂粟科植物延胡索 *Corydalis yanhusuo* W.T.Wang 的块茎	镇静止痛
	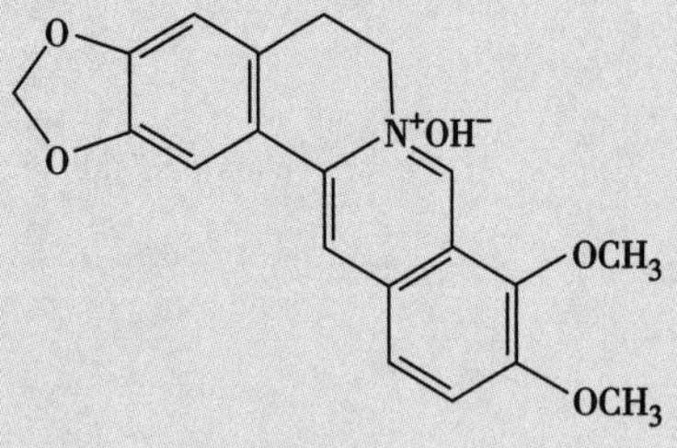 小檗碱	毛茛科植物黄连 *Coptis chinensis* Franch.、芸香科植物黄柏 *Phellodeneron amurense* Rupr.、小檗科植物阔叶十大功劳 *Mahonia bealei* (Fort.) Carr.和小檗科植物细叶小檗 *Berberis poiretii* Schneid.	抗菌消炎
	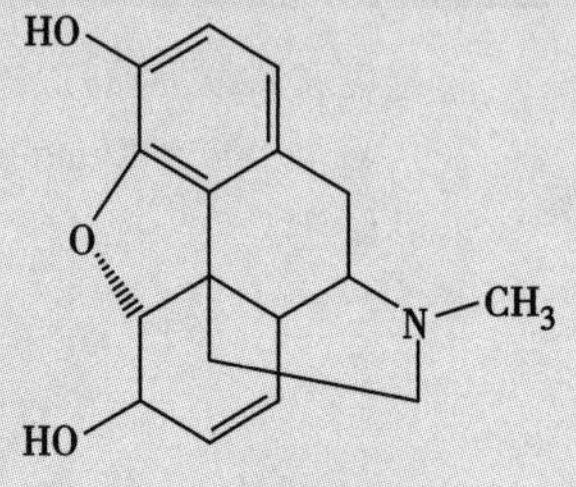 吗啡碱	罂粟科植物罂粟 *Papaver somniferum* L.	镇痛
吲哚类生物碱	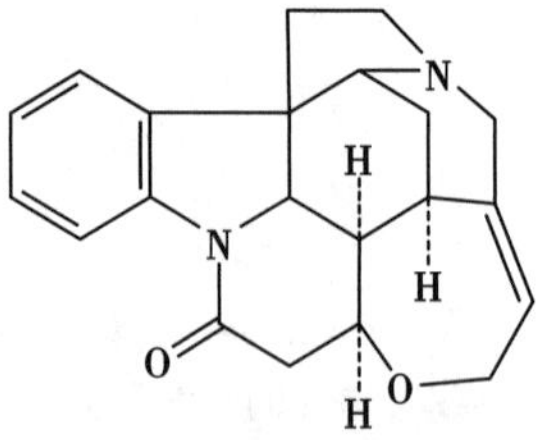 番木鳖碱	马钱科番木鳖 *Strychnos nux-vomica* L.的种子	兴奋中枢神经
其他类生物碱	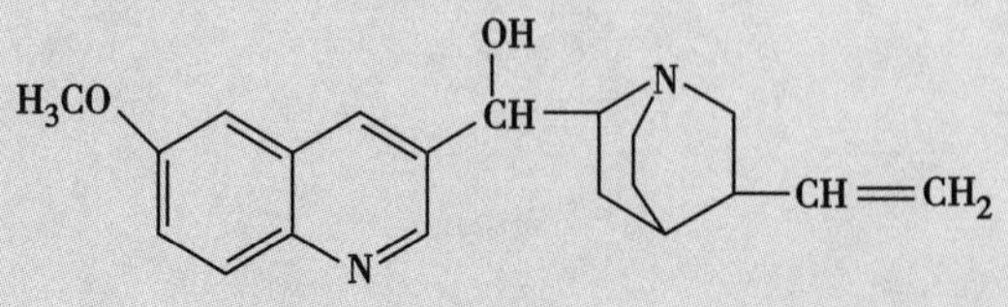 奎宁	茜草科植物金鸡纳树及其同属植物的树皮	抗疟

续表

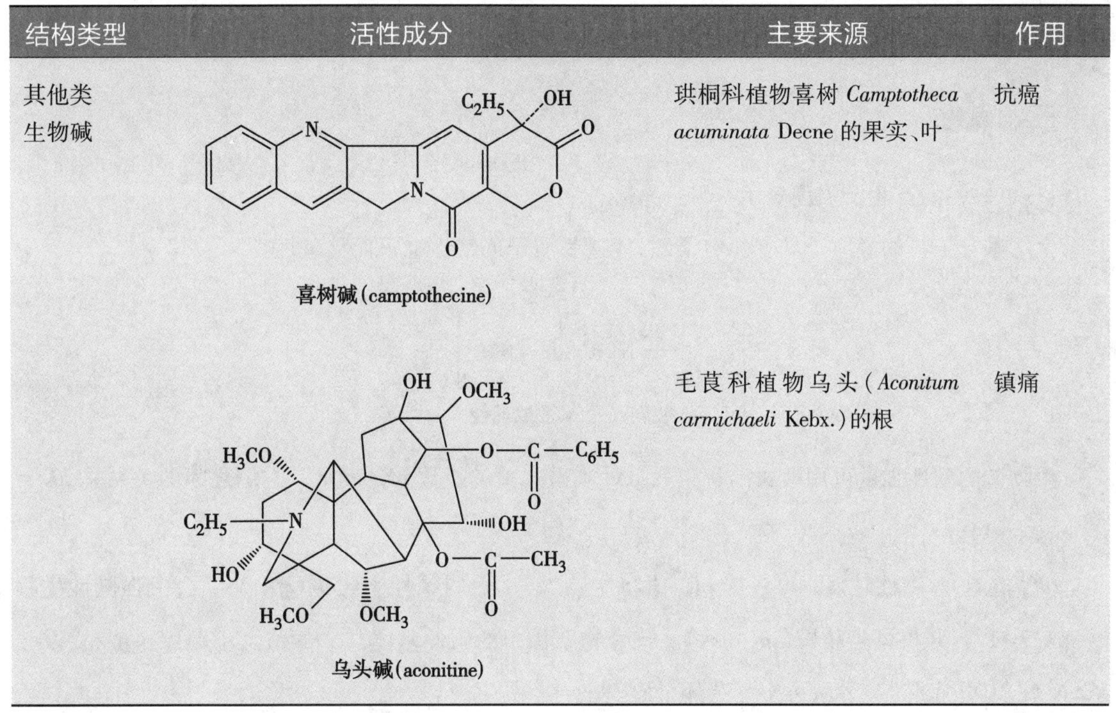

结构类型	活性成分	主要来源	作用
其他类生物碱	喜树碱(camptothecine)	珙桐科植物喜树 *Camptotheca acuminata* Decne 的果实、叶	抗癌
	乌头碱(aconitine)	毛茛科植物乌头(*Aconitum carmichaeli* Kebx.)的根	镇痛

点滴积累

1. 根据生物碱中氮原子的化学结构特点，归纳为有机胺类生物碱、吡啶类生物碱、莨菪烷类生物碱、异喹啉类生物碱、吲哚类生物碱和其他类生物碱。
2. 通过生物碱结构的分析，理解生物碱成分的理化性质，从而提高提取、分离及鉴定生物碱的能力。

第二节　理化性质

一、性状

大多数生物碱为结晶形固体，有些为非结晶形粉末，少数在常温下为液体，液体生物碱分子中大多不含氧或氧原子结合成酯键，如烟碱(nicotine)、槟榔碱。液体生物碱在常压下可以蒸馏，个别固体生物碱具有挥发性(如麻黄碱)，可利用水蒸气蒸馏法提取。极少数生物碱具有升华性，如咖啡因。多数生物碱有苦味。生物碱一般无色或白色，少数有颜色，如小檗碱为黄色。

二、旋光性

具有手性碳原子或本身为手性分子的生物碱，都有光学活性，大多数为左旋光性。

生物碱的旋光性易受 pH、溶剂等因素影响。

生物碱的生物活性和旋光性密切相关。通常左旋光体生物活性强于右旋光体，如左旋莨菪碱的散瞳作用比右旋莨菪碱大100倍。

三、碱性

（一）碱性的产生及强度表示

生物碱分子中的氮原子具有孤电子对，能接受质子或给出电子而显碱性。

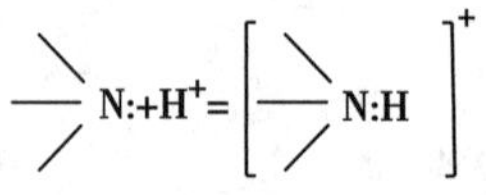

$$\geq N{:}+H^+ = \left[\geq N{:}H\right]^+$$

生物碱　　生物碱盐

生物碱的碱性强度可用酸式离解指数 pK_a 和碱式离解指数 pK_b 表示。它们之间的关系是 $pK_a = pK_w - pK_b = 14 - pK_b$

pK_a 值越大，碱性越强。可根据 pK_a 值将生物碱分为：弱碱性生物碱（pK_a2～7），中强碱性生物碱（pK_a7～11），强碱性生物碱（pK_a>11）。化合物结构中的碱性基团与 pK_a 值大小顺序一般是：季铵碱>N-烷杂环>脂肪胺>芳胺≈N-芳杂环>酰胺基≈吡咯。

（二）碱性与分子结构的关系

生物碱的碱性强弱和氮原子的杂化方式、诱导效应、共轭效应、空间效应以及分子内氢键形成等因素有关。

1. 氮原子的杂化方式　生物碱分子中氮原子上孤电子对的杂化方式有三种形式，即 sp^3、sp^2 和 sp，在这三种杂化方式中，*p* 电子成分比例越大，越易供电子，则碱性越强。因此其碱性为 $sp^3>sp^2>sp$。如异喹啉碱性小于四氢异喹啉，季铵碱（如小檗碱）因羟基以负离子形式存在而呈强碱性。

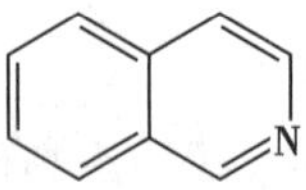

异喹啉 pK_a=5.4　　四氢异喹啉 pK_a=9.5　　小檗碱（pK_a=11.5）

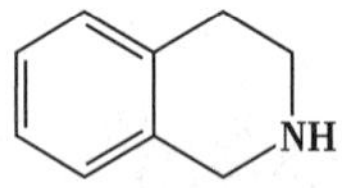

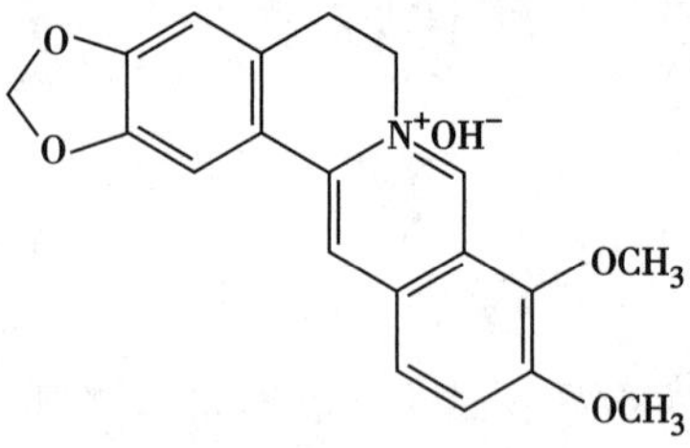

2. 诱导效应　如果生物碱分子结构中氮原子附近存在供电基团（如烷基）能使氮原子电子云密度增加，而使其碱性增强。但是叔胺碱性弱于仲胺，其原因是叔胺结构中的三个甲基阻碍了氮原子接受质子的能力，因而碱性降低。

	NH_3	$H_3C—NH_2$	$H_3C—NH—CH_3$	$H_3C—N(CH_3)—CH_3$
pK_a	9.75	伯胺10.64	仲胺10.70	叔胺9.74

如果生物碱分子结构中氮原子附近存在吸电子基团（如苯基、羰基、酯基、醚基、羟基、双键等），能使氮原子电子云密度降低，而使其碱性减弱，如去甲麻黄碱的碱性小于苯异丙胺。

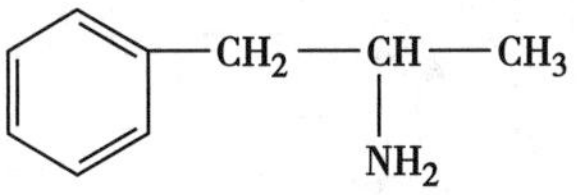

苯异丙胺
pK_a=9.8

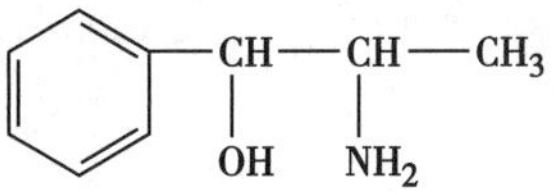

去甲麻黄碱
pK_a=9.0

3. 共轭效应　氮原子孤电子对处于 p-π 共轭体系时，由于电子云密度平均化趋势可使其碱性减弱，如苯胺氮原子上孤电子对与苯环 π 电子形成 p-π 共轭体系，而使碱性比环己胺弱得多。

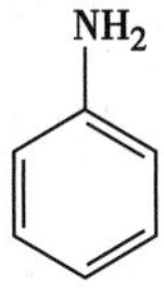

苯胺（pK_a=4.58）

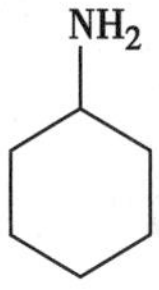

环己胺（pK_a=10.14）

若氮原子处于酰胺结构中，其孤电子对与羰基的 π 电子形成 p-π 共轭，碱性很弱。如：

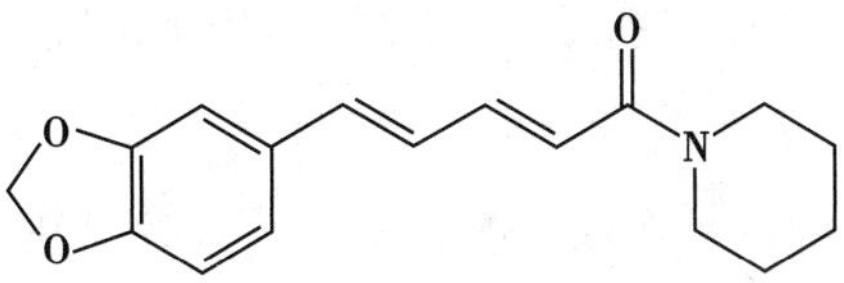

胡椒碱（pK_a=1.42）

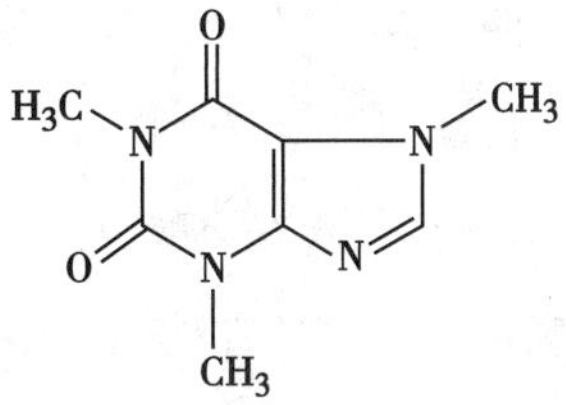

咖啡因（pK_a=1.22）

4. 空间效应　虽然质子的体积较小，但是生物碱中的氮原子质子化时，仍受到空间效应的影响，使其碱性增强或减弱。如东莨菪碱（scopolamine）分子结构中，氮原子附近的环氧结构形成空间位阻，使其碱性弱于莨菪碱。

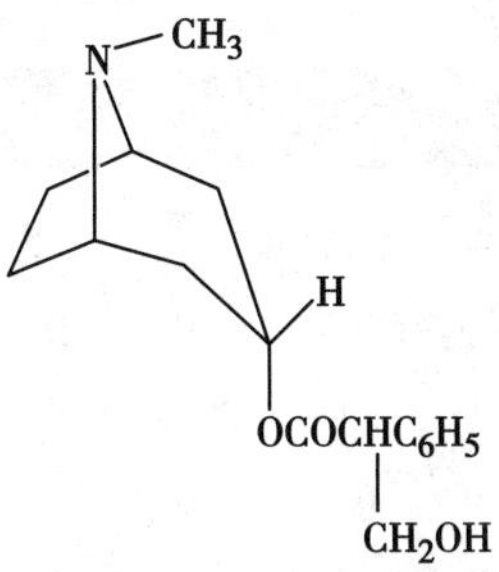

莨菪碱（pK_a=9.65）

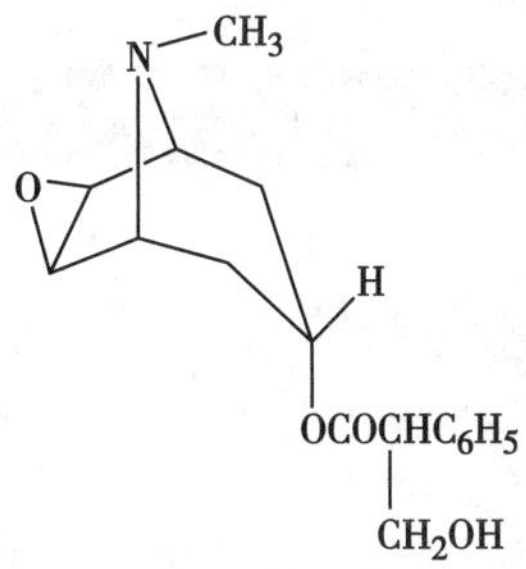

东莨菪碱（pK_a=7.50）

5. 分子内氢键形成　生物碱氮原子孤电子对接受质子生成共轭酸，如在其附近存在羟基、羰基等取代基团时，并且有利于和生物碱共轭酸分子中的质子形成氢键缔合，从而增加了共轭酸的稳定性，而使碱性增强。

四、溶解性

生物碱按其溶解性可分为脂溶性生物碱和水溶性生物碱。

脂溶性生物碱易溶于亲脂性有机溶剂，特别易溶于三氯甲烷，可溶于甲醇、乙醇、丙酮，难溶于水。而其生物碱盐易溶于水，可溶于醇类，不溶于亲脂性有机溶剂。由于酸的种类不同，所形成的生物碱盐的溶解度也有差异。通常情况下，无机酸盐水溶性大于有机酸盐；无机酸盐中含氧酸盐（如硫酸盐、磷酸盐）的水溶性大于卤代酸盐（如盐酸盐）；小分子有机酸盐大于大分子有机酸盐。

水溶性生物碱主要指季铵型生物碱和氮氧化物的生物碱（如氧化苦参碱），可溶于水、甲醇、乙醇，难溶于亲脂性有机溶剂。

生物碱分子中如有酚羟基和羧基等酸性基团，称为两性生物碱。这类生物碱既可溶于酸水，也可溶于碱水。具有内酯（或内酰胺）结构的生物碱，在碱水中其结构可开环形成羧酸盐而溶于水中。

五、生物碱的检识

（一）沉淀反应

生物碱在酸性水溶液或稀醇溶液中能和某些试剂生成难溶于水的复盐或分子络合物的反应称为生物碱沉淀反应，这些试剂被称为生物碱沉淀试剂。

利用沉淀反应可检查生物碱的有无，在生物碱的定性鉴别时，这些试剂可用于试管定性反应和平面色谱的显色剂；检查提取分离是否完全；也可用于生物碱的分离和精制。

生物碱沉淀反应要在酸性水溶液或稀醇溶液中进行，在反应前应排除蛋白质，鞣质等干扰成分才能得到较可靠的结果。每种生物碱需选用多种生物碱沉淀试剂，因为沉淀试剂对各种生物碱的灵敏度不同。有少数生物碱与某些沉淀试剂并不能产生沉淀，如麻黄碱。因此在下结论时需慎重。

生物碱沉淀试剂的种类很多，常用的见表 13-2。

表 13-2　常用的生物碱沉淀试剂

试剂名称	化学组成	反应现象及产物
碘-碘化钾（Wagner 试剂）	$KI\text{-}I_2$	棕色或褐色沉淀（$B \cdot I_2 \cdot HI$）
碘化铋钾（Dragendorff 试剂）	$BiI_3 \cdot KI$	红棕色沉淀（$B \cdot BiI_3 \cdot HI$）
碘化汞钾（Mayer 试剂）	$HgI_2 \cdot 2KI$	生成类白色沉淀，若加过量试剂，沉淀又被溶解（$B \cdot HgI_2 \cdot 2HI$）
硅钨酸（Silicotungstic acid）（Bertrand 试剂）	$SiO_2 \cdot 12WO_3$	浅黄色或灰白色沉淀（$4B \cdot SiO_2 \cdot 12WO_3 \cdot 2H_2O$）
苦味酸（Picric acid）（Hager 试剂）	2，4，6-三硝苯酚	晶形沉淀（反应必须在中性溶液中）
雷氏铵盐（硫氰酸铬铵）（Ammonium reineckate）	$NH_4[Cr(NH_3)_2(SCN)_4]$	生成难溶性复盐，有一定晶形、熔点或分解点（$BH^+[Cr(NH_3)_2(SCN)_4]$）

注：B：代表生物碱分子（一元盐基）

课堂活动

根据生物碱沉淀试剂确定其反应结果，用连线一一对应连接。

碘-碘化钾试剂　　　　红棕色沉淀
碘化铋钾试剂　　　　棕色或褐色沉淀
硅钨酸试剂　　　　浅黄色或灰白色沉淀

（二）显色反应

一些生物碱单体能与某些试剂反应，生成具有特殊颜色的产物，不同结构的生物碱产生不同的颜色，这种试剂称为生物碱的显色试剂。常用的生物碱显色试剂见表13-3。因为显色反应要求生物碱的纯度较高，所以显色反应主要用于检识个别生物碱。

表13-3　常用的生物碱显色反应

反应名称	试剂	生物碱及反应结果
Fröhde试剂	1%钼酸钠或5%钼酸铵的浓硫酸溶液	乌头碱呈黄棕色 吗啡呈紫色转棕色 可待因呈暗绿色至淡黄色
Mandelin试剂	1%钒酸铵的浓硫酸溶液	阿托品呈红色 奎宁呈橙色 吗啡呈蓝紫色 可待因呈蓝色 士的宁呈蓝紫色到红色
Marquis试剂	浓硫酸中含有少量甲醛	吗啡呈橙色至紫色 可待因呈洋红色至黄棕色

点滴积累

1. 生物碱分子中的氮原子具有孤电子对，能接受质子而显碱性。生物碱的碱性强弱和氮原子的杂化方式、诱导效应、共轭效应、空间效应以及分子内氢键形成等因素有关。
2. 生物碱分为脂溶性生物碱和水溶性生物碱。脂溶性生物碱主要指伯、仲、叔胺型生物碱；水溶性生物碱主要指季胺型生物碱，还包括一些小分子生物碱。
3. 生物碱能和某些试剂生成难溶于水的复盐或分子络合物。反应可预试生物碱的存在，检查提取分离是否完全，也可用于生物碱的精制和鉴定。反应通常在酸性水溶液或稀醇溶液中进行，应排除蛋白质，鞣质等干扰成分才能获得可靠的结果。

第三节　提取与分离

一、提取

生物碱在生物体内以多种形式存在，在提取生物碱时，要考虑生物碱的性质和存在形式，选择适宜的提取溶剂和方法。除个别具有挥发性的生物碱（如麻黄碱）可用水蒸气蒸馏法提取外，大多数用溶剂提取法。

（一）脂溶性生物碱的提取

1. 酸水提取法　根据生物碱盐易溶于水，难溶于亲脂性有机溶剂的性质，将生物体内多种形式的生物碱转变为在水中溶解度较大的盐而被提出。

酸水提取法常用0.5%～1%的硫酸、盐酸为溶剂，选用浸渍法、渗漉法提取。酸水提取液因体积较大、浓缩困难、水溶性杂质多，可采用以下三种方法做进一步处理。

（1）离子交换树脂提取法：酸水提取液通过阳离子交换树脂柱，使生物碱盐阳离子交换在树脂上，而非碱性化合物随溶液流出柱。树脂用氨水碱化，使生物碱从树脂上游离出来，再将树脂用有机溶剂洗脱。洗脱液浓缩后即可得到游离的总生物碱。其反应过程如下：

$$\underset{\text{磺酸型阳离子交换树脂}}{R\text{-}SO_3^-H^+} + \underset{\text{生物碱盐}}{(BH)^+} \longrightarrow R\text{-}SO_3^-(BH)^+ + H^+$$

$$R\text{-}SO_3^-(BH)^+ + NH_4OH \longrightarrow R\text{-}SO_3^-NH_4^+ + B + H_2O$$

这种处理方法所得到的生物碱纯度高，有机溶剂用量少，离子交换树脂再生后可反复使用。

（2）有机溶剂萃取法：酸水提取液用碱液（氨水、石灰水等）碱化，使生物碱盐转变为生物碱，再用亲脂性有机溶剂（三氯甲烷、乙醚等）萃取，合并萃取液，回收有机溶剂即可得到总生物碱。

（3）沉淀法：酸水提取液加碱液碱化，使生物碱在水中游离而沉淀析出。

2. 醇类溶剂提取法　利用生物碱及其盐都可溶于甲醇和乙醇的性质进行提取，选用回流或浸渍、渗漉等方法。甲醇的溶解性能比乙醇好，但毒性较大，除实验室有特殊要求外，生产中多数选用乙醇为生物碱的提取溶剂。此法提取液易浓缩，水溶性杂质少，提取液浓缩后，需采用酸水溶解，有机溶剂萃取法做进一步纯化。

3. 亲脂性有机溶剂提取法　利用生物碱易溶于亲脂性有机溶剂的性质进行提取，可采用浸渍、回流或连续回流等方法。由于生物碱多以盐的形式存在于生物组织中，在用亲脂性溶剂提取时，先用碱水（氨水、石灰乳等）将药材粗粉润湿，既可使药材吸水膨胀，又能使生物碱游离，再用亲脂性有机溶剂（三氯甲烷等）提取。如果提取液中杂质多，也可采用酸水溶解，有机溶剂萃取法做纯化处理。

（二）水溶性生物碱的提取

将中药提取物中脂溶性生物碱提出后，若碱水层仍能检识出生物碱，说明此药材中含有水溶性生物碱，可用雷氏铵盐沉淀法和溶剂法进行提取。

1. 沉淀法　利用季铵型生物碱与雷氏铵盐沉淀试剂生成雷氏复盐，难溶于水而沉淀析出，将季铵型生物碱从碱水层中提取出来。

其操作过程是将季铵型生物碱的水溶液调 pH 至酸性，加入新配制的雷氏铵盐饱和水溶液至不再有沉淀生成，取沉淀用少量水洗涤后加丙酮溶解，滤过，向滤液中加入硫酸银饱和水溶液，形成雷氏银盐沉淀，滤过。滤液中加入计算量的氯化钡溶液，滤除沉淀，最后滤液即为季铵型生物碱的盐酸盐。其反应过程如下：

$$B+NH_4[Cr(NH_3)_2(SCN)_4] \longrightarrow B[Cr(NH_3)_2(SCN)_4]\downarrow +NH_4^+$$

$$2B[Cr(NH_3)_2(SCN)_4]+Ag_2SO_4 \longrightarrow 2Ag[Cr(NH_3)_2(SCN)_4]\downarrow +B_2SO_4$$

$$B_2SO_4+BaCl_2 \longrightarrow BaSO_4\downarrow +2BCl$$

其中B代表季铵生物碱

2. 溶剂法　利用水溶性生物碱能溶于极性较大但又与水不混溶的有机溶剂(如正丁醇)的性质,采用两相溶剂萃取法,将水溶性生物碱提取出来。

二、分离

提取得到的总生物碱是多种生物碱的混合物,需要进一步分离。一般先将总碱进行初步分离,然后再根据溶解性、酸碱性和极性的差异进行单体分离。

(一)总生物碱的分离

根据生物碱溶解性和碱性的差异,将总生物碱按碱性强弱、酚性有无及是否水溶性初步分类,即弱碱性生物碱,中强碱性生物碱和水溶性生物碱三大部分,再将前两部分根据生物碱中是否有酚羟基分成酚性和非酚性两类。分离流程如图 13-1。

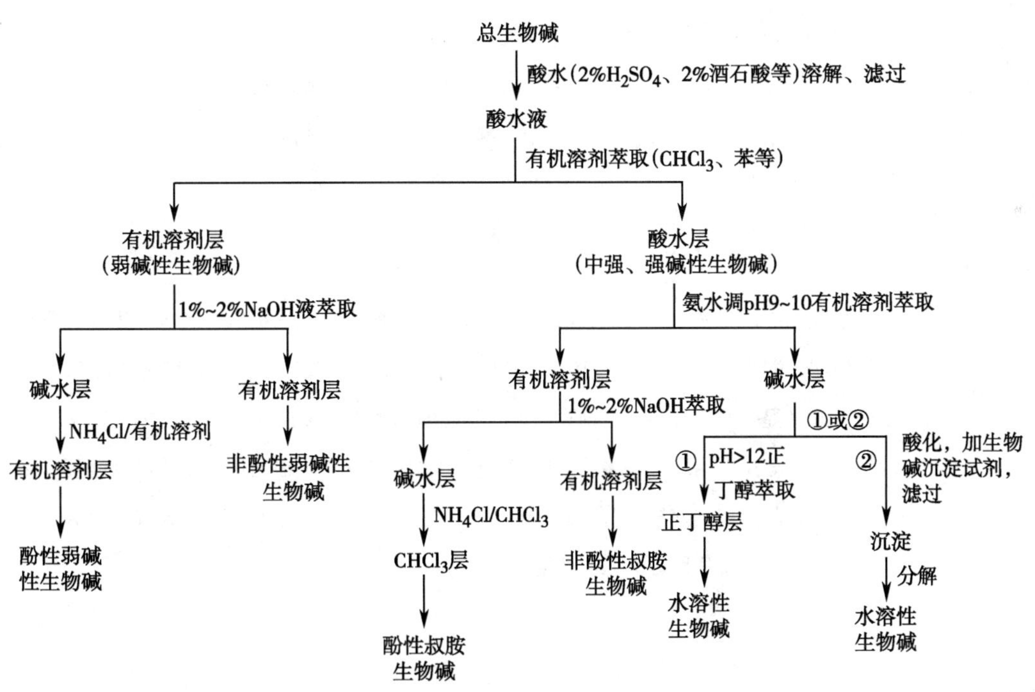

图 13-1　总生物碱分离流程图

(二)单体生物碱的分离

1. 利用生物碱碱性的差异进行分离　总生物碱中各单体生物碱的碱性之间存在着一定的差异,可在不同的条件下分离,称为pH梯度法。操作方法有两种:

一种是将总生物碱溶于酸水,加适量的碱液后,用有机溶剂萃取,则碱性较弱的生物碱先游离而转溶于有机溶剂层中,与碱性较强的生物碱分离。加入碱水时pH由低到高逐渐增加,生物碱依碱性由弱到强逐渐游离。另一种是将总生物碱溶于亲脂性有机溶剂,用适量的酸水萃取,则碱性较强的生物碱先成盐而溶于酸水溶液中，与碱性较弱的生物碱分离。加酸液时，pH由高到低依次萃取，生物碱可按碱性由强到弱先后成盐依次被萃取出而分离。再将酸水溶液碱化，转溶于有机溶剂，即可获得生物碱单体。在进行pH梯度法前多用缓冲纸色谱法作萃取分离的先导，根据生物碱混合物中碱性强弱的不同，采用不同pH缓冲液来萃取分离。

2. 利用生物碱或生物碱盐溶解度的差异进行分离　由于结构的差异，使生物碱在溶剂中的溶解度不同，可利用此性质进行分离。如自苦参总碱中分离氧化苦参碱。氧化苦参碱为苦参碱的氮氧化物，亲水性强，在乙醚中溶解度很小。向总碱的三氯甲烷溶液中加入大约10倍量乙醚，可使氧化苦参碱沉淀析出。

有些生物碱盐比生物碱易于结晶，可利用生物碱与不同酸生成的盐在溶剂中溶解度的差异进行分离。

3. 利用生物碱特殊官能团进行分离　两性生物碱在碱性条件下成盐溶于水，而一般生物碱在此条件下游离难溶于水，过滤后可与一般生物碱分离。将碱水溶液调pH 8~9，两性生物碱沉淀析出。

具有内酯或内酰胺结构的生物碱，可在碱性水溶液中加热皂化开环生成溶于水的羧酸盐，酸化后环合，与不具有这类结构的化合物分离。

4. 利用色谱法进行分离　结构相似的生物碱用色谱法分离，选用氧化铝和硅胶作吸附剂，用苯、三氯甲烷和乙醚等有机溶剂为洗脱剂。对于组分较多的生物碱，需反复操作才能达到较好的分离效果。

点滴积累

1. 生物碱的提取方法主要包括脂溶性生物碱和水溶性生物碱的提取。脂溶性生物碱常用酸水提取法、醇类溶剂提取法、亲脂性有机溶剂提取法。水溶性生物碱用沉淀法和溶剂法提取。选择提取方法要根据生物碱的性质和在植物体内的存在状态。
2. 生物碱的分离包括总生物碱的分离和单体生物碱的分离。根据生物碱的碱性强弱、溶解度及结构之间存在的差异，选用pH梯度法、结晶法、萃取法和色谱法等进行分离。为达到分离目的，可将几种方法配合使用。

第四节　鉴定

一、薄层色谱法

生物碱常选用氧化铝为吸附剂，以三氯甲烷为基本溶剂作展开剂，根据色谱结果调整展开剂极性。如果生物碱极性很弱，则在展开剂中添加一些极性较小的有机溶剂（如石油醚、环己烷或苯等）；如果生物碱的极性较强，向展开剂中添加一些极性较大的有机溶剂（如甲醇、乙醇等）。

如选用硅胶作吸附剂，通常需要在加碱的条件下才能获得集中的斑点。加碱的方法有三种：第一种方法是在湿法制板时，用 0.1～0.5mol/L 的氢氧化钠溶液代替水，使硅胶薄层显碱性；第二种方法是向展开剂中加入一定量的二乙胺或氨水；第三种方法是在色谱槽中放一盛有氨水的小杯。三种方法都可使生物碱的薄层色谱在碱性环境中进行，从而获得满意的分离效果。

如果吸附薄层色谱法分离生物碱效果不理想时，采用分配薄层色谱法。以硅胶或纤维素为支持剂，甲酰胺做固定相，用甲酰胺饱和的亲脂性有机溶剂作移动相进行展开。在日光和荧光下不显色的生物碱，可选用改良碘化铋钾试剂显色，大多数生物碱显橘红色。如展开剂或固定相中有较难挥发的碱或甲酰胺时，必须先挥发去碱或甲酰胺，再喷显色试剂。

二、纸色谱法

纸色谱法是以水作固定相的分配色谱。

当生物碱以离子状态分离时，选择极性较大的展开剂，如正丁醇-乙酸-水（4∶1∶5 上层）。也可以将滤纸用一定的 pH 缓冲液处理，选择极性较小的展开剂。或选用多缓冲纸色谱的方法。

当生物碱以分子状态分离时，用甲酰胺作固定相，以甲酰胺饱和的亲脂性有机溶剂（苯和三氯甲烷等）作展开剂。

纸色谱法所使用的显色剂与薄层色谱相同，但试剂中不能含有硫酸。

三、高效液相色谱法

高效液相色谱法分离生物碱时主要采用反相分配色谱。常用的条件如下：

固定相：C_{18}（C_8）-烷基键合相，要求游离硅醇基越少越好，最好为封端的固定相。流动相：甲醇（乙腈）-水，含有约 0.01～0.1mol/L 磷酸缓冲液、碳酸铵或醋酸钠（pH 4～7）。

在相同的实验条件下，各种生物碱均有一定的保留时间，可作定性参数，即被测试样与已知对照品保留时间相同，则两者为同一化合物。

点滴积累

生物碱的色谱检识方法，常用的有薄层色谱法和高效液相色谱法，它们具有微量、快速、准确等优点，在 2015 版《中国药典》（一部）中应用较广泛。

实例分析

实例 1：从麻黄中提取分离麻黄碱和伪麻黄碱

麻黄为麻黄科植物草麻黄 *Ephedra sinica* Stapf、中麻黄 *Ephedra intermedia* Schrenk et C.A.Mey.或木贼麻黄 *Ephedra equisetina* Bge.的干燥草质茎。

麻黄中含有多种生物碱，以麻黄碱为主，约占总生物碱的 80%～85%，其次是伪麻黄碱等，麻黄碱有收缩血管、兴奋中枢作用，临床上用于预防或缓解支气管哮喘发作；而伪麻黄碱有升压、利尿作用，用于预防血压下降。常见从麻黄中提取分离麻黄碱和伪麻黄碱的流程如图 13-2。

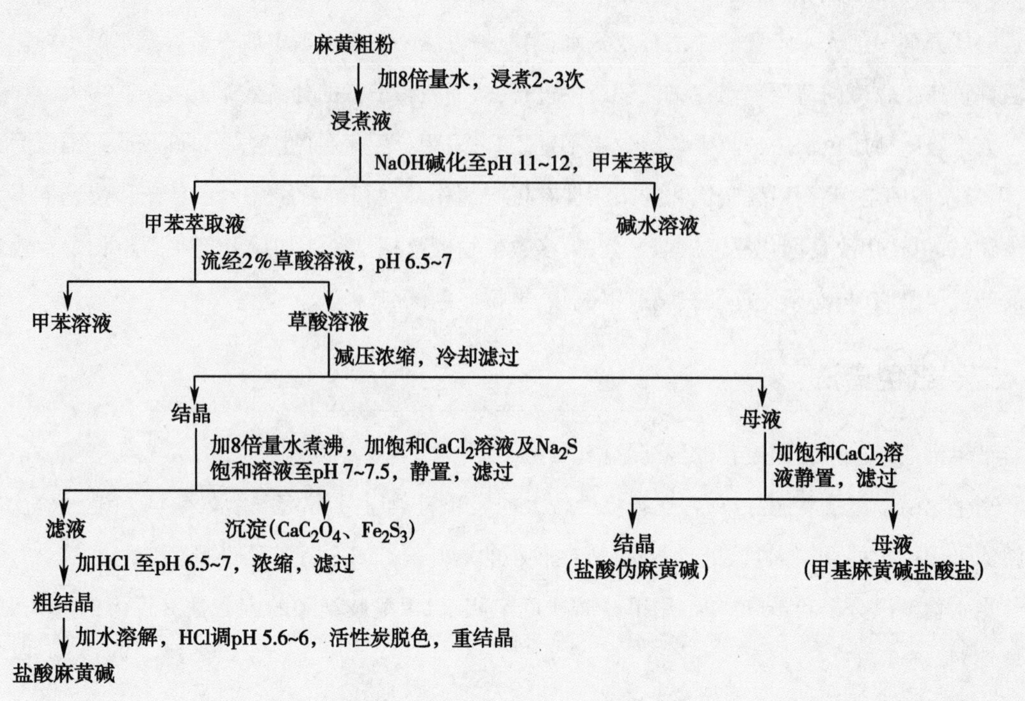

图 13-2 麻黄粗粉的分离流程图

分析：

根据麻黄碱和伪麻黄碱易溶于三氯甲烷、乙醇和苯等有机溶剂的性质，将麻黄水浸液用甲苯萃取，甲苯层流经草酸溶液，使两种生物碱均转变为草酸盐，草酸麻黄碱难溶于水而草酸伪麻黄碱易溶于水，使两者在水中分离。

麻黄碱和伪麻黄碱皆为仲胺衍生物，具有挥发性，不易和生物碱沉淀试剂发生沉淀。选用二硫化碳-硫酸铜反应（在麻黄碱或伪麻黄碱的乙醇溶液中，加二硫化碳、硫酸铜和氢氧化钠试剂各 1 滴，可产生黄棕色沉淀）和铜铬盐反应（在麻黄碱或伪麻黄碱的水溶液中加硫酸铜试剂和氢氧化钠试剂，溶液呈蓝紫色；加入乙醚振摇放置后，乙醚层显紫红色，水层变蓝色；紫红色铜铬盐可溶于乙醚，在水中转变成四水合物显蓝色）鉴别。

实例 2：从洋金花中提取和分离东莨菪碱和莨菪碱

洋金花为茄科植物白花曼陀罗 *Datura metel* L.的干燥花。具有平喘止咳、镇痛、解痉的功效，用于哮喘咳嗽、脘腹冷痛、风湿痹痛及外科麻醉。洋金花中含有东莨菪碱、莨菪碱和阿托品，三种生物碱都有解痉镇痛、解有机磷中毒和散瞳作用，东莨菪碱还具有镇痛麻醉作用。常见从洋金花中提取和分离东莨菪碱和莨菪碱的流程如图 13-3 所示。

分析：

利用盐酸水将生物碱转变为在水中溶解度较大的盐酸盐而提出。酸水液通过阳离子交换树脂柱，使生物碱盐阳离子交换在树脂上，而杂质随溶液流出柱。树脂碱化，使生物碱从树脂上游离出来，再将树脂用有机溶剂洗脱。由于受到氮原子周围立体效应的影响，使东莨菪碱的碱性（pK_a 7.50）弱于无立体效应的莨菪碱的碱性（pK_a 9.65），可利用它们碱性的不同而分离。洗脱液浓缩后即可得莨菪碱和东莨菪碱。

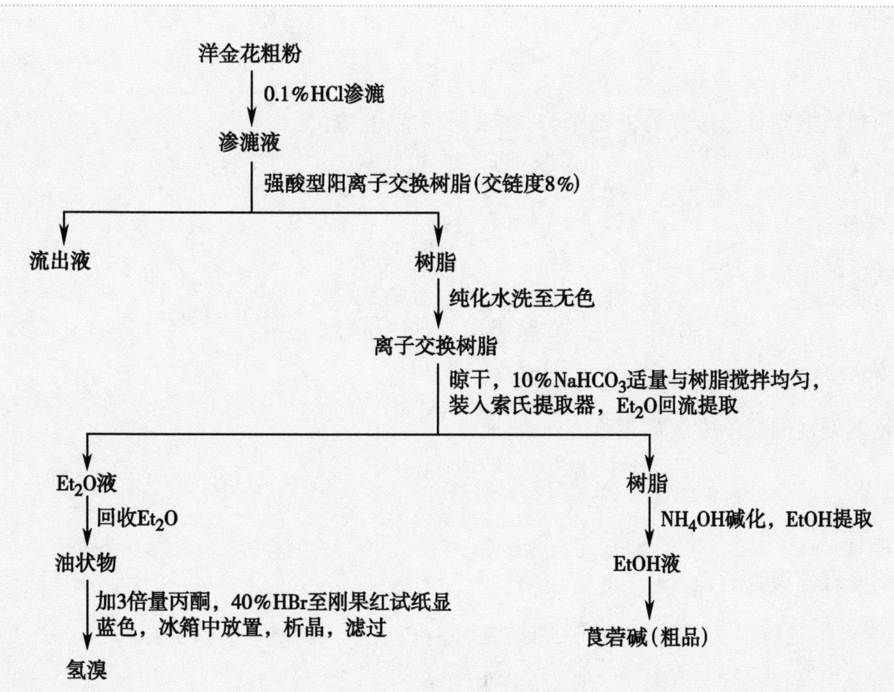

图 13-3　从洋金花中提取和分离东莨菪碱和莨菪碱的流程图

莨菪碱和东莨菪碱能与多种生物碱沉淀试剂产生沉淀。氯化汞试验（莨菪碱与氯化汞的乙醇溶液生成黄色沉淀，加热后变为红色，而东莨菪碱产生白色沉淀）和硝基醌化试验（莨菪碱和东莨菪碱用发烟硝酸处理，分子中的莨菪酸部分发生硝基化反应，生成三硝基衍生物，再与碱性乙醇溶液反应，生成紫色醌型结构，渐变成暗红色，最后颜色消失）。

目标检测

一、选择题

（一）单项选择题

1. 具有莨菪烷母核的生物碱是

A. 麻黄碱　　B. 小檗碱　　C. 阿托品

D. 槟榔碱　　E. 苦参碱

2. 属于异喹啉生物碱的是

A. 莨菪碱　　B. 苦参碱　　C. 乌头碱

D. 四氢帕马丁　　E. 麻黄碱

3. 分离麻黄碱和伪麻黄碱是利用

A. 硫酸盐溶解度　　B. 草酸盐溶解度　　C. 硝酸盐溶解度

D. 酒石酸盐溶解度　　E. 盐酸盐溶解度

4. 用氧化铝薄层色谱法分离生物碱时，化合物的 R_f 值大小取决于

A. 极性大小　B. 碱性大小　C. 酸性大小
D. 分子大小　E. 挥发性大小

5. 利用高效液相色谱法分离生物碱时,通常使用的流动相为
A. 弱酸性　B. 弱碱性　C. 强碱性
D. 强酸性　E. 中等程度酸

6. 生物碱的味多为
A. 咸　B. 辣　C. 苦
D. 甜　E. 酸

7. 生物碱碱性的表示方法常用
A. pK_b　B. K_b　C. pH
D. pK_a　E. K_a

8. 生物碱碱性最强的是
A. 季铵生物碱　B. 酰胺生物碱　C. 仲胺生物碱
D. 伯胺生物碱　E. 叔胺生物碱

9. 水溶性生物碱主要指
A. 季铵生物碱　B. 仲胺生物碱　C. 叔胺生物碱
D. 两性生物碱　E. 酰胺生物碱

10. 溶解脂溶性生物碱的最好溶剂是
A. 乙醚　B. 三氯甲烷　C. 乙醇
D. 甲醇　E. 苯

11. 生物碱沉淀反应呈橘红色的是
A. 碘化汞钾试剂　B. 饱和苦味酸试剂　C. 碘化铋钾试剂
D. 硅钨酸试剂　E. 雷氏铵盐沉淀法

12. 生物碱沉淀试剂反应的介质通常是
A. 盐水溶液　B. 碱性水溶液　C. 中性水溶液
D. 酸性水溶液　E. 中性醇溶液

13. 水溶性生物碱分离的常用方法是
A. 碘化汞钾沉淀法　B. 硅钨酸沉淀法　C. 雷氏铵盐沉淀法
D. 苦味酸沉淀法　E. 碘化铋钾沉淀法

14. 用离子交换树脂法分离纯化生物碱时,常选用的离子交换树脂是
A. 强酸型　B. 弱酸型　C. 强碱型
D. 弱碱型　E. 中等程度酸型

15. 从 $CHCl_3$ 中分离酚性生物碱常用的碱液是
A. Na_2CO_3　B. NaOH　C. NH_4OH
D. $NaHCO_3$　E. $Ca(OH)_2$

16. 生物碱酸水提取液常用的处理方法是

A. 阴离子交换树脂　　B. 氧化铝柱色谱吸附　　C. 硅胶柱色谱吸附

D. 阳离子交换树脂　　E. 聚酰胺柱色谱吸附

17. 碱性不同生物碱混合物的分离可选用

A. 简单萃取法　　B. 酸提取碱沉淀法　　C. pH 梯度萃取法

D. 有机溶剂回流法　　E. 碱提取酸沉淀法

18. 吸附色谱法分离生物碱常用的吸附剂是

A. 聚酰胺　　B. 氧化铝　　C. 硅胶

D. 活性炭　　E. 硅藻土

19. 此生物碱结构属于

$$N{-}CH_3 \quad -O-\overset{O}{\overset{\|}{C}}-\underset{H}{\overset{CH_2OH}{\overset{|}{C}}}-C_6H_5$$

A. 有机胺类　　B. 吡啶类　　C. 喹啉类

D. 莨菪烷类　　E. 吲哚类

20. 下列三个化合物碱性大小顺序为

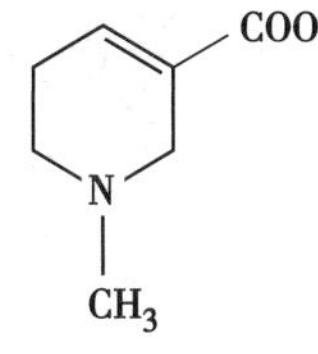

a

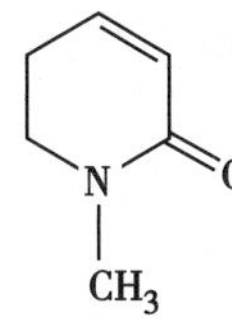

b

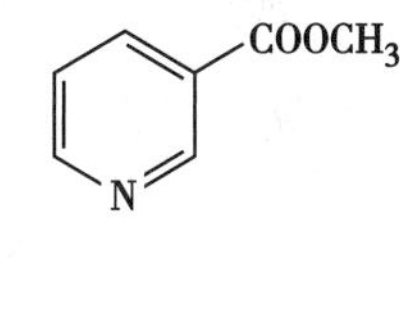

c

A. a>c>b　　B. c>b>a　　C. c>a>b

D. a>b>c　　E. b>a>c

（二）多项选择题

1. 生物碱具有的特点是

A. 分子中含 N 原子　　B. N 原子多在环内　　C. 具有碱性

D. 分子中多有苯环　　E. 显著而特殊的生物活性

2. 可作生物碱沉淀试剂的是

A. 碘化铋钾试剂　　B. 雷氏铵盐试剂　　C. 硅钨酸试剂

D. 苦味酸试剂　　E. 醋酸铅试剂

3. 提取生物碱常用的提取方法有

A. 醇提取丙酮沉淀法　　B. 酸水提取法　　C. 碱提取酸沉淀法

D. 醇类溶剂提取法　　E. 亲脂性有机溶剂提取法

4. 酸水提取法提取总生物碱时，一般用

A. 0.5%~1%的盐酸或硫酸

B. 浸渍法或渗漉法提取

C. 提取液通过强酸型阳离子交换树脂柱

D. 提取液通过大孔吸附树脂柱

E. 提取液用三氯甲烷进行萃取

5. 硅胶薄层色谱法分离生物碱，为防拖尾可选用

A. 酸性展开剂　　B. 碱性展开剂　　C. 中性展开剂

D. 氨水饱和　　E. 醋酸饱和

6. 生物碱的色谱法检识可应用于

A. 测定中药和中药制剂中生物碱的含量

B. 检查生物碱的纯度

C. 确定总生物碱中单体的含量

D. 鉴定已知的生物碱

E. 判断生物碱的碱性强弱

7. 生物碱的沉淀反应

A. 一般在稀酸水溶液中进行

B. 可不必处理酸水提取液

C. 选用一种沉淀试剂反应呈阳性，即可判断有生物碱

D. 有些沉淀试剂可用作纸色谱和薄层色谱的显色剂

E. 可应用于生物碱的分离纯化

8. 常用于检识生物碱的试剂是

A. 碘化铋钾试剂　　B. 醋酸镁试剂　　C. 碘化汞钾试剂

D. 雷氏铵盐试剂　　E. 苦味酸试剂

9. 东莨菪碱具有的反应是

A. 碘化铋钾橙红色沉淀　　B. 氯化汞试剂砖红色沉淀

C. Vitali 反应阳性　　D. 氯化汞试剂白色沉淀

E. 雷氏盐沉淀呈粉红色

10. 麻黄草中检识麻黄碱的方法有

A. 氯化汞反应　　B. 铜络盐反应

C. 雷氏盐沉淀反应　　D. 碘化铋钾反应

E. 二硫化碳碱性硫酸铜反应

二、问答题

1. 生物碱按结构可分几种类型？写出基本母核并各举一例。

2. 从中药中提取生物碱常用的方法有哪些？

3. 某药材中含有水溶性生物碱(A)、酚性叔胺碱(B)、非酚性叔胺碱(C)、水溶性杂质(D)和脂溶性杂质(E)，设计提取分离流程并注明各成分所在部位。

三、实例分析

1. 亚乎奴(锡生藤)鉴别方法　取亚乎奴(锡生藤)粉末5g,加乙醇40ml,浸泡2小时,滤过。取滤液约20ml,蒸干,残渣用稀醋酸溶解后,加水适量,置分液漏斗中,加氨试液使成碱性,用三氯甲烷适量振摇提取,分取三氯甲烷液,再加稀醋酸适量振摇提取。分取醋酸液2ml,加碘化汞钾试液2滴,生成红棕色沉淀;另取醋酸液2ml,加碘化铋钾试液2滴,生成红棕色沉淀。请解释,与碘化汞钾试液和碘化铋钾试液显色成分是什么?说明提取分离方法。

2. 延胡索(元胡)鉴别方法　取延胡索(元胡)粉末1g,加甲醇50ml,超声处理30分钟,滤过,滤液蒸干,残渣加水10ml使溶解,加浓氨试液调至碱性,用乙醚振摇提取3次,每次10ml,合并乙醚液,蒸干,残渣加甲醇1ml使溶解,作为供试品溶液。另取延胡索对照药材1g,同法制成对照药材溶液。再取四氢帕马丁对照品,加甲醇制成每1ml含0.5mg的溶液,作为对照品溶液。照薄层色谱法试验,吸取上述三种溶液各2~3μl,分别点于同一用1%氢氧化钠溶液制备的硅胶G薄层板上,以甲苯-丙酮(9∶2)为展开剂,展开,取出,晾干,置碘缸中约3分钟后取出,挥尽板上吸附的碘后,置紫外光(365nm)下检视。供试品色谱中,在与对照药材和对照品色谱相应的位置上,显相同颜色的荧光斑点。请说明该药材的提取分离方法,解释为什么用1%氢氧化钠溶液制备硅胶G薄层板。

3. 青风藤鉴别方法　取青风藤粉末2g,加乙醇25ml,加热回流1小时,滤过,滤液蒸干,残渣加乙醇1ml使溶解,作为供试品溶液。另取青藤碱对照品,加乙醇制成每1ml含1mg的溶液,作为对照品溶液。照薄层色谱法试验,吸取上述两种溶液各5μl,分别点于同一用2%氢氧化钠溶液制备的硅胶G薄层板上,以甲苯-乙酸乙酯-甲醇-水(2∶4∶2∶1)10℃以下放置的上层溶液为展开剂,展开,取出,晾干,依次喷以碘化铋钾试液和亚硝酸钠乙醇试液。供试品色谱中,在与对照品色谱相应的位置上,显相同颜色的斑点。请解释,为什么用乙醇提取?用什么方法进行薄层色谱鉴别?

实训6　黄连中盐酸小檗碱的提取分离与鉴定

一、实训目的

1. 能够运用煎煮法、盐析法和结晶法的操作技术对黄连中的小檗碱进行提取和分离。

2. 运用薄层色谱法和化学法鉴定小檗碱。

3. 熟悉基本操作过程及注意事项。

二、实训内容

(一)实训用品

1. 仪器　烧杯、电炉、玻璃漏斗、布氏漏斗、抽滤瓶、紫外灯、层析缸等。

2. 试药　黄连粗粉、石灰乳、NaCl、HCl、NaOH、H_2SO_4、HNO_3、丙酮、乙醇、甲醇、乙酸、漂白粉、硅胶、盐酸小檗碱对照品等。

（二）实训方法与操作步骤

小檗碱又名黄连素，分子式 $C_{20}H_{18}NO_4$，分子量 336.37。自水或稀乙醇中结晶得到的小檗碱为黄色针状结晶，盐酸小檗碱为黄色小针状结晶。小檗碱能缓溶于冷水（1∶20），易溶于热水和热乙醇，难溶于丙酮、三氯甲烷、苯。盐酸小檗碱微溶于冷水，易溶于热水，不溶于冷乙醇、三氯甲烷和乙醚。

小檗碱的提取是利用小檗碱盐的溶解性，通过用稀硫酸水溶液提取小檗碱硫酸盐，再用浓盐酸把小檗碱硫酸盐转化为小檗碱盐酸盐，再结合盐析法而使结晶析出。并且利用小檗碱在冷热水中的溶解性差异大，用水重结晶进行精制。

1. 提取　黄连中盐酸小檗碱的提取流程见图 13-4。

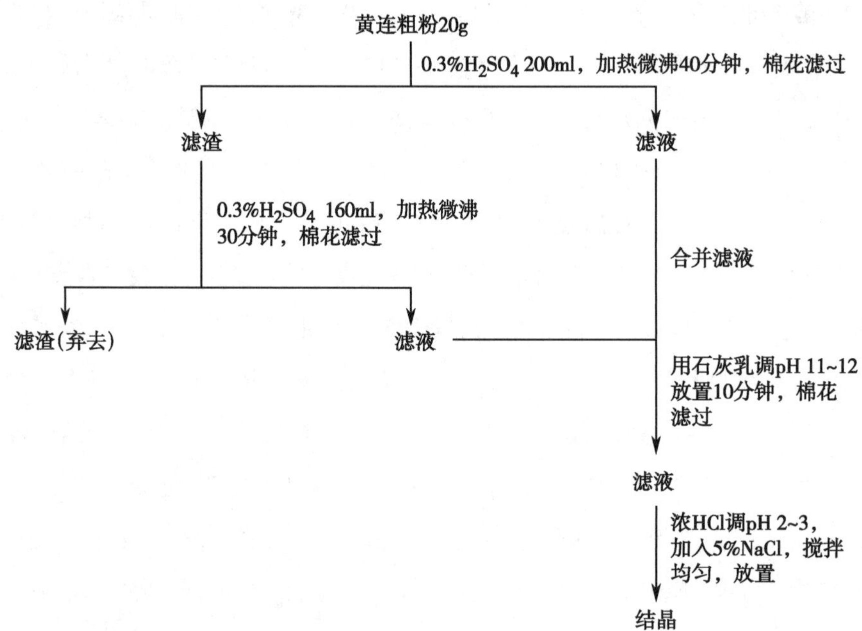

图 13-4　黄连中盐酸小檗碱的提取流程图

2. 精制　黄连中盐酸小檗碱的精制流程见图 13-5。

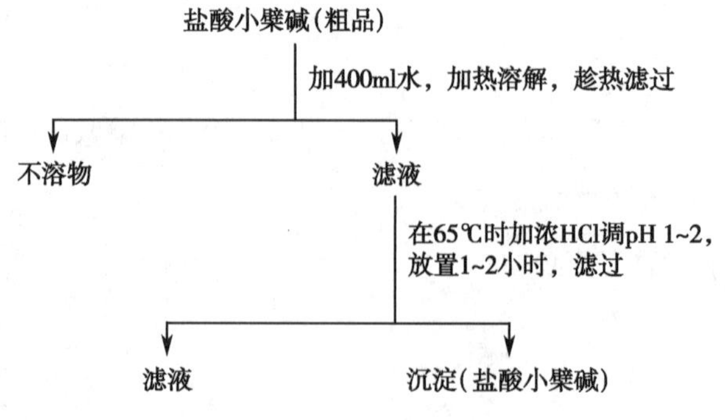

图 13-5　黄连中盐酸小檗碱的精制流程图

3. 检识　精制小檗碱溶液滤过，抽干，用少许蒸馏水洗涤，70℃以下干燥，得小檗碱精品。称重，计算提取率。

（1）浓硝酸、漂白粉试验：取盐酸小檗碱少许，加入稀硫酸 8ml 溶解，分置两支试管中，一支加入

2 滴浓硝酸，即显樱红色；另一支加入少许漂白粉，也即显樱红色。

（2）丙酮小檗碱试验：取盐酸小檗碱少许，加入 5ml 蒸馏水，水浴加热溶解，溶解后加入氢氧化钠试液 2 滴，显橙色，放冷，加入丙酮 4 滴，出现黄色丙酮小檗碱结晶。

（3）生物碱沉淀反应：取盐酸小檗碱少许，加入稀硫酸 12ml 溶解，分置三支试管中，分别加入碘化汞钾试剂、碘化铋钾试剂、硅钨酸试剂，观察其产生的现象。

（4）薄层色谱

①制板：取层析用硅胶 8g，加 0.3%～0.5%羧甲基纤维素钠（CMC-Na）20～25ml，用研钵制成稀浆糊状，然后均匀倒在两块清洁的玻璃板上，铺成一均匀薄层，室温晾干，105℃活化 30 分钟备用。

②点样、展开、显色：取自制盐酸小檗碱少许，加 1ml 乙醇溶液溶解和盐酸小檗碱乙醇对照品溶液，分别用毛细管点在薄层板上，重复点样 3～5 次。用甲醇-丙酮-乙酸（4：5：1）为展开剂进行展开，展开完毕，先观察荧光斑点，再喷改良碘化铋钾试剂显色。

三、实训注意

1. 提取用的稀硫酸浓度应控制在 0.2%～0.3%，使黄连中的小檗碱全部转化为硫酸盐而溶解。如果硫酸浓度过高，小檗碱会转化为硫酸氢盐，从而降低溶解度，影响提取效率。

2. 用石灰乳调 pH，可以使硫酸小檗碱游离成小檗碱，并可沉淀果胶、黏液质等多糖杂质。

3. 加氯化钠的目的是利用盐析的作用降低盐酸小檗碱在水中的溶解度，其浓度不超过 10%，否则会造成细小的盐酸小檗碱结晶呈悬浮状而给过滤造成困难。盐析用的食盐尽可能选用杂质较少、纯度较高的食盐。

4. 在精制盐酸小檗碱时，因为盐酸小檗碱几乎不溶于冷水，放冷易析出结晶，所以水浴加热溶解后，要趁热滤过，防止盐酸小檗碱在滤过时析出结晶，使滤过困难，产量降低。

四、思考题

1. 写出酸水提取黄连中盐酸小檗碱的流程，并说明各步骤的原理。

2. 分析每一步骤中小檗碱的存在形式。

3. 说出提取过程中所用试剂的作用。

黄连中盐酸小檗碱的提取分离与鉴定实训报告

班级__________　姓名__________　学号__________　实训时间__________　成绩__________

1. 实训目的

2. 描述提取和精制的操作流程

3. 写出薄层色谱的操作流程

4. 实训记录(表 13-4~表 13-6)

表 13-4　记录提取结果

黄连粗粉重量（g）	盐酸小檗碱重量（g）	提取率（%）

表 13-5　记录定性试验结果

试剂	现象	结论及解释

表 13-6 记录薄层色谱结果

	对照品溶液	试样溶液
荧光斑点颜色		
喷改良碘化铋钾试剂后斑点颜色		
原点至斑点中心的距离(cm)		
原点至溶剂前沿的距离(cm)		
R_f		

5. 实训小结与讨论

6. 实训思考

7. 教师评语

教师签字＿＿＿＿＿＿ 年 月 日

实训 7 一叶萩碱的提取分离与鉴定

一、实训目的

1. 能够运用渗漉法、离子交换树脂法、连续回流法和结晶法的操作技术对一叶萩中的一叶萩碱进行提取和分离。

2. 运用薄层色谱法和化学法鉴定一叶萩碱。

3. 熟悉基本操作过程及注意事项。

二、实训内容

（一）实训用品

1. 仪器 玷琅缸、试管、树脂柱、烧杯、渗漉筒、布氏漏斗、抽滤瓶、培养皿、索氏提取器、锥形瓶、层析缸等。

2. 试药 一叶萩叶、硫酸、阳离子交换树脂、氨水、石油醚、碘化铋钾试剂、碘-碘化钾试剂、硅钨酸试剂、改良碘化铋钾试剂、中性氧化铝(层析用)、三氯甲烷、乙醇、一叶萩碱对照品等。

(二)实训方法与操作步骤

一叶萩为大戟科一叶萩属植物一叶萩 *Securinega auffruticosa*(Pall)Rehd 叶和根皮。一叶萩含有多种生物碱,已阐明结构的有十多种,其中以一叶萩碱(securinine)为主要有效成分,能兴奋中枢神经,有类似硝酸士的宁的作用,临床上用于治疗面神经麻痹,神经衰弱,亦用于小儿麻痹症及其后遗症。其结构如下:

一叶萩碱是吲哚里西啶衍生物,为淡黄色棱晶,熔点 142~143℃,难溶于水,易溶于乙醇和三氯甲烷,微溶于乙醚、石油醚或丙酮。N 原子三价都结在环中,有一定程度的碱性($pK_a=7.2$),因而具有生物碱的一般通性,能与生物碱沉淀试剂产生沉淀反应。

利用酸水提取法将生物体内多种形式的生物碱转变为在水中溶解度较大的盐而被提出。酸水提取液通过阳离子交换树脂柱,使生物碱盐阳离子交换在树脂上,而杂质随溶液流出柱。树脂用氨水碱化,使生物碱从树脂上游离出来,再将树脂用有机溶剂洗脱。洗脱液浓缩后即可得到生物碱。

1. 提取　一叶萩碱的提取流程见图 13-6。

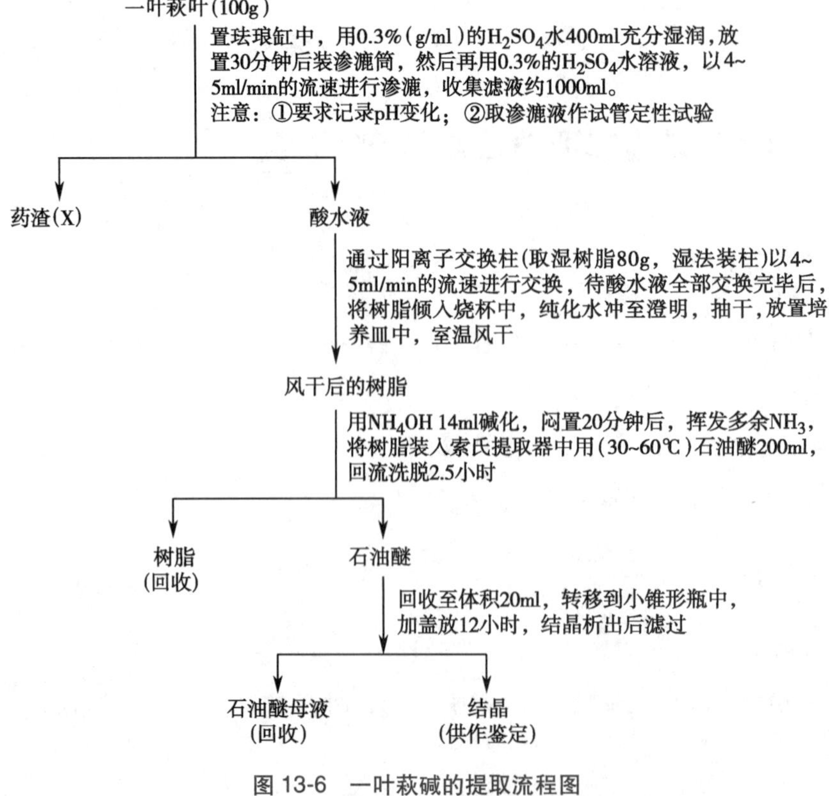

图 13-6　一叶萩碱的提取流程图

2. 检识

（1）生物碱的定性试验：取渗漉液置于3支小试管中，每份1ml，分别滴加碘化铋钾试剂、碘-碘化钾试剂和硅钨酸试剂2~3滴，观察有无沉淀产生及颜色变化。

（2）薄层色谱法

吸附剂：中性氧化铝（200~300目）软板。

展开剂：①三氯甲烷-石油醚（1∶1）；②三氯甲烷；③三氯甲烷-乙醇（7∶3）。

试样：一叶萩碱/$CHCl_3$液。

对照品：一叶萩碱/$CHCl_3$液。

显色剂：改良碘化铋钾试剂。

三、实训注意

1. **装渗漉筒**　渗漉筒底部放一块脱脂棉花（先用水湿润），然后把润湿过的药料分次加入，分层填压，注意松紧适宜，顶部盖一张滤纸，压上洁净的鹅卵石。

2. **树脂处理的方法**　取新树脂（已用水膨胀过的）置烧杯中，用5倍量的6%~7%HCl浸泡过夜，先用离子水洗至pH 3~4，改用纯化水洗至中性，再用5%NaOH（约2倍），搅拌洗涤后，水洗至中性，最后用6%~7%HCl转型，纯化水洗至中性。树脂要自然风干。氨水碱化后的树脂，要挥发多余的氨水，否则会影响提取效果。

3. **装树脂柱的方法**　用纯化水将已处理好的树脂悬浮起来，加到底部垫有脱脂棉的交换柱中，等树脂颗粒下沉后，顶部盖一层棉花或滤纸，以免加入液体时，冲破树脂表面。注意在整个操作过程中树脂的上部要始终保持有少量液体，以免进入空气影响交换效果。将树脂柱表面多余液体由底部活塞放出待液层降至树脂表面时，关闭活塞，由柱的上部加入含有一叶萩碱的酸水，打开底部活塞，控制流速。

4. **使用索氏提取器提取**　操作时将装好离子交换树脂的滤纸筒放入提取器中，树脂高度应低于虹吸管顶部，自冷凝管加溶剂入烧瓶内，水浴加热。提取溶剂使用（30~60℃）石油醚，因此冷凝管、提取器和烧瓶要干燥。

5. 薄层板由中性氧化铝直接涂铺于载板上制成，要求载板表面光滑，清洁平整。喷显色剂时展开剂不要挥干，否则板上吸附剂易被吹散。

四、思考题

1. 提取过程发生pH变化的原因。

2. 连续回流法的优缺点及操作注意事项。

3. 用薄层色谱法鉴定一叶萩碱时，为什么选用三种极性不同展开剂？

一叶萩碱的提取分离与鉴定实训报告

班级__________　姓名__________　学号__________　实训时间__________　成绩__________

1. 实训目的

2. 描述渗漉和连续回流装置的安装顺序并绘出装置图

3. 写出提取和薄层色谱的操作流程

4. 实训记录(表 13-7~表 13-9)

表 13-7　记录定性试验结果

试剂	现象	结论及解释

表 13-8　记录不同时间渗漉液和交换液的 pH

溶液	5 分钟	10 分钟	30 分钟	60 分钟	120 分钟	180 分钟
渗漉液						
交换液						

表 13-9　记录薄层色谱结果

	对照品溶液			试样溶液		
	三氯甲烷-石油醚（1:1）	三氯甲烷	三氯甲烷-乙醇（7:3）	三氯甲烷-石油醚（1:1）	三氯甲烷	三氯甲烷-乙醇（7:3）
原点至斑点中心的距离(cm)						
原点至溶剂前沿的距离(cm)						
R_f						

5. 实训小结与讨论

6. 实训思考

7. 教师评语

教师签字____________　　年　　月　　日

实训测试五　生物碱的鉴定方法

【实训仪器与试药】

1. 仪器　托盘天平、牛耳勺、锥形瓶、水浴锅、量筒、试管夹、漏斗、滤纸、试管等。

2. 试药　延胡索药材粉末、稀醋酸、碘化铋钾试剂、碘-碘化钾试剂、碘化汞钾试液等。

【实训操作步骤与考核评分标准】

1. 操作步骤　称取延胡索药材 0.5g，稀醋酸 10ml，加入锥形瓶中，于水浴上加热 5 分钟，滤过。取滤液 1ml，加碘化铋钾试液 1～2 滴，显橘红色沉淀。另取滤液 1ml，加碘化汞钾试液 1～2 滴，显淡黄色沉淀。另取滤液 1ml，加碘-碘化钾试液 1～2 滴，显红棕色沉淀。

2. 实训项目测试考核评分标准见表 13-10。

表 13-10　实训项目测试考核评分标准

序号	项目	技能测试标准	分值	扣分	备注
1	准备	(1) 打开水浴锅； (2) 检查仪器是否干燥、洁净，若不符合要求，清洗后干燥	10	任一项不符合要求扣 5 分	
2	药材粉末的称取	(1) 选择量程适宜的天平； (2) 调节平衡； (3) 在两侧托盘各放质量相当的称量纸一张； (4) 按左物右码的原则取放药材粉末和砝码； (5) 用镊子夹取砝码，调节平衡； (6) 待指针指示平衡时，取下药材粉末； (7) 将药材置于锥形瓶中； (8) 用镊子夹取砝码，放回盒内，将天平还原	20	任一项不符合要求扣 2.5 分	
3	稀醋酸的量取	(1) 左手拇指、食指和中指持量筒； (2) 右手持容器； (3) 容器口与量筒上缘接触，量筒稍倾斜； (4) 缓慢倾倒稀醋酸溶液，使其沿量筒内壁缓慢流下； (5) 视线与要求量取的刻度保持水平； (6) 待接近要求刻度时，缓慢提升容器，量筒逐渐直立； (7) 在容器口离开量筒前，在量筒上缘内侧旋动试剂瓶，使残留液滴落入量筒； (8) 观察结果，若合格则倒入装有药材粉末的锥形瓶中；若不到刻度酌情添加，过量酌情倾出至废液缸中	20	任一项不符合要求扣 2 分	

续表

序号	项目	技能测试标准	分值	扣分	备注
4	加热与滤过	(1) 将锥形瓶置于水浴锅中,加热 5 分钟; (2) 将滤纸折叠成 4 折后,置于漏斗中,滤纸边缘应低于漏斗边缘; (3) 漏斗底端紧贴试管内壁; (4) 将锥形瓶内溶液倾倒入漏斗中,进行过滤	10		
5	显色反应	(1) 按 3 中“稀醋酸的量取”的操作要求,分别量取滤液 1ml,置于 3 支试管中; (2) 第一支试管中滴加碘化铋钾试液 1~2 滴,显橘红色沉淀; (3) 第二支试管中滴加碘化汞钾试液 1~2 滴,显淡黄色沉淀; (4) 第三支试管中滴加碘-碘化钾试液 1~2 滴,显红棕色沉淀	20	任一项不符合要求扣 5 分	
6	整理	(1) 清洗实验仪器; (2) 整理实验台	10	任一项不符合要求扣 5 分	
7	评价	(1) 操作时间应<20 分钟; (2) 操作熟练、准确	10	(1) 每超过 1 分钟扣 1 分; (2) 操作不符合熟练、准确的要求扣 2 分	
合计			100	得分合计	

(明延波)

参考文献

[1] 宫崎利夫,系川秀治,大本太一,他. 天然物医药品学. 鸟取县:朝仓书店,1987:181.

[2] Southon IW, Buckingham J. Dictionary of Alkaloids. London: Chapman and Hall, 1989.

[3] David J. Newman, et al. J. Nat. Prod., 2003, 66:1022.

[4] 赵昱,胡季强. 天然药物研究开发的未来发展趋势. 浙江大学学报(医学版),2002, 31(6): 479-487.

[5] 张兆旺,孙秀梅. 半仿生提取法的特点与应用. 世界科学技术-中药现代化,2000, 2(1): 35-38.

[6] 王生瑶. 连续逆流提取工艺的设备及其应用. 应用能源技术,2007, 5(2): 18-20.

[7] 宋航. 药学色谱技术. 北京:化学工业出版社,2007.

[8] 屠呦呦. 青蒿及青蒿素类药物. 北京:化学工业出版社,2009.

[9] 姚新生. 有机化合物波谱解析. 北京:中国医药科技出版社,2004.

[10] 裴月湖,娄红祥. 天然药物化学. 第7版. 北京:人民卫生出版社,2016.

[11] 吴继洲,孔令义. 天然药物化学. 北京:中国医药科技出版社,2008.

[12] 杨世林,热娜·卡斯木. 天然药物化学. 北京:科学出版社,2010.

[13] 宋晓凯. 天然药物化学. 第2版. 北京:化学工业出版社,2010.

[14] 石任兵. 中药化学. 北京:人民卫生出版社,2012.

[15] 吴剑峰,王宁. 天然药物化学. 北京:人民卫生出版社,2013.

目标检测参考答案

绪　论

一、选择题

（一）单项选择题

1. C　2. D　3. E　4. C　5. B　6. C　7. C　8. E　9. A　10. B

（二）多项选择题

1. BD　2. ABCDE　3. BE　4. ACD　5. ABC

二、问答题

1. 答:略。

2. 答:略。

上篇　天然药物化学基本操作技术与研究方法

第一章　提 取 方 法

一、选择题

（一）单项选择题

1. A　2. E　3. B　4. C　5. A　6. B　7. C　8. D　9. E　10. A

（二）多项选择题

1. ABD　2. ABC　3. BE　4. CD　5. CE

二、问答题

1. 答:略。

2. 答:略。

第二章　分离与精制的一般方法

一、选择题

（一）单项选择题

1. B　2. A　3. D　4. B　5. C　6. E　7. A　8. D　9. D　10. C

（二）多项选择题

1. BC　2. BCE　3. ABD　4. BE　5. ABC

二、问答题

1. 答:略。

2. 答:略。

第三章　色谱分离法

一、选择题

(一) 单项选择题

1. C　2. B　3. D　4. C　5. C　6. A　7. B　8. D　9. A　10. C

11. D　12. D　13. B　14. A　15. A

(二) 多项选择题

1. ABDE　2. BD　3. ABDE　4. BCD　5. ABD

二、问答题

1. 答:略。

2. 答:略。

三、实例分析

1. 分析:混合物 A、B、C、D、E 的极性大小顺序为:D>C>A>B>E。

2. 分析:

(1) 碱性:乙>甲。

(2) 将药材粉末碱化至 pH 8 以上,用三氯甲烷提出总成分,三氯甲烷提取液经适当浓缩后,用 pH 5 左右的缓冲液进行两相萃取(可用逆流分溶萃取法)。缓冲液中主要含成分甲,三氯甲烷中主要含成分乙。

第四章　结 构 测 定

一、选择题

(一) 单项选择题

1. B　2. A　3. D　4. A　5. A　6. A　7. D　8. E　9. B　10. C

(二) 多项选择题

1. ABCDE　2. DE　3. ABCDE　4. ABCDE　5. BCD

二、问答题

1. 答:简单的方法是灼烧。

2. 答:检测化合物纯度的方法包括:测定物理常数法、色谱法等。对固体化合物可检查有无均匀一致的晶形,有无明确、敏锐的熔点,熔距是否狭窄;液体化合物可通过测定沸点、沸程、折光率及相对密度等判断其纯度。可用的色谱法有薄层色谱、高效液相色谱、气相色谱、纸色谱等。

3. 答:如果化合物纯度不够,若进行下一步的光谱检测时,将由于杂质太多而无法进行解析,一方面浪费了检测溶剂与测试费,另一方面某些检测溶剂可能导致样品无法回收而损失样品。若进行活性筛选,筛选结果将可能受到杂质的影响而不准确,造成假阳性或假阴性,都有可能较大程度地影响整个实验的结果。

4. 答:测定天然药物化学成分的光谱方法主要有紫外光谱、红外光谱、质谱和核磁共振谱,常统称为“四大光谱”。紫外光谱主要测定分子内的不饱和键,尤其是共轭系统。红外光谱主要用于鉴别结构中的羰基、炔烃与乙腈、羟基、氨基等基团。质谱主要用于测定分子量、分子式,并可推测部分结构。核磁共振谱能用于确定化合物结构中 H、C 的数目、类型、相互间关系(包括 H 与 H 之间、H 与 C 之间的直接或远程关系,H 与 H 之间的空间关系等)。

5. 答:要获得化合物准确的分子式,最快最准确的方法是测定高分辨质谱,可直接得到精准的分子式;还可以测定普通的 EI-MS 或 ESI-MS,获得分子量,再结合核磁共振氢谱、碳谱确定分子式;还可以采用传统的元素定量分析法或同位素丰度比法,配合普通质谱法来推定化合物的分子式。

三、实例分析

该案例为开放题,学生可多途径回答此问题,只要符合逻辑即可。建议的答案:他首先应该进行纯度检测,确定化合物是否为纯品。然后与带教老师沟通,了解本课题的进展情况,是否有标准品提供,接着进行化合物的物理常数比对、色谱比对、光谱比对(UV、IR、^{1}H-NMR)等,以确定化合物是否为已知。若确定为未知,则须在带教老师指导下检测质谱、核磁共振谱,并进行解析,以确定化合物结构。也可在确定为纯品后,同步进行活性筛选。

第五章　天然药物活性成分研究方法

一、选择题

(一) 单项选择题

1. C　2. C　3. A　4. C　5. E　6. B　7. C　8. A　9. E　10. B

(二) 多项选择题

1. ABCD　2. BC　3. BCDE　4. BCDE　5. ABCDE

二、问答题

1. 答:天然药物活性成分研究是新药研发、中药质量研究等的基础,天然药物活性成分研究的一般路径是:确定研究目标→文献调研→药材采集→药材鉴定→活性筛选→预试验→提取分离→结构测定→活性筛选→活性单体化合物。

2. 答:95%乙醇供试液可能检出脂溶性生物碱、黄酮类、蒽醌类、香豆素类、游离的甾体及三萜等各类苷元、有机酸、部分低糖苷等成分。

3. 答:文献调研是贯穿研究全过程的一项十分重要的工作。确定研究对象后,需要对研究对象的国内外研究现状进行文献调研,一方面有利于继承和借鉴前人的研究成果,避免重复研究或少走弯路,另一方面需要明晰本项研究内容的创新性、实用性与前瞻性。在研究过程中,需要借鉴前人的研究思路、研究方法和已知化合物的信息,以提高研究效率,扩大研究成果。文献调研包括已出版的图书、期刊和专利文献、学位论文、技术标准等特种文献。

4. 答:活性筛选最重要的是建立可靠的、先进的活性检测方法,是天然药物活性成分研究成败的关键。天然药物或中药在临床治疗上往往具有多种疗效,即表现出多方面的活性。研究者应力求找出其中最本质的因素，尽量选择建立能与临床治疗作用相关的活性筛选体系，才有可能追踪分离出目标活性成分。

5. 答：由于天然药物的成分复杂，不同类型的成分的物理性质与化学性质均有较大差异，为便于进一步制定合理的提取分离流程，选择恰当的提取分离方法，应进行预试验，通过各类化学成分的溶解度差异和特异性化学反应来初步了解天然药物中可能含有的化学成分类型。提高预试验准确性的方法可考虑：①尽量使用专属性强的检识试剂，多选择几种检识试剂；②尽量将不同类型的成分分离，必要时配合色谱分离；③制备供试液时，应尽量除去蛋白质、多糖、氨基酸、鞣质等杂质，以减少干扰；④必要时，做对照试验或空白试验。

三、实例分析

1. 分析：该天然药物中可能含有生物碱类、蛋白质类、多肽类、黄酮类或其他酚类成分，不含有苷类和还原性糖类。

2. 分析：乙醚液 A 中为碱性成分；乙醚液 B 中为酸性成分；乙醚液 C 中为酚性成分；水层或沉淀 D 为醛类成分；乙醚液 E 中为中性成分。

下篇　天然药物化学成分类型及实例

第六章　糖 和 苷 类

一、选择题

（一）单项选择题

1. D　2. B　3. A　4. C　5. B　6. C　7. B　8. A　9. C　10. B

11. E　12. A

（二）多项选择题

1. ABCD　2. ABCD　3. AD　4. ACD　5. ACE　6. BD　7. AD　8. ABDE　9. ACE　10. BCD

二、问答题

1. 答：

①苷键原子不同：O、S、N、C 苷四种；

②苷键的构型不同苷分为 α-苷、β-苷两大类；

③依据苷在植物体内的存在状态不同，可将苷分为原生苷和次生苷；

④依据苷结构中单糖数目的不同苷又分为单糖苷、双糖苷、三糖苷；

⑤依据苷元结构不同苷也可分为黄酮苷、蒽醌苷、香豆素苷；

⑥依据糖链的数目不同分为单糖链苷、双糖链苷；

⑦依据苷的生物活性分为强心苷、皂苷等。

2. 答：

酸催化水解：苷键具有缩醛结构，易为稀酸催化水解。反应一般在水或稀醇溶液中进行。常用的催化剂有:盐酸、硫酸、甲酸等。

(1) 按苷键原子不同:酸水解的易难顺序为:N-苷>O-苷>S-苷>C-苷。

(2) 糖的种类不同:①呋喃糖苷较吡喃糖苷易水解,如:呋喃型果糖与吡喃型葡萄糖,水解难易不同;②酮糖苷较醛糖苷易水解,因为酮糖多为呋喃糖;③吡喃糖苷中,C_5 取代基越大越难水解,水解速率为:五碳糖苷>甲基五碳糖苷>六碳糖苷>七碳糖苷>糖醛酸苷;④去氧糖最易水解,水解的易难顺序为:2,6-二去氧糖苷>2-去氧糖苷>6-去氧糖苷>2-羟基糖苷>2-氨基糖苷。

(3) 苷元结构不同:芳香族苷较脂肪族苷易水解。芳香族苷因苷元部分有供电子基,水解比脂肪族苷容易,某些酚苷,如蒽醌苷、香豆素苷不用加酸,只需加热即可水解。

(4) 难水解的苷:采用两相酸水解法,即向待水解液中加入与之不相混溶的有机溶剂,使苷元生成后马上转溶于有机溶剂中,避免与酸的接触时间,从而获得真正的苷元。

3. 答:将三种样品分别做 Molisch 反应,不产生紫色环的是丹皮酚。产生紫色环的,再分别做 Fehling 反应,产生砖红色沉淀的是葡萄糖,不反应的是丹皮苷。

三、实例分析

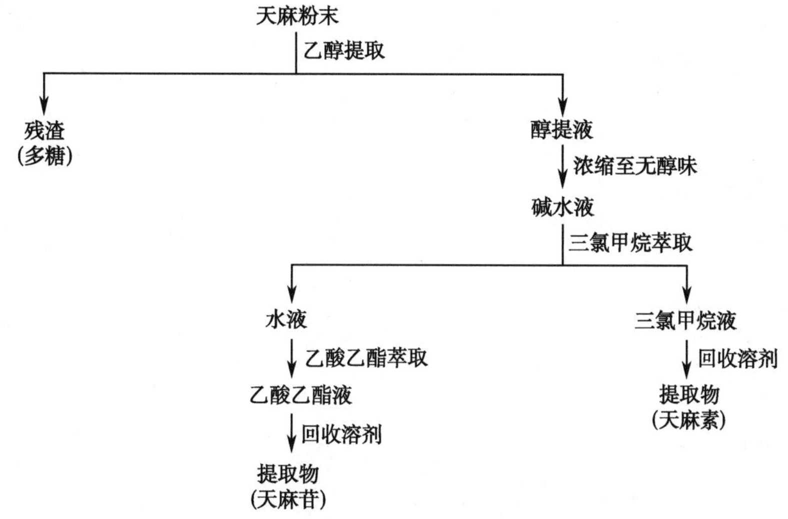

第七章　香豆素与木脂素

一、选择题

(一) 单项选择题

1. C　2. B　3. A　4. C　5. C　6. C　7. C　8. D　9. C　10. A

11. C　12. B　13. D　14. B　15. B

(二) 多项选择题

1. CDE　2. ABCD　3. ABCE　4. ACD　5. AC　6. ACD　7. BC　8. ABE　9. BCD　10. AE

二、问答题

1. 答:略。

2. 答:略。

3. 答:略。

4. 答:略。

三、实例分析

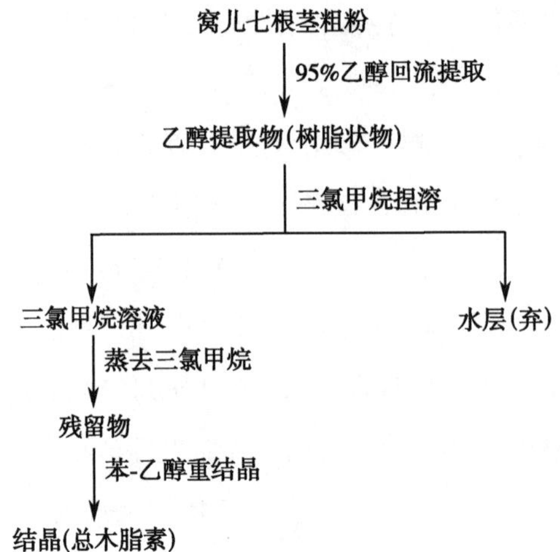

第八章　蒽醌类化合物

一、选择题

(一) 单项选择题

1. D　2. A　3. C　4. C　5. B　6. C　7. C　8. B　9. D　10. A

(二) 多项选择题

1. BC　2. BD　3. ABCD　4. AB　5. CD　6. BCD　7. CD　8. ABCD　9. ABCDE　10. BCDE

二、问答题

1. 答:略。

2. 答:略。

三、实例分析

1. (1) 蒽醌苷;(2) 水解;(3) 碱液显色反应。

2. 略。

第九章　黄酮类化合物

一、选择题

(一) 单项选择题

1. C　2. B　3. A　4. E　5. D　6. B　7. B　8. C　9. C　10. E

11. C　12. C　13. A　14. E　15. A　16. B　17. A　18. E　19. C　20. A

(二) 多项选择题

1. ACE　2. ABCDE　3. ABDE　4. AD　5. ABD

二、问答题

1. 答:略。

2. 答:略。

3. 答:三种化合物的酸性强弱顺序:A>B>C。

其他略。

4. 答:略。

三、实例分析

1. 答:洗脱先后顺序:补骨脂甲素先被洗脱出来,补骨脂乙素后被洗脱出来。

2. 答:槐米中有效成分芦丁为苷类化合物,易溶于甲醇;喷以三氯化铝试液显色,芦丁为黄酮类,与三氯化铝显黄色并具有荧光,用于鉴别。

3. 答:

(1) 采用的提取方法是:碱提取酸沉淀法。依据:芦丁显酸性可溶于碱水。

(2) 提取液中加入 0.4%硼砂水的目的:硼砂可以与邻二羟基络合,保护邻二羟基不被氧化。

(3) 以石灰乳调 pH 8~9 的目的:芦丁含有 7-OH,4′-OH,碱性较强可以溶于 pH 8~9 的碱水中。如果 pH>12 以上,碱性太强,易破坏黄酮母核,降低收率。

(4) 酸化时加盐酸控制 pH 在 3~4,就能使芦丁析出沉淀,如果酸性太强,pH<2 以上时,容易使芦丁形成鉡盐,不易析出沉淀。

(5) 以热水或乙醇重结晶的依据是:芦丁在热水和热乙醇中溶解度较大,在冷水及冷乙醇中溶解度较小的原因。

第十章 萜类和挥发油

一、选择题

(一) 单项选择题

1. C　2. B　3. A　4. A　5. D　6. D　7. D　8. C　9. B　10. D

11. D　12. C　13. D　14. D　15. A　16. C　17. B　18. C　19. B　20. D

(二) 多项选择题

1. BCD　2. ABDE　3. AB　4. ABCD　5. ABCDE　6. ACD　7. BCE　8. AB　9. ABD　10. ABD

二、问答题

1. 答:萜类化合物根据分子中异戊二烯单位数进行分类。各类萜在植物体内的存在形式见表 7-1。

2. 答:略。

3. 答:青蒿素属倍半萜内酯类化合物,具有抗疟的生物活性,常见的衍生物有:双氢青蒿素、蒿甲醚、青蒿琥珀酸单酯等。

4. 答:略。

三、实例分析

1. 答:各成分 R_f 值大小排列顺序为:D>E>B>A>C。

2. 答:(1) E;(2) B;(3) C;(4) A;(5) D。

3. 答:因挥发油亲脂性较强,所以选择亲脂性强的正己烷为溶剂提取。香草醛硫酸溶液可以使挥发油中的各种成分显色,因此,选用此为显色剂。

第十一章　皂　　苷

一、选择题

（一）单项选择题

1. A　2. A　3. C　4. B　5. C　6. B　7. C　8. D　9. B　10. B

（二）多项选择题

1. AD　2. ABCE　3. CDE　4. ABC　5. BCD　6. ACE　7. AB　8. AD　9. ABD　10. BDE

二、问答题

1. 答：取两支试管分别加入0.1mol/L盐酸5ml和0.1mol/L氢氧化钠5ml，再各加中药水提液3滴，振摇1分钟，如果两管泡沫高度相同，则提取液中含三萜皂苷；如果碱管泡沫比酸管泡沫高数倍，保持时间长，则提取液中含甾体皂苷。

2. 答：皂苷的溶血作用是因为多数皂苷能与红细胞膜上胆固醇结合生成不溶于水的复合物，破坏了红细胞的正常渗透性，使细胞内渗透压增高而使细胞破裂，从而导致溶血现象。各种皂苷的溶血作用强弱不同，可用溶血指数表示。含有皂苷的药物临床应用时应注意不宜供静脉注射用。

3. 答：最常用的显色鉴定反应为Liebermann-Burchard反应，能形成水溶液或胶体溶液并能形成肥皂状泡沫，再沿试管壁加入浓硫酸，即在试管中将少量样品溶于乙酸酐，是很强的表面活性剂，如两层交界面呈紫红色则为阳性反应，即使高度稀释也能形成皂液。

泡沫试验：持久泡沫不因加热而消失，溶血试验：大多数呈阳性。

三、实例分析

1. 答：

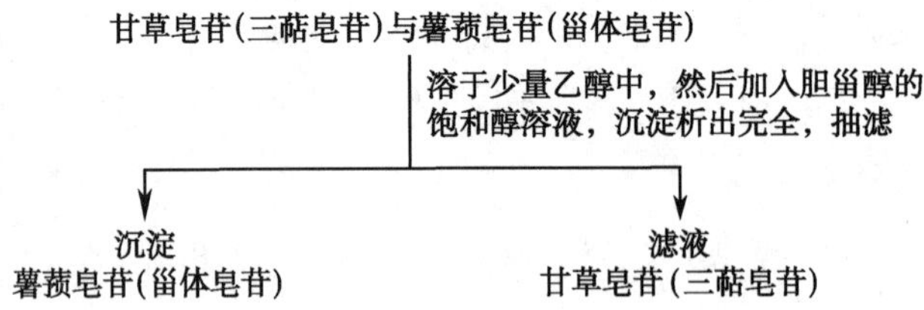

2. 答：

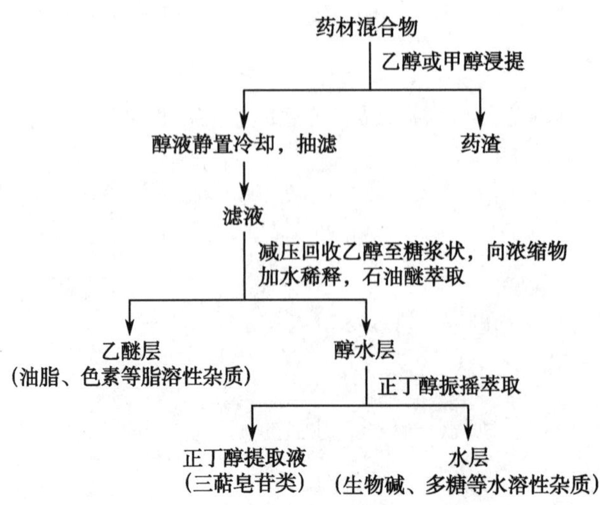

第十二章　强　心　苷

一、选择题

(一) 单项选择题

1. E　2. D　3. B　4. D　5. C　6. A　7. A　8. A　9. C　10. E

11. A　12. D　13. E　14. B　15. C

(二) 多项选择题

1. ACDE　2. ABCD　3. ABCE　4. BCDE　5. BE　6. AD　7. BC　8. ABCDE　9. ABCE　10. BCD

11. ABCE　12. ABDE　13. ABCE　14. ABD　15. CDE

二、问答题

1. 答:略。

2. 答:略。

3. 答:略。

4. 答:略。

5. 答:略。

三、实例分析

1. 答:条件(1) 为温和酸水解,产物为苷元、2 分子单糖、二糖;条件(2) 为剧烈酸水解,产物为脱水苷元、单糖。

2. 答:地高辛中含有 α-去氧糖,用 K-K 反应进行鉴别。

第十三章　生　物　碱

一、选择题

(一) 单项选择题

1. C　2. D　3. B　4. A　5. B　6. C　7. D　8. A　9. A　10. B

11. C　12. D　13. C　14. A　15. B　16. D　17. C　18. B　19. D　20. A

(二) 多项选择题

1. ABCE　2. ABCD　3. BDE　4. ABC　5. BD　6. BD　7. ADE　8. ACDE　9. ACD　10. BE

二、问答题

1. 答:生物碱按结构可分为有机胺类生物碱(如麻黄碱)、吡啶类生物碱(如槟榔碱)、莨菪烷类生物碱(如莨菪碱)、异喹啉类生物碱(如罂粟碱)、吲哚类生物碱(如长春碱)和其他类生物碱(如乌头碱)。

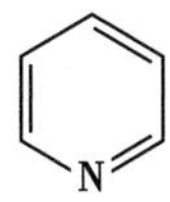

吡啶

N—CH_3

莨菪烷

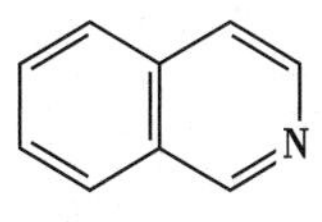

异喹啉

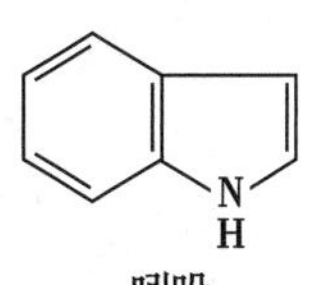

吲哚

2. 答:略。

3. 答:

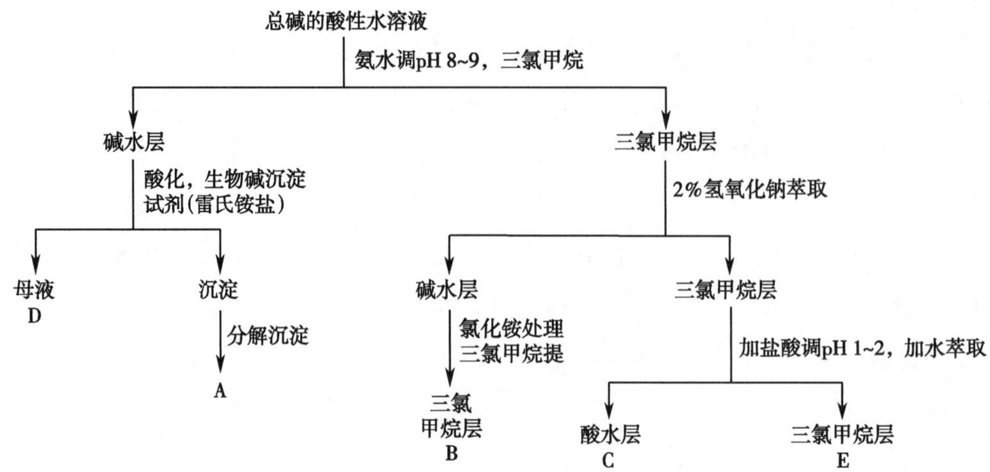

三、实例分析

1. 答:与碘化汞钾试液和碘化铋钾试液显色成分是锡生藤中的生物碱,其提取分离方法是乙醇浸泡,滤过。取滤液蒸干,残渣用稀醋酸溶解,加水适量,置分液漏斗中,加氨试液使成碱性,用三氯甲烷适量振摇提取,分取三氯甲烷液,再加稀醋酸适量振摇提取。

2. 答:取延胡索(元胡)粉末加甲醇超声处理,滤过,滤液蒸干,残渣加水溶解,加浓氨试液调至碱性,用乙醚振摇提取3次,合并乙醚液,蒸干。

选用硅胶作吸附剂,通常需要在加碱的条件下才能获得集中的斑点。在湿法制板时,用0.1~0.5mol/L的氢氧化钠溶液代替水,使硅胶薄层显碱性。可使生物碱的薄层色谱在碱性环境中进行,从而获得满意的分离效果。

3. 答:青风藤中的生物碱易溶于乙醇,所以用乙醇加热回流提取。采用与对照品共薄层的方法进行鉴别,供试品色谱中,在与对照品色谱相应的位置上,显相同颜色的斑点。

附　　录

附录Ⅰ　天然药物化学实训技能测试与评价

序号	项目		技能测试标准	分值	扣分
1	药材粉末的称取(4分)		(1) 选择量程适宜的天平； (2) 调节平衡； (3) 在两侧托盘各放质量相当的称量纸一张； (4) 按左物右码的原则取放药材粉末和砝码； (5) 用镊子夹取砝码，调节平衡； (6) 待指针指示平衡时，取下药材粉末； (7) 将药材置于容器中； (8) 用镊子夹取砝码，放回盒内，将天平还原	4	任一项不符合要求扣0.5分
2	溶剂的量取(4分)		(1) 左手拇指、食指和中指持量筒； (2) 右手持容器； (3) 容器口与量筒上缘接触，量筒稍倾斜； (4) 缓慢倾倒乙醇溶液，使其沿量筒内壁缓慢流下； (5) 视线与要求量取的刻度保持水平； (6) 待接近要求刻度时，缓慢提升容器，量筒逐渐直立； (7) 在容器口离开量筒前，在量筒上缘内侧旋动试剂瓶，使残留液滴落入量筒； (8) 观察结果，若合格则倒入装有药材粉末的容器中；若不到刻度酌情添加，过量酌情倾出至废液缸中	4	任一项不符合要求扣0.5分
3	滤过(每项6分)	常压滤过	(1) 将滤纸折叠成4折后，置于漏斗中，滤纸边缘应低于漏斗边缘； (2) 漏斗底端紧贴试管内壁； (3) 将容器内溶液倾倒入漏斗中，进行过滤	6	任一项不符合要求扣2分
		减压滤过	(1) 布氏漏斗中铺圆形滤纸(一般铺两张为宜)，使其紧贴于漏斗低壁； (2) 抽滤前先用少量同一种重结晶溶剂将滤纸润湿，打开水泵将滤纸吸紧； (3) 将容器中的液体和结晶倒入布氏漏斗中，进行抽滤； (4) 抽尽全部溶液后，可用少量滤液洗出黏附于容器壁上的结晶以减少损失； (5) 停止抽气时，必须先将安全瓶上的活塞打开与大气相通，再关闭水泵； (6) 最后取出结晶，置于洁净的表面皿上晾干，或在低于该结晶熔点的温度下烘干	6	任一项不符合要求扣1分

续表

序号	项目		技能测试标准	分值	扣分
4	提取（每项20分）	浸渍法	（1）取药材粗粉，置适宜容器中； （2）加入一定量的溶剂如水、酸水、碱水或稀醇等，密闭，时时搅拌或振摇； （3）在室温条件下浸渍1~2天或规定时间，使有效成分浸出； （4）滤过，用力压榨残渣，合并滤液，静置滤过即得	20分	任一项不符合要求扣5分
		渗漉法	（1）将药材粉碎成粗粉； （2）根据药粉性质，用规定量的溶剂（一般每1000g药粉约用600~800ml溶剂）润湿，密闭放置15分钟至6小时，使药粉充分膨胀； （3）取适量用相同溶剂湿润后的脱脂棉垫在渗漉筒底部，分次装入已润湿的药粉，每次装粉后用木槌均匀压平，力求松紧适宜，药粉装量一般以不超过渗漉筒体积的2/3为宜，药面上盖滤纸或纱布，再均匀覆盖一层清洁的细石块； （4）装筒完成后，打开渗漉筒下部的出口，缓缓加入适量溶剂，使药粉间隙中的空气受压由下口排出； （5）待气体排尽后，关闭出口，流出的渗漉液倒回筒内，继续加溶剂使保持高出药面浸渍； （6）浸渍一定时间（常为24~48小时）。接着即可打开出口开始渗漉，控制流速，2015版《中国药典》规定一般以1000g药材每分钟流出1~3ml为慢漉，3~5ml为快漉，实验室常控制在每分钟2~5ml之间，大量生产时，可调至每小时漉出液约为渗漉器容积的1/48~1/24； （7）收集漉液：一般收集的渗漉液约为药材重量的8~10倍，或以有效成分的鉴别试验决定是否渗漉完全，最后经浓缩后得到提取物	20分	第1项不符合要求扣2分，第2~7项中任一项不符合要求扣3分
		煎煮法	（1）取药材饮片或粗粉置适当煎器（勿使用铁器）中，加水浸没药材； （2）加热煮沸，保持微沸，煎煮一定时间后（一般30分钟），滤取煎煮液； （3）药渣继续依法煎煮2~3次，合并煎煮液，浓缩即得	20分	第1项不符合要求扣6分，2、3项不符合要求扣7分
		回流提取法	（1）将药材粗粉装入圆底烧瓶内，添加溶剂至盖过药面（一般至烧瓶容积1/2~2/3处）； （2）接上冷凝管，通入冷却水，于水浴中加热回流一定时间； （3）滤出提取液，药渣再添加新溶剂回流2~3次，合并滤液； （4）回收有机溶剂后得浓缩提取液	20分	任一项不符合要求扣5分

续表

序号	项目		技能测试标准	分值	扣分
4	提取（每项20分）	连续回流提取法	（1）操作时先在圆底烧瓶内放入几粒沸石，以防暴沸； （2）然后将装好药材粉末的滤纸袋或筒放入提取器中，药粉高度应低于虹吸管顶部； （3）自冷凝管加溶剂入烧瓶内，水浴加热； （4）溶剂受热蒸发，遇冷后变为液体回滴入提取器中，接触药材开始进行浸提，待溶剂液面高于虹吸管上端时，在虹吸作用下，浸出液流入烧瓶，溶剂在烧瓶内因受热继续气化蒸发，如此不断反复循环 4~10 小时，至有效成分充分被浸出； （5）提取液回收有机溶剂即得。为了防止长时间受热，成分易被破坏，也可在提取 1~2 小时后更换新溶剂继续提取	20 分	任一项不符合要求扣 4 分
		超声提取法	（1）将药材粉末置适宜容器内，加入定量溶剂； （2）置超声提取器内，选择适当超声频率提取一段时间（一般只需要数十分钟）后即得	20 分	违反一项扣 10 分
		水蒸气蒸馏法	（1）将药材粗粉装入蒸馏瓶内； （2）加入水使药材充分浸润，体积不超过蒸馏瓶容积的 1/3； （3）加热水蒸气发生器使水沸腾，产生水蒸气通入蒸馏瓶，药材中挥发性成分随水蒸气蒸馏被带出； （4）经冷凝后，收集于接受瓶中，若馏出液由浑浊变澄清透明，表示蒸馏基本完成，馏出物与水的分离可根据具体情况来决定	20 分	任一项不符合要求扣 5 分
5	浓缩（每项16分）	常压浓缩	（1）通过长颈漏斗加入待蒸馏的液体，或沿着面对支管的瓶颈壁小心地加入，必须防止液体从支管流出。加入数粒止爆剂。然后安装温度剂，检查各仪器之间的连接是否紧密，有无漏气现象； （2）先向冷凝管中缓缓通入冷水，然后开始加热。加热时蒸汽的顶端到达温度计水银球部位时，温度计读数会急剧上升。这时应控制温度，调节蒸馏速度，通常以每秒蒸出 1~2 滴为宜； （3）准备接收器，收集蒸馏液； （4）蒸馏完毕，应先停止加热，然后关闭水源，拆除仪器（程序和装配时相反）	16 分	任一项不符合要求扣 4 分
		减压浓缩（旋转蒸发仪）	（1）先将仪器的各部分接口连接固定； （2）圆底烧瓶内加入待蒸馏液，夹紧需用特制夹子固定的易滑脱位置，利用升降调节开关调整蒸馏瓶高度，保证充分受热； （3）通入冷凝水，然后打开循环水泵，关闭系统与水泵间的安全瓶活塞，当确认系统抽紧处于减压状态时，打开电源使蒸馏瓶旋转； （4）热源温度由待蒸溶剂在系统真空度下的沸点确定，控制蒸馏速度，不能过快，避免蒸馏液冲出冒出； （5）蒸馏结束后，关闭电源，解除真空，拆下蒸馏瓶，关闭冷凝水，回收接收瓶中的溶剂	16 分	第 1、5 项不符合要求扣 3.5 分，第 2、3、4 项不符合要求扣 3 分

续表

序号	项目		技能测试标准	分值	扣分
6	分离（每项20分）	萃取法	(1) 选择一个大小适宜的分液漏斗，在活塞上涂好润滑脂，塞后旋转数圈，关好活塞，检查是否漏水； (2) 然后装入待萃取物和溶剂，装入量约占分液漏斗体积的1/3，盖好塞子，倒转； (3) 开启活塞，排气后关紧，开始轻轻振摇，每振摇几次后，注意打开活塞排气，如此重复数次，最后再剧烈振摇2~3分钟，静置； (4) 使两液分层，开启活塞使下层液放出，而上层液则从分液漏斗的上层倒出，以免污染。此为一次萃取。若要反复萃取数次，分液漏斗内保留上层或下层液需视实际情况而定	20分	任一项不符合要求扣5分
		结晶法	(1) 将已经过适当分离得到的较纯的混合物置圆底烧瓶中，加入较需要量略少的适宜溶剂； (2) 接冷凝管，水浴加热至微沸，若未完全溶解，可分次逐渐自冷凝管上端加入溶剂，直至欲结晶物质刚好完全溶解，制成近饱和溶液（注意判断是否存在不溶性杂质，以免误加过多溶剂）； (3) 制备好的热溶液须趁热滤过，除去不溶性杂质，注意避免在滤过过程中有结晶析出； (4) 为获得纯度较高的结晶，宜逐渐降低温度，使结晶缓慢析出； (5) 抽气滤过使结晶与溶液分离，滤纸上的结晶表面通常还吸附有母液，需用少量溶剂洗涤； (6) 用红外灯烘干或用真空恒温干燥器干燥结晶	20分	第2、3项不符合要求扣4分，其他项中任一项不符合要求扣3分
		沉淀法	(1) 往提取液中加入适量酸水（或碱水），将欲分离成分处理成盐溶解于酸水（或碱水）中。再加入适量碱水（或酸水），使欲分离成分恢复原来的结构，形成沉淀析出； (2) 往提取液中加入某些特定试剂或溶剂，使欲分离成分与试剂生成沉淀或因溶解度降低而沉淀析出； (3) 将沉淀滤过，与杂质分离	20分	第1、2项不符合要求扣7分，第3项不符合要求扣6分
		分馏法	(1) 待分馏的试样放入圆底烧瓶中，加入沸石，安装装置，选择合适的热浴加热； (2) 瓶内液体开始沸腾时，注意调节温度，使蒸汽缓慢升入分馏柱； (3) 待低沸点组分蒸完后，再逐渐升温，如此进行操作，使不同沸点的组分逐一分馏出来	20分	第1项不符合要求扣8分，第2、3项不符合要求扣6分
		透析法	(1) 将提取液置透析膜中，扎紧口，外面护以尼龙网袋，放入清水缸中； (2) 不断更换缸内的水，增加膜内外浓度差，可搅拌或适当加温处理； (3) 透析过程中，用定性反应对膜内药液有效成分或指标成分进行检查分析，判断透析是否完全	20分	1、2项不符要求扣6分，第三项不符扣8分

续表

序号	项目		技能测试标准	分值	扣分
6	分离（每项20分）	柱色谱法	(1) 选择合适的色谱柱，实验室常用的色谱柱的内径与柱长之比，常在1∶15～1∶20之间。对于难以分离的试样，可适当延长柱长； (2) 一般湿法装柱是先将空色谱柱清洗干净，干燥后，在色谱柱管底部铺一层脱脂棉，往柱内加入少量的洗脱剂。然后将吸附剂与适量的洗脱剂混合均匀，不断搅拌排除气泡后，连续缓慢地倒入色谱柱内，打开色谱柱下端活塞，低速放出洗脱剂，使吸附剂慢慢沉降，注意继续补充洗脱液保持流速，确保液面高于吸附剂的表面，同时轻轻敲打柱壁，至吸附剂沉降完全后，再使洗脱剂流动一段时间，始终保持洗脱液液面高出吸附剂表面（注意计算柱内所含洗脱剂的体积）； (3) 湿法上样时对于易溶于洗脱剂的试样，可用洗脱剂溶解试样制成高浓度试样溶液，放出色谱柱内洗脱液至液面略高于吸附剂表面，然后沿柱壁轻轻注入试样液，注意不要使吸附剂表面受搅动，打开活塞，使试样液缓缓渗入吸附剂柱内（要求试样层尽量窄且平整）。最后，在上样后的吸附柱上铺一层滤纸和玻璃珠层（或其他重物），使洗脱过程中柱体顶端保持平整； (4) 洗脱剂的选用一般参照薄层色谱帮助确定的色谱条件，同时注意用梯度洗脱的方法，逐渐提高洗脱能力，使成分得到分离； (5) 洗脱液收集：洗脱后所得的各份洗脱液分别进行适当的浓缩，经薄层色谱检测后，合并相同流分，回收溶剂，获得单体。若为混合物，可进一步分离纯化	20分	任一项不符合要求扣4分
7	鉴定检识（每项12分）	薄层色谱法	(1) 用平铺法制备硬板时，是将适量调制好的吸附剂倒在玻璃板上，用玻璃棒涂匀，轻敲玻璃板，使表面平坦光滑； (2) 将涂铺完成后的薄层板放置水平台面自然干燥后，放置烘箱内加热活化。硅胶板一般在100～105℃活化30～60分钟，保存备用； (3) 用合适的溶剂溶解试样，用毛细管（定性分析）或微量注射器（定量分析）吸取试样溶液，于距离底边1.0～1.5cm处点加试样，试样点直径应不大于2～3mm。可用红外灯或吹风机在点样后加热除去原点残留的溶剂； (4) 将点样后的薄层板置密闭的色谱缸内，预饱和一定时间（约30分钟），使与缸内饱和的展开剂气体达到平衡后，将薄层板点有试样的一端浸入展开剂中约0.5cm深处（注意勿使展开剂浸泡点样斑点），开始展开，待展开剂上行迁移到一定高度（一般距基线约6～15cm）时取出，将溶剂前沿画线标记，挥干展开剂； (5) 通常采用在可见光或紫外光灯（波长254nm或365nm）下或采用喷雾法将显色剂直接喷洒于板上的方法，观察色斑并确定其位置； (6) 根据样品在薄层色谱上的斑点位置，计算比移值R_f，分析结果	12分	任一项不符合要求扣2分

续表

序号	项目		技能测试标准	分值	扣分
7	鉴定检识（每项12分）	纸色谱法	（1）取色谱滤纸一张，一般长约20~30cm； （2）试样溶于适当溶剂中，用毛细管或微量注射器吸取试液，于距离底边2.0cm处点样，试样点直径应不大于5mm，挥干； （3）一般纸色谱常用色谱圆缸或具盖的标本瓶等上行法展开； （4）将点样后色谱纸放置色谱缸内预饱和（展开剂水平面不应浸到色谱纸），使与缸内饱和的展开剂气体达到平衡后，将色谱纸点有试样的一端浸入展开剂中展开，待展开剂上行迁移到一定高度时取出，将溶剂前沿画线标记，然后挥干展开剂； （5）展开结束后，先在日光或紫外灯光下观察有无有色或荧光斑点，然后再根据所需检查成分喷洒相应的显色剂，标记其位置； （6）根据样品在纸色谱上的斑点位置，计算比移值 R_f，分析结果	12分	任一项不符合要求扣2分
		生物碱检识反应	（1）按3中“溶剂的量取”的操作要求，分别量取滤液1ml，置于3支试管中； （2）第一支试管中滴加碘化铋钾试液1~2滴，显橘红色沉淀； （3）第二支试管中滴加碘化汞钾试液1~2滴，显淡黄色沉淀； （4）第三支试管中滴加碘-碘化钾试液1~2滴，显红棕色沉淀	12分	任一项不符合要求扣3分
		黄酮检识反应	（1）Molisch反应：取样品溶液1ml α-萘酚-浓硫酸试剂1ml，振摇后斜置试管，沿管壁滴加0.5ml硫酸，静置，观察并记录液面交界处颜色变化； （2）盐酸-镁粉反应：溶液分别置于两试管中，加入金属镁粉少许，盐酸2~3滴，观察并记录颜色变化； （3）三氯化铝反应：供试液滴于滤纸上，晾干。喷三氯化铝试剂，干燥后，斑点呈现鲜黄色，在紫外灯下观察斑点颜色； （4）氨熏反应：取供试液滴于滤纸片上，置氨气中熏片刻，观察斑点颜色，再于紫外灯下观察	12分	任一项不符合要求扣3分
		蒽醌检识反应	（1）碱液试验：取1ml供试液于试管中，加10%苛性碱试剂呈红色； （2）醋酸镁反应：取1ml供试液于试管中，加数滴1%醋酸镁甲醇溶液，如溶液呈橙红色、紫色等颜色，表明可能含有蒽醌类	12分	任一项不符合要求扣6分

续表

序号	项目		技能测试标准	分值	扣分
7	鉴定检识（每项12分）	香豆素化合物检识	（1）荧光：样品浸出液在紫外灯下发生了蓝色荧光，若加入氨水后，呈显著的黄色荧光； （2）异羟肟酸铁反应：取1N的盐酸羟胺甲醇液0.5ml，置于小试管中，加香豆素数毫克振摇使其溶解，加2mol/L KOH甲醇溶液，使溶液呈碱性，在水浴上加热煮沸2分钟，冷却后，加1%三氯化铁溶液1~2滴，然后滴加5%盐酸使溶液呈酸性，若有紫红色呈现表明含有香豆素或其他内酯化合物和酯类化合物	12分	任一项不符合要求扣6分
		皂苷类化合物检识	（1）醋酐-浓硫酸反应：取1ml供试液，置蒸发皿中水浴蒸干，加1ml冰醋酸使残渣溶解，再加1ml醋酐，最后加1滴醋酐，最后加1滴浓硫酸，如颜色由黄→红→紫→蓝→墨绿，表明含有甾体皂苷成分。如溶液最终呈现红或紫色，表明含有三萜类成分； （2）三氯乙酸反应：取供试液滴于滤纸上，滴三氯乙酸试剂，加热至60℃，产生红色，渐变为紫色，表明含甾体类成分。加热至100℃才显红色、红紫色，表明含有三萜类成分； （3）三氯甲烷-浓硫酸反应：取1ml供试液，置于蒸发皿中水浴蒸干，加1ml三氯甲烷是残渣溶解，将三氯甲烷液转入试管中，加1ml浓硫酸使其分层，如三氯甲烷层显红色或青色，硫酸层有绿色荧光，表明可能含有甾体或三萜； （4）五氯化锑反应：试样与五氯化锑三氯甲烷液显蓝紫色	12分	任一项不符合要求扣3分
		挥发油检识	（1）油斑试验：取供试液点于滤纸上，室温下挥去溶剂后，滤纸片上如留有油斑，表明可能含有油脂或挥发油，若稍经加热，油斑消失或减少，表明可能含有挥发油、萜类或甾醇； （2）香草醛-浓硫酸反应：取供试液点于硅胶薄层色谱板上，挥去石油醚，喷洒香草醛-浓硫酸，加热，如产生红、蓝、紫等颜色，表明可能含有挥发油、萜类和甾醇	12分	任一项不符合要求扣3分
		强心苷类化合物检识	（1）碱性苦味酸反应：取1ml供试液于试管中，加数滴碱性苦味酸试剂，如溶液即刻或15分钟内显红色或橙色，表明可能含有强心苷类； （2）间二硝基苯反应：取1ml供试液于试管中，加数滴间二硝基苯试剂，摇匀后再加数滴2%氢氧化钠，如产生紫红色，表明可能含有强心苷类； （3）冰醋酸-三氯化铁反应：取1ml供试液于蒸发皿中，水浴上蒸干，残留物加0.5ml冰醋酸-三氯化铁试剂，溶解后置于试管内，沿管壁加入1ml浓硫酸，分两层，如上层为蓝绿色，界面处为紫色或红色环，表明可能含有2,6-二去氧糖的强心苷类； （4）占吨氢醇反应：取1ml供试液于蒸发皿中，水浴蒸干，加占吨氢醇试剂，置水浴上加热2分钟，如溶液显红色，表明可能含2,6-二去氧糖的强心苷类	12分	任一项不符合要求扣3分

续表

序号	项目	技能测试标准	分值	扣分
8	整理(3分)	(1)清洗实验仪器; (2)整理实验台	3分	任一项不符合要求扣1.5分
9	综合评价(15分)	(1)仪表、着装、态度; (2)预习实训内容,完成预习报告; (3)实训用品的清点与整理; (4)80分钟内完成全部实训项目; (5)全程操作规范,实训记录完整	15分	任一项不符合要求扣3分

附录Ⅱ　天然药物化学成分英汉对照

A

aconine　乌头原碱

aconitine　乌头碱

actinidine　猕猴桃碱

active constitutent　活性成分

adenosine　腺苷

aesculetin　七叶内酯

aesculin　七叶苷

aflatoxin B　黄曲霉素 B

aglycone 或 gein　苷元或配糖基

agrimomolide 或 agrimolide　仙鹤草内酯

agrimophol　鹤草酚

aldohexose　六碳醛糖

aldopentose　五碳醛糖

alizarin　茜草素

alkaloids　生物碱

allicin　大蒜辣素

alloxanthoxyletin　别美花椒内酯

allyl benzene　烯丙基苯

α-amyrane　α-香树脂烷

β-amyrane　β-香树脂烷

aloe-emodin　芦荟大黄素

aloin　芦荟苷

ALT　血清丙氨酸氨基转移酶

amygdalin　苦杏仁苷

andrographolide-β-D-glucoside　穿心莲内酯-β-D-葡萄糖苷

andrographolide　穿心莲内酯

anethole　茴香醚

angelicin　白芷内酯

angelica lactone　当归内酯

anisodamine　山莨菪碱

anisodine　樟柳碱

anthocyanidin　花色素

anthranol　蒽酚

anthranone　蒽酮

anthraquinones　蒽醌类

apigenin　芹菜素

apigenin A　芹菜甲素

D-apiose　D-芹糖

L-arabinose　L-阿拉伯糖

arctigenin　牛蒡子苷元

arctiin　牛蒡子苷

arecoline 槟榔碱
armillarisin A 亮菌甲素
artemether 蒿甲醚
artemisinin 青蒿素
artesunate 青蒿琥珀酸单酯
α-asarone α-细辛醚
β-asarone β-细辛醚
ascaridole 驱蛔素
atropine 阿托品
aucubin 桃叶珊瑚苷
aurones 橙酮类
azulenoids 薁类

B

baicalein 黄芩素
baicalin 黄芩苷
barbaloin 芦荟苷
benzoquinones 苯醌类
berbamine 小檗胺
berberine 小檗碱
bergapten 佛手内酯
bergenin 矮地茶素
bergenin 岩白菜素
betulinic acid 白桦脂酸
biflavone 双黄酮
bilobalide 白果内酯
bilobetin 白果素
D-boivinose *D*-波伊文糖
borneol 龙脑
bufanolide 蟾蜍甾

C

cocaine 可卡因
caffeine 咖啡因
camphor 樟脑
camptothecine 喜树碱
capillarin 茵陈炔内酯
cardenolides 强心甾烯型
cardiac glycosides 强心苷
carminic acid 胭脂酸
carthamin 红花苷
carthamone 醌式红花苷
catalpol 梓醇
catalposide 梓苷
catechin 儿茶素
catharanthine 长春花碱
cediland 去乙酰毛花苷丙(西地兰)
cellulase 纤维素酶
cellulose 纤维素
chalcone 查耳酮
chamazulene 洋甘菊薁
chitin 甲壳素
chlorogenic acid 绿原酸
chondroitin sulfate 硫酸软骨素
chromone 色原酮
chrysarobin 柯桠素
chrysophanol 大黄酚
cineole 桉油精
cinnamaldehyde 桂皮醛
cinnamic acid 桂皮酸
cinnamyl alcohol 桂皮醇
citral 柠檬醛
citronellal 香茅醛
citronellol 香茅醇
codeine 可待因
coenzyme Q 辅酶 Q
condensed tannin 缩合鞣质
colchiceine 秋水仙次碱
colchicine 秋水仙碱
coniine 毒芹碱

coptisine　黄连碱

coumarin　香豆素

crotonoside　巴豆苷

cryptotanshinone　隐丹参醌

cucurbitacin　雪胆甲素

curcumenol　莪术烯醇

curcumol　莪术醇

curdione　莪术二酮

curzerene　莪术烯

curzerenone　莪术烯酮

cuscohygrine　红古豆碱

cyanidin　矢车菊素

cyclanoline　轮环藤酚碱

D-cymarose　D-加拿大麻糖

cytidine　胞苷

cytosine　金雀儿碱

D

daidzein　大豆素

daidzin　大豆苷

dalbergin　黄檀内酯

dammarane　达玛烷

danshensu　丹参素

danshensuan B　丹参酸乙

danshensuan C　丹参酸丙

dauricine　蝙蝠葛碱

dehydrocurdione　去氢莪术二酮

delphinidin　飞燕草素

dendrobine　石斛碱

2-deoxyribose　2-去氧核糖

dianthrone　二蒽酮

dicoumarin　双香豆素

D-digialose　*D*-洋地黄糖

diginatigenin　双羟基洋地黄毒苷元

digitoxigenin　洋地黄毒苷元

digitoxin　洋地黄毒苷

D-digitoxose　*D*-洋地黄毒糖

digoxigenin　异羟基洋地黄毒苷元

digoxin　地高辛

dihydrochalcone　二氢查耳酮

dihydroartemisinine　双氢青蒿素

dihydrotanshinone Ⅰ　二氢丹参醌Ⅰ

dioscin　薯蓣皂苷

diosgenin　薯蓣皂苷元

disulfo-cyclohexene　二硫杂环戊烯

diterpenoid　二萜

E

euasarone　欧细辛醚

eleutherin　红葱醌

embelin　信筒子醌

emetine　依米丁(吐根碱)

emodin　大黄素

emulsin　杏仁苷酶

L-ephedrine　*L*-麻黄碱

epiberberine　表小檗碱

epicatechin　表儿茶素

ergometrine　麦角新碱

ergotamine　麦角胺

esculetin　七叶内酯

essential oils　精油

ester saponins　酯皂苷

etoposide　竹叶乙苷

eugenol　丁香酚

F

fangchinoline　防己诺林碱

farnesene　金合欢烯

farnesol　金合欢醇

flavanols　黄烷醇

flavanones 二氢黄酮

flavanonol 二氢黄酮醇

flavones 黄酮

flavonoids 黄酮类

flavonol 黄酮醇

forsythin 连翘苷

forsythiogenol 连翘脂素

D-fucose D-岩藻糖

L-fucose L-岩藻糖

D-fructose D-果糖

furostanols G 呋甾烷醇类

G

D-galactose D-半乳糖

D-galacturonic acid D-半乳糖醛酸

galantamine 加兰他敏

gallotannins 没食子鞣质

gardenoside 栀子苷

gastrodin 天麻苷

geniposide 京尼平苷

geniposidic acid 京尼平苷酸

genistin 染料木素

gentiobiose 龙胆二糖

gentiopicrin 龙胆苦苷

geranial 香叶醛(柠檬醛)

geraniol 香叶醇

geranyl pyrophosphate 焦磷酸香叶酯

ginipin 京尼平苷元

ginkgetin 银杏素

ginkgolides 银杏苦内酯

ginsenosides 人参皂苷

gitaloxigenin 吉他洛苷元

gitoxigenin 羟基洋地黄毒苷元

glucoraphenin 萝卜苷

D-glucose D-葡萄糖

D-glucuronic acid D-葡萄糖醛酸

glycyrrhetinic acid 甘草次酸

glycyrrhizin 甘草皂苷

glycosides 苷类

glycyrrhetinic acid 甘草酸

gomisin A 戈米辛

gossypol 棉酚

gracillin 纤细薯蓣皂苷

guaiacum officinale 愈创木树脂

guaiaretic acid 愈创木脂酸

guanosine 鸟苷

guinine 奎宁

H

harmine 哈尔明碱

hayatine 锡生藤碱

helioxanthin 赛菊芋脂素

heloxpomatiase 蜗牛酶

hemiterpenoids 半萜

hesperidin 橙皮苷

hesperidinase 橙皮苷酶

higenamine 去甲乌药碱

hinokinin 扁柏脂素

hinokitiol 扁柏素

homoharringtonine 高三尖杉酯碱

homoisoflavone 高异黄酮

honokiol 和厚朴酚

hydrolysable tannin 水解鞣质

hydrojuglone 氢化胡桃叶醌苷

10-hydroxy-camptothecine 羟喜树碱

hydroxyethylrutin 曲克芦丁

hyoscyamine 莨菪碱

hypaconitine 次乌头碱

hypericin 金丝桃素

hypocrellin A 竹红菌甲素

hyoscyamine　莨菪碱

I

imperatorin　欧前胡内酯

indican　靛青苷

indicum　靛苷

indigotin　靛蓝

indoxyl　吲哚醇

invertase　转化糖酶

ionone　紫罗兰酮

iridoidial　蚁臭二醛

iridoid　环烯醚萜

iridomyrmecin　伊蚁内酯

irisquinone　马蔺子甲素

isatan B　大青素 B

isoanhydroicaritin　异去水淫羊藿黄素

isobergapten　异佛手内酯

isocolchiceine-Ⅰ　异秋水仙次碱-Ⅰ

isocolchiceine-Ⅱ　异秋水仙次碱-Ⅱ

isocolchicine　异秋水仙碱

isoflavanones　二氢异黄酮

isoflavones　异黄酮

isoginkgetin　异银杏素

isomengiferin　异芒果素

isomengiferin　异芒果苷

isopsoralen　异补骨脂素

isospirostane　异螺旋甾烷

isotaxiresinol　异紫杉脂素

isovitexin　异牡荆素

isoxanthohumol　异黄腐醇

J

jatrorrhizine　药根碱

juglone　胡桃醌

K

kaempferol　山柰素

kammogenin　卡莫皂苷元

ketohexose, hexulose　六碳酮糖

K-strophanthin-β　K-毒毛花次苷-β

L

laminaribiose　昆布双糖

lanatoside　毛花苷 C

lanostane　羊毛脂甾烷

lapachol　拉帕醌

lapaol A　拉帕酚 A

lapaol B　拉帕酚 B

lawsone　散沫花醌

lentinacin　香菇嘌呤

leonurine　益母草碱

leucocdelphinidin　无色飞燕草素

leucocyanidin　无色矢车菊素

leucopelargonidin　无色天竺葵素

lignans　木脂素

limonane　柠檬烯

liquiritigenin　甘草素

liquiritin　甘草苷

lumicolchicine-A　光秋水仙碱-A

lumicolchicine-B　光秋水仙碱-B

α-lumicolchicine　*α*-光秋水仙碱

β-lumicolchicine　*β*-光秋水仙碱

γ-lumicolchicine　*γ*-光秋水仙碱

lupane　羽扇豆烷

luteolin　木犀草素

luvangetin　鲁望桔内酯

M

maackiain　高丽槐素

magnolol 厚朴酚
maltase 麦芽糖酶
maltose 麦芽糖
D-mannose D-甘露糖
matrine 苦参碱
maytansine 美登木碱
mangiferin 芒果苷
menthone 薄荷酮
menthol 薄荷醇
menthyl acetate 醋酸薄荷酯
mentoflavone 穗花杉双黄酮
methyl heptenone 甲基庚烯酮
methyl tanshinonate 丹参酸甲酯
methylcoptisine 甲基黄连碱
mevalonic acid 甲戊二羟酸
monocrotaline 野百合碱
monoterpenoids 单萜
morphine 吗啡碱
myricetin 杨梅素
myrosinase 芥子苷酶

N

naphthoquinones 萘醌类
naringenase 柑桔苷酶
neocarthamin 新红花苷
neohesperidose 新橙皮糖
neolignan 新木脂素
neotanshinone A 丹参新醌甲
neotanshinone B 丹参新醌乙
neotanshinone C 丹参新醌丙
neral 橙花醛
nerolidol 橙花叔醇
nerol 橙花醇
n-heptane 正庚烷
nicotine 烟碱
n-nonyl alchol 正壬醇
nodakenetin 紫花前胡内酯
nor-anhydroicartin 去水去甲淫羊藿黄素
nucleosides 核苷类

O

o-coumarinic acid 顺式邻羟基桂皮酸
oleanane 齐墩果烷
L-oleandrose *L*-夹竹桃糖
oleanolic acid 齐墩果酸
ophiobolin A 蛇孢假壳素 A
ophiopogonone A 麦冬高异黄酮 A
oroxylin A 千层纸素 A
curcumol 莪术醇
π-oxocamphor π-氧化樟脑
oxymatrine 氧化苦参碱

P

paeonolide 丹皮苷
pachymic acid 茯苓酸
palmatine 巴马丁
panaxadiol 人参二醇
panaxatriol 人参三醇
panaxynol 人参炔醇
papaverine 罂粟碱
parillin 菝葜皂苷
p-cymene 对百里香素
peimine 贝母碱
pelargonidin 天竺葵素
peltatin 盾叶鬼臼毒素
phellandral 水芹醛又称菲兰醛
phenanthraquinones 菲醌类
phenylalanine 苯丙氨酸
phillygenol 连翘脂素
phillyrin 连翘苷

phyllanthin 叶下珠脂素

physcion 大黄素甲醚

physostigmine 毒扁豆碱

phytol 植物醇

picropodophyllin 苦鬼臼脂素

pimpinellin 茴芹内酯

piperine 胡椒碱

plumbagin 蓝雪醌

podophyllotoxin 鬼臼毒素

polyporenic acid A 猪苓酸 A

polyterpenoids 多聚萜

p-oxo-camphor 对氧化樟脑

praeruptorin 白花前胡甲素

primverose 冬绿糖

procaine 普鲁卡因

protopanaxatriol 原人参三醇

propenyl benzene 丙烯基苯

prosapogenins 次皂苷

protoanemonin 原白头翁素

proto-gracillin 原纤细薯蓣皂苷

20(*S*)-protopanaxadiol 20(*S*)-原人参二醇

prunasin 野樱苷

d-pseudoephedrine 伪麻黄碱

pseudopurpurin 伪羟基茜草素

Psoralea corylifolia L. 补骨脂

psoralen 补骨脂内酯

pterocarpin 紫檀素

puerarin 葛根素

puerarin-xyloside 木糖葛根素

purpurea glycoside A 紫花洋地黄苷 A

purpurin 羟基茜草素

Q

gastrodin 天麻苷

ginsenosides 人参皂苷

quercetin 槲皮素

quinine 奎宁

quinonoids 醌类化合物

L-quinovose L-鸡纳糖

R

raffinose 棉子糖

ranunculin 毛茛苷

rapanone 密花树醌

reidin C 二蒽酮

reserpine 利血平

rhamnodiastase 鼠李属苷酶

L-rhamnose L-鼠李糖

rhaponticin 土大黄苷

rhein 大黄酸

rhodioloside 红景天苷

ribose 核糖

D-ribose D-核糖

robinobiose 刺槐双糖

rotundine 颅痛定

rutin 芦丁(芸香苷)

rutinose 芸香糖

S

saccharides 糖类

safranal 西红花醛

saikogenin 柴胡皂苷元

saikosaponin 柴胡皂苷

salicin 水杨苷

salsolidine 萨苏里丁

salsoline 萨苏林

santonin 山道年

saponins 皂苷

sarmentosin 垂盆草苷

sarsasapogenin 菝葜皂苷元

schisantherin A　五味子酯甲

schizandrin　五味子素

sciadopitysin　金松双黄酮

scillarenin　海葱苷元

scopolamine　东莨菪碱

securinine　一叶萩碱

sennoside A, B, C, D　番泻叶苷 A,B,C,D

sesamine　芝麻素

seselin　邪蒿内酯

sesquiterpene　倍半萜

sesterterpene　二倍半萜

shikimic acid　莽草酸

shikonin　紫草素

schizandrol　五味子醇

silybin　水飞蓟素

silymarin　水飞蓟素

sinalbin　白芥子苷

sinigrin　黑芥子苷

sinomenine　青藤碱

skyrin　天精

sophorose　槐糖

spiroketal　螺缩酮

spirostane　螺旋甾烷

steroidal saponins　甾体皂苷

strophanthidin　毒毛花苷元

strophanthin K　毒毛花苷 K

strophanthobiase　毒毛花双糖酶

strophanthoside　毒毛旋花苷 K

strychnine　马钱子碱

sulphuretin　硫磺菊素

swertiamarin　獐牙菜苦苷

T

takadiastase　高蜂氏糖化酶

tannic acid　鞣酸

tanshinone Ⅰ　丹参醌 Ⅰ

tanshinone $Ⅱ_A$　丹参醌 $Ⅱ_A$

tanshinone $Ⅱ_B$　丹参醌 $Ⅱ_B$

tanshinone　丹参酮 $Ⅱ_A$

taxol　紫杉醇

terpenoids　萜类化合物

tetrahydropalmatine　四氢帕马丁

tetramethylpyrazine　川芎嗪

tetrandrine　粉防己碱

tetratepene　四萜

thevetin A　黄花夹竹桃苷 A

L-thevetose　L-黄花夹竹桃糖

thujaplicin　崖柏素

trans-allicinene　反式大蒜烯

trifolirhizin　三叶豆紫檀苷

triptolide　雷公藤甲素

triterpenodis　三萜

triterpenoid sapogenins　三萜皂苷元

triterpenoid saponins　三萜皂苷

tulipalin A, B　山慈菇内酯 A 和 B

tuliposide A, B　山慈菇苷 A 和 B

tylophorinidine　娃儿藤定碱

tyrosine　酪氨酸

U

ubiquinones　泛醌类

umbelliferone　伞形花内酯

nucleotide　核苷酸

uridine　尿苷

ursane　乌苏烷

ursolic acid　熊果酸

uzarin　乌沙苷

V

vicianose　蚕豆糖

vinblastine　长春碱
vincristine　长春新碱
violanthin　三色堇素
vitamin A　维生素 A
vitexin　牡荆素
volatile oils　挥发油

W

wedelactone　澎蜞菊内酯
wogonin　汉黄芩素
wuweizisu C　五味子丙素

X

xanthohumol　黄腐醇
xanthone　屾酮
xanthotoxin　花椒毒内酯
xanthoxyletin　美花椒内酯
xanthyletin　花椒内酯
D-xylose　D-木糖

Y

yuccagenin　丝蓝皂苷元

天然药物化学课程标准

（供药学、药物制剂技术、化学制药技术、生物制药技术、中药制药技术等专业用）